全国高职高专医学类规划教材

（供临床医学、护理、助产、药学
医学技术、卫生管理等相关专业用）

中 医 学

ZHONG YI XUE

主 编 简亚平 方 洁

中国医药科技出版社

内容提要

《中医学》是介绍中医基础理论与临床知识的一门集基础与临床于一体的学科，是高职高专临床医学专业的必修课程，也是医学相关专业学生学习和掌握祖国传统医学及其诊疗技术的主要课程。本书共分为10章，主要包括阴阳五行、藏象、病因病机、诊法、辨证、养生、防治原则和康复、中药与方剂、针灸推拿、常见病证等，内容叙述阐述严谨，重点突出，简明实用，在每章之前列出学习目标，以便学生自主学习，章节后附思考题，便于学生自测学习情况，每章设计了知识链接，有助于学生开阔视野，拓展知识面，加深对知识的理解和掌握，书后附有常用中成药简表、方剂索引及参考文献，以资查阅。

图书在版编目（CIP）数据

中医学/简亚平，方洁主编．—北京：中国医药科技出版社，2012.9

全国高职高专医学类规划教材．供临床医学、护理、助产、药学、医学技术、卫生管理等相关专业用

ISBN 978-7-5067-5533-7

Ⅰ.①中… Ⅱ.①简… ②方… Ⅲ.①中医学-高等职业教育-教材 Ⅳ.①R2

中国版本图书馆CIP数据核字（2012）第181525号

美术编辑 陈君杞

版式设计 郭小平

出版 中国医药科技出版社

地址 北京市海淀区文慧园北路甲22号

邮编 100082

电话 发行：010-62227427 邮购：010-62236938

网址 www.cmstp.com

规格 787×1092mm 1/16

印张 23¾

字数 465千字

版次 2012年9月第1版

印次 2016年5月第2次印刷

印刷 北京市密东印刷有限公司

经销 全国各地新华书店

书号 ISBN 978-7-5067-5533-7

定价 46.00元

本书编委会

主　　编　简亚平　方　洁

副 主 编　李高中　王林玉　韩新荣　欧阳峰松

编写秘书　徐琼芳

编　　委　（以姓氏笔画排序）

王林玉（岳阳职业技术学院）

方　洁（曲靖医学高等专科学校）

乔艳永（曲靖医学高等专科学校）

李江涛（大庆市中医院）

李高中（黄河科技学院）

张毅敏（永州职业技术学院）

欧阳峰松（长沙医学院）

郭梅珍（黄河科技学院）

唐　敏（永州职业技术学院）

徐琼芳（永州职业技术学院）

韩新荣（内蒙古医科大学）

简亚平（永州职业技术学院）

前 言

《中医学》是介绍中医基础理论与临床知识的一门集基础与临床于一体的学科，是高职高专临床医学专业的必修课程，也是医学相关专业学生学习和掌握祖国传统医学及其诊疗技术的主要课程。通过本门课程的学习，学生能够掌握一定的中医基本理论和基本技能，并能初步运用中医药知识防治常见病和多发病，理解中医养生、预防、治疗疾病的特点，树立整体观念和辨证论治思想，为今后临床实践奠定一定的基础，也为学生适应职业变化、拓展职业技能打下一定的基础。

本教材的适用对象为高职高专临床医学专业、妇幼专业、药学专业等专业学生，编写是遵循“基础理论够用、适度，技术应用能力强”的宗旨，贯彻“三基”（基本理论、基础知识、基本技能），突出“五性”（思想性、科学性、先进性、启发性、适用性），围绕“三个需要”（学科需要、教学需要、社会需要），注重基本技能的训练和高等应用性专门人才的培养。

本教材的内容以中医基础理论为核心，并紧密结合临床综合运用，主要包括阴阳五行、藏象、病因病机、诊法、辨证、养生、防治原则和康复、中药与方剂、针灸推拿、常见病证等，内容叙述阐述严谨，重点突出，简明实用，在每章之前列出学习目标，以便学生自主学习，章节后附思考题，便于学生自测学习情况，每章设计了知识链接，有助于学生开阔视野，拓展知识面，加深对知识的理解和掌握，书后附有常用中成药简表、方剂索引及参考文献，以资查阅。

本教材采取分工编写、集体审定、主编负责制的方法进行，教材编写分工情况如下：王林玉编写第一章绪论、第三章藏象学说；乔艳永编写第二章阴阳五行学说、第六章辨证里的脏腑辨证；简亚平编写第四章病因病机及第九章部分内容；欧阳峰松编写第五章诊法、第六章辨证里的八纲辨证；方洁编写第七章养生、防治原则及康复；郭梅珍编写第八章中药与方剂；张毅敏、唐敏、徐琼芳编写第九章针灸推拿；韩新荣编写第十章常见病证第一节到第十四节；李江涛编写第十章常见病证第十五节到第二十五节和第六章辨证里的六经辨证、卫气营血辨证；李高申编写附录一、二；全书由主编和副主编交叉审稿，最后由简亚平统稿并定稿，教材秘书徐琼芳协助工作。

本教材的编写得到各位编者及编者单位的大力支持，在此谨致谢意！在编写过程中，参阅了大量的书籍和资料，在此向原作者深表感谢！虽经各位编者精心撰写，反复修改，但由于水平有限，时间仓促，不足之处在所难免，敬请各院校师生和广大读者在使用过程中提出宝贵意见，以便进一步修改提高。

编　者

2012 年 5 月

目　录

CHAPTER 第一章

概　论

［学习目标］

1. 了解中医药学的发展概况。
2. 掌握中医学的基本特点。

中医学历史悠久，源远流长，是我国优秀文化遗产的一个重要组成部分，是中华民族长期的生产及医疗实践中逐渐积累的经验总结。它具有独特而完整的理论体系，内容十分丰富。数千年来，一直有效地指导着临床实践和养生保健，为中华民族的繁衍昌盛做出了巨大的贡献，对世界医学的发展也产生了深远的影响。

第一节　中医药学的发展概况

中医学是研究人体生理、病理以及疾病的诊断和防治的一门传统医学。中医学是以阴阳五行学说为指导思想，以脏腑经络的生理、病理为基础，以整体观念和辨证论治为特点的医学理论体系。

一、中医药学的起源

远古时代的祖先为了生存，在与大自然、猛兽及疾病的斗争中，逐步积累了原始的医药卫生知识。原始人在与猛兽的殊死搏斗和同类的自相残杀中，外伤是较为普遍的，对负伤部位本能的抚摸、按压就是最早的按摩止痛术和止血术；以泥土、树叶、草茎涂裹创伤，就逐渐产生了外治法和外用药；打磨劳动工具，使用锋利的石片划开脓疱即是外科的雏形；由砭石刺激某一部位可以止痛，使砭石逐渐发展为石针、骨针，也就成了针术的萌芽。火的发现和使用，使人类由生食到熟食，促进了身体和大脑的发育，并且在用火的同时，发现身体某些部位烤火后感到舒服或疼痛减轻，于是人们尝试着用兽皮、树叶、沙土烘烤后敷贴在身体受伤部位或疼痛区，逐渐形成了原始的“烫法”。

人们在寻找食物充饥的过程中，发现和认识到某些动植物对人体有害，某些动植物对人体有益。《淮南子·修务训》记载“神农氏……尝百草之滋味，水泉之甘苦……当此之时，一日而遇七十毒”。生动地反映了我们祖先发现药物的过程。陶器的发明及应用，为多种药物组成复方并煎熬成汤液创造了条件。古代，人们为了庆祝打猎或战争的胜利，常常模仿动物的跳跃和舞蹈动作，从而发展成为后世的“导引”、“五禽戏”等练功保健的方法，成为预防医学的萌芽。中医药起源的历史，充分说明了中医药知识是劳动人民在长期的生产、生活与疾病斗争的实践中产生和发展起来的。

二、中医学理论体系的形成和发展

（一）战国至两汉时期——中医理论体系形成时期

中医学理论体系初步形成于战国至两汉时期，此时期相继问世的《黄帝内经》、《难经》、《伤寒杂病论》和《神农本草经》四大医学典籍可作为中医学理论体系初步形成的标志。此时期中国社会急剧变化，政治、经济、文化都有显著发展，古代哲学的朴素唯物辩证法思想向医学领域渗透，特别是阴阳五行学说的盛行，对中医学理论体系的形成起了巨大的推动作用。我国现存最早的一部医学典籍《黄帝内经》就在这一时期应运而生，它不仅反映了当时的医学成就，同时也确立了中医学独特的理论体系，至今仍有效地指导着中医的临床实践，被奉为医学之经典。该书分为《素问》和《灵枢》两部分，共18卷162篇，内容丰富，包括阴阳五行、五运六气、摄生、藏象、经络、病因病机、诊断、辨证、治则、针灸、汤液治疗、预防和养生保健等，还记述了古代哲学、天文、气象、历法、地理、生物学、心理学等多方面的知识。其中许多内容代表了当时的最高水平。如在形态学方面，对人体的血脉、骨骼长度以及内脏器官的大小和容量的记载，与现代医学的认识基本相符。书中记载食管与肠的长度比为1∶35，与现代解剖学的1∶37相近；在血液循环方面，提出“心主血脉”，认识到血液在脉管内“流行不止，环周不休”，这比英国哈维氏在公元1628年发现血液循环早1000多年。在病因方面的论述，为后世“三因学说”奠定了基础；在疾病的防治方面，特别强调防重于治，提出“治未病”的论点，为后世历代医家所推崇。

《难经》是继《黄帝内经》之后的又一部医学典籍，传说是战国时期扁鹊所著，本书是以问难方式探讨医学理论的专著，全书共“八十一难”，内容涉及脏腑、疾病、经络、针灸、脉诊及治疗等，特别是有关脉诊和奇经的论述，具有创造性，对命门、三焦等提出了新的观点，补充了《黄帝内经》的不足，亦成为中医理论体系的理论基础。

两汉时期，我国现存最早的药物学专著《神农本草经》问世，全书载药365种，书中不仅记述了药物的功效，如水银治疥疮、麻黄治喘、常山治疟、黄连治痢等，还按功效特点及有无毒性将药物分为上中下三品，并提出寒凉温热、酸苦甘辛咸之四气五味的理论，以及君、臣、佐、使的配伍原则，为中药理论体系的形成与发展奠定了基础。

东汉末年，著名医家张仲景“勤求古训，博采众方”撰写了著名的临证医学专著《伤寒杂病论》，后世分为《伤寒论》和《金匮要略》两部。《伤寒论》确立了六经辨证的纲领，《金匮要略》以脏腑辨证的方法对内伤杂病进行论治，从而确立了包括理、法、方、药在内的中医辨证理论体系，被后世尊称为“医圣”和“医方之祖”。同时代的名医华佗用麻沸散进行全身麻醉施行剖腹手术，是世界上最早的外科手术记载。

（二）两晋隋唐时期——理论充实与方药学发展时期

中医理论体系的形成，为中医学发展提供了良好的条件，到晋、隋、唐时期，中医理论进一步系统化，临床医学日趋分化和成熟，如晋代皇甫谧著《针灸甲乙经》是我国第一部针灸学专著；晋代王叔和著《脉经》是我国第一部脉学专著，这两部著作不仅奠定了中医诊断学和针灸学的基础，且后来还传入日本、朝鲜和阿拉伯等国家，对世界医学的发展产生了一定影响。隋代巢元方等编著的《诸病源候论》是我国现存最早的一部探讨病因病机理论和临床证候学的专著，也是世界上第一部探讨病因病机的专著。唐代孙思邈的《千金方》和王焘的《外台秘要》广采民间医疗经验是综合基础理论和临床各学科的巨著。唐代苏敬等人编写的《新修本草》是我国古代由政府颁行的第一部药典，也是世界上最早的国家药典，载药 850 种，比欧洲纽伦堡药典早 883 年。

（三）宋金元时期——流派纷呈与学术争鸣时期

此时期中医临床医学向专科发展，内、外、妇、儿、五官各科医学专著日益增多，钱乙的《小儿药证直诀》提出以五脏为纲的儿科辨证方法。陈自明的《妇人大全良方》系统总结了妇科的诊治经验和理论，对妇科的发展影响较大。王惟一著《铜人腧穴针灸图经》并铸造两具针灸铜人，规范了针灸教学。宋慈的《洗冤录》是世界上第一部系统的法学医专著，先后被译成多国文字，流传于国外。陈无择的《三因极一病证方论》确立了三因之病因分类法。大约公元 11 世纪，宋朝人开始运用“人痘接种术”预防天花，成为世界医学在免疫学方面的先驱。

金元时期涌现出了重要的医学流派——“金元四大家”，其中以刘完素为代表的“寒凉派”，认为“六气皆从火化”，病因以火热为多，治法强调降火；以张子和为代表的“攻下派”，认为病因皆为邪生，“邪去则正安”，治法应着重祛邪，故主张汗、吐、下三法；以李东垣为代表的“补土派”，认为“内伤脾胃，百病由生”，补益脾胃是治病之要；以朱丹溪为代表的“滋阴派”，认为病理变化基本是“阳常有余，阴常不足”，故提倡治疗上着重养阴。这些学术观点丰富了医学内容，充实和发展了中医理论。

（四）明清时期——医学集成和深化发展阶段

明代李时珍“渔猎群书，搜罗百氏”，历时 27 年，编著完成闻名世界的《本草纲目》，该书载药 1892 种，附方 11096 首，插图 1109 幅，被誉为“东方巨著”，《本草纲目》内容丰富，考订详细，是我国在世界上影响最大的一部药物学专著。

明清时期形成的温病学说，是研究急性发热性疾病的发生、发展及其辨证论治的一门临床学科。它的出现标志着中医传染病学的发展。明代吴又可在《瘟疫论》中指出“瘟疫”的病源是“感天地之疠气”，其传染途径是从口鼻而入，这对温病学的发展起了很大的推进作用。在细菌学尚未发现的17世纪中叶，这些观点无疑是一种创新。至清代，叶天士、吴鞠通、薛生白等创立了卫气营血、三焦辨证学说，进一步阐明了温病的病因、发展与传变规律及辨证论治方法，从而使温病学形成了完整的理论体系，为中医学的发展作出了巨大贡献。

1840年鸦片战争以后，随着西方医学的传入，使得中医学受到了前所未有的冲击，中医界的思想出现了空前的动荡，尤其是国民党政府试图以立法的方式扼杀中医，但中医学以自身不容忽视的医疗价值和一批仁人志士的奋力抗争，它得以生存下来并有所进步，与西医学并驾齐驱，并形成了我国治疗疾病的一大特色——中西合参。如张锡纯所著《医学衷中参西录》就是一部很有价值的中西医学汇通的专著。

三、中医学术的现代研究

新中国成立以后，党和政府十分重视中医工作，制定了中医政策，采取了许多有力措施，使中医学得到了长足的发展，取得了举世瞩目的成绩。中医学的发展进入了一个新的时期。

在中医基础理论方面进行了全面系统的发掘和整理，出版了大量中医古籍。在此基础上编写了全国统一的中医学系列教材，并将现代科学方法论及现代科学技术、方法、理论移植到中医学的研究领域，丰富了中医学的理论体系，一些新兴的中医学科相继问世。近年来运用中西医结合方法对中医的基本理论进行了较为深入的由定性到定量，由整体水平到分子水平的研究，取得了可喜成绩。其中“证”是中医学特有的概念，是中医基础理论各个分科的交汇点，也是基础与临床的结合点。因此，中医“证”本质的研究是中医现代化的突破口。中医、中西医结合研究者为探索“证”的发生机理和内涵建立了动物模型方法，为中医理论客观化和“证”实质研究奠定了基础，也取得了一些成果。如关于“脾”本质的研究，认为“脾虚”与胃、肠、胰整个消化系统功能减退，免疫功能、内分泌功能低下，自主神经系统功能异常有关。

在中医临床方面，中医诊疗系统进一步规范，颁行了《中医病证诊疗标准》、《中医病证分类与代码》等。对常见病、多发病、疑难病的研究也取得了瞩目的进展。如以益气活血法为主治疗急性心肌梗死；以血府逐瘀汤为主治疗弥漫性血管内凝血，以及用中西医结合方法抢救多脏器功能衰竭，病人存活率显著提高。

我国十分重视中药现代化的研究。中药研究在品种整理、饮片炮制、剂型改革、栽培技术、新药开发等方面，均取得瞩目进展。对中药有效成分的研究，也取得了一系列的成果，现已有几十种中药单体达到较高的临床治疗水平，对复方研究亦取得了很大进展。如黄连小檗碱治疗炎症；川芎嗪、丹参酮治疗心脑血管疾病等。

第二节 中医学的基本特点

中医理论体系的两大基本特点是整体观念和辨证论治。

一、整体观念

整体就是统一性、完整性和联系性。中医学非常重视人体本身的统一性和完整性，同时又认为人体与外界环境是有机联系、密切相关的。这种机体自身整体性思想及其与内外环境的统一性称之为整体观念。中医学整体观念贯穿于中医学的生理、病理、诊断、辨证、治疗及养生等各个方面。

（一）人是一个有机整体

人是由若干脏腑、组织和器官组成的。各脏腑、组织和器官都有其不同的生理功能，人体的生命活动正是由这些不同生理功能之间的协调平衡所体现的。中医学认为，在结构上，人体是以五脏为中心，通过经络“内属于脏腑，外络于肢节”的联结作用，将人体的内脏、形体、五官九窍、四肢百骸等全身各种组织器官网络成一个有机整体。在功能活动上，各脏腑组织之间密切联系。人的正常生理活动，一方面要靠各脏腑组织发挥正常生理功能，另一方面要靠脏腑间的协调和制约，才能维持生理上的动态平衡。在病理上，脏腑病变可以通过经络反映于体表，体表有病也可以通过经络影响脏腑，脏腑之间也可以相互传变。治疗上，同样是从整体出发，整体把握防治原则，局部病变并非头痛医头，脚痛医脚，而是从整体上探求局部病变与整体病变内在联系的基础上进行医治。

（二）人与外界环境的统一性

人生活在自然环境中，是整个物质世界的一部分。大自然提供了人类赖以生存的条件。自然界的运动变化直接或间接地影响着人体，而机体也就相应地随之发生反应，即“人与天地相应”。所以昼夜晨昏、季节气候、地理环境的变化，直接或间接地影响着人体，使机体产生生理或病理上的反应。人生活在社会之中，是社会的组成部分，人影响社会，社会也对人产生影响。在工业不断发展，竞争日益激烈的当今社会，社会因素的变化对人体的影响日显突出。如机动车辆带来的噪音；工业发展带来的水、土壤和大气的污染；紧张的生活节奏；社会地位的变更等等都会给人们带来相应的影响。

知识链接

昼夜对人体的影响

研究表明，昼夜的寒温变化趋势与现代生理学所揭示的体温波动曲线十分吻合。据观察，人体的脉搏、体温、耗氧量、CO_2 的释放量、激素的分泌、抗体、白细胞等，都具有24小时的节律变化。另一方面，昼夜的变化也影响到疾病的过程。一般病症的病情变化多呈现“旦慧、昼安、夕加、夜甚”的周期变化，其机制在于阳气随昼夜变化而各有不同从而影响邪正斗争，使病情呈周期性变化。

二、辨证论治

辨证论治包括辨证和论治两大方面。辨证论治是中医认识疾病和治疗疾病的基本原则，是中医对疾病的一种特殊的研究和处理方法。中医在注重辨病论治，对症治疗的同时，更注重辨证论治。

“证”又称“证候”，是机体在疾病发展过程中某一阶段的病理概括。它包括疾病的病因、病变部位、性质、程度、邪正之间的关系、疾病可能的发展变化趋势、影响疾病性质的自身因素和外界因素。“证”不同于“症状”，症状是疾病的具体表现，是疾病现象。同一症状可以由多种不同的病因引起，病机往往也不一样，甚至大相径庭，基本性质也可以完全不同。证是疾病的某一特定阶段病理变化的实质，所以证比症状更全面、深刻、准确地揭示疾病变化的本质。

辨证的关键是“辨”，辨有审辨、甄别的意思，是分析与综合的过程。辨证就是根据望、问、闻、切四诊所收集的症状和体征等资料，通过分析综合，辨清疾病的病因、性质、部位、发展阶段和邪正之间的关系，最后概括、判断为某种性质的证候。因此，辨证的过程就是对疾病作出正确、全面判断的过程，或分析找出主要矛盾的过程。“论治”，又称施治，是根据辨证的结果，选择和确立相应的治疗原则和方法。辨证是决定治疗的前提与依据；论治是治疗疾病的手段和方法，治疗的效果又是检验辨证正确与否的依据。所以辨证论治是认识疾病和诊断疾病的过程。辨证和论治是诊治疾病过程中相互联系、不可分割的两个部分，是理论与实践的有机结合，是理、法、方、药在临床上的具体运用。

此外，辨证论治还要非常注重因人而异的特殊性，强调个体差异；讲究辨证与辨病相结合；重视整体与局部，宏观与微观之间的辩证关系。针对疾病过程中的不同情况，抓住主要矛盾，因人、因时、因地制宜，用不同的方法调整治疗，才是辨证论治的实质和精髓。

知识链接

同病异治与异病同治

同病异治：指同一疾病在疾病发展的不同阶段，病机不同，其表现的证候不同，给予不同的治疗。如麻疹，初期表现为发热，疹出不适，病位在表，治宜解表透疹；中期疹出肌表，表现高热、咳嗽，是病在肺，为肺热壅盛之证，治当清肺热为主；后期，高热渐退，疹渐消退，出现口干、口渴等，是为肺胃阴伤，余热未尽之证，治当养阴清热为主。

异病同治：指不同的疾病，由于病机相同，出现了相同的证候，故采用同一种治疗方法。如久泻之后出现脱肛，属于中气下陷；而产后调理不当，子宫下垂也属中气下陷，这两种情况都应采用益气升提的补中益气汤来治疗。

【思考题】

1. 说出中医四大经典名著及各自的特点。
2. 中医学的基本特点有哪些?

（王林玉）

CHAPTER 第二章

阴阳五行学说

[学习目标]

1. 了解阴阳学说及五行学说的概念。
2. 掌握阴阳学说、五行学说的基本内容。
3. 熟悉阴阳学说、五行学说在中医学的应用。

阴阳五行学说属于中国古代哲学思想的范畴，是古人在长期的生产生活实践中形成的借以认识和解释世界发生、发展和变化的一种世界观和方法论，是中国古代朴素的唯物论和辩证法，是对中医学基本理论的形成和发展最具影响的古代哲学思想。古代医家将阴阳五行学说贯穿于医学而形成独特的中医学阴阳五行理论体系，用以解释人体生命活动现象，疾病发生、发展和变化，并指导疾病诊断、防治以及养生、康复、保健等，阴阳五行学说对祖国医学产生了深远的影响。

第一节　阴阳学说

一、阴阳基本概念

（一）阴阳的含义

阴阳，是对自然界中相互关联的事物或现象对立双方属性的概括。它既揭示了两个相互对立的事物，又揭示了同一事物内部相互对立的两方面。

阴阳最初的涵义是非常朴素的，就是指日光的向背而言，朝向日光者为阳，阳者光明、温暖；背向日光者为阴，阴者黑暗、寒冷。因而最初就以光明温暖；黑暗寒冷来判断阴阳。在长期的生产、生活实践中，不断将最初朴素涵义引申，将自然界所有的事物和现象都用阴阳来划分。此时阴阳便成为一个抽象概念，即用阴阳来概括自然界中具有对立属性的事物和现象两个方面，故《灵枢·阴阳系日月》说：“阴阳者，有名而无形。”

（二）事物的阴阳属性

1. 事物阴阳属性的划分 阴阳即可用来揭示相互对立的事物或现象，也可揭示同一事物内部相互对立着的两个方面。阴和阳的基本特征可概括为：凡相对运动的、外向的、上升的、温热的、干燥的、有形的、明亮的、兴奋的、刚强的、机能亢进的等都属于阳；凡相对静止的、内守的、下降的、寒冷的、湿润的、无形的、晦暗的、抑制的、柔弱的、机能减退的等都属于阴。如以天地而言，则天为阳，地为阴。以动静言，则动者为阳，静者为阴。以物质的运动变化而言，则阳化气，阴成形。对生命过程而言，具有推动、温煦、兴奋等作用的物质及功能，统属于阳；具有凝聚、滋润、抑制等作用的物质和功能，统属于阴。如就气血而言，气属阳，血属阴。

2. 阴阳属性的相对性 事物的阴阳属性并不是绝对的，而是相对的。这种相对性表现为：①阴阳属性互相转化。事物的阴阳属性在一定条件下，可以发生相互转化，阴可以转化为阳，阳也可以转化为阴。如属阳的热证在一定条件下可以转化为属阴的寒证；属阴的寒证在一定条件下也可以转化为属阳的热证。病变的寒热性质变了，其证候的阴阳属性也随之改变。②阴阳的无限可分性。属性相反的两种事物或一事物内部相互对立的两个方面可以划分阴阳，而其中的任何一方又可以再分阴阳，即所谓阴中有阳，阳中有阴。例如：昼为阳，夜为阴。昼又分上午与下午，就上午与下午相对而言，则上午为阳中之阳，下午为阳中之阴；夜又分前半夜与后半夜，前半夜与后半夜相对而言，则前半夜为阴中之阴，后半夜为阴中之阳。故《素问·阴阳离合论》说“阴阳者，数之可十，推之可百，数之可千，推之可万，万之大，不可胜数，然其要一也。”

二、阴阳学说基本内容

（一）阴阳交感

阴阳交感，就是指阴阳二气在运动过程中的相互感应进而交合的过程。阴阳二气的运动是阴阳交感得以实现的基础，阴阳交感则是阴阳二气在运动中相互感应的一个过程，是阴阳在运动过程中的一种最佳状态。这种最佳状态的实现来自于阴阳二气在运动中的平衡协调。在医学领域，强调物质与功能相互作用才能保证正常生命活动。

（二）阴阳的对立制约

阴阳的对立，是指自然界中的一切事物或现象，都存在着相互对立的阴阳两个方面。阴阳的制约，是指相互对立的阴阳双方，大多存在着相互制约的特性。

阴阳学说认为，自然界一切事物或现象都存在着相互对立的阴阳两个方面，如上与下、左与右、天与地、动与静等。阴阳的相互对立，主要表现于它们之间的相互斗争、相互制约上，如温热可以驱散寒冷，冰冷可以降低高温。正是由于阴与阳之间的这种相互对立制约才维持了阴阳之间的动态平衡，因而促进了事物的发生发展和变化。在自然界则可表现为季节气候的正常变化规律，在人体则体现为正常的生命活动。春夏之所以温热，是因为春夏阳气上升抑制了秋冬的寒凉之气；秋冬之所以寒冷，是因为秋冬阴气上升抑制了春夏的温热之气的缘故。这样产生了春、夏、秋、冬四季有温、热、凉、寒的气候变化。由此可见，任何事物阴阳相互对立着的每一方面，总是通过消长而对另一方面起着制约作用。事物的变化与发展也正是阴阳之间相互对立和制约的结果。

（三）阴阳的互根互用

阴阳互根，是指一切事物或现象中相互对立着的阴阳双方，具有相互依存、互为根本的关系。任何一方都不能脱离另一方而单独存在，每一方都以相对的另一方的存在作为自己存在的前提和条件。没有阴也无所谓阳，没有阳也无所谓阴。如热为阳，寒为阴，没有热也就无所谓寒，没有寒也就无所谓热；上为阳，下为阴，没有上也就无所谓下，没有下也就无所谓上。

阴阳互用，是指阴阳双方具有相互资生、促进和助长的关系。如自然界中，天气、地气的升降和云雨的形成，就是阴阳相互资生、相互促进的过程。“地气上为云，天气下为雨。”如以人体的气血而言，气属阳，血属阴，气是血液的生成来源和循行的动力，血是气的依附载体和物质基础。

阴阳的互根互用，又是阴阳转化的内在根据。这是因为阴和阳是相互关联的事物的对立双方或一个事物内部的对立双方，其属性才有可能发生相互转化。如果阴阳对立的双方不存在互根互用的关系，也就是说阴和阳之间不是处在一个统一体中，那么也就不可能发生阴阳的相互转化。

（四）阴阳的消长平衡

阴阳消长，是指相互对立又相互依存的阴阳双方不是静止不变的，而是处于不断的增长和消减的运动变化之中。阴阳双方在彼此消长的运动过程中保持着动态平衡。

阴阳消长与平衡，符合事物运动变化的一般规律，即运动是绝对的，静止是相对的；消长是绝对的，平衡是相对的。一切事物都是在绝对的运动和相对的静止及绝对的消长和相对的平衡中发展变化的。如一年四季的气候变化，由夏至秋及冬，气候由炎热逐渐转凉变寒，这是“阳消阴长”的变化过程；相反，从冬至春及夏，这又是“阴消阳长”的变化过程。从而维持了一年四季气候的正常交替。正是因为阴阳双方在一定限度内的不断消长和不断平衡，才推动事物的正常发展，在自然界表现为气候的正常变化，在人体则表现为生命过程的协调有序。如果这种消长关系超过了一定限度，不能保持其动态平衡，在自然界表现为异常的气候变化，在人体则表现为疾病的发生。

（五）阴阳的相互转化

阴阳转化，是指事物或现象的阴阳对立的双方，在一定的条件下，可以各自向其对立面转化。事物或现象阴阳对立双方之所以能够相互转化，其主要原因是由于阴阳对立双方共处于一个统一体中，其本身已经相互倚伏着向其对立方面转化的因素。阴阳的转化，一般都出现在事物变化的“物极”阶段。因此，在事物的发展过程中，如果说阴阳消长是一个量变的过程，则阴阳转化就是在量变基础上的质变。

阴阳的转化，必须具备一定的条件方能发生。例如，就四季气候变迁来看，由春温发展到夏热之极点，即可逐渐向寒凉转化；而从秋凉发展到冬寒之极点，则亦会逐渐向温热转化。“重阴必阳，重阳必阴”、“寒极生热，热极生寒”，所谓的“重”、“极”，即是指发展到了极限或顶点，也就是说，阴阳有了“重”这个条件即可以相互转化，寒热到了“极”这个阶段即会互相转化。

综上所述，阴阳交感、阴阳的对立制约、互根互用、消长平衡、相互转化是阴阳学说的基本内容。它们之间是相互联系的，阴阳对立的两个方面，必须以对方之存在为自己存在的前提，对立面的消长运动是绝对的，对立面的平衡则是相对的。阴阳的消长运动在一定的条件下可以产生质的飞跃，从而导致阴阳的转化。理解这些基本观点，有助于认识错综复杂的自然现象和掌握中医学的主要学术内容。

三、阴阳学说在中医学中的应用

（一）说明人体组织结构

人体为一有机整体，各部位可根据其解剖位置和生理活动来划分阴阳属性，进而说明它们之间的对立统一关系。人体脏腑组织的阴阳属性，大体而言，上部属阳，下部属阴；体表为阳，体内属阴；四肢外侧为阳，内侧为阴；背为阳，腹为阴；五脏为阴，六腑为阳；就经络而言循于四肢内侧为阴经，外侧为阳经。另外，每一脏腑又分阴阳，如心有心阴心阳，肾有肾阴肾阳，肝有肝阴肝阳等。总之，人体组织构成的上下、表里、内外、前后等及同一组织本身无不包含阴阳，用阴阳完全可以概括人体组织结构。

（二）说明人体生理功能

生命活动的正常维系，生理功能正常而稳定的发挥，取决于阴阳二气的互根互用、消长转化、对立制约的协调平衡。而人体生命活动的基本现象及新陈代谢，也说明了物质（阴精）与功能（阳气）的对立、依存、消长、转化关系的协调平衡。另外，气的升降出入的平衡协调也是阴阳平衡协调的一种体现形式，能充分保证正常的生命活动。总之，人体一切生理功能，都可以用阴阳概念来解释说明，《素问·生气通天论》说：“生之本，本于阴阳。”

（三）说明人体病理变化

“阴平阳秘，精神乃治”即说明保持阴阳对立、互根、消长、转化的动态平衡关系是保证生命活动正常进行的基本条件。一旦这种平衡关系被打破，出现阴阳失调，就会有阴阳偏盛、偏衰、互损、转化的病理改变，从而出现表里、虚实、寒热等证候变化。疾病的发生发展，关系到正气与邪气。正气与邪气，都可以用阴阳区分其属性，病邪有阴邪、阳邪之分，正气则包括阴精与阳气两部分。而它们相互作用、相互斗争的关系，则可用阴阳的消长失调即偏盛偏衰来说明。《素问·阴阳应象大论》指出“阳胜则热，阴胜则寒”，阴偏盛、阳偏盛，是属于阴或阳任何一方高于正常水平的病理状态。《素问·调经论》亦说：“阳虚则外寒，阴虚则内热。”阴虚、阳虚，是属于阴阳任何一方低于正常水平的病理状态。在疾病的发生、发展过程中，机体阴精阳气任何一方虚损到一定的程度，亦常导致对方之不足，即所谓“阳损及阴”或“阴损及阳”，最后都能导致“阴阳两虚”，这种阴阳两虚并不是阴阳双方处于低水平的平衡状态，而是存在着偏于阳虚或偏于阴虚的不同。阴阳失调是一切疾病发生的基本原理之一，临床上应该充分把握，有利于疾病的治疗和恢复。

（四）用于疾病诊断

“阴阳失调”为疾病发生的基本病机。尽管疾病病理变化复杂而多变，但用阴阳来概括就可抓住问题关键，执简驭繁。比如，辨证中：表、实、热（阳）；里，虚、寒（阴）。辨颜色方面：黄赤色属于阳；青白黑色属于阴。闻诊方面：语声高亢洪亮为阳，语声低微无力为阴。脉象方面浮、数、洪、滑等为阳；沉、迟、细、涩为阴等等。总之，望、闻、问、切四诊都以分清阴阳为首要任务，只有掌握阴阳在辨证中的基本规律，才能正确分析和判断疾病的阴阳属性。

（五）用于疾病治疗

阴阳失调无外乎偏盛、偏衰、互损、转化，病理改变基本为寒热、虚实。“热者寒之，寒者热之，虚则补之，实则泻之”，调整阴阳，补其不足，损其有余，恢复阴阳平衡协调，以促使其恢复阴平阳秘的状态。另外，还能用于分析和归纳药物性能的阴阳属性：药有寒凉（阴）治阳证，温热（阳）治阴证；五味中辛甘为阳；酸苦咸为阴；药性升浮为阳；沉降为阴。掌握药物的性能，选用合适的药物，才能收到好的治疗效果。

（六）指导养生防病

中医学认为“天人合一”即强调人与环境的和谐统一，须顺四时，调阴阳，方能祛病养身。如“春夏养阳，秋冬养阴”强调的便是人与自然的协调统一。《素问·四气调神大论》说：“圣人春夏养阳，秋冬养阴，以从其根，故与万物沉浮于生长之门。”这充分体现了调理阴阳是养生最根本的原则，也体现了其重要性。根据这一原则也就有病症治疗中的“冬病夏治，夏病尽养”的说法。

第二节　五行学说

五行，即木、火、土、金、水五种物质及其运动和变化。五行最初涵义与“五材”相关，即生产、生活中最为常见的木、火、土、金、水五种基本物质。五行学说的形成经历了漫长的过程，经过对木、火、土、金、水五种物质的“五材”本义进行抽象演化并引申运用，从而形成了独特的五行生克制化规律，并用以阐释和认识宇宙中事物或现象的关系，构成五行系统。在中医学领域用以说明人体生理病理，并指导疾病诊断与治疗，是一个独特的理论体系。

一、五行特性及事物属性的归类

1. 五行特性　五行特性，是五行本身固有的性质。在对木、火、土、金、水五种物质直观观察和朴素认识的基础上，进行引申抽象而形成的理论概念。《尚书·洪范》所说："一曰水，二曰火，三曰木，四曰金，五曰土。水曰润下，火曰炎上，木曰曲直，金曰从革，土曰稼穑"，是对五行特性的经典描述。

木曰曲直："曲"，屈也；"直"，伸也，指木能屈、能伸的特性。引伸为凡具有生长、生发、舒展、条达等性质或作用的事物，都归属于木。

火曰炎上："炎"焚烧、温热、热烈；"上"，是上升。"炎上"指火具有炎热、向上、光明的特性。引伸为凡具有温热、蒸腾、向上、明亮等性质或作用的事物，都归属于火。

土曰稼穑："稼"即种植谷物；"穑"即收获谷物。指土具有播种、收获的特性，泛指人类种植和收获谷物的农事活动。引伸为凡具有化生、承载、受纳等性质或作用的事物，都归属于土。有"土载四行"、"万物土中生"、"土为万物之母"的说法。

金曰从革："从"顺从、服从，说明金的来源；"革"革除变革，说明金是由变革而产生。指金具有服从、变革的特性，且质地沉重，常用于杀戮。引申为凡具有肃杀、收敛、沉降等作用或性质的事物，都归属于金。

水曰润下："润"湿润、滋润；"下"下行、向下。指水具有滋润，向下的特性。引申为凡具有滋润、下行、寒凉、闭藏等性质或作用的事物，都归属于水。

2. 五行属性事物归类　古人在对事物进行五行分类时主要有两种方法，一种是"取类比象"的方法，是以事物之间某一点相似之处加以归类，就是将事物特有的征象与五行各自的特性相比较，找出其相似之处，加以归类，确定其属性。如以方位配五行，日出东方，与木的生发特性类似，故东方归属于木；南方炎热，与火的炎上特性类似，故南方归属于火；日落于西，与金的肃降特性类似，故西方归属于金；北方寒冷，与水的寒凉特性类似，故北方归属于水。以五脏配五行，肝气主生发、条达，具备木的生发特性，故归属于木；心阳主温煦，具备火的温热特性，故归属于火；脾主运化，为气血生化之源，具备土的生化特性，故归属于土；肺气主降，具备金的肃降特性，故归属于金；肾主藏精，滋润周身，具备水的润下特性，故归属于水。另一种五行分类的方法是推演络绎法，是根据已知事物的五行属性，推演出与它相关联事物的五行属性。如已知肝属于木，因为肝合胆、主筋、开窍于目、其华在爪，所以可推演出胆、筋、目、爪的五行属性也都属于木；已知心属于火，因为心合小肠、主血脉，开窍于舌，其华在面，所以可推演出小肠、脉、舌、面的五行属性也都是属于火。

事物五行属性的归类，是以五行属性为基础，运用取象比类和推演络绎法，将人体脏腑、组织、生理、病理现象以及与人类生活有关的自然界事物按照性质、作用、形态的不同分别归属于木、火、土、金、水五行之中并加以推演，借以阐述说明人体之间、人体与环境之间的联系（表2-1）。

表2-1 事物的五行分类

自然界							五行	人体						
五音	五味	五色	五化	五方	五季	五气		五脏	五腑	五官	五体	五液	五志	五神
角	酸	青	生	东	春	风	木	肝	胆	目	筋	泪	怒	魂
徵	苦	赤	长	南	夏	暑	火	心	小肠	舌	脉	汗	喜	神
宫	甘	黄	化	中	长夏	湿	土	脾	胃	口	肉	涎	思	意
商	辛	白	收	西	秋	燥	金	肺	大肠	鼻	皮毛	涕	悲	魄
羽	咸	黑	藏	北	冬	寒	水	肾	膀胱	耳	骨	唾	恐	志

二、五行的相互关系

五行相互关系表现为正常状态下的相生相克关系和异常状态下的相乘相侮关系以及相互间的联系协调制约关系。

（一）生克制化关系

1. 相生关系 相生，即相互滋生、促进、助长。五行相生即指五行之间存在着某一事物对另一事物具有促进、助长和资生的作用（图2-1）。其次序为：木生火、火生土、土生金、金生水、水生木。在相生关系中，每一行都有“我生”和“生我”两个方面的关系。“生我”者为母，“我生”者为子。所以五行关系又叫母子关系。以木为例，水生木，故“生我”者为水，水为木之母；故“我生”者为木，木为水之子。

2. 相克关系 相克，既相互克制、制约。五行相克即指五行之间存在着某一事物对另一事物具有抑制、制约、克制的作用（图2-1）。其次序为：木克土、土克水、水克火、火克金、金克木。在相克关系中，任何一行都有“我克”和“克我”两方面关系。所以相克关系又叫“所胜”和“所不胜”关系，“克我”者为我所不胜，“我克”者为我所胜。如以木为例，木克土，故“我克”者为土，则土为木之所胜；而“克我”者为木，木为土之所不胜。

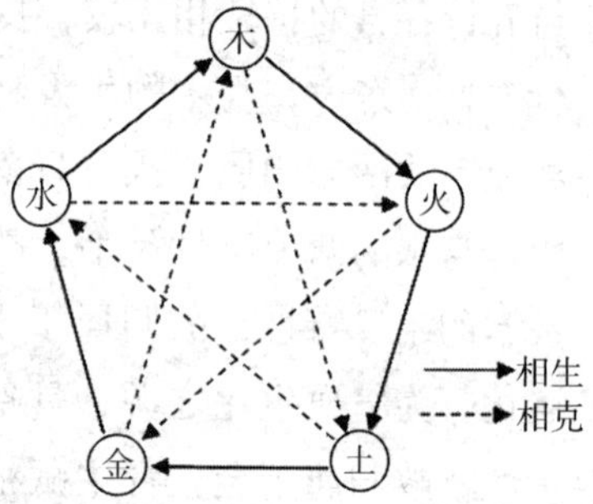

图2-1 五行相生相克示意图

3. 五行制化 制，即制约、克制；化，即化生、变化。五行制化是指五行之间相互资生，又相互制约，以维持平衡协调关系。五行制化是五行生克关系的结合，是不可分割的两个部分。五行相生促进事物的产生和成长，五行相克维持事物发展的平衡协调。生克相辅相成，才能既保证事物得到发展，又不使事物发展亢而为害。如《类红图翼·运气上》言：“造化之机，不可无生，亦不可无制，无生则发育无由，无制则亢而为害。”

（二）乘侮关系和母子相及

1. 相乘关系 乘，欺凌、欺负之意。五行相乘，是五行相克关系的反常，指五行中任何一行对其所胜一行过度克制。其次序为：木乘土、土乘水、水乘火、火乘金、金乘木。引起相乘的原因主要有两个方面：一是五行中任何一行本身过于强盛，对被其克制一行克制太过，使被克一行虚弱。如木气亢盛，过度克制土，导致土的不足，即为“木乘土”，也称“木旺乘土”即以强凌弱。二是五行中的任何一行本身过于虚弱，使克制它的一行乘虚侵袭，使其本身更加虚弱。如由于土本身的不足，使木气相对亢盛，对土的克制相对增强，导致土更加虚弱，即为“木乘土”，也称“土虚木乘”，即乘虚侵袭。

2. 相侮关系 侮为欺侮之意。五行相侮是相克关系之反常，指五行中任何一行对所不胜一行的反向克制，其次序为：木侮金、金侮火、火侮水、水侮土、土侮木。导致五行相侮原因有“太过”和“不及”两种情况：太过所致的相侮，是指五行中某一行过于强盛，对原来“克我”的一行进行反克。如水本应该克火，由于火的特别旺盛，使火不仅不受水的克制，反而对水进行反克，称为“火亢侮水”。不及所致的相侮，是指五行中某一行过于虚弱，不仅不能制约其所胜的一行，反而受到其所胜一行的反向克制。如水本应该克火，但由于水的特别虚弱，不仅不能克火，反而受到火的反克，称为“水虚火侮”。

3. 母子相及 所谓“及”即连累的意思。母子相及包括母病及子和子病及母，都属于相生关系的异常。母病及子：五行中作为母的一行出现异常，必然会影响作为子的一行，结果母子都异常。如水生木，水为母，木为子。如水不足，无力生木；则木干枯，结果水竭木枯，母子俱衰。子病及母：五行中作为子的一行出现异常，必然会影响作为母的一行，结果母子都异常。

三、五行学说在中医学中的运用

（一）说明五脏的生理功能及其相互关系

1. 说明五脏的生理功能 五行学说以五脏分属五行，以五行特性来类比五脏生理功能。如木性舒展、生发、条达、顺畅，肝性主生、主动、主散，喜条达恶抑郁，主疏泄而调气机畅情志，故肝属木；火性温热、蒸腾、向上，心阳具有温煦之功，故心属火；土性受纳、化生、承载，脾运化水谷化生气血以养全身，故脾属土；金性清肃、收敛、沉降，肺主肃降，故肺属金；水性滋润、向下、闭藏，肾藏精主水，故肾属水。

2. 说明五脏之间的相互联系 五行生克制化是相生与相克关系的密切结合，也用来说明五脏功能间相互滋生、制约关系，表明了脏腑之间及与环境之间的联系。

用五行相生的理论，说明五脏之间相互资生、相互为用的关系。如肝属木，心属火，肝生心即木生火，如肝藏血以济心；心属火，脾属土，心生脾即火生土，如心阳温煦脾土，助脾运化；脾属土，肺属金，脾生肺即土生金，如脾气运化，化气以充肺；肺属金，肾属水，肺生肾即金生水，如肺之精津下行以滋肾精，肺气肃降以助肾纳气；肾属水，肝属木，肾生肝即水生木，如肾藏精以滋养肝血，肾阴资助肝阴以防肝阳上亢。

用五行相克的理论，说明五脏之间相互制约、相互克制的关系。如肾属水，心属火，肾制约心即水克火，如肾水上济于心，可以防止心火过亢；心属火，肺属金，心制约肺即火克金，如心阳的温煦功能，可以抑制肺气清肃太过；肺属金，肝属木，肺制约肝即金克木，如肺气清肃功能，可以抑制肝气升发太过；肝属木，脾属土，肝制约脾即木克土，如肝气条达，可疏泄脾气之壅滞；脾属土，肾属水，脾制约肾即土克水，如脾气之运化水液，可防肾水泛滥。

应当指出的是，五脏的功能是多样的，其相互间的关系也是复杂的，不能生搬硬套五行公式，避免出现以偏概全和牵强附会的情况。

（二）说明五脏病变的相互影响

五脏在生理上相互联系，在病理上相互影响，本脏之病可以传至他脏，他脏之病同样也可传至本脏，这种病理上的相互影响称为“传变”。

1. 相生关系的传变 包括“母病及子”和“子病及母”两个方面。

母病及子，是指疾病从母脏传到子脏。临床特点是母脏先病，然后累及子脏，以致母子两脏同病。临床常见的因肾精不足不能资助肝血而致的肝肾精血亏虚证，肾阴不足不能涵养肝木而致的肝阳上亢证，皆属母病及子的传变。

子病及母，是指疾病从子脏传到母脏。临床特点是子脏先病，而后累及母脏，以致子母两脏同病。临床常见的因心血不足累及肝血亏虚而致的心肝血虚证，因心火旺盛引动肝火而形成心肝火旺证，皆属子病及母的传变。

2. 相克关系的传变 相乘，是指因相克太过而致病。其原因有二：一是某脏过盛，而致其所胜之脏受到过分克伐；二是某脏过弱，不能耐受其所不胜之脏的正常克制，从而出现相对克伐太过，是疾病顺着相克次序传变，如由于肝气郁结或肝气上逆，影响脾胃的运化功能时，称为“木旺乘土”。反之，先有脾胃虚弱，不能耐受肝气的克伐时，称为“土虚木乘”。

相侮，是指因反向克制而致病。其形成原因也有二种情况：一是由于某脏过于亢盛，不仅不受所不胜一方的克制，反而对其进行反克；二是所不胜一方不足，丧失了克制所胜一方的能力，反遭所胜一方的抑制。如肺金本能克制肝木，由于暴怒而致肝火亢盛，肺金不仅不能制约肝木，反遭肝火之反向克制，称为“木火刑金”。而由于肺虚，清肃之令不行，继而引致肝气、肝火犯肺者，称为“金虚木侮”。

对于疾病的五脏传变，不能完全受五行生克乘侮规律的束缚，而应从实际情况出发去把握疾病的传变，深入研究各种疾病本身固有的发生发展变化规律，更有效地进行防治疾病的实践活动。

（三）用于疾病诊断和治疗

1. 诊断疾病 人为一有机整体，其五脏有表现于外的五色、五脉、五味、五液等变化，故通过其外在的相关异常变化，可用来诊断五脏病变。如病人面见青色、喜食酸味、脉象弦，为肝病；面赤、口味苦、脉象洪，为心火亢盛之病。脾虚面青脉象弦为肝病传脾（木乘土），心脏病人面见黑色脉象沉为水来克火等。

2. 推断病情 中医学通过四诊收集症状和体征分析诊查疾病，依据五行生克制化及其乘侮变化规律，确定疾病部位，推断病情进展和判断疾病预后：本脏有病，色脉相符为平，若见生色之脉为顺，见克色之脉为逆。如肝病面见色青，脉弦为色脉相符，若见浮脉为克色之脉为逆，预后差；若见沉脉为生色之脉为顺，预后好。但具体运用时要“四诊合参”而不是单纯凭色脉，更不要拘泥于色脉的生克，以免贻误病情。

3. 疾病治疗

（1）指导用药：不同药物有不同的色和味。五色、五味相配于五脏，临床上可以根据此选择用药。如青色、酸味入肝，用白芍、山茱萸等；赤色、苦味入心，用黄连、丹参等；黄色、甘味入脾，用甘草、白术等；白色、辛味入肺，用石膏、麻黄等；黑色、咸味入肾，用玄参、熟地等。但这种方法机械片面，还应该结合中药的其余性能和具体病情灵活运用。

（2）指导控制疾病传变：基于五行生克乘侮对疾病的诊断和病情之推断，可充分利用其规律来控制疾病传变以防病治病，控制疾病的进一步传变。如《难经·七十七难》所说：“见肝之病，则知肝当传之于脾，故先实其脾气。”就是肝气太过，木旺必克土，此时应先健脾胃以防其传变，脾胃不伤则病不传，治疗肝病则易于痊愈。

（3）确定治则：相生关系有母子相及，临床上运用相生规律来治疗疾病，基本原则是补母和泻子，即“虚则补其母，实则泻其子”。补母主要用于母子关系的虚证，泻子主要用于母子关系的实证，常用滋水涵木、益火补土、培土生金、金水相生等法来治病；相克关系无外乎相乘相侮中的太过或不及，“抑强扶弱”为其治则，临床常用抑木扶土、培土制水、佐金平木、泻南补北等法来调治疾病。

（4）指导情志治疗：情志治疗主要用于治疗情志疾病。五行配五脏，五脏应五志，可运用五脏五行的生克关系来指导情志疾病治疗。如怒为肝志，思为脾志，肝木克脾土，所以怒胜思；喜为心志，悲为肺志，心火克肺金，所以喜胜悲等。

综上所述，以五行生克规律阐释疾病的治疗，有其一定的实用价值，但是，并非所有的疾病都可生搬硬套五行生克规律来治疗。临床上既要正确地掌握五行生克规律，又要根据具体病情进行辨证论治。

知识链接

滋水涵木法与泻南补北法

滋水涵木法：即滋肾阴以养肝阴的方法，又称滋补肝肾法。适用于肾阴亏损而肝阴不足，甚者肝阳偏亢之证。临床表现：头晕目眩，眼干目涩，耳鸣颧红，口干，五心烦热，腰膝酸软，男子遗精，女子月经不调，舌红苔少，脉弦细数。

泻南补北法：心主火，火属南方；肾主水，水属北方。泻南补北法，即泻心火滋肾水，又称泻火补水法。适用于肾阴不足，心火偏旺，水火不济，心肾不交之证。临床表现：腰膝酸软，心烦，失眠，遗精等。

【思考题】

1. 何谓阴阳？阴阳学说在中医学中的应用有何意义？
2. 何谓五行？五行学说在中医学中的应用有何意义？
3. 如何理解阴阳属性的相对性？
4. 五行的各自特点是什么？

（乔艳永）

CHAPTER 第三章

藏象学说

[学习目标]

1. 了解藏象的概念和藏象学说的基本特点及主要内容。
2. 熟悉脏腑的分类，脏腑之间的相互关系，气、血、津液的概念。
3. 掌握五脏六腑各自的生理功能。
4. 掌握气、血、津液的生理功能及其相互关系。

藏象学说是以脏腑的形态和生理病理为研究目标的中医学基本理论，中医学通过解剖分析的直接观察方法，认识脏腑的形态和功能，又运用哲学思维以整体观的方法认识脏腑的生命活动规律，因此，中医学的脏腑，不仅是形态学结构的脏器，而且是具有某些特殊功能的生理病理学系统。

第一节　概　述

一、藏象的基本概念

“藏”，指藏于体内的内脏；“象”，征象或形象，指内在脏腑的生理功能、病理变化反映于外的征象。如张景岳在《类经》中说：“象，形象也。藏居于内，形见于外，故曰藏象。”藏象学说是通过对人体生理、病理现象的观察，研究人体各个脏腑组织的生理功能、病理变化及其相互关系的学说，是中医理论体系中的核心，是辨证论治的基础，在临床实践中有普遍的指导意义。

二、藏象学说的主要内容

藏象学说的主要内容包括两部分：一是阐述各脏腑组织器官的生理功能、病理变化及其相互关系；二是阐述精、气、血、津液、神的生理功能、病理变化及其相互关系，以及它们与脏腑的关系。

脏腑是内脏的总称。按照其生理功能的特点，可分为五脏、六腑和奇恒之腑三类。五脏即心、肝、脾、肺、肾；六腑即胆、胃、小肠、大肠、膀胱、三焦；奇恒之腑即脑、髓、骨、脉、胆、女子胞。五脏多为实质性脏器，其共同生理特点是化生和贮藏精气；六腑多属空腔性脏器，其共同生理特点是受盛和传化水谷。《素问·五藏别论》说“所谓五藏者，藏精气而不泻也，故满而不能实。六腑者，传化物而不藏，故实而不能满也。”奇恒之腑，奇，异也；恒，常也。形态上似腑，但不与水谷直接接触，功能上似脏，贮藏精气，但不能化生精气，似脏非脏，似腑非腑，故称奇恒之腑。

精、气、血、津液是构成人体的最基本物质，是脏腑生理活动的物质基础，又是脏腑功能活动的产物。因此，无论在生理或病理状态下，精、气、血、津液与脏腑之间始终存在着相互依存的密切关系。

三、藏象学说的主要特点

藏象学说的主要特点主要有二个方面：一是以五脏为中心的整体观：藏象学说以五脏为中心，一脏一腑、一阴一阳合为表里，由经络相互络属；五脏各有外侯，与形体诸窍各有特定联系；五脏的生理活动相互协调、相互为用，都与精神情志密切相关；五脏之气与自然界的环境因素密切结合，和四时阴阳相通相应，从而保持着体内环境的相对平衡与稳定。二是解剖、生理、病理学的紧密结合：藏象学说中脏腑的名称虽与现代医学脏器名称一样，但它们不单纯是一个解剖学概念，更重要的是概括了人体某一系统的生理和病理学的综合概念。藏象学说中一个脏器的生理功能，包含现代解剖生理学中几个脏器的生理功能；而现代解剖生理学中一个脏器的生理功能，又可分散在藏象学说的几个脏器的生理功能之中。

知识链接

藏象学说的形成

藏象学说从其产生的根源来看有三个方面的基础：一是古代的解剖知识；二是长期对人体生理、病理现象的观察；三是反复的医疗实践，从病理现象和治疗效应来分析和反证机体的某些生理功能。随着历史的发展，中医学的古代解剖术语在其解剖学上的意义逐渐弱化了，因为中医学在几千年的发展过程中并不是沿着解剖学发展的道路发展，而是主要在后两者的支配下通过司外揣内、援物比类和经验反证等方法，不断为原有的解剖术语增加新的内容，逐渐形成了独特的医学体系。它对人体的认识最终是功能的而不是解剖的。它的发展总是根植于对整体活动的观察与思考，并以反复的医疗实践为标准不断检验和发展。

第二节　脏　腑

一、五脏

(一) 心

心位于胸腔，有心包护卫于外。心为五脏之首，是人体生命活动的主宰。在五行中属火。手少阴心经与手太阳小肠经相互络属，故心与小肠互为表里。

1. 心的主要生理功能

(1) 心主血脉　主有主宰、主管之意。脉为血之府，是血液运行的通道。血脉是指血液和脉管及血液在脉管中的运行。心主血脉，包括主血和主脉两个方面，是指心有推动血液在脉管中正常运行以营养和滋润全身的功能。心能够推动血液在脉管内运行，主要依赖心气的作用。心气充沛，血液在脉管中运行不息。同时还有赖于血液的充盈和脉道的通利。心气旺盛，血脉充盈，则脉搏和缓有力，面色红润光泽；心气不足，心血亏虚，可见脉细弱无力，面色无华；心血瘀阻，可见面色青紫，心前区闷痛或刺痛，脉涩、结、代。

(2) 心主神志　即心主神明，又称为心藏神。神有广义和狭义之分。广义之神是指人体的生命活动及其外在表现。心在各脏腑功能活动中居首要地位，对人体生命活动起主宰作用，五脏六腑必须在心的统一协调下，才能进行正常的生命活动，故《素问·灵兰秘典论》说“心者，君主之官也，神明出焉。”狭义之神是指人的精神、意识、思维等活动，它归属于五脏，而为心所主。《灵枢·本神》说：“所以任物者谓之心。”任，是接受、担任的意思，是指心具有接受外来信息作出思维、判断的功能。心主神志包括了以上两个方面，故《灵枢·邪客》说：“心者，五脏六腑之大主也，精神之所舍也。”

心主血脉和心主神志两者关系密切，血液是神志活动的物质基础。心的气血充盛，则精神振奋，神识清晰，思维敏捷，反应灵敏，睡眠安稳。若心的气血衰少，则精神萎靡，反应迟钝，失眠多梦，烦躁不安，甚至神志恍惚、神昏狂乱或昏迷、不省人事。

2. 心的生理联属

(1) 心在志为喜　“志”指情志，“喜”即喜悦、欢乐。喜为心之志，是指心的生理活动与精神情志的“喜”有关。一般来说，喜属良性刺激，有助于心的功能。但喜乐过度可伤心，而见心神涣散，神志狂乱等病症。

(2) 心在体合脉，其华在面　全身的血脉与心相连，脉的功能由心所主，故称心合脉。华，是光彩之意。由于头面部的血脉特别丰富，心的功能正常与否可以从面部色泽反映出来，故曰“其华在面”。心的气血充盈，则面色红润光泽。心气不足，心血亏虚，则见面色苍白无华；心脉瘀阻，则见面色青紫等。

（3）心开窍于舌　手少阴心经之别络上行于舌，心之气血上注于舌，以保持舌主司味觉和表达语言的功能，故舌为心之外侯。若心血充盈，则舌质淡红润泽，舌体柔软灵活，味觉灵敏，语言流利。心血虚或心气虚，则舌质淡白；心血瘀阻，则舌质紫暗有瘀点；心火上炎，则舌尖红甚或舌体糜烂生疮；病重时，热扰心窍，可见舌强、语謇等。

（4）心在液为汗　汗为津液所化生，津液是血液的重要组成部分，血为心所主，故有“血汗同源”“汗为心之液”之说。临床上出汗或发汗过多，则易损伤津液，耗散心气，出现心悸、气短、神疲等症状，甚则出现肢冷亡阳。

【附】心包

心包又称心包络，是心的外膜，有保护心脏，“代心行令”的功能。外邪入侵，心包代心首先受邪，《灵枢·邪客》说“故诸邪之在于心者，皆在于心之包络。”实际上，心包受邪所出现的病证与心是一致的，临床辨证与治疗也是相同的。如温邪内陷，出现神昏、谵语等心神的症状，称为“热入心包”。

（二）肺

肺位于胸腔，左右各一，上经气管、喉、鼻与外界相通，在人体脏腑中位置最高，覆盖着其他脏腑，故称肺为“华盖”。又因肺叶娇嫩，不耐寒热，易被外邪侵犯，故称为“娇脏”。肺在五行属金。手太阴肺经与手阳明大肠经相互络属，故肺与大肠互为表里。

1. 肺的主要生理功能

（1）肺主气、司呼吸　肺主气包括主呼吸之气与主一身之气两方面。

肺主呼吸之气，是指肺有司呼吸的作用，是体内外气体交换的场所。人体通过肺吸入自然界的清气，呼出体内的浊气，吐故纳新，使体内外的气体不断得到交换，保证了人体新陈代谢的正常进行。

肺主一身之气，指肺有主持、调节全身各脏腑之气的作用。全身之气由肺所主，一方面体现在气的生成方面，特别是宗气的生成。宗气是由脾胃化生的水谷精气和肺吸入的清气结合而成，积于胸中，上出喉咙以司呼吸，又通过心脉而布散全身，以温煦四肢百骸和维持机体的生命活动。另一方面体现在肺对全身之气的升降出入运动起着调节作用。肺的主气功能正常，肺气充足，则气道通畅，呼吸均匀调和，语声洪亮。肺主气功能失常，可见气短、胸闷、咳喘无力等。

（2）肺主宣发肃降，通调水道　宣发，即宣布、发散，指肺气有向上升宣和向外周布散的作用。肃降，即清肃下降，指肺气有向下通降和保持呼吸道洁净的作用。

肺主宣发的功能体现在三个方面：一是通过肺的呼吸运动将体内的浊气排出体外；二是将脾转输至肺的津液和水谷精微向上向外布散于全身，外达于皮毛；三是宣发卫气外达皮毛，调节腠理开合，将代谢后的津液化为汗液，排出体外。若肺气失宣，则呼吸不利、胸闷、咳嗽、鼻塞、无汗等。

肺主肃降的功能也体现在三个方面：一是由于肺气的下降作用，使肺能充分的吸入自然界的清气；二是将肺所吸入的清气和脾转输至肺的水谷精微和津液向下向内布散；三是肃清呼吸道的异物，保持呼吸道的洁净和通畅。若肺失肃降，则呼吸短促、喘息、咳嗽等。

肺的宣发和肃降是肺的功能活动不可分割的两个方面，它们相反相成，生理上相互协调，相互制约，病理上相互影响。宣发和肃降功能正常，则气道通畅，呼吸调匀，体内外之气得以正常交换，全身气、血、津液就可运行不息。如果二者功能失调，就会发生“肺气不宣”或“肺失肃降”的病理变化，临床常见胸闷、咳喘等症。

通调水道：通，即疏通；调，即调节；水道，即水液运行的通道。所谓肺通调水道，是指肺通过宣发和肃降对体内水液的输布、运行和排泄起着疏通和调节的作用。通过肺气宣发，将水液布散于皮毛和周身，发挥其滋养作用并调节汗液正常排泄；通过肺气肃降将水液向下输送，经肾和膀胱的气化作用，生成尿液排出体外，以保持人体水液代谢的正常。肺能参与体内水液代谢的调节，故有“肺为水之上源”、“肺主行水”之说。若肺失宣降，通调失职，则水液停聚而生痰、成饮，甚则水肿。

（3）肺朝百脉　朝，即朝向、聚会；百脉，泛指全身经脉。肺朝百脉是指全身血液都通过经脉聚会于肺，通过肺的呼吸运动进行气体交换，然后再输布到全身。肺朝百脉的生理作用为助心行血。心主血脉，心气是推动血液运行的基本动力，肺主气，贯通百脉，调节全身各脏腑之气，故肺气能助心气推动血液运行。若肺气虚弱，不能助心行血，血行障碍，则胸闷、心悸、唇舌青紫。

2. 肺的生理联属

（1）肺在志为悲（忧）　悲和忧均属于非良性刺激，悲自外来，忧自内生，对人体生理活动影响大致相同，因而同属肺志。悲忧过度，易耗伤肺气，另一方面肺气虚弱，机体对外来的非良性刺激的耐受性下降，容易产生悲忧情绪。

（2）肺在体合皮，其华在毛　皮毛，包括皮肤、汗腺、毫毛等组织，是一身之表。肺具有宣发卫气和水谷精微以温养皮毛的功能，从而使皮毛成为抵御外邪侵袭的屏障。肺的生理功能正常，皮肤得养，毫毛光泽，抵御外邪的能力就强。若肺气虚弱，肌表失于温养，不仅皮毛憔悴枯槁，而且卫外功能低下，易遭外邪的侵袭而发病。

（3）肺开窍于鼻　鼻为呼吸的门户与通道，与咽喉相通而连于肺，故有“鼻为肺窍”，“喉为肺之门户”的说法。鼻的嗅觉和喉的发音，主要依赖肺气的作用。肺气和调，呼吸通利，则嗅觉灵敏，声音能彰。鼻为肺窍，又是外邪入侵的通道，肺的病变，也多见鼻、喉的症状，如鼻塞、流涕，喷嚏、喑哑和失音等。

（4）肺在液为涕　涕为肺宣发的津液经鼻腔分泌而成以滋润鼻窍。肺有病变时，可反映于涕。如风寒袭肺，可见鼻流清涕；风热犯肺，可见鼻流黄涕；燥邪伤肺，则鼻干少涕或无涕。

（三）脾

脾居膈下，位于中焦，在五行中属土，故又称“脾土”。足太阴脾经与足阳明胃经相互络属，故脾与胃互为表里。

1. 脾的主要生理功能

（1）脾主运化　运，即转运、输送；化，即消化、吸收。脾主运化是指脾具有消化饮食，吸收水谷精微并将其转输至全身的功能。包括运化水谷和运化水液两个方面。

①运化水谷：水谷，泛指一切饮食物。脾主运化水谷，是指脾对饮食物的消化、吸收并输布其精微物质以营养全身的功能。饮食入胃，经胃的初步腐熟消化入小肠，经小肠化物和脾的运化，转化为水谷精微，再赖脾的转输和散精上输于肺，通过肺的宣降输布全身。因水谷精微由脾运化所生，是生成气血的主要物质基础，故称“脾为后天之本，气血生化之源”。脾的运化功能强健，习惯上称作“脾气健运”。若脾的运化功能减退，称为“脾失健运”，则可出现腹胀、便溏、纳呆、面色萎黄、体倦乏力，形体消瘦等。

②运化水液：指脾具有吸收、转输和布散水液的功能。脾在运化水谷精微的同时，也将水液输布至全身，以滋润营养脏腑组织器官；同时将代谢后的水液转输到肺和肾，通过肺的通调水道和肾的蒸腾气化作用，化为汗液和尿液排出体外。因此，脾运化水液功能正常就能防止水液在体内的不正常停滞，从而维持体内水液代谢的平衡。若脾运化水液功能减退，就可引起水湿潴留的各种病变，或凝聚而为痰饮，或溢于肌肤而为水肿，或流注肠道而为泄泻。

（2）脾主升清　升清是指脾气的运动特点，升，即上升；清，泛指水谷精微等营养物质。脾主升清是指脾具有将水谷精微等营养物质上输于心、肺、头目，通过心肺的共同作用化生为气血以营养全身。另一方面，脾的升清还具有维持人体内脏位置相对恒定，防止内脏下垂的作用。若脾不升清，精微失于输布，内脏也无所举，则可见神疲乏力、头目眩晕、腹胀、泄泻，甚则久泄脱肛、内脏下垂等。

（3）脾主统血　统，指统摄、控制。脾主统血，是指脾具有统摄、控制血液在脉中正常运行，防止溢出脉外的功能，脾统血的作用，是通过气的摄血来实现的。若脾气健运，则气血充盈，气的固摄作用健全，统摄血液不致外溢。若脾气虚弱，统摄无权，血溢脉外而出血，见便血、尿血、皮肤瘀斑、崩漏等，称为“脾不统血”。

2. 脾的生理联属

（1）脾在志为思　思，即思考、思虑。思是神志活动的一种表现，是以血为物质基础的。脾胃为气血生化之源，故思为脾志。只有气血充足，才能思深而虑远。若思虑太过，或所思不遂，则可影响脾的运化功能，导致脾胃气机阻滞，可见食欲不振、脘腹胀闷或疼痛、便溏、眩晕等症。

（2）脾在体合肉、主四肢　脾主肌肉、四肢，是因全身的肌肉，都要依靠脾胃所运化的水谷精微来营养。脾气健运，营养充足则肌肉发达丰满，四肢轻劲灵活有力。若脾失健运，营养缺乏，可致肌肉消瘦、四肢乏力，甚则萎废不用。

（3）脾开窍于口、其华在唇　脾开窍于口，是说饮食、口味与脾的运化功能密切相关。口味的正常与否，全赖于脾胃的运化功能。脾气健运，则食欲旺盛，口味正常；脾失健运，则可出现口淡无味、口甜、口苦等口味异常的感觉。脾其华在唇，是说脾气的盛衰，可以从口唇的色泽反映出来。脾气健运，则口唇红润有光泽；脾气虚衰，则口唇色淡无华。

（4）脾在液为涎　涎为口内津液中较为清稀的部分，有润洁口腔、帮助消化的作用。涎液由脾气化生而成，又由脾气固摄而不溢出口外。脾气健运，则津液常润，固摄有度。若脾失健运，则可见涎液分泌异常，从而影响食欲和消化功能。

（四）肝

肝位于右胁下。在五行中属木。足厥阴肝经与足少阳胆经相互络属，故肝与胆互为表里。

1. 肝的主要生理功能

（1）肝主疏泄　疏，即疏通畅达；泄，即发泄、生发。肝主疏泄，指肝具有疏通、条达、生发、畅泄等生理功能，使全身气机疏通畅达，血和津液正常运行。具体体现在以下几个方面：

①调畅气机：气机，即气的升降出入运动。肝能调畅气机，是指肝对全身各脏腑经络之气升降出入运动的协调平衡具有重要的调节作用。肝的疏泄功能正常，则气血调和，经脉通利，心胸舒畅。若肝的疏泄功能异常，称为肝失疏泄，可表现为两个方面：一是肝的疏泄功能减退，则肝气呈抑郁状态，出现胸胁、两乳或少腹等部位胀痛，称为肝气郁结。肝气郁结，血行不畅，则气滞血瘀，则见胸胁刺痛，或成癥积、肿块、女子月经不调、痛经等。二是肝的疏泄功能太过，称为肝气上逆，可见面红目赤、头目胀痛、烦躁易怒，甚则血随气逆，出现吐血、咯血，甚而猝然昏厥等。

②调节情志：情志活动除由心所主外，与肝的疏泄功能亦密切相关。气血是精神情志的物质基础，而肝通过疏泄功能影响着气血的运行，从而起着调节情志的作用。肝的疏泄功能正常，气机调畅，气血调和，则精神愉快，心情舒畅。若肝的疏泄功能异常，气机不调，就可引起情志异常变化，表现为抑郁或亢奋两个方面。肝气郁结，则见精神抑郁、多疑善虑、沉闷欲哭等；肝气疏泄太过，肝阳上亢，则见精神亢奋、急躁易怒、失眠多梦等。

③促进消化：肝主疏泄促进消化主要体现在两个方面：一是肝主疏泄可以调畅气机，协助脾胃之气的升降，从而促进了饮食的消化吸收。如果肝的疏泄功能失常，临床除见肝气郁结的证候外，还可出现脾气不升的眩晕、纳呆、腹胀、腹痛等肝脾不调的证候，还可见胃气不降的呕逆、嗳气、脘腹胀满等肝胃不和的证候。二是肝的疏泄功能还与胆汁的分泌和排泄有关。若肝气郁结，胆汁的分泌与排泄障碍，则胸胁胀痛、口苦纳呆、厌食油腻，甚则出现黄疸等。

④疏通水道：肝主疏泄，调畅气机，还有通利三焦、疏通水道的作用。水液运行依赖气的推动，即气行则水行。三焦水道的通调，是人体水液代谢重要的生理机制之

一，而三焦水道的通调，以气机调畅为前提，因而，肝失疏泄，气机失调，三焦水道不利，可致人体的水液代谢障碍，产生痰饮水湿等病理产物，或出现水臌、水肿等病症。

⑤调理冲任：肝的疏泄功能，亦影响着冲、任二脉的通利协调。肝的疏泄功能正常，任脉通利，冲脉充盈，月经应时，孕育正常。肝失疏泄，冲任失调，气血不和，可致经行不畅、痛经、经闭、不孕等。男子排精亦与肝相关，若肝的疏泄功能失常，则可见男子排精异常或不育。

（2）肝主藏血　肝藏血，是指肝具有贮藏血液与调节血量及防止出血的功能。由于肝体阴而用阳，所以肝内贮藏一定数量的血液，既可濡养自身，又可制约肝阳升腾，使之不致过亢，体现了阴阳的相互对立平衡，亦可防止因肝气升发太过而导致的出血现象。

肝的藏血功能还体现在能调节人体各部分的血量分配。人体内各部分的血液，常随着不同的生理情况而改变其血流量。当人体安静时，机体的血液需要量减少，部分血液就归藏于肝；当人体活动时，机体的血液需要量增加，肝内的血液又被运送到全身供给各组织器官的需要，所以王冰注释《素问·五脏生成篇》说“肝藏血，心行之，人动则血运于诸经，人静则血归于肝脏。”肝藏血功能异常，常见肝血不足或肝不藏血。肝血不足，常可见到双目干涩昏花、筋脉拘挛、屈伸不利等。肝不藏血，血液妄行，则会出现吐血、衄血等。另外，肝藏血与女子月经来潮关系密切，肝血不足，女子出现月经量少，甚至闭经等；肝不藏血，女子可出现月经过多，甚至崩漏等。所以有“女子以肝为先天”的说法。

肝主疏泄，又主藏血，它们之间有着密切的联系。因为肝主疏泄，气机调畅，血液正常运行，才能保证血能正常的归藏；肝藏血使血能养肝，保证肝主疏泄的功能正常。

2. 肝的生理联属

（1）肝在志为怒　怒，即气愤。肝为刚脏，生理上以升发阳气为主要功能，所以说肝在志为怒。古人认为人遇可怒之事而怒之，是机体在正常活动时的一种应答反应，为“情之正”。若暴怒或经常发怒，可使肝的阳气升发太过而气逆，出现眩晕、昏仆或血随气逆而呕血等；肝之阴血不足，肝的阳气升发太过，则稍受刺激就情绪急躁，易于动怒。

（2）肝在体合筋、其华在爪　筋，即筋膜，附着于骨而聚于关节、肌肉，是主司运动的组织。筋膜有赖于肝血的滋养才能维持其正常的运动。若肝血不足，血不养筋，则可出现手足震颤，肢体麻木，屈伸不利等。若热邪劫伤津血，血不营筋，可见四肢抽搐，甚则牙关紧闭，角弓反张等，称为“肝风内动”。

爪，即爪甲，“爪为筋之余”。肝血的盛衰，能影响筋的运动，亦可影响到爪甲的荣枯。肝血充足，爪甲坚韧，红润明亮；肝血不足，可见爪甲薄软而脆，甚而变形或断裂。

（3）肝开窍于目　肝主藏血，其经脉又上联于目系，目能视物，有赖于肝之阴血的濡养。肝血充足，则视物清晰，目光敏锐；如肝血不足，则视物不清或夜盲；肝阴不足，则两目干涩；肝经风热，可见目赤痒痛；肝火上炎，则目赤生翳；肝风内动，可见目斜上吊等。

（4）肝在液为泪　肝开窍于目，泪从目出，目有赖肝血滋养，故泪为肝之液。病理情况下，可见泪液分泌异常，如肝阴血不足，泪液分泌减少，则两目干涩；肝经湿热，则目眵增多，迎风流泪等。

知识链接

足厥阴肝经主要循行部位

足厥阴肝经起于足大趾背毫毛部，沿着足背内侧上行，经过内踝前一寸处，向上行小腿内侧，离内踝上八寸处交出足太阴脾经之后，上行腘内侧，沿着大腿内侧，进入阴毛中，环绕阴部，上达小腹，挟胃旁，属于肝，络于胆，向上通过横膈，分布于胁肋，沿着喉咙的后面，向上进入鼻咽部，连接于“目系”（眼球连系于脑的部位），向上出于前额，与督脉会合于巅顶。

（五）肾

肾位于腰部脊柱之两侧，左右各一，故说：“腰者，肾之府”。肾为先天之本，生命之源。在五行中属水。足少阴肾经与足太阳膀胱经相互络属，故肾与膀胱互为表里。

1. 肾的主要生理功能

（1）肾藏精，主生长发育与生殖　肾藏精，是指肾具有贮存和封藏精气的作用。精，是构成人体和维持人体生命活动的基本物质之一，肾中所藏之精包括先天之精和后天之精，先天之精禀受于父母，与生俱来，具有促进生长发育和生殖的功能；后天之精来源于饮食，由脾胃所化生，用以营养五脏，灌溉六腑，维持人体的生命活动，所余部分藏之于肾。先天之精与后天之精相互依存、相互为用：先天之精有赖于后天之精的不断培育和充养，才能发挥其生理功能；后天之精又依赖于先天之精的活力资助，才能不断摄入和化生。

肾藏精，精能化气，肾精所化之气，称为肾气。肾精与肾气密不可分，统称为肾中精气。肾中精气的盛衰关系到人的生长发育和生殖。从幼年起，肾的精气逐渐充盛，有齿更、发长的变化；到青春期，肾的精气旺盛，性机能逐渐成熟，男子能排精，女子月经来潮，按期行经，而具生殖能力；人到老年，肾中精气渐衰，形体衰老，性机能、生殖机能逐渐减退或消失。可见人体的生长发育和生殖过程，及机体生、长、壮、老、已根本就是肾中精气的盛衰的反应。当精气不足时，小儿会出现生长发育迟缓；

青年人则见生殖器官发育不良，性成熟迟缓；中年可见性机能减退，或出现早衰；老年人则见耳鸣、耳聋等，衰老更快。临床称之为“肾精亏虚”。

肾中精气为人体生命活动之本，其生理功能可概括为肾阴和肾阳两个方面。肾阳又叫“元阳”“真阳”，是人体阳气的根本，对人体各脏腑组织起着温煦和激发推动作用；肾阴又叫“元阴”“真阴”，是人体阴液的根本，对人体各脏腑组织起着濡润、滋养的作用。从阴阳属性来说，精属阴，气属阳，所以有时也称肾精为“肾阴”，肾气为“肾阳”。肾阴和肾阳在人体内是相互制约、相互依存的，以维持人体生理活动的相对平衡。若这一平衡状态遭到破坏，则形成肾的阴阳失调的病理变化。如肾阴不足，可见五心烦热、潮热盗汗，腰膝酸软、眩晕耳鸣、男子遗精、女子梦交等；肾阳不足，则可见形寒肢冷、腰膝冷痛、小便不利或小便频数，男子阳痿早泄、女子宫寒不孕等。若肾虚而又无明显的寒象或热象的病证，一般称为“肾气虚”或“肾精亏虚”。由于肾阴和肾阳均以肾中精气为其物质基础，肾阴虚和肾阳虚的本质，都是肾中精气的不足，所以肾阴虚和肾阳虚在病变过程中常相互影响，即肾阴虚到一定程度可以累及肾阳，肾阳虚到一定程度也可伤及肾阴，称为阴损及阳或阳损及阴的肾阴阳两虚证。

（1）肾主水　是指肾脏具有主持和调节人体水液代谢的功能，故称肾为“水脏”。主要体现在以下几个方面：一是升清降浊。被机体脏腑组织利用后的水液，从三焦下行归肾，经肾之气化作用分为清浊两个部分。其清者，复经三焦上升归肺，赖肺之宣降布散周身；其浊者，下输膀胱，化为尿液排出体外。二是司膀胱开合。膀胱之开合是其贮存和排泄尿液功能的表现形式，膀胱适时自主地排出尿液，主要依赖于肾的气化功能。三是推动其他脏腑的功能活动，使其在水液代谢中更好地发挥其生理作用。由于肾阳为一身阳气之根本，能推动、温煦肺、脾、三焦等脏腑的功能活动，使其在通调水道、运化水液过程中发挥更大的生理作用。由于肾的气化作用贯穿于水液代谢之始终，居于主导地位，故说肾主水液。如果肾中精气的蒸腾气化失常，既可引起关门不利，而发生尿少、水肿等，又可引起气不化水，而发生小便清长、尿量增多等。

（2）肾主纳气　纳，即受纳、摄纳。肾主纳气，是指肾具有摄纳肺所吸入之清气而行调节呼吸的功能。呼吸虽是肺所主，但吸入之气必须下及于肾，依赖肾的纳气作用才能保持呼吸均匀，气道通畅。如果肾的纳气功能减退，摄纳无权，气就不能下潜而上浮，从而出现呼吸表浅，呼多吸少，动则气喘，呼吸困难等，临床称之为“肾不纳气”，故有呼吸出入“其主在肺，其根在肾”的观点。

2. 肾的生理联属

（1）肾在志为恐（惊）　恐即害怕、畏惧。惊与恐相似，皆与肾相关，但恐自内生，惊从外来。惊与恐，对机体来说，是一种不良刺激，且常同时发生，均可伤肾。惊恐伤肾主要是影响肾的气机，致使气机逆乱，封藏不固。如过度惊恐则肾气下沉，精气不藏，临床表现为二便失禁，或遗精滑泄等。

（2）肾在体合骨，生髓通脑，其华在发　肾藏精，精生髓，髓分骨髓、脑髓和脊髓，三者均为肾中精气所化生。骨髓居于骨腔以滋养骨骼，故称“肾主骨”。“齿为骨之余”，齿与骨同出一源，亦由肾精所充养。当肾精充足，骨髓化生有源，则骨骼及牙齿坚固有力。若肾中精气亏虚，则生髓不足，可见骨骼脆弱无力，甚或发育不全，如小儿囟门迟闭，成人腰膝酸软，牙齿易松动或过早脱落等。

脊髓上通于脑，脑为髓聚而成，故脑又称为“髓海”。肾精充足，则髓海充盛机体就表现为精气充沛，思维敏捷；若肾精不足，髓海空虚，可见神疲倦怠，思维迟钝，健忘甚或痴呆等。

精与血，互为资生，精足则血旺。毛发有赖于血的润养，故有“发为血之余”之说。发的营养虽来源于血，但其生机则根于肾，因此发为肾之外候，发的生长与脱落、润泽与枯槁，均与肾的精气盛衰有关。青壮年肾精充沛，毛发黑而有光泽；老年人肾气虚衰，毛发变白、脱落。

(3) 肾开窍于耳及二阴　耳的听觉功能，主要依赖肾精的充养。肾中精气充盈，听觉才能灵敏，如果肾精不足，则可出现听力下降，耳鸣耳聋等。老年人之所以多见耳聋失聪，往往是由于肾精自然衰少的原故。所以说“肾开窍于耳”。

二阴，即前阴和后阴。前阴是排尿、生殖的器官；后阴即肛门，是排泄粪便的通道。尿液的排泄虽在膀胱，但须依赖肾的气化才能完成，因此尿频、尿少、遗尿或尿闭等，多与肾的气化功能失常有关。人的生殖功能亦由肾所主，故生殖机能的异常也与肾功能失常有关。大便的排泄虽属大肠的传化功能，但也与肾气的固摄有关。如肾阴不足，肠道津液亏虚，临床可见大便秘结；肾阳虚衰，气化无权，可致阳虚便秘或五更泄泻；肾气不固，封藏失司，常易引起久泄脱肛等。所以说“肾开窍于二阴”“肾主二便”。

(4) 肾在液为唾　唾为口内津液中较为稠厚的部分，唾液为肾精所化生，并沿肾脉上注于舌，以润泽口舌。所以有以舌抵上腭，待津液满口后，咽之以养肾精的说法。若肾阳不足，肾液不固而上泛，则口中多唾；肾阴不足，津液不能上承，常见口干舌燥而少唾。

【附】命门

命门，即生命之本。关于命门的位置认识不一，如有“右肾为命门说”，“两肾皆命门说”，“两肾之间为命门说”等等，虽然命门学说争论颇多，但均认为“命门是人体生命的根本”和“命门与肾关系密切”。现在一般认为：命门与肾的生理功能基本一致，命门为元气之根，水火之宅，包括肾阴、肾阳的功能，肾阳即“命门之火”，肾阴即“命门之水”，之所以称之为命门，无非强调肾中阴阳的重要性而已。

知识链接

《素问·上古天真论》选读

女子七岁，肾气盛，齿更发长；二七而天癸至，任脉通，太冲脉盛，月事以时下，故有子；三七，肾气平均，故真牙生而长极；四七，筋骨坚，发长极，身体盛壮；五七，阳明脉衰，面始焦，发始堕；六七，三阳脉衰于上，面皆焦，发始白；七七，任脉虚，太冲脉衰少，天癸竭，地道不通，故形坏而无子也。丈夫八岁，肾气实，发长齿更；二八，肾气盛，天癸至，精气溢泻，阴阳和，故能有子；三八，肾气平均，筋骨劲强，故真牙生而长极；四八，筋骨隆盛，肌肉满壮；五八，肾气衰，发堕齿槁；六八，阳气衰竭于上，面焦，发鬓颁白；七八，肝气衰，筋不能动，天癸竭，精少，肾脏衰，形体皆极；八八，则齿发去。

二、六腑

（一）胆

胆呈囊形而附于肝，内藏胆汁，《灵枢·本输篇》称其为“中精之府”。因其贮藏胆汁，不直接接受水谷或糟粕，功能似脏，故又属奇恒之腑。胆的主要生理功能有：

1. 贮存和排泄胆汁 胆汁由肝的精气所化生，味苦色黄，贮存于胆，疏泄下行，注入肠中以助消化饮食物。胆汁的化生、贮藏和排泄，依赖于肝的疏泄功能。若肝失疏泄，肝气郁结，胆汁排泄不利，出现胸胁胀满、食欲不振、厌油腻、便溏等；肝气升泄太过，胆汁上逆，可引起胆汁上泛、外溢，除见上述症状，还可见口苦、呕吐苦水、黄疸等。

2. 胆主决断 是指胆具有判断事物、作出决定的功能。肝胆本为表里之经，肝与情志有关，而胆气之盛衰亦常涉及情志活动的变化。人的勇、怯与胆有关。胆气虚，常常易惊多恐，遇事疑而不决或失眠多梦等。

（二）胃

胃，又称胃脘，位于膈下，上接食道，下通小肠。胃分为上、中、下三部，分别称为上脘、中脘和下脘。胃的主要生理功能有：

1. 主受纳、腐熟水谷 受纳，即接受和容纳；腐熟，是指水谷经过胃的初步消化形成食糜的功能。胃主受纳、腐熟水谷，是指胃有接受、容纳饮食物并对饮食物进行初步消化的作用。饮食入口，经食管下达容纳于胃，在胃中经初步腐熟消化后形成食糜，再下传于小肠。饮食物均聚而容纳于胃，故称胃为“水谷之海”。胃的受纳腐熟功能必须与脾的运化功能相配合，才能使水谷转化为精微进一步营养全身，故称“人以胃气为本”，并将“保胃气”作为临床重要的治疗原则。若胃气虚弱，可见胃脘胀满、纳呆厌食；胃火亢盛，则多食善饥；食积胃脘，可见嗳腐吞酸，胃脘胀痛等。

2. 主通降 是指胃具有使食糜向下输送至小肠，糟粕输入大肠，并促使糟粕排泄的生理功能。胃的通降，是相对脾的升清而言，胃以降为顺，以通为用，这样才能使水谷不断地下输和消化吸收。同时，胃主通降又是受纳的前提条件。若胃失和降，则胃气郁结，不仅出现胃脘胀满、纳呆、厌食，大便秘结，亦可导致胃气上逆而出现嗳气、恶心、呕吐、呃逆等。

（三）小肠

小肠位于腹中，上端与胃相通，下端与大肠相连。小肠的主要生理功能有：

1. 受盛化物 受盛，即接受和以器盛物之意。化物，即变化、消化食物之意。受盛化物是指小肠具有接受胃下降的食糜，并进一步消化、吸收的功能。主要体现在两个方面：一是接受胃初步消化的饮食物，起到容器的作用；二是使食糜在小肠内停留一定时间，进行进一步的消化吸收，将水谷化为精微和糟粕。若该功能失调，则会出现消化吸收障碍，表现腹胀、腹痛、泄泻等。

2. 泌清别浊 泌，即分泌；别，即分别。清，即水谷精微；浊，即食物之糟粕。《素问·灵兰秘典论》说："小肠者，受盛之官，化物出焉"。小肠泌清别浊，功能主要体现在：一是对饮食物进一步消化，将其分别为水谷精微和食物残渣。其中清者，经脾的升清散精作用输送到全身；浊者，其糟粕部分，下注大肠。二是小肠在吸收水谷精微的同时，也吸收了大量的水液，故又称"小肠主液"。小肠的泌别清浊功能，还与尿液的量有关。若小肠泌清别浊功能失常，以致水走大肠，可见大便溏泄，小便短少，临床常用"利小便以实大便"法治之。

（四）大肠

大肠位于腹中，其上端与小肠相接，下端与肛门相连。大肠的主要生理功能是传化糟粕。传化，即传导、变化。《素问·灵兰秘典论》说："大肠者，传道之官，变化出焉"。大肠接受小肠下输的食物残渣，并在向下传导的同时，吸收其中部分水液，将糟粕变化成粪便，经肛门排出体外。大肠的传导变化作用，是胃的降浊功能的延伸，同时也与肺的肃降功能、肾的气化作用有关。大肠的传导变化功能失调，主要表现为腹痛、腹泻或便秘等大便异常的病变。

（五）膀胱

膀胱位于小腹，为人体水液代谢的器官之一。膀胱的主要生理功能是贮尿和排尿。《素问·灵兰秘典论》说："膀胱者，州都之官，津液藏焉，气化则能出矣"。在人体水液代谢过程中，水液主要是通过肺、脾、肾、三焦等脏腑的协同作用来完成。代谢后的水液经肾的气化，其浊者变成尿液，下输于膀胱，通过肾与膀胱的气化功能排出体外。若膀胱气化不行，则可见到小便不利或癃闭，或尿频、尿急、尿失禁、遗尿等。

（六）三焦

三焦是上焦、中焦、下焦的合称。三焦的概念有二：一是指六腑之一。因在人体脏腑中，唯它最大，故有"孤府"之称。《类经·藏象类》说："三焦者……在脏腑之外，躯体之内，包罗诸脏，一腔之大府也”。二是单纯的部位概念，即将人体胸腹腔按不同功能，划分为上焦、中焦、下焦。手少阳三焦经与手厥阴心包经相互络属，故三焦与心包互为表里。三焦的主要生理功能有：

1. 作为六腑之一的生理功能

（1）主持诸气，总司人体气化活动　三焦为通行元气的道路。元气发源于肾，是人体最根本之气，是生命活动的原动力，元气通过三焦而输布于全身，以激发、推动各个脏腑组织器官的功能活动。由于元气是脏腑组织气化功能的原动力，因此，三焦通行元气的功能关系到全身的气化作用，所以说三焦总司人体气化活动。

（2）运行水液　三焦具有疏通水道、运行水液的作用，是水液升降出入的通道。人体水液代谢虽有赖于诸脏腑的共同作用，但必须以三焦为通道才得以正常进行。《素问·灵兰秘典论》说：“三焦者，决渎之官，水道出焉”。可见三焦对水液代谢平衡起着重要的调节作用。

2. 上焦、中焦、下焦的部位及功能

（1）上焦　横膈以上为上焦，包括心与肺。主要功能是宣发卫气，输布水谷精微和津液于全身，发挥其营养和滋润的作用。功能特点是“上焦如雾”。形容心、肺输布气血的功能犹如自然界雾霭之气升腾弥漫的状态。

（2）中焦　横膈以下到脐为中焦，包括脾与胃。主要功能是腐熟水谷，运化精微和津液，化生气血，为气机升降的枢纽。功能特点是“中焦如沤”。形容中焦脾胃腐熟运化水谷的功能，犹如物质发酵时的乳糜状态。

（3）下焦　脐以下为下焦，包括肝、肾、大小肠、膀胱等。主要功能是排泄糟粕和尿液。功能特点是“下焦如渎”。形容下焦排泄水液及糟粕的功能，犹如疏通的渠道，畅通无阻。

三、奇恒之腑

奇恒之腑，包含脑、髓、骨、脉、胆、女子胞等六个组织器官。胆、脉、髓、骨分别在前面有关内容中论述，现介绍脑和女子胞。

（一）脑

脑居颅内，由髓汇集而成。脑有“髓海”和“元神之府”之称，是指脑聚精髓而有主精神活动之功能。精神活动，包括意识、思维、记忆、情志活动等，属狭义之神的范畴。中医学在论述人的功能时，理论上心主神志和脑主精神活动是并存的，且有所区别，但在实践上，脑的功能仍统归于心而分属于五脏，且一直延续至今。若脑髓充盈，则精神活动正常；脑髓不足，则可见头晕耳鸣，两目昏花，反应迟钝，记忆力减退等症。

脑与感觉和运动有关：眼、耳、口、鼻、舌为五脏外窍，皆位于头面，与脑相通，故人的视、听、嗅、言、动等感觉和运动功能都由脑所主宰和控制。脑功能正常，则视物清晰，听力聪颖，嗅觉灵敏，言语如常，肢体轻劲有力；反之，则可出现视物不清，听觉失聪，嗅觉不灵，感觉迟钝，言语蹇涩，运动迟缓等症。

（二）女子胞

女子胞又称胞宫、子宫，位于小腹之中。

女子胞的生理功能是主月经和孕育胎儿。女子胞是女性生殖机能发育成熟后主持月经的主要器官。月经来潮是一个复杂的生理活动过程，与肾中精气、冲任二脉及心肝脾三脏密切相关。月经正常来潮后，女子胞就具有生殖和孕育胎儿的能力。受孕以后，胎儿在母体子宫中发育，女子胞聚集气血以养胎，成为保护胎儿和孕育胎儿的主要器官。

四、脏腑之间的关系

（一）脏与脏之间的关系

1. 心与肺　心肺同居上焦，心主血，肺主气而“肺朝百脉”。心与肺的关系主要表现为气和血的关系。血液的运行有赖气的推动，而气的输布也需要血的运载。心血和肺气相互依存，相互为用。联结心血和肺气的中心环节，主要是积于胸中的宗气。宗气具有贯心脉与司呼吸的功能，从而强化了心、肺的功能合作，也保证了气血在体内的正常运行。在病理上，若肺气虚弱，宗气不足，则运血无力，血行迟滞，从而出现胸闷、气短、唇色青紫等；若心气不足，或心阳不振，血液运行不畅，也会影响肺的宣降功能，而出现咳嗽、喘息、气促、胸闷等。

2. 心与脾　心主血，脾生血又主统血。心与脾的关系主要体现在血液的生成和运行两个方面。心血有赖于脾所运化的水谷精微而化生，脾的运化又赖心血的滋养和心阳的推动。血在脉内循行，既赖心气推动，又靠脾气统摄，从而使血液不溢出脉外。在病理上，若脾气虚弱，运化失职，则气血生化不足，或脾不统血，血液妄行而致心血亏耗；或思虑过度，耗伤心血，影响脾的运化，均可形成以心悸、失眠、食少、腹胀、倦怠乏力、面色无华等为主要症状的“心脾两虚”证。

3. 心与肝　心与肝的关系主要体现在血液和神志两个方面。

心主血，肝藏血。心是全身血液运行的枢纽，肝是贮藏和调节血液的场所，两者相互配合，共同维持血液的正常运行。血脉充盈，则心有所主，肝有所藏。若心血不足，则肝血也常因之虚少；肝血不足，心血亦常因之虚损。所以血虚证常常是心悸、失眠等心血不足病症与视物昏花、爪甲不荣、手足震颤、月经量少等肝血不足病症同时出现，即“心肝血虚”。

心主神志，肝主疏泄而调畅气机。人的情志活动虽由心所主，但与肝的疏泄功能密切相关。只有肝的疏泄功能正常，气机调畅，气血平和，心情舒畅，精神活动才能正常。因此，在心、肝二脏的血虚、阴虚病变中，心烦、失眠、心悸与急躁易怒等精神症状常同时并见。

4. 心与肾　心居上焦而属阳，在五行中属火；肾居下焦而属阴，在五行中属水。心主血，肾藏精，精血互生。心与肾的关系主要体现在水与火的关系及精血互生两个方面。

在生理状态下，心火必须下降于肾，使肾水不寒；肾水亦必须上济于心，使心火不亢，这种相互交往，相互制约的关系，称为“心肾相交”、“水火既济”，从而保持心肾阴阳升降的动态平衡，以维持心肾之间的正常生理功能。当这种水火既济的平衡失调时，就会产生病变。如心阳不振，心火不能下温肾阳，以致水寒不化，上凌于心，就会出现心悸、心慌、水肿等“水气凌心”的证候；肾阴不足，不能上济于心，导致心阳偏亢，而见到失眠心烦、心悸健忘、甚或梦遗等“心肾不交”的证候。

心主血，肾藏精，精血互生，为心肾相交奠定了物质基础。因此，在病理上，肾精亏损与心血不足也常互为因果。同时，心藏神，肾精生髓，脑为精髓所组成的元神之府，所以，肾精不足、心血亏虚，均可出现失眠、健忘、多梦等神志方面的表现。

5. 肺与脾 肺主一身之气，通调水道；脾主运化，为后天气血生化之源。肺与脾的关系主要体现在气的生成和水液代谢两个方面。

人体气的生成，主要依赖于肺的呼吸功能和脾的运化功能，肺吸入的清气和脾运化的水谷精气，是人体之气的主要组成部分，所以说“脾为生气之源，肺为主气之枢”；若脾气虚损时常可导致肺气不足；若肺病日久，耗气过多，也可影响及脾，以致脾的运化乏力。

肺的宣发肃降和通调水道，有助于脾的运化水液；脾转输水液于肺，不仅是肺通调水道的前提，而且是肺中津液的来源。若脾失健运，则湿聚而为痰为饮，上逆犯肺，以致肺失肃降而产生咳喘痰多等症，所以说“脾为生痰之源，肺为贮痰之器”；若肺气虚衰，宣降失职，可引起水液代谢不利，湿邪停留，脾气受困，而出现腹胀、便溏，甚则水肿等症。

6. 肺与肝 肺主一身之气，肝主疏泄而调畅气机。肺与肝的关系主要体现在气机升降调节方面。肺居上焦，其气肃降，肝居下焦，其气升发，肺肝协调，升降相宜，以维持人体气机的正常升降活动。若肝失疏泄，肝气升发太过，气火上逆，灼肺伤津，可出现胁痛、易怒、咳逆气急，甚至咯血等“肝火犯肺”证候。反之，若燥热伤肺，肺失清肃，亦可影响及肝，使肝失疏泄，则可见在咳嗽的同时，出现胸胁胀痛、头目眩晕、面红目赤等。

7. 肺与肾 肺主气，通调水道；肾主水、主纳气。肺与肾的关系主要体现在水液代谢和呼吸运动两个方面。

肺主一身之气，体内水液必须通过肺的宣降作用才能到达全身各个组织器官，并下输于膀胱。肾为主水之脏，有气化升降水液的功能。在水液代谢过程中，肺的宣降，通调水道，有赖于肾阳的温煦和气化；肾的主水功能，也赖于肺的宣降和通调水道作用。所以，水液代谢是否正常，与肺肾两脏关系甚为密切。如肺的宣降功能失调，或肾的气化作用不利，不仅都可以影响水液的正常代谢，而且二者之间又常相互影响，出现咳逆喘息不得卧、水肿等。

肺主呼吸，肾主纳气，肺的呼吸功能需要肾的纳气作用来协助。只有肾气充盛，吸入之气才能经肺的肃降下纳于肾。所以说："肺为气之主，肾为气之根"。若肾气虚衰，摄纳无权，气浮于上；或肺气久虚，伤及于肾，而致肾不纳气，均可出现呼吸浅促、呼多吸少、气喘、动则尤甚等。

肺肾之阴也是相互资生的。肾阴为一身阴液之根本，肾阴充盈，上润于肺，水能润金；肺宣降正常，输精于肾，则肾阴充盛，金能生水。所以，病理情况下，肾阴不足可致肺阴不足；肺阴亏虚，亦可使肾阴不足，故临床上，肺肾阴虚常可并见，出现颧红、潮热、盗汗、干咳、喑哑、腰膝酸软等。

8. 肝与脾 肝藏血、主疏泄而促进消化；脾统血、主运化而为气血生化之源。肝与脾的关系主要体现在饮食物的消化和血液生成、运行方面。

肝主疏泄，调畅气机，促进脾胃的消化功能。脾胃的升降、运化，有赖于肝的疏泄；脾气健运，水谷精微充足，肝得滋养，才能发挥正常的疏泄作用。若肝失疏泄，就会影响脾胃的升降、运化，从而形成"肝胃不和"或"肝脾不和"的证候。临床常见精神抑郁、胸胁痞满、食欲不振、食后腹胀、嗳气不舒等。又如，脾失健运，水湿内停，日久蕴而成热，湿热熏蒸，使肝胆疏泄不利，可形成黄疸等。

肝藏血，贮藏血液并且调节血量；脾为生血之源，又主统血，防止血液外溢。肝血有赖脾的滋生，脾气健运，则生血有源，且统摄有权，可使肝有所藏；肝血充盛，肝气疏泄正常，又能促进脾的运化，使气血生化有源。两者相互配合，以维持血液统藏的正常。如脾虚生血不足，或脾不统血，均可导致肝血不足。

9. 肝与肾 肝与肾的关系主要体现在精血互生，藏泄互用和阴阳协调三个方面。

肝藏血，肾藏精，精能生血，血能生精。生理情况下，肝血有赖于肾精的滋养，肾精也须肝血的不断补充，所以说"肝肾同源""精血同源"。病理上，肾精与肝血的病变亦常相互影响，如肾精亏损，可致肝血不足；反之，肝血不足，也可致肾精亏损。

由于肝肾同源，所以肝肾之阴阳，也是相互联系、相互制约的。在病理上也常相互影响，阴液不足，可致阳气偏亢；阳气偏亢，也要消灼阴液，导致阴液不足。例如，肾阴不足，可引起肝阴不足，阴不制阳而致肝阳上亢；反之，肝火太盛，也可下劫肾阴，形成肾阴不足。

肝主疏泄，肾主封藏，肝气疏泄使肾气封藏开合有度；肾气封藏又可制约肝气疏泄太过，这主要体现在女子月经功能和男子排精方面。肝血、肾精为月经生成之本，精血充盛，肝气条达，则月经应时而下；男子排精，也是肾主藏精、肝主疏泄协同完成的。若二者功能失调，可见女子月经周期紊乱，经量异常或闭经；男子遗精滑泄，或阳强不泄等。

10. 脾与肾 脾与肾的关系主要体现在先后天相互资生和水液代谢两个方面。

脾为后天之本，肾为先天之本，肾藏之精，有赖于脾所化生的精微培育和充养；脾化精微，需借助于肾阳的温煦作用。若肾阳不足，不能温煦脾阳，可出现腹部冷痛，下利清谷等症；若脾阳久虚，可损及肾阳，而成脾肾阳虚之病证。

脾主运化水液，肾为主水之脏。脾主运化水液同样须肾阳的温煦，肾主水，司开合，又有赖脾的运化，脾肾两脏相互配合维持水液代谢的正常。脾虚不运或肾虚不化，均可导致水液代谢障碍，出现尿少、水肿等。

（二）脏与腑的关系

脏与腑，主要是表里关系。脏属阴，腑属阳；阳主表，阴主里。一脏一腑，一表一里，一阴一阳，相互配合，并由其经脉相互络属，构成表里关系。生理上相互联系，病理上相互影响。

1. 心与小肠 心与小肠通过经脉的相互络属，构成表里关系。生理上，心阳温煦小肠，则小肠的功能正常；小肠吸收水谷精微，通过脾上输于心肺，化赤为血，使心血得到不断的补充。病理上，心经实火可下移小肠，引起尿少、尿赤、尿痛等小肠实热证。反之，小肠有热，亦可循经上炎于心，见心烦、失眠、舌红、口舌生疮等。

2. 肺与大肠 肺与大肠通过经脉的相互络属，构成表里关系。生理上，肺气肃降下行，有助于大肠传导；而大肠传导，糟粕下行，亦有助于肺气的肃降。病理上，如肺失清肃，津液不能下行，可见大便干结，咳逆气喘等；若大肠实热，腑气不通，又可引起肺气不利而喘咳胸满等。

3. 脾与胃 脾与胃通过经脉的相互络属，构成表里关系。生理上，胃主受纳，脾主运化，共同完成对饮食物的消化、吸收及水谷精微的输布；胃气主降，脾气主升，胃降则糟粕得以下行，脾升则精气得以上输；胃为阳腑，喜润恶燥，脾为阴脏，喜燥恶湿。脾胃脏腑阴阳相合，纳运协调，升降相因，燥湿相济，从而发挥各自的生理功能，保证了对饮食物的消化、吸收。病理上脾胃也常相互影响：如脾为湿困，运化失职，清气不升，即可影响胃的受纳与和降，而见纳呆、呕恶、脘腹胀满等；反之，若饮食失节，食滞胃脘，浊气不降，也影响脾的升清与运化，而见腹胀、腹泻等。

4. 肝与胆 肝与胆通过经脉的相互络属，构成表里关系。生理上，胆汁由肝的精气所化生，其正常的贮藏和排泄也依赖于肝的疏泄功能。如肝的疏泄功能失常，则影响胆汁的分泌与排泄，出现胁肋胀痛、纳呆、甚至黄疸等；反之，若胆汁的排泄异常，也会引起肝的疏泄功能失常，从而导致肝脏病变。

5. 肾与膀胱 肾与膀胱通过经脉的相互络属，构成表里关系。生理上，膀胱的贮尿和排尿功能，有赖于肾的气化作用。肾气充足，固摄有权，膀胱开合有度，以维持水液的正常代谢。若肾气不足，气化不利，固摄无权，膀胱开合失常，就可出现癃闭、小便不利或尿失禁、遗尿、尿频、尿后余沥等。

（三）腑与腑的关系

腑与腑的关系主要体现在饮食物的消化、吸收及糟粕排泄过程中的相互联系和密切配合。

饮食入胃，经过胃的腐熟，成为食糜，下传于小肠，再进一步消化，并泌别清浊。其清者为水谷精微以营养全身，其浊者为代谢后的水液和食物残渣。水液经肾的气化作用，生成尿液注入膀胱排出体外；食物残渣进入大肠，经燥化与向下传导作用，形成粪便排出体外。在上述饮食物的消化、吸收和排泄过程中，还有赖于胆汁的疏泄以助消化；三焦不仅是水谷传化的道路，更重要的是主持诸气，以激发和推动传化功能的正常进行。由于六腑传化水谷，需要不断地受纳、消化、传导和排泄，宜通而不宜滞，所以有“六腑以通为用”、“腑病以通为补”的说法，即是强调六腑功能的“通”“降”的特点。

六腑在生理上密切联系，病理上就会相互影响。如胃有实热，消灼津液，可使大便干结，大肠传导不利；而肠燥便秘也可影响胃的和降，使胃气上逆，出现恶心、呕吐、口臭、呃逆等。又如胆火炽盛，常可犯胃，见呕恶、吐苦水等胃失和降的病症；而脾胃湿热，熏蒸肝胆，使胆汁外溢，又可见黄疸等。

第三节　气、血、津液

气、血、津液是构成人体和维持人体生命活动的基本物质。机体的脏腑、经络等组织，必须获得气、血、津液的充养，才能发挥其功能；而气、血、津液的生成与代谢又依赖于脏腑、经络等组织器官正常生理活动。所以气、血、津液和脏腑、经络等组织器官之间存在着互为因果的密切关系。

此外，“精”也是人体生命活动的物质基础。“精”有广义和狭义之分。广义之精指一切精微物质，包括气、血、津液和饮食物中的营养成分；狭义之精即指肾中所藏之精，已在脏腑中介绍，此不再复述。

一、气

（一）气的概念

古代哲学家认为：“气”是构成世界的基本物质；宇宙间的一切事物，都是由气的运动变化而产生的。这种观点被引进医学领域，医学家亦认为，气是构成人体的最基本物质，并以气的运动变化来阐释人体的生命活动。中医学所说的气，概括起来有两个含义：一是指构成和维持人体生命活动的精微物质，如水谷之气、呼吸之气等；二是指脏腑组织的生理功能，如脏腑之气、经络之气等。两者是相互联系、相互促进的，前者是后者的物质基础，后者是前者的功能表现。

（二）气的生成

气的生成主要来源于三个方面：一是肾中精气，来源于父母，藏于肾中，为先天之精气；二是水谷之气，来源于水谷，经脾胃的运化而来的后天水谷之气；三是经肺吸入的自然界之清气。三者有机结合，构成人体之气。由此可见，人体之气的生成、强弱，除与先天禀赋，后天营养，自然环境等状况有关外，还与肺、脾胃、肾等脏腑的生理功能密切相关，其中脾胃功能尤为重要

（三）气的功能

1. 推动作用　人体的生长发育，各脏腑、经络的生理功能活动，血液的生成和运

行，津液的输布等，都要依靠气的激发和推动作用。若气虚则推动作用减退，人体的生长发育就会出现迟缓或出现早衰，脏腑、经络的功能活动就会减退，也会出现血行瘀滞，水液停聚等。

2. 温煦作用 是指气对机体具有熏蒸、温暖的作用。人体能维持正常体温、各脏腑及经络等组织器官的功能活动、血液和津液的正常运行等，均要依靠气的温煦作用。如果气的温煦作用失常，常表现为畏寒肢冷，体温低下，脏腑功能衰退，血液和津液运行迟缓等。若某些原因影响气的流通，使气滞于局部而不散，则气郁而化火，出现恶热喜冷，面赤身热，心烦等热象，称之为“气有余便是火”。

3. 防御作用 是指气具有护卫肌表，防御外邪入侵和驱邪外出的功能。《素问·刺法论》说：“正气存内，邪不可干”。就说明了气的防御功能正常，人体不易受到外邪的入侵，或虽有外邪侵入，也不易发病，或即使发病，也易于治疗。《素问·评热病论》又说：“邪之所凑，其气必虚”。指出了气的防御作用减弱，外邪得以侵入机体而发病，或发病以后难以痊愈。所以，气的防御功能与疾病的发生、发展与预后都有着密切的关系。

4. 固摄作用 是指气对体内液态物质有统摄、控制的作用，防止其无故流失，以及对腹腔脏器有固护作用以维持其正常位置。如固摄血液，使其循行于脉中而不溢出脉外；控制汗液、尿液，使其有节制的排出；固摄精液、胃液、肠液等，控制其分泌排泄量，防止其无故流失；固护胃、肾、子宫等脏器维持正常位置，不致下移。如气的固摄作用减弱，则可导致体内液态物质的流失，出现如出血、自汗、尿失禁、流涎、泄泻、滑精、早泄、带下等以及脏器下垂，如胃、肾、子宫下垂和脱肛等。

气的固摄作用与推动作用是相反相成的两个方面。它们相互协调，维持人体液态物质的正常运行、分泌和排泄。

5. 气化作用 气化，是指通过气的运动而产生的生理性变化。气化有两个意义：一是指精、气、血、津液各自的新陈代谢及其相互转化。如饮食物转化为水谷精微，然后再化生成精、气、血、津液，津液经过代谢，转化为汗液和尿液而排出体外；食物经过消化后，其残渣转化成糟粕而排出体外等，都是气化作用的具体体现。二是指脏腑的某种功能活动。如肾、膀胱、三焦的气化。如果人体气化功能失常，就会影响体内各种代谢功能活动的正常进行，所以说，没有气化，就没有生命。气化的过程就是体内物质转化和能量转化的过程。

（四）气的运行

气在人体内时刻不停地运动着。气的运动称为“气机”。气的运动形式可归纳为升、降、出、入四种基本形式。气的升、降、出、入运动，推动和激发着人体的各种生理活动，具体体现在各脏腑、经络组织的功能活动之中。如肺的呼吸功能，有宣有降，吐故纳新；脾胃的消化功能，有升有降；肺主呼气，肾主纳气；心火下降，肾水上升等等。虽然各个脏腑的生理活动体现的运动形式有所侧重，但从整个机体的生理活动来看，气的升降出入，必须既要对立又要统一，协调平衡，即所谓“气机调畅”，才能维持机体正常的生理功能。若气机升降出入运动的平衡失调，即“气机失调”，就会产生各种病变，诸如：肝气郁结、胃气上逆、脾气下陷、肺失宣降、肾不纳气、心肾不交等。

（五）气的分类

人体之气充沛于全身而无处不到。由于其来源、分布和功能特点的不同，因而有不同的名称。

1. 元气 元气又称“原气”、“真气”。是人体最根本、最重要的气，是人体生化的源泉和生命活动的原动力。元气根于肾，由先天之精所化生，又赖后天水谷之精气充养，以三焦为通道循行于全身，内至脏腑，外达肌肤腠理，无处不到。元气的主要功能是推动人体的生长发育和生殖，激发和调节各个脏腑、经络等组织器官的生理功能。所以说元气是人体生命活动的原动力。元气充沛，脏腑、经络等组织器官的功能健旺；反之，如先天禀赋不足，或久病伤损，就会出现由元气虚衰而产生的各种病变，如脏腑功能下降，机体抵抗力下降、生长发育迟缓等。

2. 宗气 宗气是积于胸中之气，由肺吸入自然界的清气与脾胃运化而来的水谷精气相互结合而成。宗气的主要功能有两个方面：一是走息道以行呼吸。凡语言、声音、呼吸的强弱等，皆与宗气盛衰有关；二是贯心脉以行气血，帮助心气推动血液的循行与调节心律。所以从心跳的强弱，可以诊察宗气的盛衰。凡气血的运行，肢体的寒温和活动能力、心搏的强弱及其节律，皆与宗气密切有关。若宗气不足，则可出现气短、语声低微、呼吸微弱、心脏搏动无力或节律失常以及肢体不温或活动不利等。

3. 营气 营气是运行于脉中之气，由水谷精微中的精华部分所化生。营气是水谷精微中富有营养的部分，有化生血液、营养全身的功能。营气分布于经脉之中与津液相和，而成为血液的组成部分。营气循脉上下，营运全身，无所不到。五脏六腑，四肢百骸，都以此为营养，所以营气是脏腑经络等生理活动必需的物质基础。由于营气与血，同行脉中，二者关系极为密切，可分而不可离，常“营血”并称。营气和卫气相对而言，营属于阴，故又称“营阴”。若宗气不足，营血亏虚，可见头晕目眩、唇淡无华、妇女经量减少或经闭，脉细涩等。

4. 卫气 卫气是水谷精微中的“慓疾滑利之气”。卫气的运行不受脉管的约束，运行于脉外，外而皮肤肌肉，内而胸腹脏腑，布散全身。卫气是人体阳气的一部分，其性质慓悍滑利，与营气相对而言，属于阳，故又称为“卫阳”。卫气的主要功能是：护卫肌表，防御外邪入侵；温煦脏腑，润泽皮毛；控制调节腠理开合和汗液的排泄，以维持体温的正常。正如《灵枢·本藏篇》说：“卫气者，所以温分肉，充皮肤，肥腠理，司开合者也”。

营气和卫气，都以水谷精气为其主要生成来源。营在脉中，卫在脉外；营主内守而属阴，卫主卫外而属阳，二者之间必须协调，才能维持正常的腠理开合、体温调节和防御外邪的功能。若营卫不和，则可出现恶寒发热，无汗或汗多，及抵抗能力低下等。

二、血

（一）血的概念

血是运行于脉中而循环流注全身的富有营养和滋润作用的红色液体，是构成和维持人体生命活动的基本物质之一。血液只存于脉管之中，所以脉有“血府”之称。血液必须在脉管中正常运行，才能发挥其生理功能。如果血在脉中运行受阻，或溢出脉外成为“离经之血”，则不仅丧失其生理功能，而且可成为致病因素。

（二）血的生成

血液主要由营气和津液所组成。营气和津液，均来源于脾胃对饮食物的运化而生成的水谷精微，所以说脾胃为气血生化之源。如《灵枢·决气》说：“中焦受气取汁，变化而赤，是谓血。”这里所说的“中焦”即是指脾胃；“受气取汁”即是指脾胃运化饮食物而生成水谷精微，并化生成营气、津液等；“变化而赤”，一般认为即是通过气化功能，将营血和津液变化而成为血。此外，精化血是肾精输于肝，在肝的作用下化为血。精与血之间存在着相互资生与转化的关系，精能化血生血，血能生精养精，故有“精血同源”之说。

（三）血的循行

血液的正常循行，是各个脏器共同作用的结果。心主血脉，心气的推动是血液循行的基本动力。血液的正常循行，决定于气的推动作用和固摄作用的协调平衡。心主血脉，肺主气和朝百脉，肝主疏泄等，是推动和促进血液运行的重要因素；脾统血，肝藏血等，是固摄和调节血液运行的重要因素。此外，肾为一身阴阳之本，通过对全身阴阳的调节，也影响血液的循行。由于血液的正常循行，是在各脏腑相互配合下进行的，因而其中任何一个脏器的功能失调，都可引起血液运行的失常而发病。若推动因素增强，或固摄因素不足，则血的运行就会加速，甚则溢出脉外，导致出血；反之，则血的运行变慢，可出现滞涩、血瘀等病变。此外脉道是否通利、血的或寒或热，亦可直接影响血液的运行。

（四）血的功能

血的功能主要有两个方面：一是具有营养和滋润的作用；二是血是神志活动的主要物质基础。

血液在脉中循行，内至五脏六腑，外达皮肉筋骨，对全身组织器官起着营养和滋润的作用。《素问·五脏生成篇》说：“肝受血而能视，足受血而能步，掌受血而能握，指受血而能摄”。《灵枢·本脏篇》又说：“血和则……筋骨劲强，关节清利矣”。血的濡养作用可从面色、肌肉、皮肤、毛发、感觉和运动等方面反映出来。若血液生成不足或久病耗损，血的营养和滋润作用减弱，就可引起全身或局部血虚的病理变化，出现头晕目眩、面色无华或萎黄、毛发干枯、皮肤干燥或瘙痒、肢体或肢端麻木等。

血是神志活动的主要物质基础。气血充盈，血脉和利，才能神志清楚，精神充沛，思维敏捷。无论何种原因引起的血虚、血热或血液运行失常，都可出现神疲、健忘、失眠多梦或神志恍惚、烦躁、惊悸不安以及谵妄、昏迷等。

三、津液

（一）津液的概念

津液是人体内一切正常水液的总称，包括各脏腑组织器官内的液体及其正常的分泌物，如唾液、胃液、肠液及泪、涕、汗、尿液等。津液也是构成和维持人体生命活动的基本物质。

津与液虽同属于水液，但两者在性状、分布部位及其功能等方面又有区别。一般来说质地清稀，流动性大，主要运行于周身体表，分布于肌肤之间，温润肌肉，充养皮肤，并能渗注于血脉起滋润作用的称为津；质地稠厚，流动性小，灌注于骨腔，流注于脏腑、脑、髓等组织，起濡养作用者称为液。津与液之间可相互补充，相互转化，一般不严格区分，故通常是津液并称。

（二）津液的生成、输布和排泄

《素问·经脉别论》说："饮入于胃，游溢精气，上输于脾，脾气散精，上归于肺，通调水道，下输膀胱，水精四布，五经并行"。这是对津液的生成和输布的简要说明。津液的生成，主要是通过胃对饮食物的"受纳腐熟"和小肠的"泌清别浊"，大肠对部分水液重新吸收，其清者经脾气运化，共同参与完成。

津液的输布，主要依靠脾的运化水液，肺的宣降以通调水道和肾的气化、升清降浊的功能来完成。其中，尤以肾的作用最为重要。所以《素问·逆调论》说："肾者水脏，主津液"。此外，与肝的疏泄，调畅气机和三焦的决渎，通利水道有关。

津液的排泄，主要是通过肺气将宣发至皮毛的津液化为汗液排出体外；肺在呼气时带走部分水液；下输至膀胱的津液，通过肾的蒸腾气化作用变成尿液而排出体外；此外，粪便经大肠排出时，带走一些残余水分。

津液的生成、输布和排泄，是一个复杂的生理过程，是许多脏器相互协调配合的结果，其中肺、脾、肾三脏尤为重要。因此，许多脏器的病变都可以影响津液的生成、输布和排泄。如生成不足或丧失过多，就会出现津伤、脱液；如输布障碍，水液停滞，就会出现痰饮、水肿。而津液的病变也会影响许多脏器的功能，如津伤肺燥则咳、胃燥则渴、肠燥便结等等。

（三）津液的功能

津液的功能主要有：一是滋润和濡养作用：布散于体表的津液能滋润皮毛肌肤，进入体内的津液能滋润脏腑，输注于孔窍的津液能滋润眼、鼻、口等，流入关节的津液能滑利关节，渗入骨髓的津液能滋润和充养骨髓与脑髓。二是津液是血液的重要组成部分，并有调节血液浓度的作用，也就是说，血液的生成必须要有津液的参与。此外，津液在代谢的过程中，通过汗液和尿液的排出，将人体代谢的废物不断地排出体外的同时，也对机体阴阳平衡起着调节作用。

四、气、血、津液之间的相互关系

（一）气与血的关系

气和血都来源于水谷精微，又都是人体生命活动的物质基础。气是血液生成和运行的动力；血是气的物质基础和载体。气属阳，血属阴，“气为血之帅”“血为气之母”，二者之间存在着相互依存、相互资生、相互制约的关系。

1. 气能生血 是指血的组成和生成过程中，均离不开气和气化。从饮食物转化为水谷精微，水谷精微转化为营气和津液，从营气和津液转化为血，每一个转化过程都是气化的结果。因此说，气能生血。气旺，则化生血液的功能也强；气虚，则化生血液的功能不足，可致血虚，而见气短、乏力、面色不华、头昏、心悸等气血两虚的病证。因此，临床治疗血虚病证时，常于补血药中，配以补气药，也是取“气能生血”之意。

2. 气能行血 血液的运行，有赖于心气的推动、肺气的敷布、肝气的疏泄，即所谓“气行则血行”。在病理上，气的功能障碍，如气虚或气滞，则常引起血行缓慢或运行不畅而致血瘀，故临床治疗瘀血时，常在活血化瘀同时，配以行气导滞之品；气机逆乱时常血随气升可见面红目赤、吐血、咯血等。因此，临床治疗血行失常的病证时，常根据具体情况分别配以补气、行气、降气之品。

3. 气能摄血 气能摄血是指气对血液有统摄和约束的作用，使其正常循行于脉管中，而不致溢出脉外。气的这种功能主要是通过脾统血来完成的。如脾气虚不能摄血，往往导致种种出血症，称为“气不摄血”。治疗时须用益气的方法才能达到止血的目的。

4. 血为气母 包括了两层含义：一是血能载气，指气存在于血中，依附于血的运载而运行于全身。若气不依附于血中，则气将漂浮而无所归；二是血能养气，即血载气的同时，不断为气的功能活动提供水谷精微，使其持续地得到补充。所以血虚时往往气亦虚，治疗时宜养血益气；大出血时，气亦随之而丧失，由于“精血不能速生，元气所当急固”，因而，临床上见大出血时，治疗当补气为先，多采用益气固脱的急救方法。

（二）气与津液的关系

气和津液都来源于水谷精微，都能运行于全身。气与津液相对而言，气属阳，津液属阴，他们之间的关系和气与血的关系极其相似。

1. 气能生津 津液来源于脾胃运化的水谷精微，脾胃之气健旺则津液化生充足，若脾胃之气虚衰则津液化生不足，脏腑、经络等组织器官得不到滋养，临床上常表现出“气津两伤”“气阴两伤”等证。

2. 气能行津 津液在体内的输布和排泄，主要靠气的升降出入运动。如脾气散精和转输、肺气的宣发肃降、肾中精气的蒸腾气化等，才能促使津液运行于全身，并将代谢后的津液转化为汗液和尿液排出体外，以维持津液在体内的平衡，所以说气行则水行。若气的升降出入失常，津液的输布和排泄也随之出现障碍；相反，津液的输布和排泄出现障碍，也可导致气的升降出入不利。二者相互影响，从而形成水湿、痰饮等病理产物，或水泛肌肤形成水肿。治疗时行气与利水二法常并用。

3. 气能摄津 指气的固摄作用控制着津液的排泄，维持津液的代谢平衡。如卫气固摄肌表，防止汗液过多外泄；肾气固摄下焦，能使膀胱正常贮尿排尿。若气虚而固摄无力，则津液就会无故流失，出现多汗、多尿或尿失禁等。

4. 津能载气 津能载气是指气蕴含于津液之中，气亦必须依附于津液而存在，津液的丢失必然带来气的损伤。所以大汗、大吐、大泻等津液大量流失时，气也随之而耗损，即“气随液脱”。

（三）血与津液的关系

血与津液都来源于水谷精气，都有营养和滋润的作用，与气相对而言，均属阴，二者可相互渗透、相互转化。津液渗注于脉中，即成为血液的组成部分；血液的一部分渗于脉外，又化为津液，故有“津血同源”之说。

当血液不足时，可导致津液的病变。如失血过多时脉外的津液大量渗注于脉内，从而导致脉外津液不足，出现口渴、尿少、皮肤干燥等，称为“耗血伤津”；若津液大量耗损，不仅渗入脉中的津液不足，甚至脉内的一部分津液亦可渗出于脉外，形成血脉空虚，称为“津枯血燥”。所以，治疗时对于出血病人不宜使用发汗药，对于多汗或津亏的病人，亦不可轻用破血、逐瘀之剂。故《灵枢·营卫生会篇》说：“夺血者无汗，夺汗者无血”。《伤寒论》中也有“衄家不可发汗”、“亡血家不可发汗”的告诫。

【思考题】

1. 何谓藏象？藏象学说的主要内容和主要特点是什么？
2. 脏腑分为哪几类？它们各自的生理特点是什么？
3. 简述五脏六腑各自主要生理功能以及它们之间的相互关系。
4. 为什么说“肾为先天之本”、“脾胃为后天之本”？
5. 怎样理解“六腑以通为用”？
6. 简述气、血、津液的概念、功能及其相互间的关系。

（王林玉）

CHAPTER 第四章

病因病机

[学习目标]

1. 掌握六淫的性质和致病特点；七情、痰饮、瘀血的致病特点；正邪相争的变化过程、阴阳失调的基本内容及气血失常的常见病理状态。

2. 熟悉痰饮、瘀血的概念及形成；正邪相争、阴阳失调、气血失常的概念。

3. 了解疠气的概念及致病特点。

正常状态下，人体各脏腑组织之间的生理功能密切相关，其与外界环境之间也始终保持着相对的动态平衡。如果在某些因素的影响下，这种动态平衡遭到破坏，且又不能自行调节得到及时恢复，机体就会发生疾病，产生症状。中医的病因病机学说，就是探讨疾病发生的原因和产生的机理，因此对指导疾病的预防、辨证论治有重要的意义。

第一节 病 因

病因是导致人体发生疾病的原因，也是破坏人体相对平衡状态引起疾病发生的原因，又称作“致病因素”、“病邪”。病因多种多样，诸如外有六气异常、疠气传染、内有七情太过或不及、饮食失宜、劳逸失度、还有外伤、虫兽所伤等，以及体内的病理产物痰饮、瘀血、结石等，均可导致人体发病。根据疾病的发病途径及形成过程，可将病因分为外感致病因素、内伤致病因素、继发致病因素以及其他致病因素四类。

中医是以病证的临床表现为依据，通过综合分析疾病的症状、体征来推求病因，这种方法称之为“辨证求因”，又称“审症求因”。如周身游走性疼痛或瘙痒，符合风性善行，风胜则动的特性，故确认其病因为“风”邪，治疗时只要用相应的祛风药物即可。只有采用辨证求因的方法认识病因，把对病因的研究与对症状、体征的辨析联系起来，才能更好地指导疾病的诊断和防治。

一、外感致病因素

外感致病因素是指来源于自然界，经由皮毛，或经由口鼻，侵入机体，由浅入深，引起外感疾病的致病因素。外感致病因素包括六淫和疫疠两类。

（一）六淫

风、寒、暑、湿、燥、火是六种正常的自然界气候。这种正常的气候变化，是万物生长的条件，对于人体是无害的，故称为六气。如果气候变化异常，超过了一定限度，六气发生太过或不及，或非其时而有其气（如春天当温而反寒，冬季当凉而反热），以及气候变化过于急骤（如暴寒暴暖），机体不能适应就会导致疾病的发生。此外，当人体的正气不足，抵抗力下降不能适应基本正常的气候变化时，亦会导致疾病的发生。以上情况，六气由对人体无害而转化为对人体有害，对于患病机体来说，六气便称之为“六淫”。因此六淫是指风、寒、暑、湿、燥、火六种外感致病因素，又称“六邪”。

在疾病的发展过程中，由于脏腑经络及精气血津液的功能失常而产生的化风、化寒、化湿、化燥、化火等病理变化。因病起于内，又与风、寒、湿、燥、火外邪所致病证的临床征象类似，故分别称为“内风”、“内寒”、“内湿”、“内燥”和“内火”，统称为内生五邪。内生五邪与外感六淫有一定区别：内生五邪由脏腑及精气血津液功能失常而产生，属内伤疾病的病机，是先有机体阴阳、气血失常、升降失宜，而后再生五邪；内生五邪病机所反映的病证，多为里证、虚证或虚实夹杂证。外感六淫由自然界的气候变化失常而产生，属于外感病的病因；外感六淫邪气所致的病证，多为表证、实证。

知识链接

六淫致病的共同特点

六淫致病具有以下共同特点：

1. 外感性　六淫之邪多从肌肤或口鼻侵犯人体而发病，故称六淫为“外感病因”，如风寒湿邪易犯肌表，温热燥邪易自口鼻而入。

2. 季节性　六淫本为四时主气的太过或不及，故致病常有明显的季节性。如春季多风病，夏季多暑病，长夏初秋多湿病，深秋多燥病，冬季多寒病等。

3. 地域性　六淫致病常与工作或居处环境密切相关，如西北高原地区多寒病、燥病；东南沿海地区多湿病、温病；久处潮湿环境多湿邪为病，高温环境作业多易患火热燥病等。

4. 相兼性　六淫邪气既可单独伤人致病，又可两种以上邪气同时侵犯人体联合为害。如风寒感冒、暑湿泄泻、风寒湿痹等。

5. 转化性　六淫致病以后，在一定条件下，其病理性质可发生转化，如寒邪入里可郁而化热，暑湿日久又可以化燥伤阴，六淫皆可化火等。

六淫各自的性质及其致病特点分述如下：

1. 风　风为春季的主气，但四时皆有。风邪致病虽以春季为多，但不限于春季，其他季节均可发生。风邪的性质和致病特征：

（1）风为阳邪，其性开泄，易犯阳位：风具有轻扬、升发、向上、向外的特性，故风属阳邪，致病易犯头面、肌表、肩背等阳位。风邪伤人易见表证，多见头痛、发热等症状，伤肺则肺气不宣，见鼻塞流涕、咽痒咳嗽等；风性开泄，侵袭肌表易使肌腠疏松，汗孔开张，而出现汗出症状。

（2）风性善行数变："善行"是指风邪具有善动不居，游走不定的性质，致病有病位游移，行无定处的特性。如风疹、荨麻疹之发无定处，此起彼伏；游走性的关节疼痛，痛无定处者，称为"风痹"或"行痹"。"数变"是指风邪致病具有发病急、传变快、变化多的特性，如风疹、荨麻疹时隐时现，惊风、抽搐突然发作，癫痫、中风卒然昏倒，不省人事等。

（3）风性主动：是指风邪致病具有动摇不定的特征，如眩晕、震颤、四肢抽搐、角弓反张、鼻翼煽动等症状多属风的病变，故称"风胜则动"。

（4）风为百病之长：风邪是外感病因的先导，寒、湿、热等邪，往往都依附于风而侵袭人体，从而形成风寒、风热、风湿等证。另风邪四时皆有，致病机会多，故称"风为百病之长，六淫之首"。

【附】内风

内风多由肝的功能失调，因阳盛或阴虚不能制阳，阳无升制，亢逆变动导致"肝风内动"。致病以动摇、眩晕、抽搐等为临床特点，形成原因主要有肝阳化风、热极生风、阴虚生风、血虚生风等四个方面。

2. 寒　寒是冬季的主气，故冬季多寒病，但其他季节因气温骤降、涉水淋雨、汗出当风、贪凉饮冷等，人体防寒保温不够亦可感寒邪为病。寒邪的性质和致病特征：

（1）寒为阴邪，易伤阳气：寒邪最易损伤人体阳气，阳气受损，失于温煦，全身或局部可出现功能减退的寒象。如寒邪束表，卫阳郁遏，则见恶寒、肌肤不温、无汗等，称为"伤寒"。若寒邪直中于里，伤及脏腑阳气，则为"中寒"。如伤及脾胃，可致吐泻清稀物，脘腹冷痛；若寒伤脾肾，则表现为畏寒肢冷、腰脊冷痛、尿清便溏等。

（2）寒性凝滞，主痛：凝滞是指凝结阻滞。寒邪侵入人体，经脉气血失于阳气温煦，易使气血凝结阻滞，运行不通，不通则痛，出现各种疼痛症状，其痛得温则减，逢寒增剧。若寒客肌表，凝滞经脉，则周身疼痛，痹证中若以关节冷痛为主者，称为

“寒痹”或“痛痹”；若寒邪直中肠胃，则脘腹冷痛。

（3）寒性收引：是指寒邪具有收引拘急之特性。寒邪侵袭人体，使气机收敛，腠理闭塞，经络筋脉收缩而挛急；若寒邪侵袭肌表，则毛孔收缩，卫阳闭郁，故发热恶寒而无汗。若寒客经络关节，则筋脉收缩拘急，可见痉挛作痛、屈伸不利等症。

（4）寒性清澈：寒邪不伤阴液，故分泌物或排泄物多现清稀。如风寒感冒初起，鼻流清涕；寒邪束肺，咯痰清稀等。

【附】内寒

内寒是指机体阳气虚衰，温煦气化功能减退而成，虚寒内生，其形成主要与脾肾阳虚有关。临床出现畏寒肢冷，腹冷痛喜温喜按，或筋脉拘挛、肢节疼痛，或尿频清长、涕唾痰涎稀薄清冷，或大便泄泻或水肿，脉沉迟无力等虚寒证候。

3. 暑　暑有明显的季节性，夏至到立秋，暑气当令。暑邪独见于夏令，故有“暑属外邪，并无内暑”之说。暑邪的性质和致病特征：

（1）暑为阳邪，其性炎热：暑为阳邪，为夏月火热之气所化，具有酷热之性。暑邪伤人多表现出典型的阳热症状，如高热、烦渴、面赤、脉象洪大等，称为伤暑（或暑热）。

（2）暑性升散，易耗气伤津：升，指暑邪易于上犯头目，内扰心神，出现心胸烦闷不宁、头昏、目眩等；散，指暑邪为害，可致腠理开泄而多汗，汗出过多，不仅伤津，而且耗气，故临床除见口渴喜饮、尿赤短少等津伤之症外，往往可见气短乏力，甚则气津耗伤太过，清窍失养而突然昏倒，不省人事（中暑）之重症、危症。

（3）暑多挟湿：暑季不仅炎热，且多雨潮湿，热蒸湿动，水气弥漫，故暑邪为病常挟湿邪。其临床表现除发热、烦渴等暑热症状外，常兼见身热不扬、四肢困倦、食欲不振、胸闷呕恶、大便溏泄不爽等湿阻症状。

4. 湿　湿为长夏主气。长夏即夏至至处暑5个节气，正当夏秋之交，为一年中湿气最盛的季节，故长夏多湿病。此外涉水淋雨、居处潮湿或矿井或水上作业等环境中均可感受湿邪致病。所以四季均有湿病的发生，且其伤人缓慢难察。湿邪的性质和致病特征：

（1）湿为阴邪，易阻气机，损伤阳气：湿性类水，故湿为阴邪。湿邪侵及人体，留滞于脏腑经络，最易阻滞气机，使脏腑气机升降失常，经络阻滞不畅。若湿阻胸膈，气机不畅则胸闷；湿困脾胃，则升降失常，故现脘痞腹胀、便溏不爽、小便短涩之候。湿为阴邪致病则易伤阳气，脾主运化水湿，喜燥而恶湿，故外感湿邪，常易困脾，使脾阳不振，运化无权，水湿停聚，出现泄泻、水肿、尿少等症。

（2）湿性重浊：“重”，即沉重、重着之意。湿邪致病其临床症状有沉重的特性。如湿邪侵袭肌表，则周身困重，四肢倦怠；困遏于头则清阳不升，常见头痛且重，状如裹束；湿滞经络关节，阳气布达受阻，则见肌肤不仁、麻木、关节疼痛沉重等，称之为“湿痹”或“着痹”。“浊”，即秽浊垢腻之意。湿邪为病最易出现排泄物和分泌物秽浊不清的现象。如湿浊上犯则面垢、眵多；湿滞大肠，则大便溏泻、下痢脓血黏液；湿浊下注，则小便浑浊、妇女黄、白带下过多；湿邪浸淫肌肤，导致疮疡湿疹，多见脓水秽浊。

（3）湿性黏滞：“黏”，即黏腻；“滞”，即停滞。湿性黏滞是指湿邪致病具有黏腻停滞的特点。表现在两个方面：一是症状的黏滞性，如大便黏腻不爽、小便涩滞不畅以及分泌物黏浊和舌苔黏腻等；二是病程较长，缠绵难愈，反复发作，如湿温、湿疹、湿痹等。

（4）湿性趋下，易袭阴位：湿邪类水，致病有下趋之势，易于伤及人体下部，如水肿多以下肢较为明显，湿疹多发下肢和阴部，还有带下、小便混浊、泄泻、下痢等，亦多由湿邪下注所致。但湿邪浸淫，上下内外，无处不到，非独侵袭人体下部，所谓“伤于湿者，下先受之”。

【附】内湿

内湿，是脾的运化失职，化生和输布津液的功能障碍，导致水湿内停。内湿亦具有重浊、黏滞、易阻碍气机的致病特点，如内湿留滞，头部则重痛如裹，肢体重着或屈伸不利；水湿泛滥肌肤，则发为水肿；湿阻上焦，则胸闷咳痰；湿阻中焦，则脘腹胀满、食欲不振，口腻或甜，舌苔厚腻；湿注下焦，则腹胀便溏，或为泄泻、小便不利。

5. 燥 燥为秋季主气。燥邪为病，有温燥、凉燥之分。初秋燥与热合则多温燥。深秋燥与寒合则多凉燥。燥邪的性质和致病特征：

（1）燥性干涩，易伤津液：燥性干涩枯涸，故曰“燥胜则干”。燥邪为害，最易耗伤人体的津液，形成阴津亏损的病变，表现出各种干燥、涩滞不利的症状，如鼻干咽燥、口唇燥裂、皮肤干涩皲裂或脱屑、毛发干枯不荣、小便短少、大便干结等。

（2）燥易伤肺：肺为娇脏，性喜润而恶燥。外合皮毛，开窍于鼻，直接与自然界大气相通，燥邪多从口鼻皮毛而入最易伤肺，使肺津受伤，肺络受损，宣肃失职，从而出现干咳少痰，或痰粘难咯，或痰中带血，咽干疼痛，咳喘胸痛等症状。

【附】内燥

内燥，是指体内津液或精血亏损，人体各组织器官和孔窍失其濡润而出现的干燥枯涩症候。多因久病伤阴，耗津损液或大汗、大吐、大泻、大失血所致，临床上以各脏腑组织干燥失润为特征，尤以肺、胃及大肠为多见而出现干咳、便结等表现。

6. 火 火具有炎热特性，旺于夏季，火与心气相应。但是火并不象暑那样具有明显的季节性，也不受季节气候的限制。

知识链接

温火热之异同

温、火、热三者均为阳盛所致，但在程度上有差别：温为热之微，热为温之甚；热为火之渐，火为热之极。三者致病也基本相同，温邪一般只在温病学范畴中应用，是温热病的致病因素。火邪与热邪主要区别是：热邪致病，临床多表现为全身性弥漫性发热征象；火邪致病，临床多表现为某些局部症状，如肌肤局部红、肿、热、痛或口舌生疮或目赤肿痛等。

火邪的性质和致病特征：

（1）火为阳邪，其性炎上：火热之性燔灼，升腾上炎，“阳胜则热”，故火邪致病临床上表现出高热、烦渴，大汗，脉洪数等热盛之征。因其炎上特性，其病多表现于上部。如心火上炎，则见舌尖红赤疼痛、口舌糜烂、生疮；肝火上炎，则见头痛如裂、目赤肿痛；胃火炽盛，可见齿龈肿痛、齿衄等。

（2）火易伤津耗气：火热蒸腾于内，最易迫津外泄，致气随津泄而致津亏气耗；同时又直接消灼津液，使人体阴津耗伤，即“热盛伤阴”。故火邪致病，除见有明显的热象外，往往伴有口渴喜饮、咽干口燥、小便短赤、大便秘结等津伤液耗之征，也易常见体倦乏力、少气懒言等气虚之症。

（3）火易生风动血：火邪燔灼肝经，劫耗津血，使筋脉失于濡养，而致肝风内动，称为热极生风，表现为高热、神昏谵语、四肢抽搐、颈项强直、角弓反张、双目上视等。火邪灼伤脉络，迫血妄行，易于引起各种出血，如吐血、衄血、便血、尿血、皮肤发斑、妇女月经过多、崩漏等。

（4）火易致肿疡：“火毒”、“热毒”是引起疮疡的比较常见的原因，其临床表现以疮疡局部红肿热痛为特征。是因火热之邪入于血分，聚于局部，热胜则肉腐，肉腐则成脓，腐肉败血，则发为痈肿疮疡脓毒。

（5）火易扰心神：心主神志，属火，火与心气相应，火邪伤于人体，最易扰乱神明，轻者心神不宁而心烦失眠，重者可导致狂躁妄动，甚至神昏谵语等症。

【附】内火

内火亦称内热，有虚实之分。因阳盛化火、邪郁化火或五志化火所形成的，属于实热、实火，临床上均可见面红目赤，烦热渴饮，尿黄便干，舌红脉数等火热实象。因阴虚生热所致的属于虚热、虚火，临床常见五心烦热，潮热盗汗，身体消瘦，尿少便干，舌红苔少，脉细数无力等症。

（二）疠气

疠气是一类具有强烈致病性和传染性的病邪，又名戾气、疫疠之气、毒气、异气、杂气、乖戾之气等不同的名称。疠气经过口鼻、肌肤等途径，由外入内，故属于外感致病因素，但与六淫邪气不同的是具有强烈传染性。由疠气而致的具有剧烈流行性传染性的一类疾病，称之为疫、疫疠、瘟疫（或温疫）等，实际包括了现代许多传染病和烈性传染病。

1. 疠气的性质及其致病特点

（1）传染性强，易于流行：疫疠之气具有强烈的传染性和流行性，可通过空气、食物、接触等途径在人群中传播。《温疫论》曰：“此气之来，无论老少强弱，触之者即病。”诸如大头瘟、疫疠、白喉、烂喉丹痧、天花、霍乱、鼠疫等。

（2）发病急骤，病情危笃：《温疫论》提及某些疾病，“缓者朝发夕死，重者顷刻而亡”。疠气致病具有发病急骤、来势凶猛、病情险恶、变化多端、传变快的特点。

（3）一气一病，症状相似：每一种疠气所致之疫病，均有各自的临床特征和传变规律，所谓“一气致一病”。当某一种疠气流行时，其临床症状一致，病情相同，所以“众人之病相同”。如大头瘟，无论男女老少，患病一般都表现为耳下腮肿。

2. 疠气形成和疫病流行的因素

（1）气候因素　自然气候的反常，如久旱酷热、水涝、湿雾瘴气等均可滋生疠气导致疫病发生。

（2）环境和饮食因素：环境卫生不好，如水源、空气污染也会滋生疠气；同样，食物污染、饮食不当也可引起疫病发生。

（3）预防因素：疠气具有强烈传染性，易于造成疫病流行。故没有及时做好预防隔离工作，也往往会使疫病发生大范围流行。

（4）社会因素：社会因素对疠气的发生与疫病的流行也有一定影响。若战乱不停，社会动荡不安，老百姓所处环境恶劣，生活极度贫困，疫病会不断发生和流行。而国家安定，卫生防疫工作得力，采取一系列积极的防疫和治疗措施，疫病既能得到有效地控制。

二、内伤致病因素

内伤致病因素，泛指因人的情志或生活起居有违常度，超过人体自身调节范围，直接伤及脏腑而发病的致病因素，内伤病因是与外感病因相对而言的，如七情内伤、饮食失宜、劳逸失当等。

（一）七情

七情是指喜、怒、忧、思、悲、恐、惊等七种情志活动，是人体对客观外界事物和现象做出的七种不同的情感反应，一般不会使人致病。只有突然、强烈或长期持久的情志刺激，超过人体本身的正常调节范围，使脏腑气机紊乱，阴阳气血失调，才会导致疾病的发生，此时称之为“七情内伤”。

1. 七情与脏腑气血的关系

（1）七情与脏腑的关系：人的情志活动与脏腑有密切关系。情志活动必须以五脏精气作为物质基础。《素问》说："人有五脏化五气，以生喜怒悲忧恐"。因此，情志活动与五脏有相对应规律，即心在志为喜，肝在志为怒，脾在志为思，肺在志为忧，肾在志为恐。

（2）七情与气血的关系：气血是人体精神情志活动的物质基础，情志活动与气血有密切关系。脏腑气血的变化，也会影响情志的变化。故曰："气有余则怒，不足则恐。""肝气虚则恐，实则怒…心气虚则悲，实则笑不休"。

2. 七情的致病特点

（1）直接伤及脏腑：七情太过直接损伤相应的脏腑，《素问·阴阳应象大论》说："怒伤肝"，"喜伤心"，"思伤脾"，"悲伤肺"，"恐伤肾"。临床上不同的情志刺激，可对各脏有不同的影响。但并非绝对如此，因为人体是一个有机的整体，心主血而藏神；肝藏血而主疏泄；脾主运化而居中焦，为气机升降的枢纽、气血生化之源，故情志所伤以心、肝、脾三脏气血紊乱、功能失调为多见。如过喜、惊吓、思虑劳神均可伤心，而致心神不宁，出现心悸失眠、健忘，甚则精神失常等症；思虑劳神过度，常损伤心脾，导致心脾气血两虚，出现神志异常和脾失健运之症；郁怒伤肝，怒则气上，血随气逆，可出现肝经气郁的两胁胀痛，善太息等症；或气滞血瘀，出现胁痛，妇女痛经，闭经，癥瘕等证。此外，情志内伤还可化火，即"五志化火"，而致阴虚火旺等症，或导致湿、食、痰诸郁为病。

（2）影响脏腑气机：七情主要是通过影响脏腑气机，导致气血运行紊乱而发病的。《素问·举痛论》说："怒则气上，喜则气缓，悲则气消，恐则气下…惊则气乱，思则气结。"

怒则气上：是指过度愤怒，影响肝的疏泄功能，导致肝气上逆，血随气逆，并走于上。常见头胀头痛，面红目赤，呕血，甚则昏厥卒倒等症。

喜则气缓：包括缓和紧张情绪和心气涣散两个方面。在正常情况下，喜能缓和精神紧张，使营气通利，心情舒畅。但暴喜过度可使心气涣散不收，神不守舍，出现精神不能集中，甚则失神狂乱的症状。

悲则气消：是指过度悲忧会损伤肺气，从而出现气短，精神萎靡不振，懒言乏力，意志消沉等症。

恐则气下：是指恐惧过度，可使肾气不固，气泄于下。常见二便失禁、甚则昏厥、遗精等症。

惊则气乱：是指突然受惊，损伤心气，导致心气紊乱，心无所倚，神无所归，六神无主，虑无所定，出现心悸、惊恐不安等症。

思则气结：是指思虑过度，导致脾气郁结，从而出现纳呆，脘腹胀满，便溏等脾失健运、水湿内滞的症状。此外，思虑过度，尚能暗耗心血，使心神失养出现心悸、失眠、健忘、多梦等症。

（3）影响病情变化：七情变化对病情具有两方面的影响：一是有利于疾病康复。情绪积极乐观，七情反应适当，则有利于病情的好转乃至痊愈。二是情绪消沉，悲观失望或异常情志波动，可使病情加重或迅速恶化，如眩晕患者，因阴虚阳亢，若遇恼怒，可使肝阳暴张，气血并走于上，出现眩晕欲仆，甚则突然昏仆不语、半身不遂、口眼歪斜，发为中风。

（二）饮食失宜

饮食是人体维持生命活动的基本条件。但饮食失宜常会导致许多疾病：首先可以损伤脾胃，导致脾胃的腐熟、运化功能失常，引起消化机能障碍；其次，还能生热、生痰、生湿，产生种种病变，成为疾病发生的一个重要原因。饮食失宜包括饥饱无度、饮食不洁和偏嗜等。

1. 饮食不节 饮食贵在有节。进食定量、定时谓之饮食有节。

（1）饥饱失常：暴饮暴食，过饱，超过脾胃的消化、吸收功能，可导致饮食阻滞，出现脘腹胀满、嗳腐泛酸、厌食、吐泻等食伤脾胃之病。故有“饮食自倍，肠胃乃伤”之说。过饥，则摄食不足，化源缺乏，终致气血衰少，临床可见面色不华、头晕目眩、心悸气短、神疲乏力等症。亦可因正气虚弱，抵抗力降低易于继发其他病症。

饥饱失常，在小儿尤为多见，因其脾胃较成人为弱，食滞日久还可以出现手足心热、心烦易哭、脘腹胀满、面黄肌瘦等症，称之为“疳积”。此外在热性病等疾病过程中，疾病初愈，脾胃尚虚，如饮食过量或吃不易消化的食物，常可引起疾病复发，称为“食复”。

（2）饮食无时：食无定时，一方面因时饥时饱，从而导致上述饥饱失常所引起的病证；另一方面，更主要的是影响脾胃气机升降以及六腑传化虚实更替的正常秩序，可导致气机郁滞，甚则进一步发展为气滞血瘀，津停生湿酿痰的病变。

2. 饮食偏嗜

（1）种类偏嗜：饮食种类合理搭配，膳食结构合理，才能获得充足的营养，以满足生命活动的需要。若结构不适，调配不宜，有所偏嗜，则味有所偏，脏有偏胜，从而导致脏腑功能紊乱。如过嗜酵酿之品，则导致水饮积聚，发为臌胀之疾；过嗜瓜果乳酥，则水湿内生，发为肿满泻利。饮食种类偏嗜致营养失衡某些不足，亦可致脚气病、夜盲症、瘿瘤等病。

（2）寒热偏嗜：饮食宜寒温适中，否则多食生冷寒凉，可损伤脾胃阳气，寒湿内生，发生腹痛泄泻等症。偏食辛温燥热，可使胃肠积热，出现口渴、腹满胀痛、便秘，或酿成痔疮。

（3）五味偏嗜：五味与五脏，各归其位，如酸入肝，苦入心，甘入脾，辛入肺，咸入肾。如果长期嗜好某种食物，就会使该脏腑机能偏盛偏衰，久之可损伤他脏而发生疾病。

3. 饮食不洁 进食不洁，病从口入会引起多种胃肠道疾病，或出现腹痛、吐泻、痢疾等；或引起蛔虫、蛲虫等寄生虫病，临床表现为腹痛时作、嗜食异物、面黄肌瘦等症。若蛔虫窜进胆道，还可出现上腹部剧痛、时发时止，吐蛔，四肢厥冷的蛔厥证。若进食腐败变质有毒食物，则可致食物中毒，常出现腹痛、吐泻，重者可出现昏迷或死亡。

（三）劳逸

正常的劳动和体育锻炼，有助于气血流通，增强体质。必要的休息，可以消除疲劳，恢复体力和脑力，不会使人致病。只有较长时间的过度劳累或过度安逸，才能成为致病因素而使人发病。

1. 过劳　过劳是指过度劳累，包括劳力过度、劳神过度和房劳过度三个方面。

（1）劳力过度：劳力过度既可以内损内脏功能，致使脏气虚少，又可外伤筋骨，使筋骨劳损，可出现少气无力、四肢困倦、懒于语言、精神疲惫、形体消瘦等，即所谓“劳则气耗”。如《素问》说“久立伤骨，久行伤筋”。

（2）劳神过度：劳神过度可耗伤心血，损伤脾气，出现心悸、健忘、失眠、多梦及纳呆、腹胀、便溏等症，甚则耗气伤血，使脏腑功能减退，正气不足，气血亏虚，乃至积劳成疾。如《素问》说“久视伤血”。

（3）房劳过度：房劳过度是指性生活不节，房事过度。正常的性生活，一般不损伤身体，但房劳过度会耗伤肾精，可致腰膝酸软、眩晕耳鸣、精神萎靡，或男子遗精滑泄、性功能减退，甚或阳痿。

2. 过逸　过逸是指过度安逸。若长期不劳动，又不运动，则使人体气血运行不畅，筋骨柔脆，脾胃呆滞，体弱神倦，或发胖臃肿，动则心悸、气喘、汗出等，或继发他病。如《素问》说“久坐伤肉，久卧伤气”。

三、继发致病因素

痰饮、瘀血、结石都是在疾病过程中所形成的病理产物。它们滞留体内而不去，又可成为新的致病因素，作用于机体，引起各种新的病理变化，因其常继发于其他病理过程而产生，故又称“继发致病因素”。

（一）痰饮

1. 痰饮的基本概念　痰饮是机体水液代谢障碍所形成的病理产物。一般以较稠浊的称为痰，较清稀的称为饮，两者同出一源，故并称痰饮。痰饮有有形和无形之分。有形的痰饮是指视之可见、触之可及、闻之有声的实质性的痰浊和水饮，如咳咯而出的痰液，呕泄而出之水饮痰浊等。无形的痰饮是指由痰饮引起的特殊症状和体征，只见其症，不见其形，看不到实质性的痰饮，因无形可征，故称无形之痰饮。其作用于人体，可表现出头晕目眩、心悸气短、恶心呕吐、神昏谵狂等，多以苔腻、脉滑为重要临床特征。

知识链接

痰、饮、水、湿的异同

痰、饮、水、湿同源而异流，都是由于人体津液的运行、输布失调而形成的一种病理产物。四者皆为阴邪，具有阴邪的一般性质。湿聚为水，积水成饮，饮凝成痰，就形质而言，稠浊者为痰，清稀者为饮，更清者为水，而湿则为水液弥散浸渍于人体组织中的状态，形质不如痰饮和水明显。由于水湿痰饮均为津液在体内停滞而成，而很多情况下就不能将水、湿、痰、饮截然分开，故常常统称“水湿”、“水饮”、“痰湿”、“痰饮”等。

2. 痰饮的形成 痰饮多由外感六淫，或饮食失宜及七情所伤等，使肺、脾、肾及三焦等脏腑气化功能失常，水液代谢障碍，以致水津停滞而成。因肺主宣降，敷布津液，通调水道；脾主运化水湿；肾主水；三焦为水液运行之道路，故肺、脾、肾及三焦功能失常，均可聚湿而生痰饮。痰饮形成后，饮多留积于肠胃、胸胁及肌肤；痰则随气升降流行，内而脏腑，外而筋骨皮肉，泛滥横溢，无处不到，形成各种复杂的病理变化。

3. 痰饮的致病特点

（1）阻碍气机、阻碍气血：痰饮既可阻滞气机，影响脏腑气机升降出入；又可流注经络，导致经络壅塞，气血运行受阻。若痰浊上扰，蒙蔽清阳，则会出现头目昏眩、精神不振。若痰饮停肺，则肺失宣肃，可出现胸闷、咳嗽、喘促等。若痰饮停胃，使胃失和降，则出现恶心呕吐等。若痰迷心窍，或痰火扰心、心神被蒙，则可导致胸闷心悸、神昏谵妄，或引起癫、狂、痫等疾病。若痰饮流注经络，易使经络阻滞，气血运行不畅，可出现肢体麻木、屈伸不利，甚至半身不遂等。若结聚于局部，则形成瘰疬、痰核，或形成阴疽、流注等。

痰饮的病证
- 痰
  - 心—心悸，神昏，失眠，癫狂
  - 肺—咳喘，痰多，喉中痰鸣
  - 肝—面青，眩晕，癫痫
  - 肾—腰膝痹痛，足冷，尿频或短
  - 脾—腹胀，身重，肢倦，浮肿
  - 胃—脘痞，呕恶，吐涎，呃逆
  - 头—眩晕，昏不知人，神识淡漠
  - 胸胁—胸胁胀满疼痛，牵扯相引
  - 咽喉—喉中梗阻（梅核气）
  - 四肢—麻木，疼痛
  - 经脉筋骨—瘰疬、痰核、阴疽、流注、瘫痪等
- 饮—四饮
  - 胸胁（悬饮）—咳嗽引胁疼痛，胸胁胀满
  - 肌肤（溢饮）—肢体水肿，身重无汗
  - 胸膈（支饮）—胸闷，咳喘不得平卧，其形如肿
  - 肠间（痰饮）—肠鸣，腹满，口干，食少

图4－1 常见的痰饮病证

（2）症状复杂，变幻多端：从发病部位言，饮多见于胸腹四肢，与脾胃关系较为

密切。痰之为病，则全身各处均可出现，无处不到，形成多种病证（图4－1），故有“百病多由痰作祟”“怪病多痰”之说。

（3）重浊黏滞缠绵：痰饮由水湿停滞积聚而成，致病亦类湿邪，多具有沉重、秽浊或黏滞不爽的特点，如舌苔一般多见厚腻苔或厚滑苔。由痰饮所致的咳喘、眩晕、胸痹、癫痫、中风、瘰疬、痰核等病势黏滞缠绵，病程较长，不易治愈，且易复发，故痰病又常称之为“顽痰”。

（二）瘀血

1. 瘀血的基本概念 瘀血是指体内有血液停滞，包括离经之后积存体内，没有及时排出体外；或血液运行不畅，阻滞于血脉、经络及脏腑内的血液。瘀血作为病理产物又是一种继发性的致病因素。瘀血证则是由瘀血而引起的各种病理变化，临床上表现出一系列的症状和体征。

2. 瘀血的形成

（1）气虚：气虚运血无力，血行迟滞致瘀。或气虚不能统摄血液，血溢脉外而为瘀，此为因虚致瘀。

（2）气滞：气行则血行，气滞血亦滞，气滞严重必致血瘀。

（3）血寒：血得温则行，得寒则凝。感受外寒，或阴寒内盛，使血液凝涩，运行不畅，则成瘀血。

（4）血热：热入营血，血热互结，或使血液黏稠而运行不畅，或热灼脉络，血溢于脏腑组织之间，亦可导致瘀血。可见，寒热伤及血脉均可致瘀。

（5）外伤：各种外伤，使血离经脉，停留体内，不能及时消散或排出体外，或血管被阻血液运行不畅，从而形成瘀血。

（6）出血：出血后，离经之血未能排出体外而为瘀；或因出血之后，专事止涩，过用寒凉，使离经之血凝滞，或未离经之血郁滞不畅而形成瘀血。

3. 瘀血的致病特点

（1）病位不一，病证各异：瘀血致病相当广泛，其临床表现因瘀阻的部位和形成瘀血的原因不同而异。瘀阻于肺，可见胸痛、咳唾血块；瘀阻于心，可见心悸、而心刺痛、口唇指甲青紫；瘀阻胃肠，可见呕吐血块，大便色黑如漆；瘀阻于肝，可见胁痛痞块，夜间为甚；瘀阻胞宫，可见少腹疼痛、月经不调、痛经、闭经、经色紫黯成块，或见崩漏；瘀阻肢末，可成脱骨疽；瘀阻肢体肌肤局部，可见局部肿痛青紫瘀斑。

（2）病证虽多，特点共同：瘀血致病，虽然症状错综繁多，但其主要病症特点可大致归纳如下：①疼痛：一般表现为刺痛，痛处固定不移，拒按，夜间痛势尤甚。②肿块：瘀血积于皮下或体内则可见肿块，肿块部位固定不移。若在体表则可见局部青紫，肿胀隆起，即血肿；若在体腔内则扪之质硬，坚固难移，即癥积。③出血：部分瘀血为病者可见出血之象，通常出血量少而不畅，血色紫暗，或夹有瘀血块。④色青紫或晦暗：一是面色紫暗，口唇发绀、爪甲青紫等；二是舌质紫暗，或舌有瘀点、瘀斑等。⑤可表现出肌肤甲错及脉象上的某些异常，如涩脉或结代脉等。此外，面色黧黑、肌肤甲错、皮肤紫癜、精神神经症状（善忘、狂躁、昏迷）等也较为多见。

知识链接

唐容川与《血证论》

唐容川，原名宗海，四川彭县人，晚清著名医学家，是中西医汇通学派的代表人物之一，意在以西医的观点论证中医理论。唐容川在血瘀证的病机、诊断和治疗方面发展了历代医家的学术思想，丰富了活血祛瘀的临床应用，为现代学者研究血瘀证及活血化瘀法的临床应用作出不可磨灭的贡献。其代表作《血证论》不单是研究血证治疗的专书，也是研究血瘀证的重要文献，全书综合了各种血证的证治，包括血证总论和一百七十余种血论，还选录了二百余方，论证用药颇有独到之处，是中医学史上有关血证的首创专著，具有较高的学术价值。

（三）结石

1. 结石的概念 凡体内水湿热浊之邪蕴结不散，或久经煎熬，形成砂石样的病理产物，称为结石。结石是在疾病过程中形成的病理产物，但又可成为某些疾病的致病因素。

2. 结石的形成

（1）饮食不当：偏嗜肥甘厚味，影响脾胃运化，蕴生湿热，湿热熏蒸，内结于胆，久则可形成胆结石；湿热下注，蕴结于下焦，日久沉积可形成肾结石或膀胱结石。若空腹多吃柿子，影响胃的受纳通降，又可形成胃结石。此外，某些地域的水质也能成为体内结石的原因，如饮用硬水可导致肾结石病证的发生。

（2）情志内伤：情志不遂，肝气郁结，疏泄失职，胆气不达，胆汁郁结，排泄受阻，日久沉积或煎熬而成结石。

（3）服药不当：长期过量服用某些药物，致使脏腑功能失调，影响水湿代谢、排泄，沉积成沙石；或药物沉积于体内某些部位而形成结石。若某些磺胺类药物的长期服用，可能影响肾、膀胱的气化，水道不利，常形成肾结石。

3. 结石的致病特点

（1）多发于空腔性脏器：肝气疏泄，关系着胆汁的生成和排泄；肾的气化，影响尿液的生成和排泄，故肝肾功能失调易生成结石。且肝合胆，肾合膀胱，而胃、胆、膀胱等均为空腔性器官，结石易于停留，故结石为病，多为肝、胆结石，肾、膀胱结石和胃结石。

（2）病程较长，症状不定：结石多半为湿热内蕴，日久煎熬而成，故大多数结石的形成过程缓慢而漫长。结石的大小不等，停留部位不一，其临床表现各异。一般来说，结石小，病情较轻，有的甚至无任何症状；结石过大，则病情较重，症状明显，发作频繁。

(3) 阻滞气机，损伤脉络，易致疼痛和出血：结石为有形实邪，停留体内，势必阻滞气机，影响气血津液运行。可见局部胀闷酸痛等，程度不一，时轻时重，甚则结石损伤脉络而出血。结石引起的疼痛，以阵发性为多，亦呈持续性，或为隐痛、胀痛，甚或绞痛。疼痛部位常固定不移，亦可随结石的移动而有所变化。结石性疼痛具有间歇性特点，发作时剧痛难忍，而缓解时一如常人。

四、其他致病因素

在中医病因学中，还有虫兽伤、外伤、冻伤、烧烫伤和寄生虫等致病因素。因其不属外感内伤和病理因素，故统称为其他致病因素。

（一）虫兽伤

虫兽伤，包括毒蛇、猛兽、疯狗咬伤，或蝎、蜂蛰伤等。轻则局部损伤，出现肿痛，出血等；重则损伤内脏，或出血过多而死亡。特别是毒蛇咬伤会出现全身中毒症状，如不及时救治，常导致中毒死亡。疯狗咬伤，初起仅见局部疼痛，出血，伤口愈合后，经一段潜伏期，然后可出现烦躁、惶恐不安、牙关紧闭、抽搐、恐水、恐风等症，多不治而亡。

（二）外伤

外伤包括枪弹、金刃、跌打损伤、持重努挣等损伤。轻则可引起皮肤肌肉瘀血肿痛、岔气、出血、或筋伤、骨折、脱臼。重则损伤内脏，或出血过多，可导致昏迷、抽搐、亡阳虚脱等严重病变。

（三）冻伤

冻伤，是指人体遭受低温侵袭所引起的全身性或局部性损伤。全身性冻伤，因阴寒过盛，损伤阳气，不能温煦和推动血行，故有寒战，体温逐渐下降，面色苍白，唇绀，指趾青紫，感觉麻木，神疲乏力，或昏睡，呼吸减弱，脉迟细。如不及时救治，易致死亡。局部冻伤，多发生在手、足、耳廓、鼻尖和面额等暴露部位。发病初起，受冻部位因寒主收引，经脉挛急，气血凝滞不畅，受冻局部失于温煦和营养，致使局部皮肤苍白，冷麻，继则肿胀青紫，痒痛灼热，或出现大小不等的水泡等，溃破后常易感染。

（四）烧烫伤

烧烫伤，多由高温物品、沸水或热油、或烧烫等引起。轻者损伤肌肤的浅表部位，在受伤部位出现红、肿、热、痛、皮肤干燥、或起水泡、剧痛；重度烧烫伤则可损伤肌肉、筋骨深层使痛觉消失，创面如皮革样，或蜡白、焦黄或炭化；严重烧烫伤者因伤面过大，除有局部症状外，常因剧烈疼痛、火毒内攻、体液蒸发或渗出，可出现烦躁不安、发热、口干渴、尿少等，甚至死亡。

（五）寄生虫

寄生虫是动物性寄生物的统称。寄生虫寄居于人体内，不仅消耗人的气血津液等营养物质，而且能损伤脏腑的生理功能，导致疾病的发生。

中医学早已认识到寄生虫能导致疾病的发生。诸如蛔虫、钩虫、蛲虫、绦虫（又称寸白虫）、血吸虫等。患病之人，或因进食被寄生虫虫卵污染的食物，或接触疫水、疫土而发病。由于感染的途径和寄生虫寄生的部位不同，临床表现也不一样。如蛔虫病，常可见脘腹疼痛，甚则四肢厥冷等，称之为“蛔厥”；蛲虫病可有肛门瘙痒之苦；血吸虫病，因血液运行不畅，久则水液停聚于腹，形成“蛊胀”。上述蛔虫、钩虫、绦虫等肠道寄生虫，其为病多有面黄肌瘦、嗜食异物、腹痛等临床特征。另有皮肤上的疥虫、螨虫会致皮肤瘙痒难忍、溃烂、化脓。

第二节 病 机

病机学说，即是研究和探讨病机变化规律的学说。病机是指疾病发生、发展与变化的机理。病机是疾病的临床表现、发展转归和诊断治疗的内在依据。临床疾病多种多样，其病变机理亦是非常复杂，但不同的病症，都有某些共同的病理发展过程，离不开正邪相争、阴阳失调、气血失常、津液代谢异常等基本规律。

一、正邪相争

在疾病的发生发展过程中，始终贯穿着正邪相争。正气，是指人体的机能活动及其产生的抗病、康复能力，简称为“正”。邪气，则泛指各种致病因素，简称为“邪”。正邪斗争不仅关系到发病与否、是否传变、病证的虚实，而且直接影响着病势的发展与转归。从一定意义上说，各种疾病的发展过程，就是邪正斗争及其盛衰变化的过程。

（一）正邪相争与发病

1. 正气不足是发病的内在因素 正气的强弱对于疾病的发生、发展及其转归起着主导作用，正气旺盛，气血充盈，卫外功能固密，则病邪难入，病无以发生。

2. 邪气是发病的重要条件 强调正气在发病中的主导地位，并不排除邪气对疾病发生的重要作用。邪气可以影响发病的性质、类型、特点，及其病情和病位，有时甚至可能起主导作用，如烧伤、冻伤、疫疠、毒蛇咬伤、食物中毒等，此类邪气毒烈、致病作用强，即使正气强盛，都能导致疾病发生。

3. 正邪相争与发病 “正气存内、邪不可干”，“邪之所凑，其气必虚”。正邪相争，正胜则邪退、邪胜则正衰。正能胜邪则不发病，即便邪气已侵入，正气亦能驱邪外出或扑灭于内，不会产生病理改变，疾病无从发生；邪气胜，正气不足则发病，卫外不固、抗邪无力则邪气乘虚侵入而发病。

（二）正邪盛衰与病邪出入

正、邪两种力量不是固定不变的，在疾病的发展变化过程中，邪正双方时刻发生着力量对比上的消长盛衰变化。正邪之间的此种变化，导致疾病发展趋势上表现为表邪入里，或里邪出表的病理变化过程。

1. 表邪入里 表邪入里是指外邪侵入机体，停留于肌肤卫表而引发表证，而后内传入里，转为里证的病理传变过程。多因邪气过盛，或因失治、误治，表邪不解，传变入里所致，或因机体正气受损，抗病能力减弱，正不胜邪，使疾病向纵深发展。如外感风寒证，可出现恶寒发热、无汗、头身痛等寒邪在表病变，若风寒过盛或因失治、误治，表邪内传入里，导致脏腑功能失调，发展为高热、口渴、喘咳、便秘等症，这是由表寒证转化为里热证。

外感病的传变一般按规律依次由表入里、由浅而深，如温病则依卫、气、营、血或由上焦、中焦、下焦的次序传变；伤寒病通常是依太阳、阳明、少阳、太阴、少阴、厥阴的顺序传变。病邪依次转化入里，多因正气受损，正不胜邪所致。但当邪气过盛，正气暴伤时，邪气也可不按上述次序“顺传”入里，在伤寒则有直中三阴，于温病则可逆传营血而入里，即所谓“逆传心包”。

2. 里邪出表 里邪出表，是指病邪由里透达于表的传变过程。是因正气渐复，邪气日衰，正气驱邪外出，邪气由里出表，预示病势好转和向愈。如温热病变，内热炽盛，见高热、烦渴胸闷、咳逆等症，经积极治疗则汗出而热邪外解，脉静身凉，症状缓解，即属里邪出表。

（三）正邪盛衰与虚实变化

疾病的过程始终贯穿着正邪相争的运动变化。体内邪正的消长盛衰变化，形成了疾病的虚实病机变化。

1. 实证与虚证 《素问·通评虚实论》说：“邪气盛则实，精气夺则虚”。实证是邪气过盛，脏腑功能活动亢盛所表现的证候，常见于外感六淫致病的初、中期，或因痰、食、水、血等滞留体内引起的病证。实证较多见于体质比较壮实的患者。虚证是指正气不足，临床上出现一系列虚弱、衰退和不足的证候，常见于外感六淫病和内伤杂病的后期，亦可见体质素虚或多种慢性病者。

2. 虚实病机的变化 邪正的消长盛衰，不仅可产生单纯的虚或实的临床证候，且在某些长期、复杂的病变中，还会引起虚实病机间的多种变化，主要有虚实错杂、虚实转化及虚实真假。

（1）虚实错杂：是指在疾病发展过程中，邪盛与正衰同时并存的病理状态，如脾虚湿滞证既有脾气虚弱的神疲肢倦、不思饮食、食后腹胀、大便不实等症状，又兼见属湿滞病变的口粘、脘痞、苔厚腻的邪实之象。

（2）虚实转化：是指在疾病发展过程中，由于实邪久留而损伤正气，或正气不足而致实邪积聚所导致的虚实病理转化过程，如初见面白神疲、少气乏力、舌淡、脉虚无力的气虚患者，日久失治或误治，气虚推动无力以致瘀血蓄积，逐步演变为面色黧黑、肌肤甲错、脘腹有痞块、舌质紫暗、脉细涩的血瘀证，即为虚证转化为实证；又如肝胆湿热证初见黄疸、胁痛、脘闷等，之后影响脾胃运化，逐步演变为面色苍白、神疲乏力、纳减腹胀的脾气虚证，体现了由实证转化为虚证。

（3）虚实真假：是指在疾病发展过程中某些特别情况下，疾病的现象与疾病本质不符的假象。临床上有“至虚有盛侯”的真虚假实证、“大实有羸状”的真实假虚证以及真寒假热证、真热假寒证等。

（四）正邪盛衰与疾病转归

在疾病发展过程中，正邪相争，双方力量对比不断发生消长盛衰的变化，对疾病发展的趋势与转归起着决定性作用。

1. 正胜邪退　是疾病向好转和痊愈方面转归的一种结局。

2. 邪胜正衰　则是疾病向恶化甚至死亡方面转归的一种趋势。

3. 若邪正双方力量对比势均力敌　则出现邪正相持或正虚邪恋，或邪去而正未复等情况，则常是某些疾病由急性转慢性，或留下后遗症，或成为慢性病持久不愈的主要原因（图4－2）。

- 正邪斗争—邪正盛衰
  - 决定虚实变化
    - 虚实病机
      - 邪气盛则实
      - 精气夺则虚
    - 虚实转化
    - 虚实错杂
    - 虚实真假
  - 决定疾病转归
    - 正胜邪退－好转、痊愈
    - 邪去正虚－期待修复
    - 邪盛正衰－恶化死亡
    - 正虚邪恋－转为慢性病变或遗留后遗症状

图4－2　正邪相争

二、阴阳失调

《内经》说：“阴平阳秘，精神乃治”。若阴阳之间失去平衡协调就称为阴阳失调。由于各种致病因素作用于人体，主要是引起机体内部的阴阳失调才能发生疾病，故阴阳失调是疾病发生、发展与变化的内在根据。

（一）阴阳失调与发病

生理情况下，人体内阴阳保持相对的动态平衡和协调。当机体在某些致病因素作用下，脏腑经络、气血津液等功能发生异常改变，导致整体或局部的阴阳失调，都会发生疾病，并出现相应临床症状。

（二）阴阳盛衰与寒热变化

阴阳盛衰也可导致虚实证候的产生，阳或阴的偏盛，可致“邪气盛则实”的实证，如阳胜则热（导致实热证），阴胜则寒（导致实寒证）；阴或阳的偏衰，可致“精气夺则虚”的虚证，如阴虚则热（导致虚热证），阳虚则寒（导致虚寒证）。

寒热是辨别疾病性质的标志之一，是阴阳偏盛偏衰的具体表现。故寒热证候的形成，主要是阴阳消长盛衰的结果。在疾病发展过程中，其寒热属性不是一成不变的。常随机体阴阳两方消长盛衰的变化而变化；主要有寒热错杂，寒热转化，寒热真假等几种情况。

（1）寒热错杂：是指在疾病发展过程中，寒象与热象共存于同一患者的病理状态，形成寒热错杂的原因主要有两个方面，一是上下或表里病位上阴阳盛衰出现不一致；二是由于阴阳互损，导致阴阳两虚，虚寒与虚热并存。如上寒下热之患者，既病膀胱湿热，见小便短赤、尿频、尿急、尿痛等下焦湿热的症状；又病胃虚寒，见胃脘疼痛、喜温喜按、呕吐清涎等中焦虚冷的症状。

（2）寒热转化：是指在疾病发展过程中，疾病寒热性质向相反方向转化的过程，寒热转化要在一定的条件下发生，包括由阳转阴和由阴转阳两个方面。如某些温热病，在急重阶段，由于热毒极重，大量耗伤机体元阳，阳气骤虚，可由原来的壮热、面赤，突然出现面色苍白、四肢厥冷等一派阳气暴脱所致的阴寒危象（由阳转阴）。

（3）寒热真假：是指在疾病发展过程中，尤其是病情危重的阶段，由于阴阳格拒而出现寒热假象的病理现象。寒热真假包括阳盛格阴的真热假寒和阴盛格阳之真寒假热。阴阳格拒的形成，主要是由于某些原因使阴阳中的一方偏盛至极，而另一方极端虚弱，盛衰悬殊，偏盛的一方将偏衰的一方格拒排斥于外，迫使阴阳之间不相维系。

（三）阴阳盛衰与疾病转归

阴阳盛衰消长变化，既是疾病发生、发展与变化的内在依据，也是疾病好转或恶化，痊愈或死亡的根本机制。

一般情况下，阴阳相对的失衡经调整得以重新恢复，疾病则好转和痊愈。

当机体的阴液或阳气突然大量脱失或消耗、丢失，导致阳或阴的功能严重衰竭，出现生命垂危的病理状态，这是导致疾病恶化甚至向死亡方面转化的根本原因。阴阳的亡失包括亡阴和亡阳，亡阴和亡阳在病机和临床征象等方面，虽有不同，但因阴阳互根，故阴亡则阳无所依附而散越；阳亡则阴无所化生而耗竭。所以，亡阴可迅速导致亡阳；亡阳也可继之出现亡阴。最终导致“阴阳离决，精气乃绝”的病理状态（图4－3）。

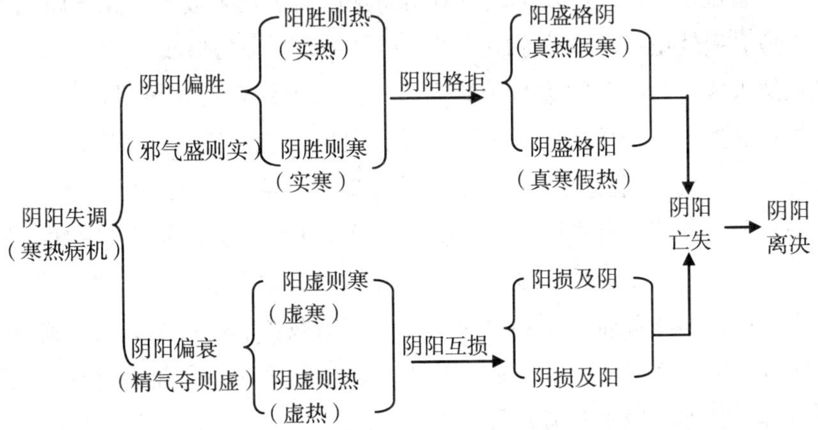

图4－3　阴阳失调

三、气血津液失常

气血津液失常是指气血津液在疾病过程中发生盈亏、运行障碍和功能紊乱等病理变化的总称。《素问·调经论》说："血气不和，百病乃变化而生。"气血津液是人体的基本物质，人体的生理、病理都与气血津液有着十分密切的关系。因此，凡感受外邪，内伤情志，或饮食劳倦等各种病因，均能引起气血津液发生失常，或质量变异（如生成不足、疾病消耗、性质改变、功能减退等），或运行障碍（如循行阻碍、气化逆乱、升降失度、血液妄行等），或相互关系失调（如气与血、津液与气血失调等）。

（一）气血津液亏损不足

1. 气虚 气虚，包括元气、宗气、卫气等虚损，以及气的推动、温煦、防御、固摄等功能的减退，从而导致机体的某些功能活动低下或衰退，抗病能力下降等衰弱的现象。气虚的形成，多由先天不足，或后天失养，或药物攻伐，导致肺脾肾功能失调；也可因劳伤过度、久病耗伤、年老体弱所致。气虚多见于慢性疾患、老年患者、营养缺乏、疾病恢复期以及体质衰弱等病变。

气的亏虚可以出现一系列脏腑、形体组织的病变，其临床表现以少气懒言、神疲乏力、脉细软无力等症为重要特点。各脏腑气虚的特点，多与其生理功能有关，如心气虚的特点是"主血脉"和"藏神"的功能衰退，表现为心悸，失眠；肺气虚的特点是"主气"的功能衰退，表现为呼吸微弱，语音低微；脾胃气虚的特点是"腐熟水谷"和"运化精微"的功能衰退以及中气下陷等，如食欲不振，内脏下垂；肾气虚的特点是"藏精"、"生髓"和"气化"、"封藏"以及"纳气"等功能的衰退等，如四季畏寒，咳喘，腰膝酸软。因肺主一身之气，脾为后天之本、气血生化之源，脾肺气虚直接影响元气的生成，故临床常见的脏腑气虚证，多是指脾气虚和肺气虚以及脾肺气虚，进而形成肾气虚。

2. 血虚 血虚，主要指血液不足或血的濡养功能减退，以致机体各脏腑经脉组织失养的病理状态。引起血虚的原因很多，如失血过多，新血不及补充；或因脾虚胃弱，纳运无力，饮食摄取不足，以及生化血液功能减退而血液生成不足如气虚无以生血等；或因久病不愈，慢性虚损而致营血暗耗等，均可导致血虚的形成。

血是维持人体生命活动的重要物质之一，对人体具有营养作用。血液亏虚不能营养脏腑组织，必然导致全身或局部失于营养，生理功能逐渐减退等病理变化。血液亏虚，一般有全身和局部病变的区别：全身性血虚者，常以面色苍白或萎黄，爪甲、唇色淡白无华，肌肉萎缩，形体消瘦等为特征。局部性血虚者，可见于脏腑、形体组织，如心血不足，血不养心则心悸、怔忡；血不养神则失眠、多梦等；血不养肝，则视力减退；血不养筋，则肢节屈伸不利；血不荣络，则肢体肌肤麻木；妇人则冲任空虚而经少、经闭等。由于心主血，肝藏血，脾为气血生化之源，肾精能化血，所以血虚多与心、肝、脾、肾等脏功能失调关系密切。

3. 津亏 津亏，又称津液亏损不足，指机体津液数量的亏少，以致脏腑、形体、官窍失于濡润、滋养所产生的一系列干燥枯涩的病理状态。多由于燥热之邪，或脏腑之火、五志过极化火灼伤津液；或因久病、精血不足而致津液枯涸；或过用燥热之剂，耗伤阴液所致。

临床表现：高热汗出伤津，则见口干欲饮，大便干燥秘结，小便短少；血中津亏，皮肤失于濡养，则可见皮肤干痒，搔之落屑等（血燥生风）；吐泻伤津失水，可见目眶凹陷，小便减少，口干舌燥，皮肤失去弹性；热病后期伤津脱液，则可见形瘦骨立，大肉尽脱，皮肤干燥，毛发枯槁，舌红少苔或无苔，甚则可见手足蠕动，筋挛肉囷等。临床常将津液亏损不足的情况分为伤津和脱液：如炎夏多汗，高热时的口渴引饮，气候干燥季节中常见的口、鼻、皮肤干燥等，均属于伤津的表现；如热病后期或久病精血不足等，可见舌质光红无苔，形体瘦削等，均属于液枯的临床表现。

（二）气血津液运行失常

气血津液运行失常出现的病理变化，主要有气机失调、血的运行失常和津液代谢失常。

1. 气机失调　气机失常又称气机失调，即气的升降出入运动失常，是指疾病在其发生、发展的过程中，由于致病因素的作用，而引起机体内气的升降出入运动的紊乱，导致体内出现气滞、气逆、气陷、气闭、气脱的病理状态。

（1）气滞：是指气机郁滞，气的运行不畅所致的病理状态。气滞的发生多与情志不畅、痰饮、水湿、食积、瘀血、结石等阻滞有关，影响了局部或全身气的运行，形成局部或全身的气机不畅，导致某些脏腑经络的功能障碍。机体某一局部出现气滞，其共同的特点不外闷、胀、疼痛。“气行则血行，气滞则血瘀”，气滞可使血行滞涩，而形成瘀血。若气滞影响津液的环流，可形成水湿痰饮等病理产物。气滞还可以使某些脏腑功能失调而形成脏腑气滞，常见肺气壅滞、肝气郁结和脾胃气滞等。肺气壅滞，常见咳喘、胸膺胀满疼痛；肝气郁结常见胁肋或少腹胀痛、善太息；脾胃气滞，常见脘腹胀痛，时作时止，得矢气、嗳气则舒，完谷不化等症。

（2）气逆：气的上升过度，下降不及，而致脏腑之气上逆的病理状态。气逆的发生，多由情志内伤、饮食寒温不适、痰浊壅阻及外邪侵袭等所致。气逆最常见于肺、胃、肝等脏腑。因肺主肃降，肺失肃降而致肺气上逆，则见咳嗽、气喘、痰鸣诸症。胃气主降，通降为快，若胃失和降，则胃气上逆，而见呕吐、嗳气、泛酸、腹胀等症状。肝主疏泄，升泄太过，肝气上逆，可见头痛而胀、呃逆、呕吐、烦躁易怒等症状，甚则导致血随气逆，出现咯血、吐血、中风、昏厥等症。临床气逆于上多以实为主，但也有虚而气上逆者，如肺气虚而肃降无力，或肾气虚而失于摄纳，都可导致肺气上逆；胃气虚而和降失职，可致胃气上逆。

（3）气陷：是指在气虚病变基础上发生的以气的上升不及和升举无力为主要特征的病理状态。气陷的发生常因素体虚弱、久病耗伤或思虑劳倦等导致脾气亏虚、升清失职。气陷多因脾气虚进一步发展而来，常称“中气下陷”。脾宜升则健，脾主升清，一方面上输水谷精微于头目清窍，另一方面托举内脏，以维系人体内脏器官位置的相对恒定。因此在气虚升举无力的情况下，既可导致清气不能上养头目清窍，而见头晕、眼花、耳鸣等症；又可出现脏腑器官的维系乏力，而引起某些内脏的下垂，如胃下垂、子宫下垂、脱肛等；还可兼见脘腹或腰腹胀满重坠、便意频频等症；同时伴见神疲乏力、气短声低、少气懒言、食欲不振、面色不华、脉弱无力等气虚症状。

（4）气闭：是指气之出入障碍，气不能外达，闭郁结聚于内，而出现的脏腑经络之气机闭塞不通的一种病理状态。气闭多于情志刺激而气郁之极，或痰饮、外邪、秽浊之气阻闭气机所致：如触冒秽浊不洁之气所致的闭厥；外感热病过程中的热闭；突然遭受巨大精神创伤所致的气厥，因强烈的疼痛刺激而导致的痛厥等。临床上，可因气机闭郁，壅于心胸，闭塞清窍，见突然昏倒、不省人事；阳气内郁，不能外达，则见四肢逆冷、拘挛、两掌握固、牙关紧闭；肺气闭郁，气道阻滞，则见呼吸困难、气急鼻煽、面青唇紫；气闭于内，腑气不通，则见二便不通。

（5）气脱：是指气不内守，大量向外逸泄，导致全身性严重气虚不足，从而出现功能突然衰竭的病理状态。气脱多由正不敌邪，正气骤伤，或正气持续衰弱，以致气不内守而外脱；或因大出血、大汗出、频繁吐泻等，使气随血脱或气随津泄而致正气外散虚脱，因而出现机体机能活动突然衰竭的病理状态。临床上，因气大量外散脱失，脏腑功能突然衰竭，常出现面色苍白、汗出不止、目闭口开、手撒肢冷、二便失禁、脉微欲绝等危象。气脱多发生于疾病发展的危重阶段，若抢救不及时，气脱不复，则导致阴阳离决而死亡。

2. 血的运行失常 血的运行失常，多表现为血行迟缓，或血行加速，或血行逆乱，形成血瘀、出血，以及血液亏虚等病理变化。分述如下：

（1）血瘀：是指血液循行迟缓，或郁滞流行不畅，甚则血液瘀结停滞成积的病理状态。瘀血的形成，主要有两个方面：一是由于气虚、气滞、血寒、血热等内伤因素，导致气血运行失常而形成瘀血；二是由于各种外伤因素，直接形成瘀血。所以，瘀血是血瘀病变的病理性产物，但在瘀血形成之后，则又能阻滞脉道成为血瘀形成的一种原因。而且常与寒、热、痰、气滞等相兼而形成寒凝血瘀、瘀热互结、痰瘀交阻、气滞血瘀等病证。

血瘀病变既可发生于全身，亦可发生于局部。局部的血瘀，可以发生于脏腑、经络、形体、官窍等任何部位。血瘀阻滞，阻碍气的运行，可形成气滞，气滞血瘀，形成恶性循环，则可使脉络气血不通，不通则痛，发为刺痛，且痛有定处，得寒温而不减。局部血液瘀积，气血不行，日积月累，甚则发展成为肿块，同时也可并见面目黧黑，肌肤甲错，唇舌紫暗，或见舌质瘀点、瘀斑、皮肤赤丝红缕等症。

（2）血热：指血分有热，从而使血液运行加速，或使血液妄行的病理状态。血热病变，多由邪热入于血分，如外感温热邪气入于血分，或外感寒邪，入里化热，伤及血分等皆能导致血热；另外，若因情志郁结，五志过极，郁久化火伤及血分，亦可导致血热。其临床表现以既有热象，又有耗血伤阴及动血出血等为其特征。可见身热以夜间为甚，口干不欲饮，心烦或躁扰发狂、谵语，甚则昏迷，或衄血、吐血、尿血、月经提前量多、舌质红绛、脉细数等症。

（3）出血：即血液妄行，是指由于外伤或血热等导致脉络损伤，血液妄行于脉外，或气虚血失统摄，而致血液不循常道，逸出于脉外的病理状态。多由于大怒而伤肝，肝气上逆，血随气壅而溢于脉外；或火热邪盛，灼伤脉络，以及负重努伤等损伤脉络所致。

由于人体各脏腑、组织、器官，均有丰富的脉络分布，故血液妄行之病变即可在各个部位出现。如肺络受损之咳血；胃络受损之呕血、便血；肠络受损之便血；膀胱或尿道络伤之尿血；冲任脉络受损之月经提前量多；鼻络受损之衄血等。若久病脾气虚损，或劳倦伤脾，中气不足，统摄无权，则可致血不循经，渗溢于脉外而出血，可见皮下出血或紫斑、便血、尿血、月经过多或崩漏不止等病证。出血过多，则能致血虚气弱，可发展成为气血双亏，从而使机体脏腑组织器官功能衰退。若出现突然性大出血，则亦可致气随血脱，甚则发生“气血双亡”而死亡。

3. 津液代谢失常 津液代谢是机体新陈代谢的重要组成部分。津液的正常代谢，不仅仅是维持着津液在生成、输布和排泄之间的协调平衡，而且也是机体各脏腑组织器官进行正常生理活动的必要条件。

津液代谢失常主要指津液输布与排泄障碍而致体内的津液滞留，形成湿、痰、饮、水等病理产物，导致机体一系列生理活动的障碍。津液的输布障碍是指津液不能正常的向全身输布，因而形成津液在体内的环流缓慢，或是津液停滞于体内某一局部，以致湿从内生，或酿为痰，或停成饮，或泛肤为肿等。津液的排泄障碍，主要是指津液转化为汗液和尿液的功能减退，而致水液潴留，溢于肌肤而为水肿。其成因甚多，除了外邪因素外，主要的有气、血和有关脏腑的功能失调。

津液的正常输布，有赖于肺、脾、肝、肾、三焦等脏腑的正常生理功能，一旦脏腑的功能失调，则津液不能外输于皮毛和下输于膀胱，而致痰壅于肺，甚则发为水肿；脾的运化功能减退，则可使津液在体内环流减弱，而痰湿内生；肝失疏泄，则气机不畅、气滞则津停；肾失蒸腾气化，则气不化津而致津液停滞；三焦的水道不利，影响了津液在体内的环流和气化功能。

临床表现：一是湿浊困阻，可见胸闷呕恶，脘腹痞满，头身困重，口腻不渴，腹泻便溏，面黄肢肿等症。二是痰饮凝聚，如痰阻于肺，可见咳喘咯痰；痰迷心窍，可见胸闷心悸，神昏癫狂；痰停于胃，则恶心呕吐；痰留经络筋骨，则可致瘰疬痰核，肢体麻木，或半身不遂，或为阴疽流注；痰浊上犯，清窍不利，则眩晕昏冒；痰气凝结咽喉，则咽中梗阻，称为“梅核气”。饮邪为病，若饮停胸胁则可发为“悬饮”；若饮停胸膈则为“支饮”等。三是水液贮留，则发为水肿或腹水。

（三）气血津液关系失调

气血津液关系失调包括气与血关系的失调及津液与气、血关系失调。

1. 气与血关系的失调 气和血的关系极为密切，生理上相互依存，相互为用，故病理上也相互影响而致气血同病。气血关系失调，主要有气血两虚、气虚血瘀、气滞血瘀、气不摄血、气随血脱等几方面。

(1) 气血两虚：即气虚和血虚同时存在的病理状态。多因久病消耗，气血两伤所致；或因失血，气随血耗；或因气虚，血化障碍而日渐亏少。临床可见面色淡白或萎黄，少气懒言，疲乏无力，心悸失眠，肢体麻木等气血不足病症。

(2) 气虚血瘀：指因气对血的推动无力而致血行不畅，甚至瘀阻不行的病理状态。气虚则无力运血，血瘀则肢体失养。临床可见全身或局部青紫，或瘀斑，或肢体某部位软瘫不用或半身瘫痪等症。

(3) 气滞血瘀：指因气的运行郁滞不畅，导致血液运行障碍，继而出现血瘀的病理状态，多由情志内伤、气机郁滞；或因闪挫外伤，伤及气血，导致气滞和血瘀同时形成。临床可见闷胀疼痛以及瘀斑瘀点等。

(4) 气不摄血：指由于气虚不足，统摄血行功能减退，血不循经，逸出脉外，导致各种失血的病理状态。多由肝脾两虚，统藏失司所致。临床可见失血症状，并伴见面色无华，倦怠乏力，脉虚、舌淡胖等气虚之象。

(5) 气随血脱：指在大量出血的同时，气随血液的突然流失而脱散，从而形成气血并脱的危重病理状态。常由于外伤失血、呕血，或妇女崩漏，或产后大出血所致。临床可见出血量多，冷汗淋漓，面色苍白，四肢厥冷，甚则晕厥，脉微细或芤等症。

2. 津液与气、血关系失调 津液与气血之间的关系失调，主要体现在血瘀水停、津亏血瘀、津枯血燥、水停气阻、津气两虚及气随津脱等病理变化。

(1) 血瘀水停：指因血脉瘀阻导致津液输布障碍而水液停聚的病理状态。脉中之血与脉外之津液可相互渗转，血瘀则津液环流不利，且血瘀必致气机郁滞，易导致津停为水，故血瘀常伴水停。如心肾阳气亏虚，运血无力，血脉瘀阻，除见心悸、气喘、口唇爪甲青紫、舌有瘀斑或瘀点，甚则胁下痞块等症外，亦可见下肢浮肿及腹水等。

(2) 津亏血瘀：指津液亏损，血液循行郁滞不畅的病理状态。若因高热、烧伤、吐泻、大汗出等因素，使津液大量消耗，则津液亏少，血容量不足，血液循行滞涩不畅，即可发生血瘀之病变。临床表现则可在原有津液亏损不足的基础上，伴见舌质紫黯，或见瘀斑、瘀点等症。

(3) 津枯血燥：指津液亏乏枯竭，导致血燥内热或血燥生风的病理状态。因津血同源，在大热伤津，或烧伤灼液，或阴虚痨热等情况下易出现津枯血燥。临床可见鼻咽干燥，皮肤干燥瘙痒，抓之脱屑，舌红少津等症。

(4) 水停气阻：指津液代谢障碍，水液停贮体内，导致气机阻滞的病理状态。气可行水，同时水湿痰饮之有形之邪易阻碍气的运行。其临床表现因水饮停蓄的部位而异，如水饮停滞中焦，阻碍脾胃气机，则可致清气不升，浊气不降，而见头昏困倦，腹胀，恶心呕吐等；水饮阻肺，肺气壅滞，肺失宣降，则可见胸满咳嗽，喘促不能平卧。

(5) 津气两虚：主要指津液和阳气，在疾病过程中出现同时亏虚的病理状态。津可载气，若津液骤然丧失，必然引起气随津液外泄而致气随津伤。如暑热伤津，表现为心烦、口干、尿短等津伤之症外，常伴有短气，乏力等气虚之象，从而出现津气两虚的病理表现。

（6）气随津脱：指由于津液大量丢失，气失其依附而随津液外泄，从而导致阳气暴脱亡失的病理状态。多由高热、大汗、或严重的吐泻而耗伤津液所致。《金匮要略心典·痰饮篇》指出："吐下之余，定无完气"。

【思考题】

1. 六淫致病共同的特点是什么？
2. 寒邪、火邪各自的性质和致病特点如何？
3. 痰饮和瘀血的形成及致病特点是什么？
4. 何谓邪正盛衰？邪正盛衰与病势出入的关系如何？
5. 何谓气机失调？主要包括哪几种病机变化？
6. 简述气血津液亏损不足的病机变化。
7. 血液运行失常病机主要有哪些方面？

（简亚平）

CHAPTER 第五章

诊 法

[学习目标]

1. 熟悉中医四诊的概念。
2. 掌握四诊的内容及“四诊合参”的临床意义。
3. 了解四诊在临床诊断中的应用及注意事项。

诊法是指医生运用望、闻、问、切四种方法，诊察和收集疾病有关资料的基本方法，简称“四诊”。

中医学认为，人体是一个有机的整体，局部的病变可以影响全身，内脏的病变也可以从五官四肢等体表组织反映出来。因此医生通过“司外揣内”的诊察方法，可以了解到疾病的病因、病位、病性、邪正关系等疾病的本质，为辨证论治提供可靠的依据。

望、闻、问、切四诊各有其独特作用，不能相互取代，在临床上必须综合运用，才能全面系统地了解病情，对病证做出正确的判断，即“四诊合参”。《素问·阴阳应象大论》曰：“善诊者，察色按脉，先别阴阳；审清浊，而知部分；视喘息，听声音，而知所苦；观权衡规矩，而知病所主；按尺寸，观浮沉滑涩，而知病所生，以治无过，以诊则不失矣。”正是强调四诊合参的重要意义。

第一节 望 诊

望诊是医者运用视觉，对患者全身和局部的表现、舌象及排出物等进行有目的地观察，以了解健康或疾病状态，称为望诊。其主要内容包括：望神、望色、望形态、望头颈五官、望分泌物及排泄物、望小儿指纹和望舌等。

一、基本内容

（一）望神

神，有广义和狭义之分。广义的神是指人体生命活动的外在表现，它反映了内脏功能。是对人的精神、意识、思维、目光、呼吸、声音、语言、动作、对外界的反应能力，以及舌象和脉象等情况的综合概括；狭义的神专指人的精神、意识、思维活动。

望神，是通过观察人体生命活动的整体表现来判断病情的方法。神的产生与人体精气和脏腑功能关系极为密切。神是通过脏腑组织的功能活动表现出来的，精气是神活动的物质基础，精气充足则神旺，精气虚衰则神疲。因此，通过望神可以了解患者精气的盛衰，判断病情的轻重和预后的凶吉。

望神时重点观察患者的气色、眼神、神情、体态等方面，尤其是目光的变化，如《灵枢·大惑论》所言："目者，心之使也"，"五脏六腑之精气皆上注于目而为之精"，说明目受心神支配，且与五脏六腑的精气密切相关，所以望诊时尤应重视目光神采的变化。

1. 有神　又称"得神"，多见两目灵活明亮，精采内含，神志清楚，面色荣润，肌肉不削，语言清晰，动作协调，反应灵敏。提示正气充足，脏腑功能正常，为健康的表现，或虽病而正气未伤，病轻易治，预后良好。

2. 少神　又称"神气不足"，多见精神不振，面色少华，肌肉瘦削，少气懒言，倦怠嗜睡，动作缓慢，思维迟钝。提示正气已伤，脏腑功能较弱，多见于素体虚弱的人，或疾病较轻或疾病恢复期的患者。

3. 无神　又称"失神"，多见两目呆滞，晦暗无光，精神萎靡，面色晦暗枯槁，肌肉松软，表情淡漠，动作失调，反应迟钝，甚至神志昏迷，或目闭口开，手撒遗尿，或搓空理线，循衣摸床等。提示正气大伤，脏腑功能衰败，病重难治，预后不良。

4. 假神　假神是垂危病人出现的暂时性的某些症状"好转"的假象。临床表现为原本精神已极度衰惫，神志昏迷，目光晦暗，突然神志清楚，目光转亮而浮光外露；原不欲言语，语声低微，时断时续，突然语言清亮，喋喋多言；原面色晦暗不泽，突见两颧红赤如妆；原毫无食欲，突然食欲增加甚至暴饮暴食。假神多见于久病、重病垂危的患者，是脏腑精气极度衰竭，正气将绝，阴不敛阳，阴阳离决的危候，是临终前的征兆，即古人所谓"回光返照"、"残灯复明"。

（二）望色

望色指通过观察患者皮肤的颜色与光泽的变化了解病情。颜色就是色调变化，光泽则是明亮度变化。皮肤的色泽是脏腑气血之外荣。皮肤颜色的变化可反映不同脏腑的病证和疾病的不同性质；皮肤光泽的变化即肤色的荣润或枯槁，可反映脏腑精气的盛衰。"十二经脉，三百六十五络，其气皆上注于面"，面部气血充盛，且皮肤薄嫩，色泽变化易于显露，故主要望面部的色泽，兼望皮肤、目睛、爪甲等部位。

面色可分为常色和病色两类。常色即健康人面部皮肤的色泽。我国健康人面色为红黄隐隐，明润含蓄。常色又有主色与客色之分，主色指由禀赋所致、终生不变的色泽；客色指受季节、生活和工作环境、情绪及运动等不同因素影响所导致的气色的短暂性改变，不属病色。病色是指人在疾病过程中出现的异常色泽。根据病人面部五色变化进行诊察疾病的方法，称为"五色诊"或"五色主病"。

1. 青色 主寒证、痛证、瘀血、惊风。青色多由寒凝气滞，或瘀血内阻，或筋脉拘急，或因疼痛剧烈，或因热盛而动风，使面部脉络血行瘀阻所致。如面色青黑或苍白淡青，多属阴寒内盛；面色青灰，口唇青紫，伴心胸闷痛或刺痛，多属心血瘀阻；小儿高热，面色青紫，以鼻柱、两眉间及口唇四周明显，是惊风先兆。

2. 赤色 主热证，亦可见于戴阳证。热则血流急速，脉络充盈，故肤色发红。实热证，因热邪亢盛，满面通红；虚热证，多因阴虚内热，仅两颧嫩红。此外，若在病情危重之时，面红如妆者，多为戴阳证，是精气衰竭，阴不敛阳，虚阳上越所致。

3. 黄色 主虚证、湿证、黄疸。黄色多由脾虚机体失养，或湿邪内蕴、脾失运化所致。面色萎黄者，多属脾胃气虚，气血不足；面黄虚浮者，属脾虚湿蕴；面目一身俱黄者，为黄疸。面黄鲜明如橘皮色者，属阳黄，乃湿热为患；面黄晦暗如烟熏色者，属阴黄，乃寒湿为患。

4. 白色 主虚证、寒证、失血证。白色多由气虚血少，或阳衰寒盛，气血不能上充于面部脉络所致。如面白无华而浮肿，多为阳气不足；面色淡白而消瘦，多属营血亏损；产后面色皖白，多为夺血伤气；面色突见苍白，伴冷汗淋漓，多属阳气暴脱。

5. 黑色 主肾虚、水饮、寒证、血瘀证。黑色多因肾阳虚衰，水寒内盛，血失温养，脉络拘急，血行不畅所致。面黑暗淡或黧黑者，多属肾阳虚；面黑干焦者，多属肾阴虚；眼眶周围发黑者，多属肾虚水饮或寒湿带下；面色黧黑，肌肤甲错者，多由血瘀日久所致。

（三）望形态

望形态是观察病人的形体与姿态来诊察疾病的一种方法。

1. 望形体 指观察病人形体的强弱、胖瘦等情况。凡形体强壮者，其脏腑精气充实，虽有病，但正气尚充，预后多佳；凡形体衰弱者，其脏腑精气不足，体弱易病，若病则预后较差。肥而食少为形盛气虚，常因阳虚水湿不化而聚湿生痰，故有“肥人多湿”之说；瘦而食少为脾胃虚弱，常伴有两颧发红，潮热盗汗，五心烦热等症者，多属阴血不足，内有虚火之证，故又有“瘦人多火”之说。

2. 望姿态 望姿态，主要是观察病人的动静姿态、异常动作及与疾病有关的体位变化。正常的姿态是舒适自然，运动自如，反应灵敏，行住坐卧各随所愿，皆得其中。在疾病中，由于阴阳气血的盛衰，姿态也随之出现异常变化，不同的疾病产生不同的病态。喜动者属阳证，喜静者属阴证。

从卧式来看，如卧时身体多转侧，面常向外，多为阳、热、实证；卧时不能转侧，面常向里，多为阴、寒、虚证；蜷卧成团者，多为阳虚畏寒，或有剧痛；反之，仰面伸足而卧，则为阳证。

从坐形来看，坐而喜伏，多为肺虚少气；坐而喜仰，多属肺实气逆；但坐不得卧，卧则气逆，多为咳喘肺胀，或为水饮停于胸腹；但卧不耐坐，坐则神疲或昏眩，多为气血双亏或脱血夺气；坐而不欲起者，多为阳气虚；坐卧不安是烦躁之征，或腹满胀痛之故。

痛证也有特殊姿态。以手护腹，行则前倾，弯腰屈背，多为腹痛，以手护腰，腰背板直，转动艰难，不得俯仰，多为腰腿痛；行走之际，突然停步，以手护心，不敢行动，多为真心痛。蹙额捧头，多为头痛。

若半身不遂、口眼歪斜、头摇及口唇或面颊抽动，多为肝风内动的中风；手足抽搐，项背强直，角弓反张，多是痉病；四肢震颤，多为血虚生风；手指麻木，头重脚轻，多为中风先兆。此外，痫证、破伤风、狂犬病等，亦见发痉。

（四）望头颈五官

1. 望头颈 主要是观察头的外形、动态及头发的色质变化及脱落情况，以了解脑、肾的病变及气血的盛衰。

（1）望头颈：小儿头形过大或过小，伴有智力低下者，多因先天不足，肾精亏虚所致。头形过大，可因脑积水引起。望小儿头部，尤须诊察颅囟。若小儿囟门凹陷，是津液损伤，脑髓不足之虚证；囟门高突，多为热邪亢盛，见于脑髓有病；若小儿囟门迟迟不能闭合，是为肾气不足，发育不良的表现。无论大人或小儿，头摇不能自主者，皆为肝风内动之兆。

（2）望头发：正常人发多浓密色黑而润泽，是肾气充盛的表现。发稀疏不长，是肾气亏虚。发黄干枯，久病落发，多为精血不足。若突然出现片状脱发，为血虚受风所致。青少年落发，多因肾虚或血热。青年白发，伴有健忘，腰膝酸软者，属肾虚；若无其他病象者，不属病态。小儿发结如穗，常见于疳积病。

2. 望五官

（1）望目：主要望目的神、色、形、态。

①目神：凡视物清晰，精彩内含，神光充沛者，是目有神，虽病易治；若白睛混浊，黑睛晦滞，失却光彩，双目无神，提示病情较重且难治。

②目色：如目眦赤，为心火；白睛赤，为肺热；白睛现红络，为阴虚火旺；全目赤肿多眵，为肝经风热；白睛发黄，为黄疸；目眶周围见黑色，为肾虚水泛之水饮病，或寒湿下注的带下病。

③目形：老年人下睑浮肿，多为肾气虚衰；眼窝凹陷，是阴液耗损或精气衰竭所致；眼球突出而气喘胸满，为肺胀。

④目态：目睛上视，不能转动，多见于惊风、痉厥或精脱神衰之重证；横目斜视是肝风内动的表现；双睑下垂，多为先天性睑废，属先天不足，脾肾双亏；单睑下垂或双睑下垂不一，多为后天性睑废，因脾气虚或外伤后气血不和，脉络失于宣通所致。瞳仁散大，多属肾精耗竭，为濒死危象。

（2）望鼻：主要是审察鼻之颜色、外形及其分泌物等变化。

①鼻之色泽：鼻色明润，是胃气未伤或病后胃气来复的表现；鼻头色赤，是肺热之征；鼻头枯槁，为脾胃虚衰，胃气不能上荣之候；鼻孔干燥，为阴虚内热，或燥邪犯肺。

②鼻之形态：鼻头生红色粉刺，俗称“酒糟鼻”，因胃火熏肺，血壅肺络所致；鼻

翼煽动，呼吸喘促，称为“鼻煽”，若久病鼻煽，是肺肾精气虚衰之危证，若新病鼻煽，多为肺热。

③鼻之分泌物：鼻流清涕，为外感风寒；鼻流浊涕，为外感风热；鼻流浊涕而腥臭，是鼻渊，多因外感风热或胆经蕴热所致。

(3) 望耳：应注意耳的色泽、形态及耳内的情况。耳轮肉厚，色泽红润为肾精充足或病浅易愈；耳轮焦黑干枯，是肾精亏损，精不上荣所致；全耳色白多属寒证；色青而黑多主痛证；耳轮甲错多见于久病血瘀；耳内流脓，是为脓耳，由肝胆湿热蕴结日久所致。耳背有红络，耳根发凉，多是麻疹先兆。

(4) 望口唇：要注意观察口唇的色泽和形态变化。唇以红而鲜润为正常。若唇色红紫，属实热；唇色鲜红为阴虚，樱桃红为煤气中毒；唇色淡白，多属气虚、血虚；唇色青紫，多属寒凝、瘀滞。嘴唇干枯皱裂，是津液已伤，唇失滋润；唇口糜烂，多由脾胃积热上蒸所致。口闭难开，多属实证；口开不闭，常见虚证。睡时口角流涎，多为脾虚或脾胃有热。

(5) 望齿与龈：应注意其色泽、形态和润燥的变化。牙齿干燥，是胃津受伤；齿燥如枯骨，是肾精枯竭，不能上荣于齿的表现；牙齿松动稀疏，齿根外露，多属肾虚或虚火上炎。齿龈色淡白，是血虚不荣；红肿或兼出血多属胃火上炎。龈微红，微肿而不痛，或兼齿缝出血者，多属肾阴不足，虚火上炎；龈色淡白而不肿痛，齿缝出血者，为脾虚不能摄血。牙龈腐烂，流腐臭血水者，是牙疳病。

(6) 望咽喉：咽喉红肿而痛，多属肺胃积热；红肿而溃烂，有黄白腐点是热毒深极；若鲜红娇嫩，肿痛不甚者，是阴虚火旺。咽部两侧红肿突起如乳突，称乳蛾，是肺胃热盛，外感风邪凝结而成。咽间有灰白色假膜，擦之不去，重擦出血，随即复生者，见于白喉。

（五）望皮肤

望皮肤主要注意皮肤的色泽及形态改变和斑疹的鉴别。

1. 形色变化 皮肤发赤，皮肤忽然变红，如染脂涂丹，名曰“丹毒”。可发于全身任何部位，初起鲜红如云片，往往游走不定，甚者遍身。发于头面者称“抱头火丹”，发于躯干者称“丹毒”，发于胫踝者称“流火”。因部位、色泽、原因不同而有多种名称，但诸丹总属心火偏旺，又遇风热恶毒所致。皮肤发黄，皮肤、面目、爪甲皆黄，是黄疸病。黄色鲜明如橘子色为阳黄，多因脾胃或肝胆湿热所致。黄色晦暗如烟熏为阴黄，多因脾胃为寒湿所困。皮肤虚浮肿胀，按有压痕，多属水湿泛滥。皮肤干瘪枯燥，多为津液耗伤或精血亏损，皮肤干燥粗糙，状如鳞甲称肌肤甲错。多因瘀血阻滞，肌失所养而致。

2. 斑疹 斑疹多见于外感热病，因邪热郁于肺胃不能外泄，深入营血所致。斑色红，点大成片，平摊于皮肤下，摸之不应手，压之不褪色；疹形如粟粒，色红而高出皮肤，摸之碍手，压之褪色。一般斑重于疹。斑疹的色泽，以红润为顺，淡滞为逆。红色不深，是热毒轻浅；色红而深，为热毒炽盛；色紫黑，为热极。若色淡红或晦暗，兼见四肢冷凉，脉细弱，为正气不足。斑疹的形态，以分布均匀，稀疏者为邪浅病情轻；稠密，或根部紧束有脚，为热毒深重之证；疏密不匀，或先后不齐，或见而即隐，是邪气内陷之象。斑疹见于内伤杂病中，多属血热，如斑色暗紫，其形较大，时出时陷，则多是气虚不摄血或挟有瘀血之候。

（六）望排泄物与分泌物

1. 望痰 痰色白而清稀，属寒痰；痰色黄或白而黏稠，属热痰；痰白量多，易咳出者，属湿痰；痰少而黏，难以咳出者，属燥痰；痰中带血，或咳吐鲜血者，为热伤肺络；咯吐脓血痰，气腥臭者，为肺痈，是热毒壅肺所致。

2. 望呕吐物 呕吐痰涎，质清稀者属于痰饮；呕吐物清稀无臭，为胃中虚寒；呕吐物秽浊酸臭，为胃有实热或食积；呕吐物色黄味苦，属肝胆有热，胃失和降；呕吐物鲜红或暗红，夹有食物残渣，属肝火犯胃或瘀血内停；呕吐脓血，味腥臭者，属内痈。

3. 望大便 大便稀溏，色深黄而黏，多属肠中湿热；便稀薄如水样，夹有不消化食物，多属寒湿；便如黏冻，为痢疾；先便后血，其色黑褐的为远血；先血后便，其色鲜红的为近血。

4. 望小便 小便清长量多，伴有形寒肢冷，多属寒证；小便短赤量少，灼热疼痛，多属热证。尿有砂石，小便困难而痛，为石淋；尿中带血，多属下焦热盛，热伤血络；小便浑浊如米泔水，形体日渐消瘦，多为脾肾亏虚。

（七）望小儿指纹

望小儿指纹，是指对3岁以下的幼儿浮露于两手食指掌侧前缘的脉络色泽与形态的观察。

1. 三关部位 指纹分“风”、“气”、“命”三关，即食指近掌部的第一节为“风关”，第二节为“气关”，第三节为“命关”（图5－1）。

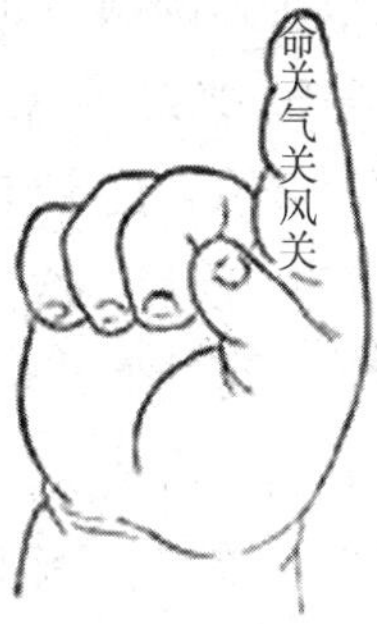

图5－1 小儿指纹三关示意图

2. 望指纹的方法 将患儿抱到向光处，医者用左手的食指和拇指握住患儿食指末端，以右手大拇指在其食指掌侧，从命关向气关、风关直推几次，用力要适当，使指纹更为明显，便于观察。

3. 望指纹的临床意义 正常指纹，络脉色泽浅红微黄，隐隐于风关之内，大多不浮露，甚至不明显，多是斜形、单枝、粗细适中。

（1）三关测轻重（纹位变化）：指纹显于风关附近者，表示邪浅，病轻；指纹过风关至气关者，为邪已深入，病情较重；指纹过气关达命关者，是邪陷病深之兆；若指纹透过风、气、命三关，一直延伸到指甲端者，是所谓“透关射甲”，揭示病情危重。

（2）红紫辨寒热（纹色变化）：纹色鲜红多属外感风寒。纹色紫红，多主热证。纹色青，主风证或痛证；纹色青紫或紫黑色，是血络闭郁；纹色淡白，多属脾虚。

（3）浮沉分表里，淡滞定虚实（纹形变化）：纹形，即指纹的浅、深、细、粗等变化。如指纹浮而明显的，主病在表；沉隐不显的，主病在里。纹细而色浅淡的，多属虚证；纹粗而色浓滞的，多属实证。

二、望舌

望舌，即舌诊，是通过观察患者舌质和舌苔在形态、色泽、润燥等方面的变化来了解病情的一种的诊法，是中医特色诊法之一。

（一）舌与脏腑经络的关系

舌与脏腑的联系，主要是通过经脉的循行来实现的。在生理上，舌通过经络直接或间接地联系于脏腑，脏腑之精气上荣于舌，使其能正常发挥生理功能。在病理上，脏腑的病变，也必须影响精气的变化而反映于舌。脏腑的病变反应于舌面，有一定的分布规律：舌尖对应心肺、舌中候脾胃、舌根对应肾脏、舌边对应肝胆（图5－2）。

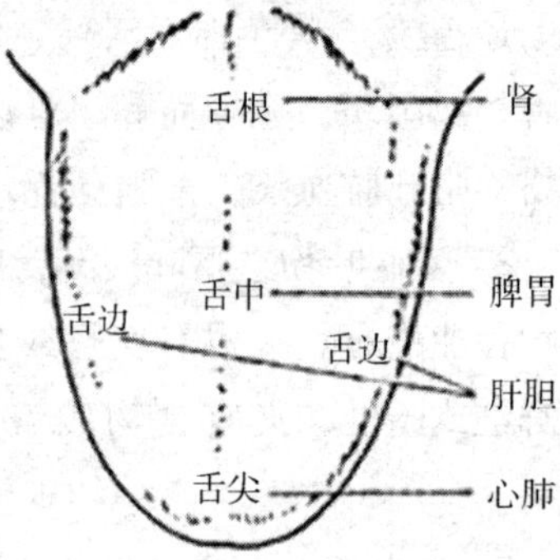

图5－2　舌诊脏腑部位分属图

（二）舌诊的方法与注意事项

1. 伸舌姿势　望舌时要求患者把舌伸出口外，充分暴露舌体。口要尽量张开，伸舌要自然放松，毫不用力，舌面应平展舒张，舌尖自然垂向下唇。

2. 顺序　望舌应循一定顺序进行，一般先看舌苔，后看舌质，按舌尖、舌中、舌根、舌边的顺序进行。

3. 光线　望舌应以充足而柔和的自然光线为好，面向光亮处，使光线直射口内，要避开有色门窗和周围反光较强的有色物体，以免舌苔颜色产生假象。

4. 饮食　饮食对舌象影响也很大，常使舌苔形、色发生变化。由于咀嚼食物反复磨擦，可使厚苔转薄；刚刚饮水，则使舌面湿润；过冷、过热的饮食以及辛辣等刺激性食物，常使舌色改变。此外，某些食物或药物会使舌苔染色，出现假象，称为“染苔”。如乌梅、橄榄可使苔染黑，黄连、核黄素可使苔染黄等。因此，临床见到舌的苔质与病情不符，或舌苔突然发生变化时，应注意询问患者近期尤其是就诊前一段时间内的饮食，服药等情况，以防假象，避免误诊。

（三）望舌的内容

望舌应注意舌质和舌苔两方面的变化。舌质也称舌体，是舌的肌肉脉络组织。舌苔是附于舌面的一层苔垢，由胃气蒸腾津液上蒸而成。

正常舌象是淡红舌、薄白苔。即舌体柔软，活动自如，颜色淡红，不胖不瘦，老嫩大小适中，舌面铺有薄薄的、颗粒均匀、干湿适中、揩之不去的白苔。

1. 望舌质

（1）望舌色 常见的有淡白舌、红舌、绛舌、紫舌四种。

①淡白舌：主虚、寒证。舌色较淡红舌浅淡，甚至全无血色，称为淡白舌。若淡白不泽或舌体瘦薄，则为气血两虚；若淡白湿润，舌体胖嫩，多为虚寒证。

②红舌：主热证，有虚实之分。舌色鲜红，较淡红舌为深，称为红舌。舌色鲜红起芒刺或兼黄厚苔，多为实热证；舌色鲜红少苔或有裂纹或舌红无苔，则为虚热证；舌尖红者为心火亢盛；舌边红者为肝胆火旺。

③绛舌：主邪热盛证。舌色比红舌更深，呈暗红色者称绛舌。在外感病若舌绛或有红点、芒刺，温病为热入营血。在内伤杂病若舌绛少苔或无苔，有裂纹，则为阴虚火旺。

④紫舌：主瘀血、热证、寒证。舌质为紫色称为紫舌。紫舌总由血液运行不畅，瘀滞所致。热盛伤津，气血壅滞，多表现为绛紫而干枯少津。寒凝血瘀或阳虚生寒，舌淡紫或青紫湿润。

（2）望舌形

①老嫩：舌质纹理粗糙，形色坚敛，谓苍老舌，不论舌色苔色如何，舌质苍老者都属实证、热证；舌质纹理细腻，其色娇嫩，其形多浮胖，称为娇嫩舌，多主虚证、寒证。

②胖大：舌体较正常舌大，甚至伸舌满口，或有齿痕，称胖大舌；舌体肿大，胀塞满口，不能缩回闭口，称肿胀舌。胖大舌，多因水饮痰湿阻滞所致。肿胀舌，多因热毒、酒毒所致气血上壅，致舌体肿胀，多主热证或中毒病证。

③瘦薄：舌体瘦小枯薄者，称为瘦薄舌。总由气血阴液不足，不能充盈舌体所致。主气血两虚或阴虚火旺。

④芒刺：舌面上有软刺（即舌乳头），是正常状态，若舌面软刺增大，高起如刺，摸之刺手，称为芒刺舌。多因邪热亢盛所致。芒刺越多，邪热愈甚。如舌尖有芒刺，多为心火亢盛；舌边有芒刺，多属肝胆火盛；舌中有芒刺，主胃肠热盛。

⑤裂纹：舌面上有裂沟，而裂沟中无舌苔覆盖者，称裂纹舌。多因精血亏损，津液耗伤、舌体失养所致。此外，健康人中大约有0.5%的人在舌面上有纵横向深沟，称先天性舌裂，其裂纹中多有舌苔覆盖，身体无其它不适，与裂纹舌不同。

⑥齿痕：舌体边缘见牙齿压印的痕迹，称齿痕舌，多因舌体胖大而受齿缘压迫所致，故齿痕舌常与胖大舌同见，多属脾虚或湿盛。

（3）望舌态

①强硬：舌体板硬强直，运动不灵，以致语言謇涩不清，称为强硬舌。多因热扰心神、舌无所主或高热伤阴、筋脉失养，或痰阻舌络所致。见于热入心包，高热伤津，痰浊内阻、中风或中风先兆等证。

②痿软：舌体软弱、无力屈伸，痿废不灵，称为痿软舌。多因气血虚极，阴液失养筋脉所致。可见于气血俱虚，热灼津伤，阴亏已极等证。

③短缩：舌体紧缩而不能伸长，称为短缩舌。可因寒凝筋脉，舌收引挛缩；内阻痰湿，引动肝风，风邪挟痰，梗阻舌根；热盛伤津，筋脉拘挛；气血俱虚，舌体失于濡养温煦所致。无论因虚因实，皆属危重征候。

④颤动：舌体震颤抖动，不能自主，称为颤动舌。多因气血两虚，筋脉失养或热

极伤津而生风所致。见于血虚生风及热极生风等证。

⑤歪斜：伸舌偏斜一侧，舌体不正，称为歪斜舌。多因风邪中络，或风痰阻络所致，也有风中脏腑者，但总因一侧经络、经筋受阻，病侧舌肌弛缓，故向健侧偏斜。多见于中风证或中风先兆。

⑥吐弄：舌常伸出口外者为“吐舌”；舌不停舐上下左右口唇，或舌微出口外，立即收回，皆称为“弄舌”。二者合称为吐弄舌，皆因心、脾二经有热，灼伤津液，以致筋脉紧缩频频动摇。弄舌常见于小儿智能发育不全或中风先兆。

2. 望舌苔

正常的舌苔是由胃气上蒸所生，故胃气的盛衰，可从舌苔的变化上反映出来。望舌苔，应注意苔色和苔质两方面的变化。

（1）望苔色

①白苔：常见于表证、寒证、湿证。舌苔薄白，多为表证；舌苔白润，多为寒证；舌苔白腻，多为湿浊或寒湿；苔白如积粉，扪之不燥，为“积粉苔”，是由外感秽浊不正之气，毒热内盛所致。

②黄苔：多主热证、里证。淡黄热轻，深黄热重，焦黄热结。外感病，苔由白转黄，为表邪入里化热的征象。苔薄淡黄，为外感风热表证或风寒化热；舌淡胖嫩，苔黄滑润者，多是阳虚水湿不化。

③灰苔：主里热证、里寒证。灰苔即浅黑色。常由白苔晦暗转化而来，也可与黄苔同时并见。苔灰而干，多属热炽伤津，可见外感热病或内伤杂病之阴虚火旺。苔灰而润，见于痰饮内停或为寒湿内阻。

④黑苔：主里热极证、里寒盛证。黑苔多由焦黄苔或灰苔发展而来，一般来讲，所主病证无论寒热，多属危重。苔色越黑，病情越重。如苔黑而燥裂，甚则生芒刺，为热极津枯；苔黑而滑润，舌质淡白，为阴寒内盛，水湿不化。

（2）望苔质

①厚薄：厚薄以“见底”和“不见底”为标准。凡透过舌苔隐约可见舌质的为见底，即为薄苔。由胃气所生，属正常舌苔，有病见之，多为疾病初起或病邪在表，病情较轻。不能透过舌苔见到舌质的为不见底，即是厚苔。多为病邪入里，或胃肠积滞，病情较重。舌苔由薄而增厚，多为正不胜邪，病邪由表传里，病情由轻转重，为病势发展的表现；舌苔由厚变薄，多为正气来复，内郁之邪得以消散外达，病情由重转轻，病势退却的表现。

②润燥：舌面润泽，干湿适中，是润苔。表示津液未伤；若水液过多，扪之湿而滑利，甚至伸舌涎流欲滴，为滑苔，多见于阳虚而痰饮水湿内停之证。若望之干枯，扪之无津，为燥苔，多见于热盛伤津、阴液不足，阳虚水不化津，燥气伤肺等证。舌苔由润变燥，多为燥邪伤津，或热甚耗津，表示病情加重；舌苔由燥变润，多为燥热渐退，津液渐复，说明病情好转。

③腐腻：苔厚而颗粒粗大疏松，形如豆腐渣堆积舌面，揩之可去，称为“腐苔”。

因体内阳热有余，蒸腾胃中腐浊之气上泛而成，常见于痰浊、食积，且有胃肠郁热之证。苔质颗粒细腻致密，揩之不去，刮之不脱，称为“腻苔”。多因脾失健运，湿浊内盛，阳气被阴邪所抑制而造成，多见于痰饮、湿浊内停等证。

④剥落：患者舌本有苔，忽然全部或部分剥脱，剥处见底，称剥落苔。若全部剥脱，不生新苔，光洁如镜，称镜面舌。多因胃阴枯竭、胃气大伤所致，属胃气将绝之危候。若舌苔剥脱不全，剥处光滑，余处斑斑驳驳地残存舌苔，称花剥苔，是胃之气阴两伤所致。舌苔从有到无，是胃的气阴不足，正气渐衰的表现；但舌苔剥落之后，复生薄白之苔，乃邪去正胜，胃气渐复之佳兆。值得注意的是，无论舌苔的增长或消退，都以逐渐转变为佳，倘使舌苔骤长骤退，多为病情暴变征象。

（四）舌诊的临床意义

由于舌象的变化能较客观地反映病情，所以舌诊对于临床辨证论治、判断疾病转归及其预后，都有十分重要的意义。

1. 判断正气盛衰 因舌质反映脏腑气血的荣润，舌苔乃胃气所生，故舌质红润为气血旺盛；舌质淡白为气血虚损；舌苔薄白而润者胃气充盛；舌光无苔是胃之气阴不存。

2. 分辨病位深浅 舌苔薄，为疾病初起，病位在表；舌苔厚，为病邪入里，病位较深；舌质绛者，为热入营血，病情危急。

3. 区别病邪性质 白苔多主寒证；黄苔多主热证；腻苔多主痰湿；腐苔多主食积；黄腻苔主湿热；舌质紫暗或边有瘀点、瘀斑者，主瘀血证；舌偏歪或强硬，多属中风证。

4. 推断病情进退 舌苔有薄白转黄厚、变灰或黑，表示病情有表入里，由寒化热，由轻变重；舌苔由润转燥，多是热盛而津液耗伤；舌苔由厚变薄，由燥转润，是病邪渐退、津液来复之佳兆。

5. 测知病情预后 舌胖瘦适中，活动自如，淡红润泽，舌面有苔等，是正气内存，胃气旺盛，预后多佳；舌质干枯，舌苔骤剥，舌体强硬或歪斜等，多属正气亏虚，胃气衰败，病情危重，预后多凶。

知识链接

舌质与舌苔的综合诊察

疾病的诊察中掌握舌质、舌苔的基本变化及其主病时，还应同时分析舌质和舌苔的相互关系。在一般情况下，舌质与舌苔变化是一致的，其主病往往是各自主病的综合。如里实热证，多见舌红苔黄而干；里虚寒证多舌淡苔白而润。但是也有舌质和舌苔变化不一致的时候，故更需四诊合参，综合评判。如苔白虽主寒主湿，但若红绛舌兼白干苔，则属燥热伤津，由于燥气化火迅速，苔色尚未转黄，便已入营；再如白厚积粉苔，亦主邪热炽盛，并不主寒；灰黑苔可属热证，亦可属寒证，须结合舌质润燥来辨。有时二者主病是矛盾的，但亦需合参。如红绛色白滑腻苔，在外感属营分有热，气分有湿；在内伤为阴虚火旺，又有痰浊食积。

第二节 闻诊

闻诊是医生通过听觉和嗅觉，了解由病体发出的各种异常声音和气味，以诊察病情的方法，包括听声音和嗅气味两方面的内容。

一、听声音

听声音包括听语声、呼吸声、咳嗽声、呃逆声、嗳气声等。一般新病、小病其声多不变，而久病、咳疾其声多有变化。

1. 语声 语声高亢宏亮而多言，属实证、热证；语声轻微低哑而少言，属虚证、寒证。语声重浊，常见于外感或湿邪侵袭，为肺气不宣，气道不畅而致。声音嘶哑，发不出音的称失音，因外邪袭肺，肺气不宣，气道不畅而致的为实；因肺肾阴虚，津液不能上承而致的为虚。新病声哑属实证，久病失音属虚证。

语言错乱，躁扰不宁是狂证，多为痰火内扰所致，属阳证；喃喃自语，痴呆静默是癫证，多为痰气郁闭所致，属阴证；神识不清，语言颠倒，声高有力，称谵语，多为热扰心神之实证；神志恍惚，语言重复，声低无力称郑声，多为心气大伤，精神散乱之虚证。

2. 呼吸 呼吸有力，声粗浊，多为热邪内盛；呼吸无力，声低微，多为肺肾气虚。呼吸急促而困难是喘证，发作急骤，声高气粗，以呼出为快的，多因肺有实邪，气机不利而致，属实证；发作缓慢，声低息微，呼多吸少，气不接续，或痰鸣不利的，属虚证。呼吸困难而有痰鸣音，是哮证，为痰阻气道而致。

3. 咳嗽 有声无痰谓之咳，有痰无声谓之嗽，有痰有声谓之咳嗽。咳声重浊有力，多属实证；咳声低微无力，多属虚证。咳嗽痰声漉漉，痰稀易吐，为湿痰蕴肺；咳嗽干裂声短，痰少干结，为燥邪伤肺。咳嗽连声不断，咳停吸气带吼声，为顿咳（百日咳）。

4. 呕吐 呕吐徐缓，声低无力，是虚寒证；呕吐势猛，声高有力，为实热证。

5. 呃逆 呃逆，俗称打嗝，系胃气上逆，冲膈动喉，从咽喉部发出的一种不由自主的冲击声，声短而频，呃呃作响。呃声高亢，短促有力，多属实热；呃声低沉，气弱无力，多属虚寒。久病出现呃逆不止，是胃气衰败的危重之象。

6. 嗳气 嗳气，古称噫气，是气从胃中上逆出咽喉所发出的声音，声多长而缓。饱食之后，偶有嗳气不属病态。嗳气酸腐，兼脘腹胀痛，多为食滞胃脘；嗳声响亮，嗳气后腹胀得减，多为肝气犯胃；嗳声低沉断续，纳呆食少，多为脾胃虚弱。

二、嗅气味

气味分为病体气味（口中气味、排泄物气味等）和病室气味。

1. **口气** 口臭是胃热，或有龋齿，咽喉、口腔溃疡，口腔不洁等。口气酸臭，多因宿食不化。口气腥臭、咳吐脓血是肺痈。

2. **排泄物气味** 痰、涕、大小便、月经、白带等气味酸腐秽臭，大多为实热或湿热。痰涕秽臭而黄稠，为肺中有热；大便酸臭为肠胃有热；小便臊臭混浊、白带色黄而臭，为湿热下注。凡排泄物气味微有腥臭，多属虚寒或寒湿。大便腥气而溏稀，为大肠虚寒；白带味腥而清稀，为寒湿下注。汗有腥膻气，为风湿热久蕴于皮肤，而津液蒸变所致。

3. **病室气味** 是由病体及其排泄物气味散发的，如瘟疫病人的病室充满霉腐臭气；疮疡溃烂，室内有腐烂的恶臭味。若室内有血腥气味，多为失血证；尿臊味，多见于水肿晚期患者。

第三节 问 诊

医生通过有目的地询问病人或陪诊者，了解疾病的发生、发展、治疗经过、现在症状和其他与疾病有关的情况，以诊察疾病的方法。

问诊主要包括：一般情况（姓名，年龄等），主诉（病人就诊的最主要症状、体征及持续时间），现病史（当前症状的开始时间，诱因，部位，持续时间等），既往史，现在症状，月经史，生育史，家族史等。

知识链接

《十问歌》

一问寒热二问汗，三问头身四问便，五问饮食六问胸，七聋八渴俱当辨，九问旧病十问因，再兼服药参机变；妇女尤必问经期，迟速闭崩皆可见；再添片语告儿科，麻痘惊疳全占验。

一、问寒热

“寒”指病人自觉怕冷的感觉。临床上有恶风、恶寒和畏寒之分。病人遇风觉冷，避之可缓者，谓之恶风，多为外感风邪所致；病人自觉怕冷，多加衣被或近火取暖而不能缓解者，谓之恶寒，多为外感寒邪所致；病人自觉怕冷，多加衣被或近火取暖而能够缓解者，谓之畏寒，多为内伤阳虚所致。“热”指发热，包括病人体温升高，或体温正常而病人自觉全身或局部（如手足心）发热。

问寒热，既要问病人有无怕冷或发热的症状，又要问清寒热是同时出现还是单独出现，以及寒热的轻重、持续时间及伴随症状等。临床上的寒热症状有下列四种类型。

1. 恶寒发热 指病人恶寒与发热同时出现，是外感表证的特征性症状。其机理是外邪侵袭肌表，正气与邪气相互斗争，卫气宣发失常所致。寒热症状有轻重的区别：一般来说，恶寒重发热轻，为外感风寒；发热重恶寒轻，为外感风热；发热轻而恶风，为外感风邪所致。

知识链接

外感表证与寒热症状

外感表证的寒热轻重，不仅与感受病邪的性质有关，而且与感邪的轻重和邪正的盛衰有着密切的关系。外感病初期的表证阶段，有的病人虽然只有恶寒的感觉，并不觉得发热，但实际体温多有升高，随着病情的发展，病人很快就会出现同时发热的感觉，因此，恶寒与发热并见是诊断表证的重要依据。应当指出，但临床上某些里热证亦可表现为寒热并见。如肠痈、疮疡、瘟疫及邪毒内陷等，常表现为自觉恶寒严重，甚至寒战，而又有发热、体温甚高的症状，这是正邪剧烈斗争的反映。

2. 但寒不热 指病人只感寒冷而不发热的症状，是里寒证的寒热特征。其怕冷的产生，多为感受寒邪致病，或为阳气不足而阴寒内生。根据发病的急缓和病程的长短分为两种类型：新病恶寒，主要见于里实寒证，多因感受寒邪较重，寒邪直中脏腑、经络，郁遏阳气，肌体失于温煦所致；久病畏寒，主要见于里虚寒证，多因阳气衰虚，形体失于温煦所致。

3. 但热不寒 指病人只发热不怕冷，多为阳盛或阴虚所致，属里热证。根据发热的轻重、时间、特点等，临床上常见以下三种类型：

（1）壮热：指高热（体温在39℃以上）持续不退，不恶寒只恶热的症状。常兼面赤、口渴、大汗出、脉洪大等症。多因阳热炽盛，蒸达于外所致，见于伤寒阳明经证和温病气分证，属里实热证。

（2）潮热：指按时发热，或按时热势加重，如潮汐之有定时的症状。

①日晡潮热：下午3~5时（即申时）热势较高者，称为日晡潮热，常见于阳明腑实证，故亦称阳明潮热。由于胃肠燥热内结，阳明经气旺于申时，正邪斗争剧烈，故在此时热势加重。

②骨蒸潮热：午后和夜间有低热且热有自骨内向外透发的感觉者，称为骨蒸潮热，多数为阴虚火旺，阴液亏虚，不能制阳，肌体阳气偏亢，午后及夜间卫阳渐入于里，使体内偏亢的阳气更加亢盛而生内热，故午后和夜间有低热，又称阴虚潮热。

③ 湿温潮热：以午后热甚，身热不扬为特点。其病多在脾胃，因湿遏热伏，热难透达，初扪肌肤不觉甚热，扪之稍久灼手；午后属阴，湿为阴邪，旺于阴分，故午后热甚；多伴有胸闷、呕恶、头身困重、便溏、苔腻等症。

（3）微热：即低热，指发热不高，体温一般在38℃以下，或仅自觉发热的症状。发热时间一般较长，多见于温病后期和某些内伤杂病，属阴虚发热或气虚发热。

知识链接

常见微热病机分析

长期微热，劳累则甚，兼疲乏、少气、自汗等症者，多属气虚发热；时有低热，兼面白、头晕、舌淡、脉细等症者，多属血虚发热；长期低热，兼颧红、五心烦热等症者，多属阴虚发热；每因情志不舒时而有微热，兼胸闷，急躁易怒者，多属气郁发热，亦称郁热；小儿于夏季气候炎热时长期发热，兼有烦渴、多尿、无汗等症，至秋凉自愈者，多属气阴两虚发热。

4. 寒热往来 指病人自觉恶寒与发热交替发作的症状。是正邪相争，互为进退的病理反应，为半表半里证的寒热特征。寒热往来无定时，多为少阳病，即半表半里证。寒热往来有定时，兼有剧烈头痛、口渴、多汗等症，常见于疟疾。

二、问汗

汗是阳气蒸化津液经玄府（即汗孔）达于体表而成，故《素问·阴阳别论》说："阳加于阴谓之汗。"正常出汗有调和营卫，滋润皮肤，调节体温的作用。正常人在体力活动、进食辛辣、气候炎热、衣被过厚、情绪激动等情况下出汗，多属生理现象。若当汗而无汗，不当汗而多汗，或仅见身体的某一局部汗出，均属病理现象。

1. 有汗无汗 无汗有表证里证之分：表证无汗者，多属风寒表证；里证无汗出者，多因津血亏虚，化汗乏源，或阳气虚，无力化汗所致。有汗又有表证里证之分：表证有汗出者，多见于风邪犯表证和风热表证；里证有汗出者，多见于里热证，如风热内转或寒邪入里化热，或其他原因导致里热炽盛，迫使津液外泄，则汗出量多；亦可见于里虚证，如阳气亏虚，肌表不固，或阴虚内热，蒸津外泄，均常有出汗的症状。

2. 局部出汗

（1）头汗：又称但头出汗。指汗出仅见于头部，或头颈部汗出量多的症状。可因上焦热盛，迫津外泄；中焦湿热蕴结，湿郁热蒸，迫津上越；元气将脱，虚阳上越，津随阳泄；进食辛辣、热汤、饮酒，使阳气旺盛，热蒸于头等导致。

（2）半身汗：指病人仅一侧汗出的症状。或左侧，或右侧，或见于上半身，或见于下半身，但汗出则常见于健侧，无汗的半身常是病变的部位，多见于痿病、中风及截瘫病人。多因风痰、痰瘀、风湿等阻滞经络，营卫不能周流，气血失和所致。

（3）手足心汗：指手足心汗出的症状。手足心微汗出，多为生理现象。若手足心汗出量多，则为病理性汗出。由于脾主四肢，手足心又为阴经所布，故阴虚内热或脾胃湿热则可循经熏蒸于手足心而见多汗。

3. 特殊出汗

（1）自汗：指醒时经常出汗，活动尤甚的症状。多见于气虚证和阳虚证。阳气亏虚，不能固护肌表，玄府不密，津液外泄，故见自汗，动则耗伤阳气，故活动后汗出尤甚。

（2）盗汗：指睡则出汗，醒则汗止的症状。多见于阴虚证。因阴虚阳亢而生内热，入睡则卫阳由表入里，肌表不固，内热加重，蒸津外泄而汗出；醒后卫阳由里出表，内热减轻而肌表亦固密，故汗止。若气阴两虚，常自汗、盗汗并见。

（3）绝汗：又称为脱汗，指在病情危重的情况下，出现大汗不止的症状，常是亡阴或亡阳的表现。若病势危重，冷汗淋漓如水，面色苍白，肢冷脉微者，属亡阳之汗，为阳气亡脱，津随气泄之象。若病势危重，汗热而黏如油，躁扰烦渴，脉细数急者，属亡阴之汗，为内热逼涸竭之阴津外泄之象。

（4）战汗：指病人先恶寒战栗而后出汗的症状。常见于温病或伤寒邪正剧烈斗争的阶段，是病变发展的转折点。若汗出热退，脉静身凉，提示邪去正复，疾病向愈；若汗出而身热不退，烦躁不安，脉来急疾，提示邪盛正衰，病情恶化。

三、问疼痛

疼痛是临床上最常见的一种自觉症状。疼痛有虚实之分。实性疼痛多因感受外邪、气滞血瘀，或积食、虫积、结石等阻滞脏腑经脉，气血运行不畅所致，即所谓“不通则痛”。虚性疼痛多因阳气亏虚，精血不足，脏腑经脉失养所致，即所谓“不荣则痛”。问疼痛，重点诊察疼痛的部位、性质、程度、时间及喜恶等。

1. 问疼痛的性质 一般而言，新病疼痛，痛势剧烈，持续不解，或痛而拒按，多属实证；久病疼痛，痛势较轻，时痛时止，或痛而喜按，多属虚证。

（1）胀痛：痛且有胀感，为胀痛，是气滞疼痛的特点，在身体各部位都可以出现，但以胸胁、胃脘、腹部较为多见。多因气机郁滞所致。但头目胀痛，则多因肝火上炎或肝阳上亢所致。

（2）刺痛：疼痛如针刺，称为刺痛，是瘀血疼痛的特点。疼痛固定不移，拒按。以胸胁、胃脘、小腹、少腹部最为多见。

（3）冷痛：痛处有冷感，称冷痛，多喜温热。多因寒邪伤阳或阳气不足所致，常见于腰脊、脘腹、四肢关节等处。

（4）灼痛：痛处有烧灼感，称灼痛，多喜冷凉，由火热之邪串入经络，或阴虚阳亢，虚热灼于经络所致。可见于肝火内郁犯络之两胁灼痛，胃阴不足之胃脘部灼痛及外科疮疡等证。

（5）重痛：疼痛兼有沉重感，称重痛，多因湿邪困阻气机所致；常见于头部、四肢、腰部以及全身。但头重痛亦可因肝阳上亢，气血上壅所致。

（6）酸痛：疼痛兼有酸软感觉，称酸痛，多因湿邪侵袭肌肉关节，气血运行不畅所致；亦可因肾虚骨髓失养引起。

（7）绞痛：痛势剧烈如刀绞割，称绞痛，多因有形实邪阻闭气机，或寒邪凝滞气机所致。如心脉痹阻所引起的“真心痛”，结石阻滞胆管所引起的上腹痛，寒邪犯胃所引起的胃脘痛等，皆具有绞痛的特点。

（8）空痛：疼痛兼有空虚感，称空痛，多因气血亏虚，阴精不足，脏腑经脉失养所致；常见于头部或小腹部等处。

（9）隐痛：疼痛不剧烈，绵绵不休尚可忍耐，称隐痛，多因阳气精血亏虚，脏腑经脉失养所致；常见于头、胸、脘、腹等部位。

（10）走窜痛：疼痛的部位游走不定，或走窜攻冲作痛，称走窜痛，若胸胁脘腹疼痛而走窜不定，称之为窜痛，多因气滞所致；四肢关节疼痛而游走不定，多见于痹病，多因风邪偏胜所致。

2. 问疼痛的部位 由于机体的各个部位与一定的脏腑经络相联系，所以通过询问疼痛的部位，可以了解病变所在的脏腑经络，对于诊断有着重要的意义。

（1）头痛：整个头部或头的前后、两侧部位的疼痛，皆称头痛。头为诸阳之会，足厥阴肝经亦上行于头，与督脉相交，其他阴经也多间接与头部相联系，故根据头痛的部位，可以确定病变在哪一经。前额连眉棱骨痛，病在阳明经；后头连项痛，病在太阳经；头两侧痛，病在少阳经；巅顶痛，病在厥阴经等。

知识链接

常见头痛的病因

头痛有虚实之分。凡外感风、寒、暑、湿、燥、火以及瘀血、痰浊、郁火、亢阳、癥积、寄生虫等阻滞或上扰脑窍所致者，多属实证。凡气血阴精亏虚，不能上荣于头，脑窍空虚所致者，多属虚证。另外，痨虫犯脑、疟疾、中毒等均可引起头痛。某些耳、目、鼻的疾病亦可引起头痛。临床应根据病史、兼症及头痛的性质，辨别头痛的原因。

（2）胸痛：是指胸部正中或偏侧疼痛的自觉症状。胸居上焦，内藏心肺，故胸痛多与心肺病变有关。左胸心前区憋闷作痛，时痛时止，多因痰、瘀等邪阻滞心脉所致，可见于胸痹等病；胸痛剧烈，面色青灰，手足清冷者，多因心脉急骤闭塞所致，可见于厥阴心痛（真心痛）等病；胸痛，颧赤盗汗，午后潮热者，多肺阴亏虚，虚火灼络所致，可见于肺痨等病；胸痛，咳喘气粗，壮热面赤者，多因热邪壅肺，肺络不利所致，可见于肺热病等；胸痛，壮热，咳吐脓血腥臭痰者，多因痰热阻肺，热壅血瘀所致，可见于肺痈等病；此外，肺癌、胸部外伤等，亦可导致胸部疼痛。

（3）胁痛：是指胁肋一侧或两侧疼痛，多属肝胆及其经脉的病变。肝郁气滞、肝胆湿热、肝胆火盛、肝阴亏虚及饮停胸胁，阻滞气机、经脉不利，均可导致胁痛。

（4）胃脘痛：胃脘痛即指胃痛。凡寒、热、食积、气滞等病因及机体脏腑功能失调累及于胃，皆可引起胃失和降，而出现疼痛症状。胃脘冷痛，疼势较剧，得热痛减，属寒邪犯胃。胃脘灼痛，多食善饥，口臭便秘者，属胃火炽盛。胃脘胀痛，嗳气不舒，属胃腑气滞，多是肝气犯胃所致；胃脘刺痛，痛有定处，属胃腑瘀血。胃脘胀闷疼痛，嗳腐吞酸，厌食为食滞胃脘。胃脘隐痛，呕吐清水，属胃阳虚；胃脘灼痛嘈杂，饥不欲食，属胃阴虚。

（5）腹痛：腹部范围较广，可分为大腹、小腹、少腹三部分。脐以上为大腹，包括脾胃及肝胆；脐以下为小腹，属肾、膀胱、胞宫及大小肠；小腹两则为少腹，是肝经经脉所过之处；脐周围称为脐腹，属脾与小肠。大腹隐痛、便溏、喜温喜按，属脾胃虚寒；小腹胀痛，小便不利多为癃闭，病在膀胱；少腹冷痛，牵引阴部，为寒凝肝脉；绕脐痛，起包块，按之可移者，为虫积腹痛。

（6）背痛：指自觉背部疼痛的症状。背脊痛不可仰者，多因寒湿阻滞或督脉损伤所致；背痛连项者，多因风寒客于太阳经所致；肩背痛，多因寒湿阻滞，经脉不利所致。

（7）腰痛：腰痛多为肾及局部经脉组织病变所致。如腰脊骨痛，多病在骨；腰痛以两侧为主，多病在肾；腰脊痛连及下肢者，多病在下肢经脉。腰部冷痛，以脊骨痛为主，活动受限，多为寒湿痹证；腰部冷痛，小便清长，属肾虚；腰部刺痛，固定不移，属闪挫跌扑瘀血。

（8）四肢痛：四肢痛，多由风寒湿邪侵犯经络、肌肉、关节，阻碍其气血运行所致，亦有因脾虚、肾虚者。如四肢关节痛，窜痛，多为风痹；四肢关节痛，周身困重，多为湿痹；四肢关节疼痛剧烈，得热痛减，为寒痹；四肢关节灼痛，喜冷，或有红肿，多为热痹。若足跟或胫膝酸痛，多为肾气不足。

（9）周身痛：指头身、腰背及四肢等部位皆痛的症状。新病周身痛者，多属实证，以外感风寒、风湿或湿热疫毒所致者居多；久病卧床不起而周身痛者，多属虚证，多因气血亏虚，形体失养所致。

四、问饮食与口味

1. 食欲与食量

（1）食欲减退：病人不思进食或甚则厌食。临床常见有以下四种：食少纳呆，兼见消瘦乏力，属脾胃气虚；脘闷纳呆，兼见头身困重，属湿邪困脾；纳少厌油食，兼见黄疸胁痛，属肝胆湿热；厌食，兼见嗳气酸腐，属食滞内停。此外，妊娠厌食呕吐为妊娠恶阻，是妊娠冲脉之气上逆，胃失和降所致。

（2）多食易饥：病人食欲过于旺盛，食后不久即感饥饿，进食量多，身体反见消瘦。临床常见有以下两种：多食易饥，兼见口渴心烦，口臭便秘，舌红苔黄，属胃火亢盛，腐熟太过所致；多食易饥，兼见大便溏泻，属胃强脾虚。

（3）饥不欲食：病人有饥饿感，但不想进食或进食不多。症见饥不欲食，胃中有嘈杂，灼热感，舌红少苔，脉细数，是胃阴不足，虚火内扰所致。

（4）偏嗜食物：病人嗜食某种食物或异物。嗜食生米、泥土等异物，多见于小儿，往往是虫积的征象；妇女妊娠期间，偏食某种食物，一般不属病态。

知识链接

食欲、食量与疾病转归

临床上，应注意询问病人在疾病过程中食欲和食量的变化，以了解疾病的转归。病人食欲好转，食量渐增，表示胃气渐复，预后较好；病人食欲减退，食量渐减，表示胃气衰退，预后较差；久病，重病本不能食，而突然暴食，称为“除中”，是脾胃之气将绝之象，属病危。

2. 口渴与饮水

（1）口不渴：虽病而不渴，乃津液未伤，多见于寒证或是没有明显的热邪。

（2）口渴多饮：临床常有以下三种情况：口大渴喜冷饮，属实热证，是里热亢盛，津液大伤，饮水自救的表现；大渴引饮，小便量多，兼见能食消瘦为消渴病；此外汗、吐、下、利后，因津液耗伤，亦可出现口渴多饮。

（3）渴不多饮：病人虽有口干或口渴感觉，但又不想喝水或饮水不多。临床常有以下几种情况：口干但不欲饮，属阴虚证，是阴虚津液不足，体内无实热耗津之故；口渴饮水不多，属湿热证，因湿热内困，津液气化障碍，不能上承于口，则口渴；因内有湿邪，则不能多饮。

（4）渴喜热饮：渴喜热饮，但饮量不多，或水入即吐，属痰饮内停。因痰饮为阴邪，内停伤阳，津液不能气化上承则口渴喜热饮。因是津液输布障碍而非津液不足，故渴不多饮。饮停于胃，胃失和降，故水入即吐。

（5）口干：口虽干渴，但水入口而嗽水不欲咽。属内有瘀血。

3. 口味

口淡乏味，属脾胃气虚；口甜或黏腻，属脾胃湿热；口中泛酸，乃肝胃不和；口苦多属热证，或见于胃热、肝胆湿热、外感发热；口咸多属肾病。

五、问二便

1. 问大便

（1）便次异常：表现为大便燥结，排出困难，便次减少，甚则多日不便。或便次增多，便质稀薄。

①便秘：病人高热便秘，腹满胀痛，属实热证；病人大便秘结，面色苍白，喜热饮，属冷秘；病人便干，舌红少苔，脉细数，属阴虚；久病，老年或产后便秘，多属气阴两亏。

②泄泻：病人纳少腹胀，腹部隐痛，大便溏泄，属脾虚；黎明前腹痛作泻，泻后则腰膝酸冷，属肾阳虚；病人脘闷嗳腐，腹痛泄泻，泻后痛减，属伤食；病人情志抑郁，腹痛即泻，泻后痛减，属肝郁乘脾。

（2）便质异常

①完谷不化：大便质稀，尚存未消化的食物残渣，多见于脾虚或肾虚泄泻。

②溏结不调：大便时干时稀，见于肝郁乘脾；若大便先干后溏，多属脾虚。

③脓血便：大便中央有脓血黏液，为痢疾；便黑如油是远血，便血鲜红是近血；远血主脾胃虚寒或湿毒，近血主大肠湿热或为风热。

（3）排便感异常

①肛门灼热：排便时肛门有灼热感，属大肠湿热，见于暑泻。

②排便不爽：腹痛而排便不畅，多属肝郁乘脾；便溏如黄糜泻下不爽，是湿热蕴结大肠，肠道气机传导不畅。

③里急后重：腹痛窘迫，时时欲泻，肛门重坠，便出不爽，见于痢疾；是湿热内阻，肠道气滞所致。

④滑泻失禁：久泻不愈，大便不能控制，滑出不禁，属脾肾阳虚，肛门失约。

⑤肛门气坠：肛门有下坠感，甚则脱肛，属脾虚中气下陷。

2. 问小便

（1）尿量异常

①尿量增多：病人小便清长量多，畏寒喜暖，多属虚寒证；若伴口渴，多饮，消瘦，见于消渴病。

②尿量减少：小便短赤量少，多属实热证，或汗，吐，下后伤津所致；亦可见水肿病，由肺脾肾脏功能失常，气化不利，水湿内停所致。

（2）尿次异常

①小便频数：小便短赤，频数急迫，可见于下焦湿热，膀胱气化不利所致的淋证；小便澄清，频数失禁，多因肾气不固，膀胱失约所致；夜尿增多，小便清长，多见于老年人及肾病后期，因肾阳亏虚，膀胱失约所致。

②癃闭：小便不畅，点滴而出为癃；小便不通，点滴不出为闭，一般统称为“癃闭”。因湿热蕴结，或瘀血，结石阻塞者多属实证；因年老气虚，肾阳不足，膀胱气化不利者，多属虚证。

（3）尿感异常

①小便涩痛：指排尿不畅，且伴有急迫，疼痛，灼热感，见于淋证，多由湿热蕴结膀胱，使膀胱气化不利所致。

②余沥不尽：指排尿后小便点滴不禁。见于老年人，属肾气不固。

③小便失禁：指病人神志清醒时，小便不能随意控制而自遗。多属肾气不固，膀胱失约。若病人神志昏迷而小便自遗，则病属危重。

④遗尿：指睡时不自主排尿。属肾气不足，膀胱虚衰。

六、问睡眠

1. 失眠 是以经常不易入睡，或睡后易醒不能再睡，或时时惊醒而睡不安稳，甚至彻夜不眠为特征的病证，且常伴有多梦。失眠，是阳盛阴虚，阳不入阴，神不守舍，心神不安的病理表现。临床常见有以下四种类型：病人不易入睡，兼心烦，潮热，腰膝酸软，属心肾不交；睡后易醒，兼心悸，纳少乏力，属心脾两虚；失眠而时时惊醒，兼眩晕胸闷，胆怯，心烦，口苦恶心，属胆郁痰扰；失眠而夜卧不安，兼脘闷嗳气，舌苔厚腻，乃食停胃脘之征。

2. 嗜睡 是以神疲困倦，睡意很浓，经常不自主入睡为其临床特点。临床常见有以下四种情况：困倦易睡，兼见头目昏沉，属痰湿困脾；饭后神疲困倦易睡，兼见形体衰弱，属脾气虚弱；病人极度衰惫，神识朦胧，困倦易睡，肢冷脉微，属心肾阳衰；病人昏睡谵语，身热夜甚，或发斑疹，舌绛脉数者，属温病热入营血，邪陷心包，蒙蔽心神所致。

七、问经带

1. 月经 月经初期年龄为13～15岁，周期为28天左右，持续时间为3～5天，经色正红无块，经质不稀不稠，绝经期年龄约在49岁左右，并须询问末次月经日期。

（1）经期异常：月经周期及量、色、质发生异常改变。可分下列三种情况：月经先期是月经周期提前7天以上，多因邪热迫血妄行或气虚不能摄血而成；月经后期是月经周期错后7天以上，多因血虚经血不能按时满溢或感寒经血凝滞不能按时而下所致；月经前后不定期是月经前后不定，差错在7天以上者，又称为月经衍期，多因情志郁结，肝失调达，气机逆乱或脾肾虚衰，冲任失调所致。

（2）经量异常：由于个体素质、年龄的不同，在正常情况下，经量的多少也有差别，但属生理范围。经量超过生理范围，称为月经过多，多属血热、气虚所致；经量明显少于生理范围，称月经过少，多属精血不足。

(3) 经行异常：正常月经，每月一次，经常不变，故称月经。若超出正常范围，就属异常。

①痛经：指在经期前后，或行经期间发生阵发性下腹部疼痛，甚至剧痛难忍，并伴随月经呈周期性发作。经前小腹胀痛，行经后痛减，属实证，多因气滞血瘀所致；经后小腹隐痛，属虚证，多因气血不足或肾虚，胞络失养所致；行经小腹冷痛，得热痛减，属寒证，是因寒凝经脉，胞络收引拘急所致。

②经闭：女子发育成熟后，月经应来不来，或曾来而中断，闭止在三个月以上。多由血瘀，肝气郁结，虚劳等病引起。

③崩漏：月经忽然大下不止谓之“经崩”，长期淋漓不断为“经漏”。“漏者崩之渐，崩者漏之甚”。多属热证；或冲任损伤；或中气下陷，脾虚不能统血所致。

2. 带下

在正常情况下，妇女可有少量白带分泌，若带下量多，淋漓不断，或带质改变，或有臭味，即为带下病。带下色白，量多，质清稀，无臭味，为白带，属寒湿，是脾虚不运寒湿下注所致；带下色黄，量多，质黏稠，味臭秽，为黄带，属湿热，是由湿郁化热，湿热下注所致；带下色红黏稠，或赤白相间，微有臭味，为赤带，多因情志不遂，肝郁化热，损伤胞络所致。

八、问小儿

儿科古称“哑科”，不仅问诊困难，而且也不一定准确，故医生主要依靠询问其父母或保育员。问诊时，除了解一般问诊的内容外，还要结合小儿的生理病理特点，注意询问出生前后情况、问哺养情况、问预防接种史、传染病史和传染病接触史、问易使小儿致病的原因等。

第四节　切　诊

切诊包括脉诊和按诊，是医生运用指端的触觉，对病人体表的一定部位进行触、摸、按、压，以诊察疾病的方法。

一、脉诊

脉诊，又称切脉、侯脉、持脉等，是医生运用指端的触觉切按病人脉搏，探测脉象，以了解病情，辨别病证的诊察方法。

(一) 脉象形成的原理及临床意义

1. 原理　脉象即脉动应指的形象。脉象的产生与心脏的搏动、心气盛衰、脉道通利和气血盈亏直接相关。心脏有规律的搏动，推动血液在脉管内运行，脉管也随之产生有节律的搏动。血液循行脉管之中，流布全身，环周不息，除心脏的主导作用外，还必须有各脏器的协调配合，肺朝百脉；脾胃为气血生化之源，脾主统血；肝藏血，主疏泄，调节循环血量；肾藏精，精化气，是人体阳气的根本，各脏腑组织功能活动的原动力，且精可以化生血，是生成血液的物质基础之一。

2. 临床意义 脉象的形成与脏腑气血关系紧密，那么脏腑气血发生病变，必然引起脉象的变化，故通过诊察脉象，可以判断疾病的本质和预后。

（1）判断疾病的本质：脉象的沉浮，常反映病位的深浅，脉浮主表证，脉沉主里证；脉象的迟数可反映疾病的性质，脉迟主寒证，脉数主热证；脉象的有力无力可反映疾病的虚实，脉虚弱无力是正气不足的虚证，脉实有力是邪气亢盛的实证。

（2）推断疾病的预后：通过诊脉可判断病情轻重，推测预后吉凶，观察疗效好坏，能及时反馈病理信息，在临床上意义重要。如久病脉见缓和，是胃气渐复，病退向愈之兆；久病失血、气虚等而见洪脉，则多属邪盛正衰之危侯。外感热病，热势渐退，脉象缓和，是疾病将愈之侯；如见脉来急速，烦躁不安者为病进之危侯。

（二）切脉的方法

1. 时间 诊脉的时间最好是清晨，临床上可不必拘泥。一般来说，诊脉时要求有一个安静的内外环境；诊脉之前，先让病人休息片刻，使气血平静，诊室也要保持安静，以避免外界环境的影响和病人情绪的波动，有利于医生诊脉。

2. 部位 脉诊的部位历来有多种，现临床多运用“寸口诊法”，即切按寸口（病人两手腕后高骨桡动脉搏动明显处）诊察脉象。寸口脉分为寸部、关部、尺部三部分（图5－3）。正对腕后高骨（桡骨茎突）为关部，关前为寸部，关后为尺部；两手各有寸、关、尺三部。它们分侯的脏腑是：左寸候心、左关侯肝、左尺侯肾；右寸候肺、右关侯脾、右尺侯命门（肾）。

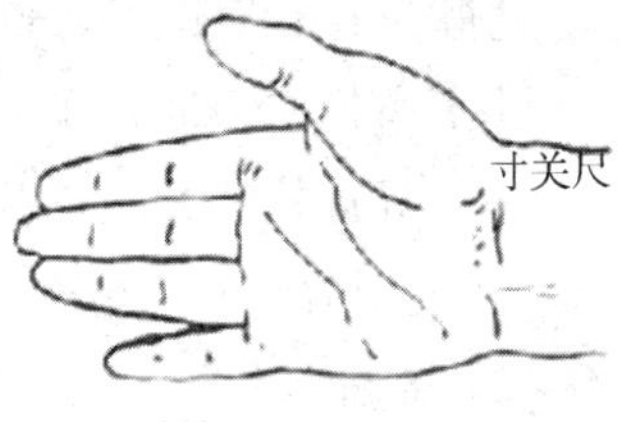

图5－3 诊脉寸关尺部位图

3. 体位 病人取坐位或正卧位，手臂放平和心脏近于同一水平，直腕，手心向上，并在腕关节背垫上布枕，以便于切脉。不正确的体位，会影响局部气血的运行而影响脉象。

4. 指法 医生和病人侧向坐，用左手按诊病人的右手，用右手按诊病人的左手。诊脉下指时，首先用中指按在掌后高骨内侧关脉部位（中指定关），接着用食指按关前的寸脉部位（关前为寸），无名指按关后的尺脉部位（关后为尺），三指应呈弓形，指头平齐，以指腹按触脉体诊察脉象。此外，布指的疏密要和病人的身长相适应，身高臂长者，布指宜疏，身矮臂短者，布指宜密。部位取准之后，三指平布同时用力按脉，称为总按。为了重点地体会某一部脉象，也可用一指单按其中一部脉象，如诊寸脉时，微微提起中指和无名指；诊关脉则微提食指和无名指；诊尺脉，则微提食指和中指，临床上总按、单按常配合使用。诊小儿脉可用“一指（拇指）定关法”，而不细分三部；三岁以下的小儿，可用望指纹代替切脉。

5. 举按寻 这是诊脉时运用指力的轻重和挪移，以探索脉象的一种手法。用轻指力按在皮肤上叫举，即浮取或轻取；用重指力按在筋骨间曰按，即沉取或重取；指力不轻不重，还可亦轻亦重，以委曲求之叫寻。

6. 平息 一呼一吸叫做一息，诊脉时，医生的呼吸要自然均匀，用一呼一吸的时间去计算病人脉搏的至数，如脉之迟数，均以息计，并且每次诊脉的时间必须每侧脉搏跳动五十次以上，一般来说每次侯脉时间以3~5分钟为宜，才能察知五脏之气。

（三）正常脉象

正常脉象又称常脉或平脉，即三部有脉，不快不慢（一息四到五至，约每分钟60~80次），不浮不沉，不大不小，从容和缓，柔和有力，节律一致，尺部沉取有力，即有胃、有神、有根。正常脉象与内外环境关系密切，如四时脉象的变化为：春弦、夏洪、秋浮、冬沉。年龄性别不同，脉象表现亦不相同：成年女性较男性脉搏快且弱；小儿脉搏偏快，青壮年人脉搏有力，老年人脉搏多较弱。人在运动、饮食及情绪激动时，也常能影响脉象变化，但都是暂时性的波动，稍事休息即可恢复正常。此外，有的人寸口没有脉搏，而从尺部斜飞向手背，称斜飞脉；若脉搏出现在寸口的背部，则为反关脉，均为桡动脉位置异常所致，不作病脉。

（四）常见病脉及主病

1. 浮脉

【脉象】轻取即得，重按稍减。特点是脉搏显现部位表浅。

【主病】主表证，亦主虚证。

【分析】外邪袭表，卫阳与之相争，脉气鼓动于外，故应指而浮。而久病体虚者，脉多浮大无力，多为精血亏虚，阴不敛阳，虚阳外越的表现，不可误作表证。

2. 沉脉

【脉象】轻取不应，重按始得。特点是脉搏显现部位深。

【主病】主里证，沉而有力为里实，沉而无力为里虚。

【分析】邪气内郁，气血内困，阳气被遏不能鼓动脉气于外，故脉多沉而有力；阳气衰微，推动无力，不能运行营气于外，故脉沉而无力。

3. 迟脉

【脉象】脉来迟缓，一息不足四至。特点是脉搏较慢，每分钟脉搏60次以下。

【主病】主寒证，有力为实寒，无力为虚寒。

【分析】寒凝气滞，气血运行不畅，故见迟脉。实寒证则气血凝滞而充盈，血行缓慢，故脉见迟而有力；若阳气虚弱，无力推动气血，见脉迟无力。

4. 数脉

【脉象】脉率增快，一息脉来五至以上（相当于每分钟脉搏在90次以上）。

【主病】主热证，数而有力为实热，数而无力为虚热。

【分析】邪热亢盛，鼓动血脉，血行加速，故见脉数而有力；虚热内生，血行加速但津血不足，故脉见数而无力。

5. 虚脉

【脉象】三部脉举按皆无力，是无力脉的总称。

【主病】主虚证。多为气血两虚。

【分析】虚为气血不足之象，气虚无力行血，则脉来无力，血不足以充于脉，故按之空虚。

6. 实脉

【脉象】三部脉举按均有力，为有力脉的总称。

【主病】主实证。

【分析】正盛邪实，正邪相搏，气血壅盛，故脉应指有力。

7. 滑脉

【脉象】往来流利，如珠走盘，应指圆滑。

【主病】主痰饮，食滞，实热。

【分析】滑乃气血充盈之象，血盛则血流量大，气足则血运有力，是以血行通畅，应指而滑。平人脉滑而冲和，是营卫充实之象；病者见滑脉，为实邪壅盛于内，气血充盈而致。若妇人无病而见滑脉，应考虑是否怀孕。

8. 涩脉

【脉象】往来艰涩不畅，如轻刀刮竹。

【主病】主精伤血少，气滞血瘀，挟痰挟食。

【分析】精伤血少，不能濡养经脉，血行不畅，往来艰涩，则脉涩而无力；气滞血瘀或食痰胶结，气机不畅，血行受阻，则脉涩而有力。

9. 洪脉

【脉象】脉体宽大，充实有力，状若波涛汹涌，来盛去衰。

【主病】主热盛。有力为实，无力为虚。

【分析】邪热亢盛，热盛血涌，脉道扩张，故脉洪。若久病气虚，或血虚、失血、久泄等病证见洪脉，多洪大而虚，乃阴虚阳浮之象，为邪盛正衰之危证。

10. 细脉

【脉象】脉细如线，应指明显。

【主病】主诸虚劳损，湿证。

【分析】细脉之因，多为气血两虚所致。营血亏虚，脉道不能充盈，故脉细如线；气虚血行无力，故脉细软无力。湿邪阻遏脉道，亦可见细脉。若热病神昏见脉细数，是热邪深入营血或邪陷心包的危侯。

11. 弦脉

【脉象】端直而长，如按琴弦，脉势较强、较硬。

【主病】主肝胆病，诸痛，痰饮，疟疾。

【分析】弦为肝脉，以上诸因使肝失疏泄，气机不利，经脉拘急，故脉弦。

12. 紧脉

【脉象】脉来绷急，应指紧张有力，状如牵绳转索。

【主病】寒证、痛证、宿食。

【分析】寒主收引，阴寒之邪外袭或内闭，阻碍阳气，邪正相搏，导致脉道紧张而挛急；痛则不通，脉气因而阻滞，故见紧脉；饮食停积胃肠，阻遏气机升降，正邪相搏则脉挛而紧。

13. 濡脉

【脉象】浮而细软无力，举之有余，按之则无。

【主病】主虚证、湿证。

【分析】气血两虚，脉道狭小，脉行无力，则见脉浮细软而无力，主虚证。湿邪侵袭，阻遏阳气，脉气不振，亦见濡脉。

14. 结脉

【脉象】脉来迟缓，时而一止，止无定数。

【主病】主阴盛气结、寒痰血瘀、癥瘕积聚。

【分析】结脉乃阴寒结聚，或气血痰食凝滞经脉，致使脉气不相连接，故脉来迟缓，偶有停顿。若心阳不足，气血虚弱，血流不畅，可见脉来迟缓时有一止。

15. 代脉

【脉象】脉来迟缓，时而一止，止有定数。

【主病】主脏气衰微、风证痛证、惊恐、跌打损伤。

【分析】脏气衰微，气血亏虚，元气不足，故脉来微弱而止有定数，且歇止时间较长。若逢惊恐、风证、痛证、跌打损伤而见代脉，多因病致脉气不能衔接所致。

16. 促脉

【脉象】脉来急促，时而一止，止无定数。

【主病】主阳盛实热、气血痰饮宿食停滞、虚脱。

【分析】阳热亢盛，阴阳不和，或痰食淤血留滞，阻碍气机，皆可见促脉，且促而有力。如真元衰惫，阴血虚少，阴阳不能并充于脉，亦可见促脉，但脉促而无力。

（五）相兼脉与主病

相兼脉又称复合脉，是指由两种或两种以上的病脉同时出现的脉象。如浮紧相兼为二合脉，沉细数互见为三合脉等。一般而言，相兼脉的主病往往是各单一脉象主病的总和：如浮紧脉为表寒证；沉细脉为里虚或血虚；浮数脉主表热证；弦数滑脉主肝胆湿热证等，余可类推。

二、按诊

按诊是指医生用手对病人的肌肤、手足、脘腹及其他病变部位进行触摸和按压，以推断疾病的部位、性质和病情轻重等情况的一种诊察方法。

（一）按肌肤

主要了解肌肤的寒热、润燥及肿胀等情况。按肌肤的寒热，以辨别疾病的性质：一般肌肤灼热者为阳证、热证；肌肤发凉者为阴证、寒证；手足心热者多属阴虚内热。察肌肤的润燥，可了解病人有汗、无汗和津液情况：肌肤润滑者多属津液未伤；肌肤枯燥甲错者多属津液已伤或有瘀血。按肌肤肿胀，以辨别水肿和气肿：肌肤绷紧，按之随手即起者为气肿；肌肤肿胀，按之凹陷不起者为水肿。

（二）按手足

按手足，主要为了探明手足的寒热。手足俱冷多属阳虚阴盛；手足俱热多属阳盛热炽。但要注意内热炽盛，阳郁于里不能外达的四肢厥冷，属里实热证。手足心热多为阴虚发热；手背热盛多为外感风寒。

（三）按脘腹

按脘腹，主要是检查脘腹的软硬、有无包块及压痛。腹痛喜按为虚证，拒按为实证。腹部有包块，按之有形，痛有定处，这种肿块临床上称为积或癥，病属血分；如按之可散，痛无定处，聚散不定，临床上称为聚或瘕，病属气分。腹痛绕脐，左下腹按之有块累累，伴有便秘者，为燥屎内结。右少腹作痛，尤以重按后突然放手时痛甚者为肠痈。

（四）按腧穴

腧穴是脏腑经络气血输注于人体体表的特定部位。按腧穴是按压人体上某些腧穴，以了解穴位的变化及异常反应，来验证内在脏腑病变的诊察方法。腧穴的病理变化主要是出现结节或条索状物，其异常反应为压痛或敏感反应。如肝病在肝俞穴和期门穴有压痛；肺病在肺俞穴可摸到结节，或中府穴有压痛；胃病在胃俞穴和足三里穴有压痛；肠痈在阑尾穴上有压痛等。

【思考题】

1. 简述神的各种表现及其临床意义？
2. 试述五色主病的内容？
3. 临床如何鉴别斑和疹？
4. 望小儿指纹的临床意义？
5. 临床怎样鉴别恶寒与畏寒？恶寒发热同时并见的临床意义如何？
6. 特殊汗出主要包括哪几种？临床如何鉴别？
7. 试述病理舌色包括哪几种？其主病特点为何？
8. 试述病理苔色包括哪几种？其主病特点为何？
9. 何谓正常脉象？试述六纲脉的脉象特征及主病特点。

（欧阳峰松）

CHAPTER 第六章

辨证

[学习目标]

1. 了解辨证、八纲辨证、脏腑辨证的概念。
2. 掌握表、里、寒、热、虚、实、阴、阳八纲证候特点。
2. 掌握脏腑辨证各证型的辨证要点和证候分析。
3. 了解六经辨证和卫气营血辨证。

辨证，即是辨别、分析疾病的证候。就是将四诊（望、闻、问、切）所收集的患者的症状、体征及有关病史等资料，从整体观念出发，运用中医基础理论加以综合、分析，归纳出疾病的病因、病位、病性以及邪正关系这一病理本质，并概括为具体证型的诊断过程。

临床上根据疾病的主要表现和特征，来确定疾病病名的过程称为“辨病”。分析、辨别疾病证候做出诊断的过程称为“辨证”。“病”与“证”的确定，都是症状作为依据的。一病可以出现多证，一证可见于多种病之中。因此，即要重视辨证，也不应忽视辨病，在临床上常常是既辨证又辨病，辨证与辨病结合运用，才能使诊断更加全面、准确。

临床常用的有八纲辨证、脏腑辨证、六经辨证、卫气营血辨证等。

知识链接

症、证与病

中医学中“症”、“证”、“病”是三个不同的概念，但三者又有密切联系。“症”，即症状和体征，是病人自我感觉到的异常变化及医者通过四诊等诊察手段获得的形体上的异常体征。如头痛、发热、咽痛等。通过病人出现的症状，可以探求疾病的内在变化。所以症状是辨证与辨病的重要依据。“病”，是对疾病发展变化全过程中特点与规律的概括。“证”，即证候，是机体在疾病发展过程中某阶段的病理本质的概括。总之，“病”与“证”的确定，都是症状作为依据的。

第一节 八纲辨证

八纲，即阴、阳、表、里、寒、热、虚、实八种辨证纲领。八纲辨证，是根据四诊收集的资料，进行分析综合，将疾病的深浅、性质、邪正盛衰、证候类别等情况归纳为表里、寒热、虚实、阴阳八类证候。

一、表里辨证

表里辨证是辨别病变部位、病情轻重和病势趋向的纲领。人体的皮毛、肌腠、经络等在外者，属表；五脏六腑在内者，属里。外邪犯表，疾病初起，病情较轻者为表；病邪入里，疾病中期、末期、病情较深重者，为里。

（一）表证

表证是外感六淫之邪，从皮毛、口鼻侵入机体所致病位浅，在肌肤之证候。表证多具有起病急、病程短、病位浅的特点。

【临床表现】以恶寒（风）、发热、舌苔薄白，脉浮为主。常兼见头身痛、鼻塞流涕、咽痛、咳嗽等症状。

【证候分析】外邪侵犯皮毛肌腠，正邪相争则发热；卫气受遏，肌表失于温煦，故恶寒或恶风；表邪未入里，故舌象无变化呈薄白苔；正邪相争于表，脉气鼓动于外故脉浮；邪气阻滞经脉，气血运行不畅故头身痛；肺主皮毛，鼻为肺窍，咽喉为肺气之通道，邪气从皮毛、口鼻而入，伤及肺系，肺失宣降，故鼻塞、咳嗽、咽痛。

（二）里证

里证是泛指病变部位在内，由脏腑、气血、骨髓等病变所反映的一类证候。多见于外感病的中、后期或内伤疾病。里证可由表邪不解，内传入里，侵入脏腑而产生；或邪气直接侵入脏腑而发病；或由其他原因，导致脏腑功能失调而产生。

里证包括的证候范围很广，临床表现多种多样，概括起来则以脏腑的证候为主。里证病程长，不恶风寒，脉象不浮，多有舌质及舌苔的改变等。

（三）表证与里证的鉴别

询问病史，审察病证寒热以及舌苔、脉象变化，对于辨别表证还是里证有重要意义。一般地说，新病、病程短者，多见于表证；久病、病程长者，常见于里证。发热恶寒者，为表证；发热不恶寒，或但寒不热者，均属里证。表证舌苔常无变化，或仅见舌边、舌尖红赤，若舌苔见有其他异常表现者，则应考虑有里证的存在。脉浮者，为病在表；而脉象不浮者，为病在里。

（四）表证与里证的关系

1. 表里同病 表证与里证同时在一个病人身上出现的，叫表里同病。如患者既有发热、恶寒、头痛、无汗等表证，又有腹胀、便秘、小便黄等里证，即称为表里同病。

表里同病，一般多见于表证未解，邪已入里；或病邪同时侵犯表里，或旧病未愈，复感外邪。

2. 表里转化 表证、里证还可以相互转化，即所谓“由表入里”和“由里出表”。表证、里证相互转化是有条件的，主要取决于正邪斗争的情况。机体抵抗力不足，或邪气过盛，或护理不当，或失治误治等因素，均能导致表证转化为里证。如外感表邪不解，病情发展，出现高热不退，咳喘痰黄稠或带血，说明病邪由表入里，留阻于肺，形成痰热壅肺的里实热证。若经及时治疗，患者热势渐减，咳喘渐平，则表示里邪外透，由里出表。凡病邪由表入里，表示病势加重；病邪由里出表，表示病情减轻。

二、寒热辨证

寒热是辨别疾病性质的两个纲领。寒热是阴阳偏盛偏衰的具体表现，辨寒热就是辨阴阳之盛衰。所谓“阳盛则热，阴盛则寒”、“阳虚则外寒，阴虚则内热”即是此意。辨别疾病性质的属寒属热，是治疗时用温热药或寒凉药的依据。

（一）寒证

寒证是感受寒邪，或阳虚阴盛，机体机能活动抑制或衰减的证候。多由外感寒邪，或因内伤久病，耗伤阳气，阴寒偏盛所致。

【临床表现】恶寒或畏寒喜暖，面色苍白，肢冷倦卧，口淡不渴，分泌物、排泄物清稀，舌淡苔白而润滑，脉迟或紧等。

【证候分析】阳气不足或外感寒邪阻遏阳气，使其不能正常发挥温煦形体的作用，故恶寒或畏寒喜暖，肢冷倦卧，面色苍白；阴寒内盛，津液不伤，故口淡不渴；阳虚不能温化水液，分泌物、排泄物皆澄澈清冷；阳虚不化，寒湿内生，则舌淡苔白而润滑；寒主收引，脉道收缩，故见脉迟。

（二）热证

热证是感受热邪，或阳盛阴虚，表现为机体机能活动兴奋或亢进的证候。本证多由外感热邪，或素体阳盛，或寒邪入里化热，或情志内伤，郁而化火，或过食辛辣，蓄积为热，而使体内阳热过盛。

【临床表现】但热不寒，渴喜冷饮，面红目赤，烦躁不宁，分泌物、排泄物黄、稠、臭，舌红苔黄而干，脉数等。

【证候分析】阳热充斥，则化热不寒；火热伤阴，津液被耗，故渴喜冷饮；火性炎上，故面红目赤；热扰心神，则烦躁不宁；热邪煎熬津液，分泌物、排泄物黄稠、舌红苔黄为邪热亢盛之证。

（三）寒证与热证的鉴别

辨别寒证与热证，不能孤立地根据某一症状做出判断，应对疾病的全部表现综合观察，才能得出正确的结论。临床多从病人的面色、寒热喜恶、四肢冷暖、口渴与否、二便情况、舌象、脉象等变化，进行辨别（表6－1）。

表6-1 寒证与热证鉴别表

证＼症	面色	四肢	寒热	口渴	大便	小便	舌象	脉象
寒证	苍白	清凉	怕冷	不渴或热饮不多	稀溏	清长	舌淡苔白润	迟
热证	红赤	灼热	发热	口渴喜冷饮	干结	短赤	舌红苔黄干	数

（四）寒证与热证的关系

寒证与热证虽然有着阴阳盛衰的本质区别，但又互相联系，它们既可以在病人身上同时出现，表现为寒热错杂的证候，并且在一定条件下可互相转化。在疾病的危重阶段，还可以出现假象。

1. 寒热错杂 寒证和热证同时并存，称之为寒热错杂。临床上可见上热下寒、表寒里热、表热里寒等。如患者在同一时间内，既可是胸中烦热，频频呕吐的上热证，同时又是腹痛、腹泻、喜温喜按的下寒证，这便是寒热错杂证的表现之一。

2. 寒热转化 临床上先出现寒证，后出现热证，当热证出现，其寒证消失，此谓寒证转化为热证。在临床中先见热证，后见寒证，当寒证出现时，其热证消失，此谓热证转化为寒证。如临床上所见的风寒束肺证，初起表现咳嗽、吐痰清稀舌淡苔白滑，但由于失治、误治寒邪郁久从阳化热表现发热，吐黄稠痰，胸痛，舌红苔黄腻，脉洪大而数等痰热壅肺之证候，即谓之寒证转热证，属于阴转阳。又如临床上常见的温热病危重阶段，原先表现为壮热，面赤，喘促脉洪数有力等。而突然转化为面色苍白，四肢厥冷，大汗淋漓，脉欲欲绝等一派阳气暴脱之征兆，此谓之为热证转化为寒证。

3. 寒热真假 在疾病发展过程中，尤其是病情危重阶段，有时出现疾病症状与本质不符的现象，称为假象，即真寒假热或真热假寒的证候。

（1）真热假寒：又称阳盛格阴，是内有真热而外见假寒的证候。此为内热炽盛，阳气郁闭于内，格阴于外所致。其表现有手足逆冷，脉沉等证，似属寒象，但肢冷而胸腹灼热，不欲近衣被，不恶寒而反恶热；脉虽沉但数而有力；并见口渴喜冷饮，烦躁不安，小便黄赤，大便燥结，咽干口臭，舌红苔黄而干，甚则神昏谵语等一派热象。

（2）真寒假热：又称阴盛格阳，是内有真寒而外见假热的证候。此为阴寒内盛，格阳于外所致。其表现有面赤、身热、口渴，脉大等，似是热证，但仔细观察，面虽赤却仅颧红如妆，且时隐时现；身虽热而反欲盖衣被；口虽渴但不欲饮或喜热饮；脉虽大但按之无力；同时还有四肢厥冷，下利清谷、小便清长，舌淡苔白等一派真寒之象。

三、虚实辨证

虚实是用以概括邪正盛衰的两个纲领。实证主要取决于邪气盛方面，而虚证主要取决于正虚方面。正如《素问·通评虚实论》所说："邪气盛则实，精气夺则虚。"辨别疾病属虚属实，是治疗时确定扶正或祛邪的依据。

（一）虚证

虚证是指人体正气不足，脏腑功能衰退所表现的证候，多见于素体虚弱，后天失调，或久病、重病之后，以及七情劳倦，房室过度等所导致的阴阳气血亏虚而形成。但因气血阴阳虚损的程度不同，所以又有血虚、气虚、阴虚、阳虚的区别。

1. 血虚证 血虚证是指血液不足，不能濡养脏腑、经脉、组织、器官而出现的证候。

【临床表现】面色淡白或萎黄，唇、舌、爪甲色淡，头晕眼花，心悸失眠多梦，手足麻木，妇女月经量少，衍期或闭经，脉细无力等。

【证候分析】血虚不能滋养头目，则头晕眼花；不能上荣于面，则面色无华或萎黄，唇舌淡白；血少心失所养则心悸失眠多梦；血虚筋脉失养，则爪甲苍白，手足麻木；冲任不足，血海空虚，故月经量少，衍期或闭经；血虚不能充盈脉管故脉细无力。

2. 气虚证 气虚证是指全身或某一脏腑机能减退而出现的证候。

【临床表现】乏力气短，神疲自汗，面黄舌淡苔白，脉缓。

【证候分析】元气不足，脏腑各部功能减退，气血化源不足，故精神疲倦，气短不足以息；不能固摄津液，故自汗常出；气虚无力鼓动血脉上荣于舌，故面黄舌淡；血运无力，故脉缓。

3. 阴虚证 是指机体阴液亏损，阴不制阳，虚热内生所表现的证候。

【临床表现】形体消瘦，午后潮热，颧红，盗汗，五心烦热，口燥咽干，舌红少苔或无苔，脉细数。

【证候分析】阴液亏损形体失其濡养，故形体消瘦；阴虚生内热，虚热内扰，则见五心烦热，午后潮热，颧红；虚热逼津外泄，则盗汗；津液不足，则口燥咽干；舌红少苔，脉细数为阴虚内热之象。

4. 阳虚证 阳虚证，是指机体阳气不足，失却温煦，阴寒内盛所表现的证候。

【临床表现】畏寒肢冷，面色㿠白，精神萎靡，身倦乏力，气短懒言，口淡不渴，或渴喜热饮，尿清便溏，或尿少浮肿，舌淡胖苔白，脉沉迟无力。

【证候分析】阳气不足，不能温煦形体，故畏寒肢冷；气血运行无力，故面色㿠白，神疲乏力，气短懒言，精神萎靡；阴寒内盛，故口淡不渴，或喜热饮，尿清便溏；阳气亏虚，不能蒸化水液，水湿泛滥，故尿少浮肿。舌淡胖嫩苔白，脉沉迟无力皆为阳虚之象。

（二）实证

实证是指邪气过盛，脏腑功能活动亢盛所表现的证候。形成的原因：一是外感六淫邪气侵犯机体；二是由于脏腑功能失调，以致痰饮、水湿、瘀血等病理产物停留在体内所致。由于邪气的性质及所在部位的不同，因此临床表现亦不一样。

【临床表现】一般常见的有发热，形体壮实，胸胁脘腹胀满，疼痛拒按，精神烦躁，声高气粗，痰涎壅盛，大便秘结或下痢，小便不利或淋沥涩痛，舌质苍老，脉实有力等。

【证候分析】邪气过盛，正气与之抗争，以致阳热亢盛，故发热；邪盛正未衰，邪正斗争激烈，故表现形体壮实；实邪扰心，故烦躁；邪阻于肺，肺失宣降，故胸协胀满，声高气粗，痰涎壅盛；实邪积于肠胃，腑气不通，故腹胀满疼痛拒按，大便秘结；湿热下注，故下痢；水湿内停，气化不行，故小便不利；湿热下注膀胱，故小便淋沥涩痛；正盛邪实，气血壅盛故脉实有力。

（三）虚证与实证的鉴别

辨别虚证、实证，主要看病人形体的盛衰，精神的好坏，声音气息的强弱，痛处的喜按与拒按，以及舌苔、脉象等方面（表6－2）。实证多反映有余、壅闭的征象，虚证多反映不足、滑脱的征象。

表6－2 虚证与实证鉴别表

	病程	体质	形态	疼痛	舌象	脉象
虚证	久病	虚弱	精神萎靡身倦乏力，气弱懒言	隐痛喜按	舌淡苔少	细弱
实证	新病	壮实	精神兴奋、声高气粗	疼痛拒按	舌苍老苔厚腻	实而有力

（四）虚证与实证的关系

疾病的变化是一个复杂的过程，常由于体质、治疗、护理等各种因素的影响，使虚证和实证发生虚实夹杂、虚实转化、虚实真假等证候。

1. 虚实错杂 患者在同一时期出现正虚与邪实两方面的病变，称为虚实错杂。如疳积患儿，既可见腹胀嗳腐，大便有不消化食物的实象；又有形体消瘦，面黄发稀，神疲乏力，脉细弱的虚象，这便是虚实错杂。

2. 虚实转化 在疾病发展过程中，由于正邪相争，在一定条件下，虚证实证可相互转化。

实证转化为虚证，多因实证失治或误治，或邪气过盛伤及正气而成；虚证转化为实证，临床上比较少见，而多见先为虚证，后转化为虚实夹杂证。如外感热病的病人，原为高热、汗出、口渴、脉洪大之实证，因治疗不当，日久不愈，导致津气耗伤，出现形体消瘦，面色淡白，乏力气短，唇舌淡，少苔，脉细无力等虚证，此为实证转化虚证。如病本心气虚，症见心悸气短、神疲乏力，久治不愈，突然胸闷心痛不止，这是气虚血瘀，心脉痹阻，证已由虚转实，但此时气虚仍在，并非全部转化为实证，治疗当以益气活血化瘀止痛。

四、阴阳辨证

阴阳是概括病证类别的一对纲领，大之可以概括整个病情，小之可以用于对所出现症状的分析。阴阳又是八纲的总纳，它可以概括其他三对纲领，即表、热、实属阳；里、寒、虚属阴。因此可以说，尽管病证千变万化，但总括起来不外乎为阴证和阳证两大类。

(一)阴证与阳证

1. 阴证 凡符合“阴”的一般属性如抑制、衰退、沉静、晦暗等征象的证候，称为阴证。如里证、虚证、寒证，都属于阴证范围。一般常以“虚寒证”作为阴证的代表，是体内阳气虚衰，或寒邪凝滞所表现出的证候。

【临床表现】畏寒肢冷，面色苍白，精神萎靡，气短声低，口淡不渴，便溏尿清，舌淡胖嫩，苔白，脉迟弱等。

【证候分析】阳气虚衰，则相对阴寒偏盛，脏腑功能衰减，不能温煦全身，故出现一派虚寒征象。

2. 阳证 凡符合“阳”的一般属性如兴奋、亢进、躁动、明亮等征象的证候，称为阳证。如表证、实证、热证，都属于阳证范围。一般常以“实热证”作为阳证的代表，是体内热邪壅盛，或阳气亢盛所表现出的证候。

【临床表现】身热面赤，精神烦躁，气粗声高，口渴喜冷饮，呼吸气粗，大便秘结，小便短赤，舌红绛，苔黄而干，脉滑数有力。

【证候分析】热邪炽盛，正气未衰，或因脏腑功能活动亢奋，邪正斗争激烈，表现出一派实热征象。

(二)亡阴证与亡阳证

亡阴和亡阳是疾病中出现的危重证候。一般是在高热，大汗或发汗太过，或剧烈吐泻、失血过多等原因导致阴液或阳气迅速亡失的情况下出现的。

1. 亡阴证 是指体内阴液大量消耗或丢失，而出现的阴液衰竭的病变和证候。

【临床表现】汗出而黏、如珠如油，呼吸短促，身热，手足温，烦躁不安，渴喜冷饮，面色潮红，皮肤皱瘪，小便极少，舌红而干，脉细数无力。

【证候分析】亡阴可以是在病久而阴液亏虚基础上的进一步发展，也可因壮热不退、大吐大泻、大汗不止、严重烧伤致阴液暴失而成。由于阴液欲绝，不能内守，故见汗出如油，身热烦渴，脉细数疾等一派阴竭而阳热亢盛的证候。

2. 亡阳证 亡阳证是指体内阳气极度损耗而表现出阳气欲脱的危重证候。

【临床表现】冷汗淋漓、面色苍白，神情淡漠，肌肤不温，手足厥冷，呼吸气微，舌淡而润，脉微欲绝。

【证候分析】亡阳一般是在阳气由虚而衰的基础上的进一步发展，但亦可因阴寒之邪极盛而致阳气暴伤，还可因大汗、失精、大失血等阴血消亡而阳随阴脱。由于阳气极度损耗而欲脱散，失却温煦、固摄、推动之能，故见冷汗、肢厥、面色苍白、神情淡漠、息弱、脉微等垂危病状。

亡阴可迅速导致亡阳，亡阳后亦可出现亡阴，只不过其先后，主次不同而已。为此，在临床上应分别亡阴、之阳的主次矛盾，才能达到及时正确的抢救目的。

五、八纲辨证之间的关系

八纲是从具体事物中抽象出来的概念，用八纲辨别归纳证候，是分析疾病共性的辨证方法，在临床应用中，每一纲都各自有其独特的内容，但它们之间又相互关联而不能截然分割，概括起来有两大关系：一是八纲辨证中表里、寒热、虚实证在临床上往往交织混合出现。如表证与寒热证，虚实证关系中，可分为表寒、表热、表虚、表实证。如里证与寒热证、虚实证关系中，又可分为里寒、里热、里虚、里实证。二是在一定条件下，表里、寒热及虚实可以转化。临床上常见到的由表入里或由里出表；由寒化热或由热转寒；由虚转实或由实转虚等证候变化。

（欧阳峰松）

第二节　脏腑辨证

脏腑辨证是整个中医辨证体系的重要组成成分和核心内容，是临床各科诊断疾病的基本方法和临床各科辨证的基础。

一、心与小肠病辨证

心主血脉和藏神，与汗液、面、脉、舌、喜关系密切；小肠主受盛化物和泌清别浊。心病以血脉功能紊乱和神志功能异常为主要病理变化。常见症状有心悸、怔忡、心痛、失眠、健忘、神识不清、谵语、舌疮、脉结代等。小肠以泌清别浊功能失调为主要病理变化，常见症状有尿赤涩痛、尿血等。心与小肠病常见证候如下：

1. 心气虚证

【临床表现】心悸，气短，精神疲惫，活动后加重，或见精神恍惚，或有自汗，或面色淡白，舌质淡，脉虚。

【证候分析】心气虚，鼓动无力，机能活动衰减，故见心悸、气短、神疲。劳累耗气，活动后心气益虚，故诸症加剧。心气虚，心神失藏，可见精神恍惚。心气虚运血无力，不能上荣于面，气血不充，故面色淡白，舌淡。气虚卫外不固，故自汗；气虚血行失其鼓动，脉行无力则脉虚。本证以心悸怔忡及气虚证共见为辨证要点。

【治疗方法】益气养心

【常用方剂】养心汤

2. 心阳虚证

【临床表现】心悸怔忡，心胸憋闷或痛，形寒畏冷，气短，自汗，面色㿠白，或面唇青紫，舌质淡胖或紫暗，苔白滑，脉迟弱或结代。

【证候分析】心阳虚衰，鼓动无力，心动失常，故轻则心悸，重则怔忡。胸阳不展，阳虚寒凝经脉，气机郁滞，心脉痹阻不通，所以心胸憋闷疼痛。心气虚则气短。阳气虚不能卫外则自汗。气虚及阳，损伤心阳，阳虚不能温煦肢体，故形寒畏冷。阳气虚无力推动血行致络脉瘀阻，而见面色㿠白或面唇青紫，舌质紫暗。苔白滑是阳虚寒盛之象。阳虚阴盛，无力推动血行，脉道失充或脉气不能衔接，则脉迟弱或结代。

本证以心悸怔忡，胸闷或痛，脉迟及阳虚证为辨证要点。

【治疗方法】益气温阳

【常用方剂】保元汤

3. 心阴虚证

【临床表现】心悸心烦，失眠多梦，或喜笑不休，举止失常，或见五心烦热，午后潮热，盗汗，两颧潮红，舌红少津，脉象细数。

【证候分析】心阴亏少，心失所养，故见心悸；心失濡养，虚热扰心，心神不守，则心烦、失眠、多梦。心阴不足，虚火内扰，神气不宁，故见喜笑不休，举止失常。阴虚则阳亢，虚热内生，故五心烦热，午后潮热。寐则阳气入阴，营阴受蒸则外流而为盗汗。虚热上炎则两颧发红。舌红少津、脉细数为阴不制阳、虚热内生之象。本证以悸烦不宁、失眠多梦及阴虚证为辨证要点。

【治疗方法】滋阴宁心

【常用方剂】天王补心丹

4. 心血虚证

【临床表现】心悸，失眠多梦，面色淡白或萎黄，或兼见头晕，健忘，或见精神恍惚，唇、舌色淡，脉细弱。

【证候分析】心血不足，心失所养，心动失常，故见心悸；血不养心，心神不安，则见失眠多梦。血虚不能上荣于头面，故见头晕、健忘、面色淡白或萎黄，唇舌色淡。心血不足，心神失养，故精神恍惚。血少脉道失充，故脉象细弱。本证以心悸、失眠及血虚证为辨证要点。

【治疗方法】养血宁心

【常用方剂】归脾汤

5. 心火亢盛证

【临床表现】心烦失眠，面赤口渴，口舌赤烂疼痛，身热，便秘溲黄，或兼见小便赤、涩、灼、痛，或见吐血、衄血，或精神错乱，甚或狂躁谵语，神识不清，舌尖红绛，苔黄，脉数。

【证候分析】心主神明，心火内炽，侵扰心神，故见心烦失眠，甚则狂躁谵语或精神错乱。心其华在面，火热上炎则面赤。火邪伤津，故口渴，便秘，尿黄。火热炽盛则身热。火热循经上炎故舌尖红绛；灼伤脉络则生糜点、腐烂疼痛。心火循经下移于小肠，则见小便赤涩灼痛。心火炽盛，迫血妄行，见吐血、衄血。苔黄，脉数为实热之象。本证以神志症状及舌、脉出现火热炽盛之征为辨证要点。

【治疗方法】清心泻火

【常用方剂】泻心汤

6. 痰迷心窍证

【临床表现】意识模糊，甚则昏不知人；或精神抑郁，表情淡漠，神志痴呆，喃喃独语，举止失常；或突然昏仆，不省人事，口吐涎沫，喉有痰声。并见面色晦滞，胸闷呕恶，舌苔白腻，脉滑。

【证候分析】痰浊蒙蔽心窍，神识受蒙，不能自主，故见意识模糊，甚则昏不知人。气郁痰凝，痰气搏结，阻蔽神明，则见神志痴呆，精神抑郁，表情淡漠，喃喃独语，举止失常。痰浊挟肝风闭阻心神，故突然昏仆，不省人事，口吐涎沫，喉中痰鸣。痰浊内阻，清阳不升，浊气上泛，故面色晦滞。胃失和降，胃气上逆，则胸闷作呕。舌苔白腻，脉滑，均为痰浊内盛之征。本证以神志异常和痰浊内盛见症为辨证要点。

【治疗方法】涤汤开窍

【常用方剂】导痰汤

7. 痰火扰神证

【临床表现】躁狂谵语，甚则狂越妄动，打人毁物，胡言乱语，哭笑无常，或见神昏谵语，或发热烦躁，面红目赤，口渴气粗，便秘尿黄，痰黄稠，喉间痰鸣，胸闷，心烦不寐，舌质红，苔黄腻，脉滑数。

【证候分析】痰火扰神有外感和内伤之分。外感热病中，常因邪热亢盛，燔灼于里，炼液为痰，上扰心窍所致。里热炽盛，充斥肌肤，可见高热，热扰心神则烦躁。火热上炎，则面红目赤，呼吸气粗；邪热伤津则口渴。邪热炼津为痰则见吐痰黄稠，或喉间痰鸣。痰与火结，痰火扰心，则见神昏谵语，躁扰发狂。舌质红，苔黄腻，脉滑数为痰火内盛之象。内伤杂病中，痰火内盛，闭扰心神，轻则心烦失眠，重则发狂，胡言乱语，哭笑无常，狂越妄动，打人毁物。本证以神志异常和痰火内盛症为辨证要点。

【治疗方法】清心、豁痰、泻火

【常用方剂】礞石滚痰丸

8. 心脉痹阻证

【临床表现】心悸怔忡，心胸憋闷作痛，痛引肩背内臂，时作时止。或见痛如针刺，舌暗或有青紫斑点，脉细涩或结代；或为心胸闷痛，体胖痰多，身重困倦，舌苔白腻，脉沉滑或沉涩；或遇寒痛剧，得温痛减，形寒肢冷，舌淡苔白，脉沉迟或沉紧；或疼痛而胀，胁胀，常喜太息，舌淡红，脉弦。

【证候分析】阳气不振，心失温养，心动失常，故见心悸怔忡。阳气不运，血行无力，心脉痹阻，故心胸憋闷疼痛。手少阴心经之脉出腋下循内臂，心脉不通则气血运行不畅，故痛引肩背内侧。瘀阻心脉的疼痛以刺痛为特点，伴见舌暗，或有青紫色瘀斑瘀点，脉细涩或结代等瘀血内阻的症状；痰浊停滞心脉的疼痛以闷痛为特点，患者多见体胖痰多，身重困倦，苔白腻，脉沉滑或沉涩等痰浊内盛的症状；寒凝心脉的疼痛以痛势剧烈，突然发作，得温痛减为特点，伴见畏寒喜温，肢冷，舌淡苔白，脉沉迟或沉紧等寒邪内盛的症状；气滞心脉的疼痛以胀痛为特点，其发作往往与精神因素有关，常伴见胁胀，善太息，脉弦等气机郁滞的症状。本证以心悸怔忡，心胸憋闷作痛为辨证要点，但因致痛之因有别，故应分辨疼痛特点及兼证。

【治疗方法】活血化瘀，通络止痛。

【常用方剂】血府逐瘀汤

9. 小肠实热证

【临床表现】心烦口渴，口舌生疮，小便赤涩、尿道灼痛，或尿血，舌红苔黄，脉数。

【证候分析】心火内盛，热扰心神则心烦；热盛伤津则口渴；心与小肠相表里，心热下移于小肠，故小便赤涩、尿道灼痛；热甚灼伤血络则可见尿血；舌红苔黄，脉数为里热之象。本证以心火热炽及小便赤涩疼痛为辨证要点。

【治疗方法】清心泻火，导热下行。

【常用方剂】导赤散

二、肺与大肠病辨证

肺主气司呼吸，主宣发肃降，通调水道，与皮毛、涕、鼻、悲（忧）等关系密切，喜润恶燥；大肠主传化糟粕。肺病以呼吸功能障碍、水液代谢失常、卫外功能失调、宣降失司等为主要病理变化。常见症状有咳嗽、气喘、咯痰、胸痛、鼻塞流涕、呼吸失常、水肿等。大肠以传导功能失常为主，常见症状有便秘、泄泻、腹胀、腹痛、肠鸣矢气、里急后重、痢下脓血等。肺与大肠病常见主要证候如下：

1. 肺气虚证

【临床表现】咳喘无力，咳痰清稀，少气懒言，语声低怯，自汗、动则益甚，畏风，易于感冒，神疲体倦，面色淡白，舌淡苔白，脉弱。

【证候分析】肺气亏虚，宗气不足，肺失宣肃，气逆于上，故咳喘无力；动则耗气，则咳喘益甚；肺气不足，津液不布，聚而为痰，则吐痰清稀。肺气虚，宗气衰少，走息道以行呼吸功能衰退，故少气短息，语声低怯。面色淡白，神疲体倦，舌淡苔白，脉弱，均为气虚之象。若肺气虚，不能宣发卫气于肌表，腠理不密，表卫不固，故见自汗，畏风，且易受外邪侵袭而反复感冒。本证以咳喘无力，吐痰清稀及气虚证候为辨证要点。

【治疗方法】补益肺气

【常用方剂】补肺汤

2. 肺阴虚证

【临床表现】干咳少痰，或痰少而黏，不易咯出，口燥咽干，形体消瘦，五心烦热，午后潮热，盗汗，颧红，或痰中带血，声音嘶哑，舌红少津，脉细数。

【证候分析】肺为娇脏，性喜柔润，职司清肃，肺阴不足，虚火内生，灼液成痰，表现为干咳无痰，或痰少而黏；虚火灼伤肺络，则痰中带血；阴虚阳亢，虚热内炽，故午后潮热，五心烦热，形体消瘦；热扰营阴则盗汗；虚火上炎，故两颧发红；阴液不足，失于滋养，则咽喉失润，以致口燥咽干，声音嘶哑。舌红少津，脉细数，为阴虚内热之象。本证以干咳或痰少而黏和阴虚内热之象为辨证要点。

【治疗方法】滋阴润肺

【常用方剂】百合固金汤

3. 寒邪犯肺证

【临床表现】咳嗽，痰稀色白，微有恶寒发热，鼻塞，流清涕，喉痒，或见身痛无汗舌苔薄白，脉浮紧。

【证候分析】外感风寒，袭表犯肺，肺气被束，失于宣降，故咳嗽；肺津不布，聚成痰饮，故咳吐痰液清稀。鼻为肺窍，肺气失宣，则鼻塞流涕。肺主气属卫，风寒犯表，损伤卫阳，肌表失于温煦，故见微恶风寒，正气抗邪则发热。寒邪凝滞经络，经气不利，故头身疼痛；寒性收引，腠理闭塞，故见无汗。舌苔薄白，脉浮紧，为感受风寒之征。本证以咳嗽，痰液清稀和风寒表证为辨证要点。

【治疗方法】宣肺散寒，化痰止咳。

【常用方剂】三拗汤

4. 风热犯肺证

【临床表现】咳嗽，痰稠色黄，发热微恶风寒，鼻塞，流浊涕，口微渴，或咽喉疼痛，舌尖红，苔薄黄，脉浮数。

【证候分析】风热袭肺，肺失清肃，肺气上逆，故咳嗽；肺气失宣，鼻窍不利，津液为热邪所熏，故鼻塞、流浊涕；风热上扰，咽喉不利，故咽痛。肺主气属卫，肺卫受邪，卫气抗邪则发热；卫气郁遏，肌表失于温煦，故恶寒。热伤津液则口微渴。舌尖红，苔薄黄，脉浮数，为风热袭表犯肺之征。本证以咳嗽、痰黄、咽痛和风热表证为辨证要点。

【治疗方法】辛凉宣肺，止咳化痰。

【常用方剂】桑菊饮

5. 燥邪伤肺证

【临床表现】干咳少痰，或痰黏难咯，或痰中带血，唇、鼻、咽喉干燥，发热，微恶风寒，胸痛，或见鼻衄，咯血，便干溲少，无汗或少汗，苔薄而干燥少津，脉浮数或浮紧。

【证候分析】燥邪犯肺，易伤肺津，肺失滋润，清肃失职，故干咳无痰，或痰少而粘，难以咯出，甚则咳伤肺络，而见胸痛咯血。“燥胜则干”，燥邪伤津，失于滋润，则见口、唇、鼻、咽干燥；肠道失润，故大便干燥；津液耗伤则尿少。燥袭卫表，卫气失和，故见发热微恶风寒。若燥与寒并，寒主收引，腠理闭塞，故见无汗，脉浮紧；燥与热合，腠理开泄，则见少汗，脉浮数。苔薄而干燥少津，为燥邪袭表犯肺之象。本证以干咳，口咽干燥和表证为辨证要点。

【治疗方法】温燥宜疏风清肺，润燥止咳，凉燥宜轻宣凉燥，宣肺化痰。

【常用方剂】温燥用桑杏汤，凉燥用杏苏散。

6. 寒饮阻肺证

【临床表现】咳嗽，痰液清稀量多，背寒肢冷，咳喘不得平卧，或伴恶寒发热，头痛，鼻塞流清涕，舌淡，苔白滑或白腻，脉弦紧。

【证候分析】本证多为久咳，伏饮内停，又为外寒引动所致。寒饮内停，肺失宣肃可见咳喘不得平卧；寒饮内停，损伤阳气，背为胸之府故背寒；阳气不能外达四末故肢冷；痰饮内盛可见舌淡苔白滑或白腻，脉弦紧。外感寒邪可见恶寒发热，头痛，鼻塞流清涕。本证以咳喘不得平卧，痰液清稀量多伴实寒见症为辨证要点。

【治疗方法】温肺化饮

【常用方剂】小青龙汤

7. 肺热炽盛证

【临床表现】壮热，口渴喜饮，呼吸气粗，咳嗽，痰液黄稠，甚至呼吸困难，鼻翼煽动，咯血，便结，尿短赤，舌红，苔黄，脉洪数或滑数。

【证候分析】外邪化热入里，壅滞于肺，里热炽盛见壮热，舌红，苔黄，脉洪数或滑数；热盛津伤则口渴喜饮，痰液黄稠，便结，尿短赤；肺热炽盛，肺失于宣降，气逆于上则见呼吸气粗，咳嗽，甚至呼吸困难，鼻翼煽动；热伤肺络则咯血。本证以咳喘气急，咽喉肿痛伴里热实证为辨证要点。

【治疗方法】清热泻肺，止咳平喘。

【常用方剂】泻白散

8. 痰热壅肺证

【临床表现】壮热，胸痛，咳喘，呼吸气粗，甚至鼻翼扇动，痰黄稠而量多或为脓血腥臭痰，小便黄赤，大便秘结，舌红，苔黄，脉滑数。

【证候分析】本证多为温邪犯肺，或痰湿内盛，郁而化热，痰热阻肺所致。里热炽盛则壮热，小便黄赤，大便秘结；痰热壅肺，肺失清肃，气逆于上则咳喘，气粗，鼻翼扇动；肺气壅滞则胸痛；痰热互结，上逆气道则痰黄稠而量多；痰热交阻，热盛肉腐，则见脓血腥臭痰；痰热内盛则舌红，苔黄，脉滑数。本证以咳喘，痰黄稠而量多或为脓血腥臭痰伴里热实证为辨证要点。

【治疗方法】清热化痰，止咳平喘。

【常用方剂】清气化痰丸

9. 痰浊阻肺证

【临床表现】咳嗽痰多，色白易咯，胸闷，甚则气喘痰鸣，舌淡苔白腻，脉滑。

【证候分析】多由长期咳喘，损伤肺气、肺不布津，聚液成痰；或脾虚生湿，湿聚为痰，上渍于肺所致。痰湿阻肺，肺气上逆，故咳嗽痰多，色白易咯；痰湿阻滞气道，肺气不利，则胸闷、气喘；舌淡苔白腻，脉滑，是痰浊内阻之象。本证以咳喘痰多，色白易出为辨证要点。

【治疗方法】燥湿化痰，降气止咳。

【常用方剂】二陈汤合三子养亲汤

10. 大肠液亏证

【临床表现】大便秘结干燥，难以排出，常数日一行，口干咽燥，或伴口臭头晕，腹胀，舌红少津，脉细涩。

【证候分析】津液不足，肠失濡润，以致粪便在肠内燥化太过，干结难出，常三五日，甚至十余日一行。临床常见的习惯性便秘，大多属津液不足所致。阴伤于内，口咽失润，故口干咽燥。大便日久不解，浊气不得下泄而上逆，致口臭头晕。阴亏燥热内生，故舌红少津。津亏脉道失充，故脉来细涩。本证以大便干燥、难于排出和阴液不足的临床表现为辨证要点。

【治疗方法】润肠通便

【常用方剂】润肠丸

11. 大肠湿热证

【临床表现】腹痛，下痢脓血，里急后重，或暴注下泻，色黄臭秽，肛门灼热，小便短赤，或发热，口渴，舌红苔黄腻，脉滑数。

【证候分析】湿热蕴结大肠，气机阻滞，故腹痛，里急后重；湿热熏灼肠道，脉络损伤，血腐为脓，故下痢脓血；湿热秽浊下注大肠，传导失职，则暴注下泻，色黄臭秽，肛门灼热；湿热内盛，耗伤津液，则发热口渴；舌红苔黄腻，脉滑数，均为湿热之象。本证以腹痛下痢、泄泻与湿热证共见为辨证要点。泄泻，肛门灼热，或下利赤白黏冻，或暴注下泄，色黄而臭，腹痛，里急后重，小便短赤，口渴，或有恶寒发热，或但热不寒，舌红苔黄腻，脉濡数或滑数。本证以下痢或泄泻及湿热征象为辨证要点。

【治疗方法】清肠化湿

【常用方剂】泄泻用葛根芩连汤，下痢用白头翁汤。

三、脾与胃病辨证

脾主运化、统血、升清，为后天之本，与四肢肌肉、唇、口、涎液、思关系密切，喜燥恶湿；胃主受纳腐熟，以降为顺，喜润恶燥。脾病以运化功能失调而导致气血化生不足、生湿生痰，以及脾不统血，清阳不升为主要病理变化，常见症状有食欲不振、腹满、便溏、内脏下垂、出血、水肿等。胃病以受纳腐熟功能障碍、胃失于和降、胃气上逆为主要病理变化，常见症状有胃脘胀痛、恶心、呕吐、嗳气、呃逆等。脾与胃病常见证候如下：

1. 脾气虚证

【临床表现】少气懒言，倦怠乏力，面色萎黄，腹胀，纳差，便溏，形体消瘦，舌淡苔白，脉缓无力。

【证候分析】脾主运化，脾气虚弱，运化失职，故食少纳呆；气机升降不力则腹胀；水湿不运则便溏；脾气不足，化生乏源，肢体失养，则倦怠乏力，消瘦；中气不足故见少气懒言；气血不荣则面色萎黄；舌淡苔白，脉缓无力为脾气虚之象。本证以食少、腹胀、便溏与气虚证共见为辨证要点。

【治疗方法】健脾益气

【常用方剂】四君子汤

2. 脾阳虚证

【临床表现】腹胀纳少，脘腹冷痛，喜按喜温，形寒肢冷，大便稀溏，口淡不渴，或肢体浮肿，或白带清稀量多，舌淡胖嫩，苔白滑，脉沉迟无力。

【证候分析】脾阳虚，运化无力，故腹胀纳少；阳虚阴盛，寒从中生，凝滞气机，故脘腹冷痛，喜温喜按；中阳虚寒，水湿内盛则口淡不渴；大肠燥化不及，水湿流注肠中，则大便稀溏，甚则泄泻清谷；水湿溢于肌肤则浮肿；水湿下注，带脉失约则白带清稀量多；形寒肢冷，舌淡胖嫩，苔白滑，脉沉迟无力均为阳虚之象。本证以脾虚失运与虚寒见症为辨证要点。

【治疗方法】温运中阳

【常用方剂】理中汤

3. 脾虚气陷证

【临床表现】脘腹坠胀，食后益甚，或便意频数，肛门重坠，或久泄不止，或小便混浊如米泔，或脱肛、子宫下垂、胃下垂等。常伴见气短懒言，倦怠乏力，头晕，面黄无华，食少便溏，舌淡苔白，脉虚弱等。

【证候分析】脾气主升，能升发清阳，举托内脏。脾气虚衰，升举无力，故脘腹重坠作胀，食后更甚；中气下陷，故便意频数，肛门重坠，或久泄不止，甚或脱肛、子宫下垂等。脾主散精，精微不能正常输布，清浊不分，反注膀胱，故小便混浊如米泔；清阳不升，头目失养，故头晕；食少便溏，气短懒言，倦怠乏力，面白无华，舌淡白，脉虚弱均为脾气虚之征。本证以脘腹坠胀，久泄久痢，内脏下垂和脾气虚证并见为辨证要点。

【治疗方法】健脾益气，升阳举陷。

【常用方剂】补中益气汤

4. 脾不统血证

【临床表现】便血、尿血、肌衄、齿衄、鼻衄、或妇女月经过多、崩漏等各种慢性出血表现。常伴见食少腹胀，便溏，面色无华或萎黄，神疲乏力，少气懒言，舌淡苔白，脉细弱。

【证候分析】脾气亏虚，统摄无权，血不循经而溢脉外，故见各种出血症状：溢于胃肠，则见便血；溢于膀胱，则见尿血；血溢肌肤，则为肌衄；溢于齿、鼻，则见齿衄、鼻衄。脾虚失于统摄，冲任不固，所以见妇女月经过多，甚则崩漏。脾气不足，运化失健，故食少腹胀，便溏；脾虚气血生化乏源，加之反复出血，气血两虚，故面色无华或萎黄，神疲乏力，少气懒言。舌淡苔白，脉细弱，为气血亏虚之象。本证以出血表现和脾气虚证共见为辨证要点。

【治疗方法】补气摄血

【常用方剂】归脾汤

5. 寒湿困脾证

【临床表现】脘腹痞闷胀痛，口腻纳呆，腹痛便溏，泛恶欲呕，口淡不渴，头身困重，面色晦黄，或肌肤面目发黄，黄而晦暗如烟熏，或肢体浮肿，小便短少，或妇女白带量多质稀，舌淡胖苔白腻，脉濡缓。

【证候分析】脾喜燥恶湿，与胃相表里，寒湿内盛，中阳受困，脾胃纳运升降失常，脾气被遏，运化失司，故脘腹痞闷胀痛，纳呆，便溏。寒湿中阻，胃失和降，胃气上逆，则泛恶欲呕。湿为阴邪，其性重着，流注肢体，阻遏清阳，以致头身困重。湿阻气滞，气血不能外荣肌肤，可见面色晦黄。寒湿困阻中焦，气机不畅，肝胆疏泄失职，致胆汁外溢，故面目肌肤发黄，黄而晦暗如烟熏。脾阳为寒湿所困，失于温化，水湿泛溢肌肤，故肢体浮肿；膀胱气化受阻，则小便短少。寒湿下注，带脉不固，可见妇女带下量多质稀。口淡不渴，舌淡胖苔白腻，脉濡缓均为寒湿内盛之象。本证以脘腹痞胀，纳呆，呕恶，便溏等脾胃纳运功能障碍和寒湿内盛的表现共见为辨证要点。

【治疗方法】温化寒湿

【常用方剂】胃苓汤

6. 湿热蕴脾证

【临床表现】脘腹痞满，纳呆厌食，恶心呕吐，厌食油腻，口苦而黏，大便秘结，或便溏不爽，头身困重，或身黄、目黄，色泽鲜明如橘皮色，小便黄，或皮肤瘙痒，或身热起伏，汗出热不解，舌红苔黄腻，脉濡数。

【证候分析】湿热蕴结脾胃，纳运失职，升降失常，故脘腹痞闷，纳呆厌食。湿热为患，胃气上逆，故见恶心呕吐，厌食油腻，口苦而黏。湿热蕴结肠胃，腑气不通，故大便秘结。湿热交阻，下迫大肠，可见大便溏泄不爽。湿性重着，内困于脾，浸渍肢体，阻遏清阳，则头身困重。湿热内蕴脾胃，熏蒸肝胆，疏泄失职，致胆汁不循常道，外溢肌肤，故身目发黄，黄而鲜明如橘皮色，小便黄或皮肤瘙痒。湿遏热伏，热处湿中难以透达，故身热起伏，汗出热不解。舌红苔黄腻，脉濡数皆为湿热内蕴之现象。本证以脘腹痞满，纳呆呕恶，便溏，阳黄和湿热内蕴的表现共见为辨证要点。

【治疗方法】清化湿热

【常用方剂】甘露消毒丹

7. 胃阴虚证

【临床表现】胃脘隐隐灼痛，饥不欲食，或胃脘嘈杂，干呕呃逆，口燥咽干，烦渴思饮，大便干结，小便短少，或形体消瘦，舌红少津，苔少或剥脱苔，脉细数。

【证候分析】胃阴不足，虚热内生，热郁于胃，胃气失和，故胃脘隐隐灼痛；虚火内生则见嘈杂不舒；胃失和降，胃气上逆则见干呕呃逆；胃失濡润，胃纳失权，故饥不欲食。阴亏津不上承，故口燥咽干，烦渴思饮；肠道失润则大便干结；津液不足则小便短少；纳少津亏，形体失养，故见形体消瘦。舌红少津，苔少或剥脱苔，脉细数均为阴虚内热之征。本证以胃脘灼痛，嘈杂，纳呆，干呕，呃逆等胃失和降及口渴思饮，大便干，小便短赤等阴亏失润的表现为辨证要点。

【治疗方法】益胃养阴

【常用方剂】益胃汤

8. 寒滞胃腑证

【临床表现】胃脘冷痛，病势急剧，得温痛减，遇寒痛甚，口淡不渴，脘腹痞胀，泛吐清水，或恶心呕吐，吐后痛缓，形寒肢冷，甚则面白唇青，舌质淡，苔白润，脉弦或沉紧。

【证候分析】寒邪犯胃，凝滞气机，胃失和降，故胃脘冷痛，得温痛减，遇寒痛甚，且痛势急剧。胃气上逆，则恶心呕吐。寒邪内盛，阴不耗津，故口淡不渴；水湿不化，停于胃腑，故脘腹痞胀；若寒伤胃阳，水饮不化而随胃气上逆，则泛吐清水，吐后寒湿之邪得去，气机暂通，故吐后痛缓；寒邪伤阳，阳为寒郁，不能外达，故形寒肢冷；若病势急迫，阳气不能温煦于上，可见唇青，面色苍白。舌苔白润，脉弦或沉紧，皆为寒邪内患，凝滞气机之象。本证以脘腹冷痛及实寒证共见为辨证要点。

【治疗方法】温中散寒止痛

【常用方剂】良附丸

9. 胃火炽盛证

【临床表现】胃脘灼痛，吞酸嘈杂，渴喜冷饮，或食入即吐，或消谷善饥，或牙龈肿痛、齿衄，口臭，便结尿黄，舌红苔黄，脉滑数。

【证候分析】胃火内炽，煎灼津液，故胃脘灼热疼痛，渴喜冷饮；胃气上逆，则吞酸嘈杂，呕吐；胃气有余，机能亢进，故消谷善饥；胃的经脉上行齿龈，胃热上蒸，灼伤络脉，故口臭，牙龈肿痛，齿衄；便结尿黄，舌红苔黄，脉滑数为热盛之象。本证以胃脘灼痛，吞酸嘈杂，多食善饥，牙龈肿痛，口臭以及实热证为辨证要点。

【治疗方法】清胃泻火

【常用方剂】清胃散

10. 食滞胃脘证

【临床表现】胃脘胀满疼痛、拒按，嗳腐吞酸，厌食呕恶，或吐出酸腐食物，吐后胀痛得减，矢气便溏，泻下物酸腐臭秽，或便秘不通，舌苔厚腻，脉滑或沉实。

【证候分析】饮食停滞胃脘，胃气郁滞，气机不畅，则见胃脘胀满，疼痛拒按；宿食内停，胃失和降，浊气上逆，则吞酸嗳腐，或吐出酸腐食物；食积于内，拒于受纳，故厌食；胃气上逆，故呕吐，吐后胃气暂时疏通，故胀痛得减；宿食下移肠道，肠内腐气充斥，故见矢气便溏，泻下物酸腐臭秽；若食积气滞，腑气郁塞，则见便秘不通。苔厚腻，脉滑或沉实为食积之象。本证以脘腹胀满疼痛，呕吐酸腐食臭，厌食为辨证要点。

【治疗方法】消食导滞

【常用方剂】保和丸

四、肝与胆病辨证

肝主疏泄和藏血，喜条达恶抑郁，与筋、爪、目、泪、怒关系密切；胆主储存和排泄胆汁。肝病以肝失于疏泄、肝不藏血、阴血亏虚、筋脉失养、动火化风为主要病理变化。常见症状有精神抑郁、急燥易怒、头晕目眩、胸胁少腹胀痛、肢体震颤、四肢抽搐、视物不清，月经不调等。胆病以胆汁排泄失常和决断失常为主要病理变化，常见症状有口苦、呕吐苦水、黄疸等。肝与胆病常见证候如下：

1. 肝血虚证

【临床表现】视物模糊或夜盲，两目干涩，爪甲枯槁不泽，妇女可见月经量少色淡，甚至闭经，或肢体麻木，关节拘急不利，手足震颤，肌肉瞤动，头晕眼花，面唇淡白无华，舌淡，脉细。

【证候分析】肝血亏虚，肝窍失养，则视物模糊或夜盲，两目干涩，眼花；外华不荣，则爪甲枯槁不泽。女子以血为本，肝血不足，血海空虚，冲任失充，故经少色淡、经闭。肝主筋，肝血亏损，筋脉失去营血的濡养，血虚生风而见肢麻、振颤、拘急、肉瞤。血虚为患，故头晕，面唇淡白无华，舌淡，脉细。本证以两目、爪甲、筋脉失养或冲任失充和血虚共见为辨证要点。若肝血虚证与风动症状共见，则为血虚生风证。

【治疗方法】养血柔肝

【常用方剂】补肝汤

2. 肝阴虚证

【临床表现】两目干涩，视力减退，或胁肋隐隐灼痛，或见手足蠕动，头晕目眩，午后颧红，面部烘热，潮热盗汗，五心烦热，口燥咽干，舌红少苔少津，脉弦细而数。

【证候分析】肝阴亏虚，头目失滋，故两目干涩，视力减退，头晕目眩；胁部肝络失养，且虚热内蒸，则胁肋隐隐灼痛。肝主筋，肝阴亏损，筋脉失去阴液的滋养，阴虚动风而见手足蠕动。阴虚不能制阳，虚热内生，则午后颧红，面部烘热，潮热盗汗，五心烦热；阴液不能上承，则口咽干燥。舌红少苔少津，脉弦细数，为肝阴亏虚，虚热内扰之征象。本证以两目、筋脉、胁络失养见症以及全身阴虚内热共见为辨证要点。若肝阴虚证与动风症状共见，则为阴虚动风证。

【治疗方法】滋阴柔肝

【常用方剂】一贯煎

3. 肝气郁结证

【临床表现】情志抑郁、易怒，胸胁或少腹胀痛、窜痛，胸闷，善太息，妇女可见乳房作胀疼痛，痛经，月经不调，甚则闭经。舌苔薄白，脉弦。或见梅核气，或见瘿瘤、瘰疬，或见胁下癥块。病情轻重与情志变化关系密切。

【证候分析】肝气郁结，疏泄失常，肝之经气不畅，故胸胁、少腹胀痛，或窜痛；肝失条达，不能调节情志，则情绪抑郁、易怒，胸闷而善太息。肝郁气滞，气机紊乱，冲任失调，故妇女可见乳房胀痛、痛经、月经不调，甚至经闭。脉弦主肝病。若气滞痰凝，结于咽颈，则可见梅核气，或瘿瘤、瘰疬；若气滞血瘀，阻于胁，则可见胁下癥块。本证以情志抑郁，肝经部位胀痛或妇女月经失调为辨证要点。

【治疗方法】疏肝解郁，行气散结。

【常用方剂】柴胡疏肝散或逍遥散

4. 肝火上炎证

【临床表现】头晕胀痛，面红目赤，急躁易怒，或胁肋灼痛。或耳鸣耳聋、耳内肿痛流脓。或失眠多梦，或吐血、衄血，口苦口干，大便秘结，小便短黄。舌质红，苔黄，脉弦数。

【证候分析】肝火上炎，循经上攻头目，故头晕胀痛，面红目赤。肝火内炽，肝性失柔，则急躁易怒，或胁肋灼痛。若肝热移于胆，胆热循经入耳，则可见耳鸣耳聋，或耳内肿痛流脓。火热内扰，神魂不安，故失眠多梦。若热伤血络，迫血妄行，则可见吐血、衄血。火热内盛，灼伤津液，故口苦口干，大便秘结，小便短黄。舌红苔黄，脉弦数，为肝火炽盛之征。本证以火热炽盛于肝经循行部位的头、目、耳、胁的表现为辨证要点。

【治疗方法】清肝泻火

【常用方剂】龙胆泻肝汤

5. 肝阳上亢证

【临床表现】头目胀痛，眩晕耳鸣，面红目赤，急躁易怒，失眠多梦，腰膝酸软，头重脚轻，舌红，脉弦或弦细数。

【证候分析】肝阳上亢，气血上冲，则头目胀痛，眩晕耳鸣，面红目赤；肝性失柔，故急躁易怒；亢阳扰及神魂，则失眠多梦。肝肾阴亏，筋骨失养，故腰膝酸软。上盛下虚则头重脚轻。舌红，脉弦或弦细数，为肝阳亢盛，阴液不足之象。本证以肝阳亢扰于上，肝肾阴虚于下的证候为辨证要点。

【治疗方法】平肝潜阳

【常用方剂】天麻钩藤饮

6. 肝风内动证

（1）肝阳化风证

【临床表现】眩晕欲仆，头摇而痛，肢体震颤，言语謇涩，手足麻木，步履不正。或突然昏倒，不省人事，口眼㖞斜，半身不遂，舌强不语，喉中痰鸣。舌红，苔白或腻，脉弦有力。

【证候分析】肝阳亢极化风，风阳冲逆于上，故眩晕欲仆，头摇而痛；风动筋脉挛急，则肢体震颤，语言謇涩；肝阴亏虚，筋失所养，则手足麻木；阳亢于上，阴亏于下，上盛下虚，故步履不正；若风阳暴升，阳盛灼津成痰，肝风夹痰上犯，蒙蔽清窍，则突然昏倒，不省人事，喉中痰鸣；风痰流窜阻于脉络，故口眼㖞斜，半身不遂，舌强不语。舌红，苔白或腻，脉弦有力，为风痰内盛之征。本证以肝阳上亢证基础上突然出现风动的症状为辨证要点。

【治疗方法】滋阴潜阳，平肝熄风。

【常用方剂】镇肝熄风汤

（2）热极生风证

【临床表现】高热，抽搐，颈项强直，两目上视，甚则角弓反张，牙关紧闭；烦躁不宁或神志昏迷，舌质红绛，苔黄燥，脉弦数。

【证候分析】邪热炽盛，燔灼肝经，筋脉挛急，故高热，抽搐，颈项强直，两目上视甚则角弓反张，牙关紧闭；热扰心神，则烦躁不宁，邪热闭阻心窍，则神志昏迷。舌质红绛，苔黄燥，脉弦数，为肝经热盛内灼营血之象。本证以高热与动风症状共见为辨证要点。

【治疗方法】凉肝熄风，增液舒筋。

【常用方剂】羚角钩藤汤

7. 寒凝肝脉证

【临床表现】少腹牵引阴部冷痛，或男子阴囊收缩引痛，或女子痛经，经暗有块。或见巅顶冷痛。遇寒加甚，得温则减，形寒肢冷，舌淡苔白润，脉沉紧或弦迟。

【证候分析】足厥阴肝经环阴器，抵少腹，上巅顶。寒性凝滞收引，寒凝肝脉，脉道拘急，故少腹牵引阴部冷痛，或阴囊收缩引痛；或女子痛经，经暗有块；或见巅顶冷痛。得温则寒凝可缓，遇冷则寒凝加重，故疼痛得温则减，遇冷加重。阴寒内盛，阳气被困，故形寒肢冷。舌淡苔白润、脉沉紧或弦迟，是寒盛之征。本证以少腹、阴部，或巅顶冷痛与寒盛之象共见为辨证要点。

【治疗方法】暖肝散寒

【常用方剂】暖肝煎

8. 肝胆湿热证

【临床表现】胁肋胀痛，口苦，纳呆腹胀，泛恶欲呕，大便不调，小便短赤。或身目发黄。或见寒热往来。或男性睾丸肿胀热痛，阴囊湿疹。或妇女带下黄臭，阴部瘙痒。舌红苔黄腻，脉弦数或滑数。

【证候分析】湿热蕴结肝胆，疏泄失常，肝气郁滞，故胁肋胀痛，胆气上溢，则口苦，脾失健运，胃失和降，故纳呆腹胀，泛恶欲呕，大便不调；若胆汁外溢，则可见身目发黄。若邪居少阳，正邪相争，可见寒热往来。足厥阴肝经绕阴器，若湿热循经下注，则可见男性睾丸肿胀热痛，阴囊湿疹；或妇女带下黄臭，阴部瘙痒。小便短赤，舌红苔黄腻，脉弦数或滑数，皆为湿热内蕴之征象。本证以胁肋胀痛，纳呆呕恶，或身目发黄与湿热内蕴之征共见为辨证要点。

【治疗方法】清热利湿，清肝利胆。

【常用方剂】龙胆泻肝汤

五、肾与膀胱病辨证

肾藏精，主生长、发育、生殖、主水、纳气，与骨、髓、发、耳和二阴、唾液、恐等关系密切，为先天之本；膀胱主储存和排泄尿液。肾病以人体生长发育、生殖、呼吸、水液代谢和骨、脑、髓、发、耳等功能失调为主要病理变化。肾病常见症状有腰膝酸软、耳鸣耳聋、齿动发脱、阳痿遗精、精少不育、女子经闭不孕及水肿、虚喘、二便排泄失常等。膀胱以排尿异常为主要病理变化，常见症状有尿频、尿急、尿痛、尿闭、小便失禁等。肾与膀胱病常见证候如下：

1. 肾阳虚证

【临床表现】腰膝酸软，面色㿠白或黧黑，头目眩晕，精神萎靡，形寒肢冷，尤以下肢为甚；或阳痿，妇女宫寒不孕；或大便久泄不止，完谷不化，五更泄泻；或浮肿，腰以下为甚，按之凹陷不起，甚则腹部胀满，全身肿胀，心悸咳喘，舌淡胖苔白，脉沉弱。

【证候分析】腰为肾之府，肾主骨，肾阳虚衰，不能温养腰府及骨骼，则腰膝酸软疼痛；肾处下焦，阳气不足，阴寒盛于下，不能温煦肌肤，则畏寒肢冷，尤以下肢为甚；阳虚不能鼓舞精神，则精神萎靡不振。气血运行无力，不能上荣于面，故面色㿠白。肾阳极度虚衰，浊阴弥漫肌肤，故面色黧黑无泽。肾主生殖，肾阳不足，命门火衰，生殖功能减退，男子则阳痿不举，女子则宫寒不孕。肾司二便，命门火衰，火不生土，脾失健运，故久泄不止，完谷不化或五更泄泻；肾阳不足，膀胱气化功能障碍，水液内停，溢于肌肤而为水肿；水湿下趋，肾处下焦，故腰以下肿甚，按之凹陷不起；水气泛滥，阻滞气机，则腹部胀满；水气凌心，心阳受损，则心中悸动不安；上逆犯肺，宣降失常，则咳嗽气喘。舌淡胖苔白，脉沉弱，均为肾阳虚衰，气血运行无力的表现。本证以腰膝酸软，全身功能低下伴见阳虚证为辨证要点。

【治疗方法】温补肾阳

【常用方剂】金匮肾气丸

2. 肾阴虚证

【临床表现】腰膝酸痛，眩晕耳鸣，失眠多梦，男子阳强易举，遗精，妇女经少经闭，或见崩漏，形体消瘦，五心烦热，潮热盗汗，咽干颧红，溲黄便干，舌红少津，脉细数。

【证候分析】肾阴为人身阴液之根本，具有滋养、濡润各脏腑组织，充养脑髓、骨骼，并制约阳亢之功。肾阴不足，髓减骨弱，骨骼失养，则腰膝酸痛；脑海失充，则头晕耳鸣。心肾为水火既济之脏，肾水亏虚，水火失济则心火偏亢，致心神不宁，而见失眠多梦；相火妄动，则阳强易举；相火扰动精室，而致精泄梦遗。妇女以血为用，阴亏则经血来源不足，所以经量减少，甚至闭经；阴虚则阳亢，虚热迫血可致崩漏。肾阴亏虚，虚热内生，故见形体消瘦，潮热盗汗，五心烦热，咽干颧红，溲黄便干，舌红少津，脉细数等症。本证以腰膝酸痛，眩晕耳鸣，男子遗精，女子月经不调和阴虚证并见为辨证要点。

【治疗方法】滋补肾阴

【常用方剂】六味地黄丸

3. 肾精不足证

【临床表现】小儿发育迟缓，囟门迟闭，身材矮小，智力低下，动作缓慢，骨骼痿软；男子精少不育，女子经闭不孕，性功能减退；成人早衰，发脱齿摇，耳鸣耳聋，健忘恍惚，动作迟缓，足痿无力，精神呆钝等，舌淡，脉细弱。

【证候分析】肾藏精，主生殖，为生长发育之本。肾精不足，不能化气生血，充肌长骨，故小儿发育迟缓，身材矮小；肾精不足无以充髓实脑，故智力低下，动作缓慢；精亏髓少，骨骼失养，使生长迟缓，囟门迟闭，骨骼痿软。肾主生殖，肾精亏损，则男子精少不育，女子经闭不孕，性功能减退。肾之华在发，肾精不足，则发不长，易脱发；齿为骨之余，失精气之充养，故牙齿动摇，甚则早脱；耳为肾窍，脑为髓海，精少髓亏，脑海空虚，故见耳鸣耳聋，健忘恍惚；精充则筋骨隆盛，动作矫健，精损则筋骨疲惫，转摇不能，所以动作迟缓，足痿无力；肾精衰惫，脑髓失充，则灵机失运，记忆模糊，故老年可见精神呆钝。舌淡，脉细弱，为肾精不足之症。本证以生长发育迟缓，生殖功能减退，以及成人的早衰表现，并无明显热象及寒象为辨证要点。

【治疗方法】填补肾精

【常用方剂】左归丸

4. 肾气不固证

【临床表现】腰膝酸软，面白神疲，听力减退，小便频数而清，或尿后余沥不尽，或遗尿，或小便失禁，或夜尿频多。男子滑精早泄，女子带下清稀，或胎动易滑，舌淡苔白，脉沉弱。

【证候分析】肾为封藏之本，肾气有固摄下元之功。肾气亏虚，则功能减退，气血不能上充于耳，听力逐渐减退；骨骼失肾气温养，则腰膝酸软乏力；膀胱失约，则见小便频数清长，或尿后余沥不尽，或夜尿频多，或遗尿，甚或小便失禁；精关不固则精易外泄，故男子可见滑精、早泄，女子带脉失固，则见带下清稀量多。冲任之本在肾，肾气不足，冲任失约，任脉失养，胎元不固，则见胎动不安，以致滑胎。舌淡，脉沉弱，为肾气亏虚之征。本证以小便频数清长，或滑精早泄，或经带清稀量多，或胎元不固为辨证要点。

【治疗方法】补肾固摄

【常用方剂】金匮肾气丸，膀胱失约用缩泉丸，精关不固用金锁固精丸，带脉失约用水陆二仙丸，胎元不固用寿胎丸。

5. 肾不纳气证

【临床表现】久病咳喘，呼多吸少，气不接续，动则喘甚，腰膝酸软，神疲自汗，舌淡苔白，脉沉弱。若咳喘重症，可见冷汗淋漓，肢冷面清，脉微欲绝；或气短息促，颧红，心烦躁扰，咽干口燥，舌红，脉细无力。

【证候分析】本证多为久病咳喘，老年肾亏，或过劳伤肾，导致肾不纳气所致。咳喘迁延，肺伤及肾，肾不纳气，气不归源则见咳喘无力，呼多吸少，气不接续，动则喘甚；肺气虚弱则神疲乏力，卫外不固则自汗；肾气虚则腰膝酸软，舌淡苔白，脉沉弱。肾极度虚损肾之阳气亡脱可见冷汗淋漓，肢冷面清，脉微欲绝；肾气久虚伤及肾阴而有气短息促，颧红，心烦躁扰，咽干口燥，舌红，脉细无力。本证以久病咳喘，呼多吸少，气不接续伴肾虚证为辨证要点。

【治疗方法】补肾纳气

【常用方剂】人参胡桃汤合参蛤散

6. 膀胱湿热证

【临床表现】尿频尿急，排尿灼热涩痛，小便短赤，小腹胀闷，或伴有发热腰痛，或尿血，或尿有砂石，舌红苔黄腻，脉数。

【证候分析】湿热侵袭膀胱，气化不利，热迫尿道，故小便次数频繁，并有急迫灼热疼痛感，尿液黄赤短少，小腹胀闷。如湿热郁蒸，热淫肌表，可见发热；波及肾脏，则见腰痛；灼伤阴络，则为尿血；久郁不解，煎熬尿中杂质，则尿中可见砂石。舌红苔黄腻，脉数，为湿热内蕴之象。本证以尿频，尿急，尿痛，尿黄为辨证要点。

【治疗方法】清热、利湿、通淋

【常用方剂】八正散

六、脏腑兼证辨证

当疾病发展到一定程度时，常可见两个及其以上的脏腑的证候，称为脏腑兼病。

1. 心肺气虚证

【临床表现】胸闷心悸，咳喘气短，动则尤甚，吐痰清稀，头晕神疲，语声低怯，自汗乏力，面色淡白，或唇舌淡紫，脉沉弱或结代。

【证候分析】心气虚，鼓动无力，则见心悸。肺气虚弱，主气功能减弱，肃降无权，气机上逆，而为咳喘。气虚则气短乏力；动则耗气则活动后诸症加剧。肺气虚，气机不畅，则常感胸闷；不能输布津液，水液停聚为痰，故痰液清稀。气虚全身机能活动减弱，血行无力，则面色淡白，头晕神疲，语气低怯，自汗，舌淡苔白，脉沉弱或结代。本证以咳喘，心悸，并伴见气虚的表现为辨证要点。

【治疗方法】补益心肺

【常用方剂】保元汤

2. 心脾两虚证

【临床表现】心悸怔忡，失眠多梦，头晕健忘，食欲不振，腹胀便溏，气短神疲乏力，面色萎黄或淡白，唇、甲无华，或神情抑郁，思绪不宁，表情淡漠，或见皮下出血，女子月经量少色淡、淋漓不尽，舌质淡嫩，脉细弱。

【证候分析】心血不足，心失所养，心神不宁，则心悸、健忘、失眠、多梦；头目失养，则眩晕。脾虚气弱，运化失健，故食欲不振，腹胀便溏。脾虚不能摄血，可见皮下出血，女子月经量少色淡，淋漓不尽。面色萎黄或淡白，唇、甲无华，气短神疲乏力，舌质淡嫩，脉细弱，均为气血亏虚之征。脾气虚弱，脾志失藏，故见神情抑郁，思绪不宁。思虑伤脾，气血生化之源不足，心神失养，故表情淡漠。本证以心悸失眠，食少腹胀，慢性出血，并伴见气血亏虚的表现为辨证要点。

【治疗方法】补益心脾

【常用方剂】归脾汤

3. 心肾不交证

【临床表现】心烦少寐，惊悸多梦，头晕耳鸣，健忘，腰膝酸软，或遗精，五心烦热，或潮热盗汗，口咽干燥，舌红少苔或无苔，脉细数。

【证候分析】心肾阴虚，虚阳偏亢，上扰心神，故见心烦少寐，惊悸多梦。肾阴亏虚，骨髓不充，脑髓失养，则见头晕耳鸣，健忘；腰膝失养则见腰膝酸软。虚火内炽，扰动精室，故见遗精。五心烦热，潮热盗汗，口咽干燥，为阴虚失润，虚热蕴蒸所致。舌红少苔或无苔，脉细数，亦为阴虚火旺之征。本证以惊悸失眠，多梦遗精，腰膝酸软，伴见阴虚之象为辨证要点。

【治疗方法】交通心肾

【常用方剂】黄连阿胶汤

4. 肝脾不调证

【临床表现】胸胁胀满窜痛，善太息，情志抑郁，或急躁易怒，纳呆腹胀，便溏不爽，肠鸣矢气，或腹痛欲泻，泻后痛减，或大便溏结不调，舌苔白，脉弦或缓弱。

【证候分析】肝失疏泄，经气郁滞，故胸胁胀痛窜痛；太息则气郁得达，胀闷得舒，故喜太息。气机郁结不畅，则精神抑郁；肝失柔顺之性则急躁易怒。肝气横逆犯脾，脾失健运，则纳呆腹胀；气滞湿阻，则便溏不利，肠鸣矢气；气滞于腹则痛，便后气机得畅，故泻后疼痛得以缓解。苔白，脉弦或缓弱，为肝郁脾虚之征。本证以胸胁胀满，腹痛肠鸣，纳呆便溏为辨证要点。

【治疗方法】疏肝健脾

【常用方剂】逍遥散

5. 肝胃不和证

【临床表现】胃脘、胁肋胀满疼痛，或为窜痛，呃逆嗳气，吞酸嘈杂，情绪抑郁，或烦躁易怒，善太息，食纳减少，舌苔薄白或薄黄，脉弦或带数。

【证候分析】肝主疏泄，胃主受纳，肝气条达则胃气和降。肝气郁滞，疏泄失职，横逆犯胃，胃失和降，则见胃脘、胸胁胀满疼痛，或窜痛；胃气上逆，则呃逆嗳气。肝失条达，气机郁滞，则精神抑郁。若气郁化火，肝性失柔，则见急躁易怒，善太息；气火内郁犯胃，可见吞酸嘈杂。肝气犯胃，胃纳失司，故见食纳减少。苔薄白，脉弦为肝气郁结之象。若气郁化火，则见苔薄黄，脉弦带数。本证以胸胁、胃脘胀痛，或窜痛，呃逆嗳气为辨证要点。

【治疗方法】疏肝和胃

【常用方剂】柴胡疏肝散

6. 肝肾阴虚证

【临床表现】头晕目眩，耳鸣健忘，口燥咽干，失眠多梦，胁痛，腰膝酸软，五心烦热，盗汗颧红，男子遗精，女子月经量少。舌红少苔，脉细而数。

【证候分析】肝肾阴亏，水不涵木，肝阳上扰，则见头晕目眩。肾之阴精不足，耳失充养则耳鸣；髓海不足则健忘；腰膝失于滋养则腰膝酸软。阴虚失润，虚火内炽，故见五心烦热，口燥咽干，盗汗颧红，舌红少苔，脉细数。此外，肝肾阴虚，肝络失养，则见胁部隐痛。虚火上扰，心神不安，故失眠多梦；虚火扰动精室，精关不固，则见遗精。阴亏不足，冲任失充，则见女子月经量少。本证以腰膝酸软，胁痛，耳鸣遗精，眩晕，并伴见虚热之象为辨证要点。

【治疗方法】滋补肝肾

【常用方剂】归芍地黄丸

7. 肺脾气虚证

【临床表现】食欲不振，腹胀便溏，久咳不止，气短而喘，痰多稀白，伴面色淡白，神疲乏力，舌淡苔白滑，脉细弱。

【证候分析】本证多为肺病日久伤脾，或饮食劳倦伤脾，脾气不足，累及于肺，“母子”同病形成脾肺气虚证。脾气不足，运化失司，则食欲不振，腹胀便溏；肺气不足，宣降失常则久咳不止，气短而喘，痰多稀白。面白、神疲、乏力等均为气虚之征。本证以食欲不振，腹胀便溏，咳喘气短伴气虚症状为辨证要点。

【治疗方法】补益脾肺

【常用方剂】六君子汤

8. 肺肾阴虚证

【临床表现】咳嗽痰少，或痰中带血，口燥咽干，或声音嘶哑，腰膝酸软，或见骨蒸潮热，盗汗颧红，形体消瘦，男子遗精，月经不调，舌红少苔，脉细数。

【证候分析】肺肾两脏阴液相互资生，此谓之“金水相生”。若肺肾阴液亏损，在肺则清肃失职，而呈咳嗽痰少，在肾则腰膝失于滋养，故见腰膝酸软。阴虚火旺，灼伤肺络，络伤血溢，则见痰中带血；虚火熏灼会厌，则声音嘶哑；虚火扰动精室，精关不固，故见遗精。阴精不足，精不化血，冲任空虚，可见月经量少。若虚火迫血妄行，又可见女子崩漏。阴液既亏，内热必生，故呈形体消瘦、口燥咽干、骨蒸潮热、盗汗颧红、舌红少苔、脉细数等阴虚内热之象。本证以咳嗽少痰，腰膝酸软，遗精，并伴见虚热之象为辨证要点。

【治疗方法】滋补肺肾

【常用方剂】麦味地黄汤

9. 脾肾阳虚证

【临床表现】面色㿠白，形寒肢冷，腰膝或下腹冷痛，久泄久痢不止，或五更泄泻，完谷不化，粪质清冷，或面浮身肿，小便不利，甚则腹胀如鼓，舌质淡胖，舌苔白滑，脉沉迟无力。

【证候分析】脾主运化，肾司二便。脾肾阳虚，运化、吸收水谷精微及排泄二便功能失职，则见久泄久痢不止；寅卯之交，阴气极盛，阳气未复，故黎明前泄泻，此称“五更泄”，甚则泻下清冷水液，中夹未消化谷物。肾阳虚，无以温化水液，泛溢肌肤，则见面浮身肿；膀胱气化失职，故小便短少；土不制水，反受其克，则腹胀如鼓；腰膝失于温养，故腰膝冷痛；阳虚阴寒内盛，气机凝滞，故下腹冷痛。面色㿠白，形寒肢冷，舌质淡胖苔白滑，脉沉迟无力，均为阳虚失于温运，水寒之气内停之征。本证以泄痢浮肿，腰腹冷痛，并伴见虚寒之象为辨证要点。

【治疗方法】温补脾肾

【常用方剂】附子理中丸

（乔艳永）

第三节 六经辨证

六经辨证是以六经所系经络、脏腑的生理病理为基础，将外感病的各种证候及其演变加以总结，归纳为太阳病证、阳明病证、少阳病证、太阴病证、少阴病证和厥阴病证等六类证候，用来阐述外感病不同阶段的病理特点，并指导临床治疗。

六经辨证是《伤寒论》辨证论治的纲领。根据证候的属性，以阴阳为总纲分为两大类证，即太阳病证、阳明病证和少阳病证，合称为三阳病证；太阴病证、少阴病证和厥阴病证，合称为三阴病证。病位在表在腑，正盛邪实，抗病力强，病势亢奋，表现为热、为实的，多属三阳病证；病位在里在脏，正气虚衰，病邪未除，抗病力衰减，病势虚衰，表现为寒、为虚的，多属三阴病证。

一、太阳病证

太阳主一身之表，统摄营卫之气，抗御外邪侵袭，故称太阳为人体的藩篱。外邪侵袭人体，太阳首当其冲奋起抗邪，因此首先表现出太阳病证，故太阳病证是指外感伤寒病初期所表现的证候。由于感受病邪性质的不同和患者的体质差异，太阳病证可分为太阳中风（表虚）和太阳伤寒（表实）两种。

（一）太阳中风证

【证候表现】发热，恶风，汗出，头痛，苔薄白，脉浮缓，或见鼻鸣，干呕。

【证候分析】本证以恶风，发热，汗出，脉浮缓为辨证依据。以风邪为主侵犯太阳经，卫气受邪而阳浮于外，正邪相争，则发热；风性开泄，风邪伤表，卫外不固，营阴不能内守则汗出；汗出、腠理疏松则恶风。若风邪壅滞，侵及肺胃，肺气失宣则鼻鸣，胃气失降则干呕。

【治疗方法】解肌祛风，调和营卫。

【常用方剂】桂枝汤

（二）太阳伤寒证

【证候表现】恶寒，发热，头项强痛，身痛，无汗而喘，脉浮紧。

【证候分析】本证以恶寒，无汗，头身疼痛，脉浮紧为辨证依据。以寒邪为主侵犯太阳之表，卫阳被郁，温煦失职，则恶寒；寒邪郁表，卫阳奋起抗邪，正邪交争，故发热；寒性凝滞收引，卫阳被遏，营阴郁滞，筋骨失于濡煦，故头身疼痛；寒性收引，腠理闭塞，故无汗；寒邪束表，肺气失宣，则喘促；寒邪束于肌表，故脉浮紧。

【治疗方法】发汗解表，宣肺平喘。

【常用方剂】麻黄汤

二、阳明病证

阳明为多气多血之经，阳气旺盛，主里主燥，邪入阳明最易化燥化热。阳明病证是指伤寒病发展过程中，伤寒入里化热，阳热亢盛，胃肠燥热所表现的证候。阳明病为邪正斗争激烈、邪热炽盛的阶段，性质属里实热证。由于邪气侵犯部位不同和体质差异，阳明病证又可分为经证和腑证。

（一）阳明经证

【证候表现】面赤心烦，身大热，不恶寒，反恶热，汗大出，口大渴，苔黄燥，脉洪大。

【证候分析】本证以大热、大汗、大渴、脉洪大为辨证要点。里热炽盛，弥漫全身，蒸腾于外，故见身大热，不恶寒，反恶热；热蒸于里，迫津外泄，故汗大出；热盛、汗出伤津液，故口大渴；气血涌盛于面，故面赤；阳热亢盛，故脉来洪大。热盛伤津，故舌苔黄燥。

【治疗方法】清热生津

【常用方剂】白虎汤

（二）阳明腑证

【临床表现】午后潮热，手足汗出连绵，脐腹胀满硬痛、拒按，大便秘结，甚则神昏谵语，狂躁不得眠，舌苔黄厚干燥，边尖起刺，甚则焦黑燥裂，脉沉实或滑数。

【证候分析】本证以潮热汗出，腹胀满硬痛，便秘，脉沉实等为辨证要点。邪热内盛，与肠中燥屎相结，腑气不通，故便秘腹满硬痛而拒按；阳明经气旺于午后，四肢为阳明所主，肠腑热炽，蒸腾于外，故午后潮热，手足汗出连绵；邪热上扰心神，则见神昏谵语，狂躁不得眠；苔黄燥有芒刺，或焦黑燥裂，为热盛劫津之故；燥热内结，则脉见沉实有力，若邪热迫急则脉滑数。

【治疗方法】通腑泄热

【常用方剂】大承气汤

三、少阳病证

少阳病证是指外感热病在发展过程中，病邪已离太阳之表，而尚未入阳明之里，病邪内侵结于胆腑，正邪交争、枢机不运、经气不利所表现的证候，又称半表半里证。

【证候表现】寒热往来，胸胁苦满，嘿嘿不欲饮食，口苦，咽干，目眩，心烦，欲呕，脉弦。

【证候分析】本证以寒热往来，胸胁苦满，口苦，咽干，目眩，脉弦等为辨证依据。邪正相争于半表半里，邪出于表与阳争，正胜则发热；邪入于里与阴争，邪胜则恶寒，故见寒热往来；少阳之脉布于胁肋，邪郁少阳，经气不利，故胸胁苦满；邪热横犯胃腑，胃失和降，故默默不欲食、欲呕；胆热上炎则口苦，灼津则咽干，上扰清窍则目眩，内扰心神则心烦；脉弦为肝胆受病之象。

【治疗方法】和解少阳

【常用方剂】小柴胡汤

四、太阴病证

脾属太阴，为三阴之屏障。太阴病证是指脾阳虚弱，邪从寒化，寒湿内生所表现的证候。太阴病证可由寒湿之邪直接侵犯脾胃而成，亦可因三阳病治疗失当，损伤脾阳所致。太阴病属于里虚寒证，为三阴病证之初期阶段。

【证候表现】腹满时痛，喜温喜按，食欲不振，泄泻，或呕吐，口不渴，四肢欠温，舌淡苔白滑，脉沉缓或弱。

【证候分析】本证以腹满时痛、泄泻、口不渴等虚寒表现为辨证要点。脾虚寒湿阻滞，故腹满时痛，喜温喜按；脾失健运故食欲不振；寒湿下注则泄泻，寒湿犯胃则见呕吐；阳虚失于温煦，故四肢欠温；脾阳失于温煦运化，寒湿内停，故口不渴，舌淡苔白滑；脾阳虚弱，鼓动无力，故脉沉缓或弱。

【治疗方法】温中散寒

【常用方剂】理中汤

五、少阴病证

少阴经属心肾，为水火之脏，人身之根本。少阴病证，指伤寒病变后期，全身阴阳衰惫所表现的证候，属伤寒病的危重阶段。由于人体阴阳有偏盛偏衰的不同，邪入少阴，既可从阴化寒，也可从阳化热，故少阴病证又有寒化证和热化证两种不同类型。

（一）少阴寒化证

【证候表现】恶寒无热，神倦欲寐，四肢厥冷，下利清谷，呕不能食，或食入即吐，或身热反不恶寒，甚或面赤，舌淡苔白，脉沉微细。

【证候分析】本证以畏寒、四肢厥冷、下利清谷、脉微细等虚寒证候为辨证依据。少阴阳气衰微，阴寒内盛，故见无热恶寒；阳气衰微，神失所养，故神倦欲寐；阳衰四肢失于温运，故四肢厥冷；肾阳虚，火不暖土，脾胃运化、升降失司，故下利清谷，呕不能食，或食入即吐；若阴盛格阳于外，则见身热而反不恶寒，面赤。舌淡苔白，脉象沉微细，均为阳衰阴盛之征。

【治疗方法】回阳救逆

【常用方剂】四逆汤

（二）少阴热化证

【证候表现】心烦不得眠，口燥咽干，舌尖红，脉细数。

【证候分析】本证以心烦不得眠及阴虚证候为辨证依据。邪入少阴，从阳化热，热灼真阴，肾水下亏不能上济于心，心火独亢，火扰心神，故心烦而不得眠；阴津亏耗，不能上承，则口燥咽干；心火亢盛则舌尖红赤，阴虚火旺则脉象细数。

【治疗方法】滋阴降火

【常用方剂】黄连阿胶汤

六、厥阴病证

厥阴为阴之尽，阳之始，阴中有阳。厥阴病证是指伤寒病发展传变的较后阶段，表现为阴阳对峙、寒热错杂的复杂证候，是邪正相争的危重阶段。足厥阴肝经属肝络胆而挟胃，病至厥阴，多为肝、胃、胆功能失调，其基本病理变化为上热下寒。

【证候表现】口渴饮水不止，气上冲心，心中疼热，饥而不欲食，强食则吐，四肢厥逆，或见吐蛔。

【证候分析】邪入厥阴，正邪交争，阴阳胜复，气机逆乱，故寒热错杂。肝气上逆，阳并于上则上热，故见气上冲心，心中疼热；热灼伤津液，故口渴饮水不止；阴寒趋下，阴并于下则下寒，下焦有寒，更有肝气犯脾，脾失健运，故不能进食，强食则吐；气机逆乱，阴阳气不相顺接，故四肢厥逆；上寒下热，栖息环境不合，蛔虫不安，故可见吐蛔。

【治疗方法】温清并用、寒热同治

【常用方剂】乌梅丸

第四节　卫气营血辨证

卫气营血辨证概括了外感温热病在发生、发展过程中，由浅入深，由轻转重的四个阶段，有效地指导温热病的临床实践。卫分证主表，指邪在肺与皮毛，为外感温热病的开始阶段，病情轻浅；气分证主里，病在肺、胸、膈、胃、肠、胆、三焦等脏腑，为邪正斗争的亢盛期，病情较重；营分证为邪热陷入心营，病在心与心包络，病情深重；血分证则为病变的后期，邪热已深入心、肝、肾等脏，重在耗血、动血，病情更为严重。

温热病的治疗，卫分证宜辛凉解表、气分证宜清热生津、营分证宜清营透热、血分证宜凉血散瘀。

一、卫分证

卫分证是指温热之邪侵犯肌表，卫气功能失调，正邪相争，肺卫失宣所表现的证侯。常见于温热病的初期阶段。

【证候表现】发热，微恶风寒，少汗，全身不适，口干微渴，或有头痛、鼻塞、咳嗽、咽喉肿痛，舌边尖红，苔薄黄，脉浮数。

【证候分析】温热之邪侵及卫表，卫气被郁，故发热、微恶风寒；温热邪气属阳，故多发热重而恶寒轻；热邪伤津，但邪在肺卫之表，津伤不重，故口干微渴；温邪上扰清窍，故头痛；温邪上犯，肺失宣降，肺气上逆故咳嗽；肺开窍于鼻，肺气失宣，故鼻塞；温热上灼咽喉，气血壅滞，故咽喉肿痛；舌边尖红，苔薄黄，脉浮数，均为邪热在卫表的征象。

【治疗方法】辛凉解表

【常用方剂】热重咳轻者，方用银翘散；咳重热轻者，方用桑菊饮。

二、气分证

气分证是指温热病卫分证不解，邪热内传入里，或温邪直入气分，正盛邪炽，正邪剧争，阳热亢盛所表现的里实热证候。气分证的范围甚广，凡不在卫分，又未到营、血分的病证，都属气分证，一般以发热不恶寒，舌红苔黄，脉数有力为特点。根据邪热侵犯脏腑的不同，以及感受温热或湿热之邪的区别，可兼有不同的表现，而分为多种证型。

（一）气分热盛

【证候表现】大热，大渴，喜冷饮，大汗，心烦，面赤，或见谵语，抽搐，舌苔黄燥，脉洪大。

【证候分析】气分热盛，故见大热面赤；邪热蒸腾，迫津外泄，故大汗；热盛、大汗均伤津液，故见大渴；热扰心神则心烦谵语、热极生风则抽搐，舌苔黄燥、脉洪大均为里热盛实之征。

【治疗方法】清热生津

【常用方剂】白虎汤

（二）热壅于肺

【证候表现】发热不恶寒，烦渴，汗出，咳嗽，胸痛，痰黄稠，甚则鼻翼扇动，舌红苔黄，脉数。

【证候分析】邪正剧争，里热炽盛，故身热不恶寒；里热上扰心神，故心烦；热灼津伤，故口渴；里热熏蒸，迫津外泄，故汗出；热壅于肺，肺失肃降，肺气不利，则见咳喘，胸痛，咯痰黄稠，甚则鼻翼扇动。舌红苔黄、脉数，均属里热已盛之象。

【治疗方法】清热宣肺平喘

【常用方剂】麻杏石甘汤

（三）热扰胸膈

【证候表现】身热，胸膈烦热，坐卧不安，面热唇红，口渴，便秘，舌红苔黄，脉象滑数。

【证候分析】热扰胸膈，邪热入里，郁而不宣，故见身热，胸膈烦热；热扰胸膈，心神不宁，故见坐卧不安；燥热化火上炎，故见面热唇红；热耗津液故口渴、便秘；舌红苔黄，脉象滑数，均为热邪亢盛之征。

【治疗方法】清上泻下

【常用方剂】清膈散

（四）热结肠道

【证候表现】日晡潮热，腹满硬痛拒按，烦渴，大便秘结或下利稀水，谵语，舌苔黄燥或焦黑起刺，脉沉实。

【证候分析】热结肠道，腑气不通，故见日晡潮热，腹部胀痛拒按；邪热盛实，热炽上扰心神，故时有谵语；肠热炽甚，燥屎内结，邪热迫津从旁而下，则下利秽臭，即所谓“热结旁流”；苔黄而干燥，甚或焦黑起刺，脉沉实，均为实热内结之象。

【治疗方法】攻下泄热

【常用方剂】大承气汤

三、营分证

营分证是指温热病气分证不解，邪陷营阴；或由卫分证“逆传心包”，直接传入营分；或营阴素亏，温热邪盛，温邪乘虚内陷营分，致营阴受损、心神被扰所表现的证候。营分证是温热病发展过程中较为深重的阶段。

（一）热伤营阴

【证候表现】身热夜甚，口渴不甚或不渴，心烦不寐，甚或神昏谵语，斑疹隐隐，舌质红绛无苔，脉细数。

【证候分析】温热之邪入营，灼伤营阴，阴虚则身热夜甚；邪热蒸腾营阴，营气上升至口，故口不甚渴，或不渴；营行脉中，内通于心，邪热深入营分，心神被扰，故见心烦不寐，神昏谵语；热伤血络，则见斑疹隐隐；舌质红绛无苔，脉细数，均为热伤营阴之象。

【治疗方法】清营泄热

【常用方剂】清营汤

（二）热入心包

【证候表现】高热，神昏谵语，肢厥，舌红绛，脉数。

【证候分析】温热之邪内陷心包，阻闭心窍，心神被扰，故神昏谵语；邪热闭遏于内，致阳气反不能外达四末，故自觉身体灼热而四肢厥冷。舌红绛，脉数，均为心营热盛之征。

【治疗方法】清心开窍

【常用方剂】清宫汤。并根据证情选用安宫牛黄丸、至宝丹、紫雪丹等清心开窍之剂。

四、血分证

血分证是指温热病营分证不解，传入血分；或气分邪热直入血分；或素体阴亏，温热邪盛，病邪直入血分，耗血、伤阴、动血、动风所表现的证候。血分证是温热病发展过程中最为深重的阶段，病变主要累及心、肝、肾三脏。

（一）热盛动血

【证候表现】身热夜甚，心烦少寐，躁扰不宁，甚或谵语神昏，吐血、衄血、便血、尿血等出血诸症，或斑疹显露、颜色紫黑，舌质深绛，脉数。

【证候分析】邪热入血，灼伤阴血，阴虚内热，故身热夜甚；血热内扰心神，故躁扰不宁，甚或谵语神昏；邪热迫血妄行，故有出血诸症；邪热灼津，血行壅滞，故斑疹紫黑；舌质深绛、脉数，均为血热炽盛之象。

【治疗方法】凉血散瘀

【常用方剂】犀角地黄汤

（二）热盛动风

【证候表现】壮热，心烦，口渴，头晕胀痛，抽搐，颈项强直，角弓反张，目睛上视，牙关紧闭，或见手足蠕动等，舌红绛而干，脉弦数。

【证候分析】邪热炽盛，故见壮热，热扰心神，故心烦少寐；热灼津液，故口渴；热邪上扰清窍，故见头晕胀痛；血分热炽，燔灼肝经，肝风内动，筋脉挛急，则见抽搐，颈项强直，角弓反张，目睛上视，牙关紧闭等“动风”诸症。若肝阴不足，筋失所养，可见手足蠕动等虚风内动之象；舌红绛而干，脉弦数，均为肝经热邪炽盛之征。

【治疗方法】清肝熄风

【常用方剂】羚角钩藤汤或镇肝熄风汤

（三）热盛伤阴

【证候表现】低热不退，暮热早凉，五心烦热，口燥咽干，神疲欲眠，耳聋，形瘦，舌红少苔，脉细数。

【证候分析】邪热久羁，劫灼肝肾之阴，虚热内生，故见低热不退，或暮热早凉，五心烦热；阴津不能上承，故口干咽燥；肾阴亏耗，神失所养则神疲欲寐，耳窍失养则耳聋，形体失养则形瘦；舌红少苔，脉细数，均为阴虚内热之象。

【治疗方法】滋阴养血

【常用方剂】加减复脉汤

【思考题】

1. 何谓八纲辨证？
2. 临床怎样鉴别表证和里证，寒证和热证，虚证与实证？
3. 简述心气虚证、心阳虚证、心血瘀阻证的临床表现？
4. 简述肺阴虚证、风热犯肺证、痰热壅肺证、大肠湿热证的临床表现？
5. 简述脾气下陷证、脾不统血证、胃火炽盛证、食滞胃脘证的临床表现？
6. 简述肝气郁结证、肝阴虚证、肝胆湿热证、肝阳上亢证的临床表现？
7. 简述肾阳虚证、肾精不足证、膀胱湿热证的临床表现？

（李江涛）

CHAPTER 第七章

养生、防治原则和康复

[学习目标]

1. 熟悉中医养生、康复的基本原则及其主要内容。
2. 掌握治则与治法的主要区别以及具体内容。
3. 了解中医养生及康复的概念。

第一节 养 生

中医养生，又称“摄生”、“道生”、“养性”、“卫生”、“保生”、“寿世”等等。所谓“养”，即保养、调养、补养之意；所谓“生”，就是生命、生存、生长之意。健康的身体需要保养，亚健康时就要调养，病弱之躯则应补养，总之，“养生”就是要保养生命之意。我们养生也要顺应自然界春夏秋冬的季节变化，通过不同的调养护理方法，达到健康长寿的目的。

一、养生的意义

中医养生学，是在中医学理论指导下，研究人类的生命规律，寻找增强生命活力和预防疾病的方法，同时探索衰老的机理，以及延缓衰老，延年益寿的原则与方法的系统理论，是指导人们保健活动的实用科学。

1. 增强体质 增强体质是养生的重要目的，如《灵枢·寿夭刚柔》所言：“人之生也，有刚有柔，有弱有强。有短有长，有阴有阳。”尤其是先天禀赋薄弱之人，若后天摄养得当及加强身体锻炼，可促使体质由弱变强而获得长寿。

2. 预防疾病 疾病的发生是因人体正气相对不足。邪气乘虚而入，破坏了体内相对平衡状态所致。通过养生调摄方法，一方面可以保养正气，提高机体抵御病邪的能力，另一方面“动作以避寒，阴居以避暑。”正如《素问·上古天真论》所说：“虚邪贼风，避之有时，恬淡虚无，真气从之，精神内守，病安从来。”

3. 延缓衰老 《素问·上古天真论》所说：“上古之人，春秋皆度百岁。”但在实际生活中，人的平均寿命仅有六七十岁，离自然寿限相差甚远。因此，只要在日常生活中能够持之以恒的注意自我养生保健，就可延缓衰老的进程。

二、养生的指导思想

（一）天人相应

中医养生学主张："上知天文，下知地理，中知人事，可以长久。"人生活在自然界中，又生存在人类社会之中，不能离开社会群体而生存。影响健康和疾病的因素，既有生物因素，又有社会和心理的因素，中医养生从"天人相应"和"七情六欲"等观点出发，从人与自然、人与社会的关系中去理解和认识人体的健康和疾病，十分重视自然环境和社会因素的作用，并贯穿在病因考察、诊断治疗以及保健预防的各个环节中。

四时气候、昼夜晨昏、日月运行和地理环境等各种自然界的变化都会对人体产生影响。故顺应四时气候变化规律，是养生保健的重要环节。顺应自然规律并非被动的适应，而是采取积极主动的态度，掌握自然变化的规律，以期防御外邪的侵袭；社会环境，包括社会政治、经济条件、生活方式以及文化教育、家庭结交等各种社会联系。社会环境供给人们所需要的物质生活条件，满足人们的生理需要，同时又形成和制约着人的心理活动，影响着人们生理和心理上的动态平衡。一旦人体——社会稳态失调，就可能导致疾病。防病保健也需要用社会学的理论和方法结合医学全面认识疾病，防治疾病，才能从根本上提高人类的健康水平。

（二）形神共养

形，指形体，即肌肉、血脉、筋骨、脏腑等组织器官，是物质基础；神，是指情志、意识、精神、思维为特点的心理活动现象，以及生命活动的全部外在表现，是功能作用。二者相互依存、相互影响，是密不可分的一个整体。神本于形而生，依附于形而存，形为神之基，神为形之主，无形则神无以生，无神则形不可活。因此，养生只有做到形神共养，才能保持生命的健康长寿。所谓形神共养，是指不仅要注意形体的保养，而且还要注意精神的摄生，使形体强健，精神充沛，身体和精神得到协调发展，才能保持生命的健康长寿。

三、养生的基本原则

（一）协调脏腑、畅通经络

协调脏腑指既要强化脏腑的协同作用，又要纠正脏腑功能的失调。如四时养生中强调春养肝、夏养心、长夏养脾、秋养肺、冬养肾；精神养生中强调情志舒畅，避免五志过极伤害五脏；饮食养生中强调五味调和，不可过偏等等。"经络以通为用"，只有经络通畅，气血才能川流不息地营运于全身，使脏腑相通、阴阳交贯、内外相通，从而确保生命活动顺利进行，新陈代谢旺盛。一旦经络阻滞，则影响脏腑协调，气血运行也受到阻碍。

（二）清静养神、节欲葆精

清静养神是以养神为目的，以清静为大法。只有清静，神气方可内守。清静养神原则的运用归纳起来，不外有三：一是以清静为本，无忧无虑；二是少思少虑，用神有度；三是常乐观，和喜怒，无邪念妄想，安神定气。

节欲，是指性生活要适度，适当节制性欲。节欲可防止阴精的过分泄漏，保持精盈充盛，有利于身心健康。葆精指广义的精，精禀于先天，养于水谷而藏于五脏，若后天充盛，五脏安和，则精自然得养，故葆精即是通过养五脏以不使其过伤，调情志以不使其过极，忌劳伤以不使其过耗，譬如房事保健、气功、导引等，均为节欲葆精的具体措施。

（三）调息养气、持之以恒

调息养气指保养元气，元气充足，则生命有活力。四时养生、起居保健诸法，均以保养元气为主。在具体方法上多以培补后天，固护先天为基点，饮食调养以培补后天脾胃，使水谷精微充盛，以供养气。而节欲固精，避免劳伤，旨在固护先天元气。先天、后天充足，则元气得养。

养生保健要持之以恒地进行调摄，才能达到目的：①养生贯穿一生：养生必须贯穿人生的自始至终。②练功贵在精专：中医养生保健的方法很多。要根据自己各方面的情况，合理选择。选定之后，就要专一、精练，切忌见异思迁，朝秦暮楚。③养生重在生活化：提倡养生生活化，就是要积极主动地把养生方法融合在日常生活的各个方面。

（四）综合调养、带病延年

养生必须从整体全局着眼，注意到生命活动的各个环节，全面考虑，综合调养。具体说来，大致有：顺四时、慎起居、调饮食、戒色欲、调情志、动形体，以及针灸、推拿、按摩、药物养生等诸方面内容。某些患有慢性疾病的人群，通过中医理论指导下药食调养，病不加重也无危害，更有痊愈之喜。中医在某些疾病一时治疗不理想时，可从整体观念的角度出发，调养正气，带病延年，只不过须注意采纳合适的调养方法。

四、养生的具体方法

（一）调养精神

“养生贵乎养神”，调神之法概括起来可有：思想清静、修身养性、开朗乐观、调畅情志、心理平衡等。如思想清静主要是清心寡欲、知足常乐，“美其食，任其服，乐其俗，高下不相慕”。而性格开朗，精神乐观则是健身的要素、长寿的法宝。七情是人们对外界客观事物的反映，情志既可致病，又可治病。七情调摄的具体方法多种多样，常用的方法是顺其自然，该发泄时发泄，该收敛时收敛，该哭则哭，该笑则笑，既不压抑，也不放肆，避免情绪变化出现“太过”“不及”。不少医家重视对情志的调摄且创造了许多行之有效的情志疗法，或逗之以笑，或激之以怒，或惹之以哭，或引之以恐等，因势利导，宣泄积郁之情，畅遂情志。

（二）饮食养生

饮食种类宜多样化，清淡不宜过咸；饮食有节，不宜过饥过饱，病宜少食。饱食可损伤脾胃的血脉，导致肥胖而诱发多种疾病，病中脾胃运化功能减弱，宜少食养胃，以助元气的恢复，否则病久难愈；饮食有规律，按照每天的运动和病情来定制一日三餐或一日多餐；正确对待特殊嗜好，如吸烟，自古以来都认为对人体有害而无益，因此应尽量少吸烟或不吸烟，适当饮酒可以治病和健身，饮茶亦有许多益处，关键是适量为宜；在中医学理论指导下，将食物与药物（以及食物的辅料、调料等）相配合制作的具有防病保健强身作用的食品用于养生保健称之为药膳，药膳保健要求药食结合，因时制宜，辨证施膳。

（三）因时养生

因时养生，就是按照时令节气的阴阳变化规律，运用相应的养生手段保证健康长寿的方法。这种“天人相应，顺应自然”的养生方法，是中医养生的一大特色。

1. 春夏养阳，秋冬养阴　所谓春夏养阳，即养生养长；秋冬养阴，即养收养藏，乃是顺应四时阴阳变化的养生之道的关键。春夏两季，天气由寒转暖，由暖转暑是人体阳气生长之时，故应以调养阳气为主；秋冬两季，气候逐渐变凉是人体阳气收敛，阴精潜藏于内之时，故应以保养阴精为主。

2. 春捂秋冻　春季人体肌表虽应气候转暖而开始疏泄，但其抗寒能力相对较差，为防春寒气温骤降，必须注意保暖御寒，这就是“春捂”的道理。秋季气温开始逐渐降低，人体阳气亦开始收敛，为冬时藏精创造条件。故不宜骤然添衣过多，以免妨碍阳气的收敛，此时若能适当地接受一些冷空气的刺激，不但有利于肌表之致密和阳气的潜藏，对人体的应激能力和耐寒能力也有所增强。所以，秋天宜“冻”。

3. 慎避虚邪　人体在天气剧变，或出现反常气候之时，容易感邪发病。因此，人们在因时养护正气的同时，非常有必要对外邪的审识避忌。二十四节气中的立春、立夏、立秋、立冬、春分、秋分、夏至、冬至八个节气，是季节气候变化的转折点，天有所变，人有所应，体弱多病的人往往在交节时刻感到不适，或者发病甚至死亡。因而，注意交节变化，慎避虚邪也是四时养生的一个重要环节。

（四）保养肾精

保养肾精最重要的方法是节制性欲，避免房劳太过及醉酒入房。孙思邈认为：“人年二十者，四日一泄，三十者八日一泄，四十者，十六日一泄，五十者，二十日一泄，六十者，闭精不泄，若体力犹壮者，一月一泄，凡人气力超过人者，亦不可抑忍，久而不泄，致生痈疽”。可见行房次数应根据年龄、体质、精神和性的要求不同而有所差异。一般认为衡量房事是否过度的客观现象是行房事的第二天早上是否精神饱满，身心愉快。另外，饱甚、疲劳、情绪不佳、月经期、气候异常时不宜行房。

（五）运动养生

运动养生锻炼的原则有三：一是掌握运动养生的要领：传统运动养生的练功要领就是意守、调息、动形的统一。二是强调适度，不宜过量运动。健身强调适量的锻炼，要循序渐进，不可急于求成。三是提倡持之以恒，坚持不懈。常见的运动方式有：民间健身法多于娱乐中而有运动养生的内容，简便易行，形式多样。如运动量较小，轻松和缓的散步、郊游、荡秋千、放风筝、踢毽、保健球等；运动量适中的跳绳、登高、跑马、射箭、举石锁等等。道家健身术强调练气以养生的观点。如华佗的“五禽戏”、八段锦、太极拳等。佛家健身术源于禅定修心，具有代表性有达摩易筋经、罗汉十八手、少林拳、禅密功等，可活动筋骨、疏通血脉。

（六）体质养生

体质是指人体禀赋于先天，受后天多种因素影响，在其生长发育和衰老过程中，所形成的形态上和心理，生理功能上相对稳定的特征，这种特性往往决定着机体对某些致病因素的易感性和病变过程的倾向性。常见的体质有平和质、阳虚质、气虚质、阴虚质、血虚质、阳盛质、血瘀质、痰湿质和气郁质，不同体质的人在日常生活起居、运动及饮食上注意相应的调养。

第二节　防治原则

中医学历来非常重视预防，早在《内经》中就提出了“治未病”的预防思想，强调“防范于未然”。《素问·四气调神大论》说：“圣人不治已病治未病，不治已乱治未乱。”防病与治病，是中医理论体系中的重要组成部分。中医学不仅在临床医学上建立了以整体观念与辨证论治为特点的临床诊断体系，并且在预防医学方面也积累了丰富的经验，并具有独特的理论。中医学既十分注意讲究卫生，又重视增强人体内的正气；既重视患病后的治疗，又重视预防疾病的发生和发展。防治原则是中医长期从临床实践中总结出来的预防疾病和治疗疾病的原则，包括以下内容。

一、预防

预防就是采取一定的措施防治疾病的发生与发展。中医学总结了人民群众与疾病做斗争的经验。早在《内经》中就提出“治未病”的预防思想。所谓“治未病”，就是治疗没有发生的疾病，包括未病先防和既病防变的内容。

（一）未病先防

未病先防就是在疾病未发生之前，提前做好各项预防工作，以防治疾病的发生。疾病的发生，关系到邪正两个方面。邪气是导致疾病的重要条件，而正气不足是疾病发生的内在根据。外邪通过内因而起作用，即《内经》所说“正气存内，邪不可干”，因此，未病先防，必须从两个方面入手，一方面是调养身体，提高正气抗邪能力；另一方面是要防止病邪的侵害。

1. 提高正气抗邪能力　正气的强弱，由体质决定，增强体质，是提高机体正气的抗邪能力，以防止疾病的发生，增强体质要注意以下四个方面。

（1）调养身体，不妄作劳：增强体质，是提高机体抗邪能力的关键，适应自然环境的变化，生活起居应有规律，提倡饮食有节，注意劳逸结合，这些都是保障身体健康的要求。

（2）坚持锻炼，增进健康：适度的体育锻炼，可以增强体质，预防疾病。早在公元220年前华佗就创立了“五禽戏”来健身运动。经常锻炼身体能促进气血的流畅和关节的运动，强壮脏腑，舒筋健骨，增强机体康复能力，以预防或减少疾病的发生。

（3）调摄精神，恬淡虚无：中医学十分重视精神情绪活动对人体生理、病理变化的影响。认为突然、强烈而持久的精神刺激，可使人体气机逆乱，阴阳失调而致病。精神乐观，情志畅达，气血调畅，能增强抗病能力，防治疾病的发生。

（4）药物预防，人工免疫：服用一定的药物，施灸一定的穴位，都可以增强机体的抗病能力。早在《内经》中就用“小金丹”来预防疾病，民间每逢端午节在房门口挂菖蒲，艾叶避秽等做法。公元11世纪使用人痘接种法预防天花，是人工免疫法的先驱。以上做法都能使机体正气增强而提高人体的抗邪能力。

2. 避免邪气的侵害　病邪是导致疾病发生的重要条件，有时甚至起着主导作用，未病先防除了增强正气，提高机体的抗邪能力外，还应预防邪气的侵害。首先是防止六淫、戾气对人体的侵害，其次是使用药物及预防外伤等。

（1）顺应自然，避邪防病：人应顺其自然，注意防寒保暖，增减衣被，适应四时气候的变化，做到“虚邪贼风，避邪有时”，《内经》已提出“五疫之至，皆相染易”，应“避其毒气”。明代《本草纲目》中已提出用蒸气消毒法，对疫病病人穿过的衣服进行消毒。可见我国医学在很早以前就认识到瘟疫的传染性，及对传染病应当采取隔离、消毒的方法。

（2）使用药物，防范外伤：早在《内经》中就有药物预防传染病的记载，我国人民焚香、佩香囊、香枕、药物沐浴及服药的方法预防多种传染疾病。近年来用贯众、板蓝根、大青叶以预防流感和腮腺炎，用茵陈、栀子、板蓝根等预防肝炎。为了防止病从口入，必须讲究饮食卫生，在日常生活和劳动中，注意避免外来的伤害，如各种虫兽伤对人体的伤害。

（二）既病防变

未病先防是最理想的积极措施，但如果疾病已经发生，则应争取早期诊断、早期治疗、防止疾病转变来阻止疾病的发展，达到早日治愈疾病的目的。针对疾病发展过程中可能出现病情加重的趋势和已经萌芽的先兆症状，采取有效措施，以阻止或扭转病情的发展和转变，促使疾病朝痊愈的方向改变，这就是既病防变。

1. 早期诊治　《素问·阴阳应象大论》说：“故邪风之主，疾如风雨，故善治者，治皮毛，其次治肌肤，其次治筋脉，其次治六腑，其次治五脏，治五脏者，半死半生也”，强调了防微杜渐，早期诊治的重要性。诊断是治疗的前提和依据。早期诊断关系到患者和医者两方面。患者若有不适，及早求医，医者能见微知著，对早期疾病能尽快准确地作出诊断和治疗，以免延误病情。当外邪侵袭人体，如果不及时诊治，病邪就有可能由表入里，步步深入，使病情愈来愈深重。因此，在防治疾病的过程中一定要做到早期诊断、早期治疗。

2. 控制转变 《难经·七十七难》说：“见肝之病，则知肝当传之于脾。故先实其脾气，无令得受肝之邪。”这是运用五行乘侮规律的理论而采取的既病防变的措施。

无论外感病内伤病的转变都有一定的规律可循，医生要善于掌握这些规律，及时采取措施，“务必先安未受邪之地”，才能有效地阻止病邪的转变，控制病情的发展，有利于疾病的早日康复。

二、治则

治则，即治疗疾病时所必须遵循的基本原则，它是中医基础理论的重要组成部分，对临床各科病证的治疗，如立法、处方、用药，都具有重要的指导意义。

治疗原则不同于治疗方法。治则是用以指导治法的总则，而治法则是在治则指导下制定的具体方法。治则是总的治疗原则，是指导治疗方法的总则；治法是具体方法，是治则的具体化，治法从属于治则。例如扶正与祛邪是治则，益气、滋阴、养血、助阳、发汗、攻下、清解，则分别是扶正与祛邪治则下的具体方法。

（一）治病求本

治病求本，就是寻找出疾病的根本起因，并针对根本起因治疗。

1. 治标与治本 标本是一个相对概念，多种含义。一般说，“本”是代表着疾病过程中占主导地位和起主要作用的方面；而“标”则是疾病中由本而相应产生的或居次要地位的方面，如从正邪方面来说，正气是本，邪气是标；从病因与症状来说，病因是本，症状是标；从疾病先后来说，旧病、原发病是本，新病、继发病是标。标本可以说明病变过程中各种矛盾的主次关系，因此，在辨证时，应通过对标本的分析，弄清矛盾的主次关系，掌握先后缓急。

（1）急则治其标：急则治标，是指疾病病势急骤，病情危急而必须首先治标。例如肺痨病人突然出现大咯血，尽管此时仍以阴虚为本，咯血为标，但若不迅速止血，患者就有可能出现休克甚至死亡，所以就应当迅速止血以治标，待血止后再治其本。

（2）缓则治其本：治本是根本治则，就是针对病因病机进行治疗。如脾胃虚弱的慢性腹泻，脾虚为本，腹泻为标。治病当补脾，健胃以治其本，则腹泻自止。

（3）标本同治：是在病症标本并重的情况下，需要标本兼顾而制定的一种治则。如虚人感冒，素体气虚，反复外感，治宜益气解表，益气为治本，解表是治标。

综上所述，急则治其标，缓则治其本，标本同治，既有原则性，又有灵活性。临床应用时应视病情变化具体掌握，最终目的是抓住疾病的主要矛盾，做到治病求本。

2. 正治与反治 疾病的变化是复杂的，在多数情况下，疾病的征象与疾病的性质是一致的，但有时也会出现疾病的性质不一致的情况。在《内经》中提出：“逆者正治，从者反治”两种方法。

（1）正治：是逆其证候性质而治的一种治疗方法，又称逆治。逆，是指采用方药的性质和疾病的性质相反，即通过分析疾病的临床症象，辨明疾病性质的寒热虚实，然后分别采用“寒者热之”、“热者寒之”、“虚者补之”、“实者泻之”的原则进行治疗。所以，正治法是临床上最常用的一种治疗方法。

（2）反治：是顺从疾病征象（假象）而治的一种治疗方法，又称从治。从就是采用方药的性质和疾病的征象相同。反治法有“热因热用”、“寒因寒用”、“塞因塞用”、“通因通用”四种。

知识链接

热因热用、寒因寒用、塞因塞用和通因通用

热因热用，又称以热治热，是指用温热性质的药物治疗具有假热症状的“真寒假热”证。如患者既有四肢厥冷，溲清便溏，舌淡苔白，脉微欲绝等阴寒内盛的真象，又有身反不恶寒，面赤如妆等阴寒内盛，格阳于外的假象。

寒因寒用，又称以寒治寒，是指用寒凉性质的药物治疗具有假寒症状的“真热假寒”证。如患者既有大热烦渴、小便短赤、舌质红绛、舌苔干黄等阳热内盛的真象，又有手足厥冷，神昏脉沉等里热盛极，格阴于外的假象。

塞因塞用，又称以补开塞，是指用补益药物治疗具有闭塞不通症状的虚证。如用补脾益气药物治疗因脾虚运化无力而出现脘腹胀满，大便不畅等病证。

通因通用，又称以通治通，是指用通利药物治疗具有通泻症状的实证，如用消导泻下法治疗因宿食停积而引起的腹痛、肠鸣、泄泻等病证。

（二）扶正祛邪

正气与邪气是疾病过程中矛盾斗争的两个方面，正气是导致疾病发生的内在原因，而邪气是导致疾病发生的外在条件，在治疗过程中应十分重视正气的作用。

1. 扶正 即是扶助正气，增强体质，提高机体抗邪能力。扶正的目的是为了祛邪，即所谓“正复邪自去”，扶正适用于正气虚而邪气不盛，以正虚为主要矛盾的病证，有益气、养血、滋阴、助阳等治法。

2. 祛邪 即是祛除病邪。祛邪的目的是为了保存正气，即所谓“邪去正自安”。祛邪适用于邪气盛而正气未衰，以邪实为主要矛盾的病证，有发汗、清热、攻下、消导、祛湿、化瘀等治法。

3. 扶正祛邪兼用 适用于正气已虚而邪气仍实的所谓虚实夹杂的病证。为了做到祛邪不伤正，扶正不留邪，临床上可根据具体情况分别采用扶正兼祛邪、祛邪兼扶正、先祛邪后扶正和先扶正后祛邪等方法。

（三）调整阴阳

由于疾病的发生，从根本上说都是阴阳的相对平衡遭到破坏，出现了阴阳偏盛偏衰。所以，调整阴阳，使其恢复正常，也是临床治疗的根本治则之一。

1. 损其有余 损其有余，又称损其偏盛，是指阴或阳的一方偏盛有余的病证，应当用“实则泻之”的方法来治疗。

（1）抑其阳盛：“阳盛则热”所致的实热证应当清阳热，“治热以寒”用“热者寒之”的法则治疗。

（2）损其阴盛：“阴盛则寒”所致的实寒证应当温散阴寒，“治寒以热”用“寒者热之”的法则治疗。

由于阴阳是互根的，“阴盛则阳病”，“阳盛则阴病”，在阴阳偏盛的病变中，如其相对一方有偏衰时，则当兼顾其不足，配以扶阳或滋阴之法。

2. 补其不足 又称补其偏衰，适用于阳或阴虚损不足的病症。如阴虚者补阴，阳虚者补阳，阴阳两虚者，阴阳双补。

（1）阴阳互制的补虚法：适用于五脏阴虚或阳虚，滋阴以制阳（阳病治阴）多用于虚热证；扶阳以治阴（阴病治阳）多用于虚寒证。

（2）阴阳互根的补虚法：适用于肾阴虚或肾阳虚，阴中求阳，用于治疗阳虚时，在扶阳药中加适量滋阴药；阳中求阴，用于治疗阴虚时，在补阴药中加适量扶阳药。

（3）阴阳并补法：适用于阴阳两虚证，需分清主次。

3. 损益兼用

（1）损其有余，兼顾其不足：阴胜伤阳应温散阴寒兼扶阳；阳胜伤阴应清阳热兼滋阴。

（2）补其不足，兼顾其有余：适用于阴阳偏衰为主，兼有阳或阴偏胜的病机。

（四）调理气血津液

气血津液是构成人体的基本物质，是脏腑生理活动的物质基础。调理气血津液是针对气血津液失调的病理变化而确立的治疗原则。

1. 调气

（1）补气：补气适用于气虚证，注意调补脾肺肾之气为重点。

（2）调理气机：气机的运动形式主要是升降出入。这里主要是以调理肺胃之气为重，气机发生病理变化的形式是多种多样的。如气滞者宜行气，气逆者宜降气，气闭者宜通闭，气脱者宜益气固脱。

2. 理血

（1）补血：补血适用于血虚证。注意调补脾胃为治疗之重点，因气能生血，故常在补血的方药中，配入补气的药物，以收补气生血之效。

（2）调理血行：人以血为本，必须通过血液的正常运行才能得以实现。血的运行失常可出现血瘀，血热或出血等病理变化。血瘀者宜活血化瘀；血热者宜清热凉血；出血者，宜清热止血，益气摄血，化瘀止血，收涩止血等。

3. 气血双调 “气为血之帅，血为气之母。”常有气病及血，血病及气，以及气血同病，在治疗应当气血双调，常用方法有气血双补、行气活血和益气摄血。

4. 补津液 津液是机体内一切正常水液的总称，具有滋润和调养的作用。补津液适用于津液不足的“伤津”、“脱液”的病变，在治疗中，应以治肺、胃、肾为重点。

（五）调理脏腑

疾病在发生、发展的过程中，不管是外在的疾病，还是内伤疾病，均能引起脏腑的阴阳气血失调和脏腑的功能紊乱，调理脏腑就成为中医治疗疾病的基本原则。

1. 调理脏腑的阴阳气血 脏腑的生理功能不同，其阴阳气血失调的病理变化不尽一致。在治疗上采取相应的治疗方法，以恢复脏腑阴阳气血的平衡。

2. 顺应脏腑的生理特性 脏腑的阴阳五行属性各有不同，气机的升降出入各有规律。在调理脏腑时，须顺应脏腑的生理特性而治。

3. 协调脏腑之间的关系 人体是一个有机整体，脏腑之间在生理上相互为用，病理上也相互影响，在治疗脏腑病变时，亦应注意调整脏腑之间的关系。

（六）三因制宜

三因制宜，指治病应据季节、地区、体质、性别、年龄不同而用适宜的治疗方法。

1. 因时制宜 根据不同季节气候特点，考虑治疗用药的原则，称之为因时制宜。如春夏之季，气候温热，人体腠理比较疏松，即便是外感风寒，用辛温解表药时，剂量也要酌减，以免发汗太过，耗伤阴津；秋冬之季，气候寒凉，人体腠理比较致密，即便是外感风热，若无大热实证，也应慎用寒凉药物，以防苦寒伤阳。

2. 因人制宜 根据病人年龄、性别、体质、生活习惯等不同特点，考虑治疗用药的原则，称之为因人制宜。从年龄来看老年慎泻，治宜补或攻补兼施：少年慎补，小儿病症，妄投峻剂，少用补益，且用药量宜轻。从性别来说妇女经、带、胎、产、妊娠期禁用或慎用峻下、破血药。从体质而言阳盛或阴虚之体，慎用温热；阳虚或阴盛之体，慎用寒凉。

3. 因地制宜 根据不同地区的环境特点，制定治疗用药的原则，称之为因地制宜。如西北高原地区，气候寒凉干燥，若外感风寒，用药可予辛温解表重剂；又如东南沿海地区，气候温热潮湿，同样是外感风寒，用药却宜辛温解表轻剂。

三、治法

治法与治则是不同的，治则是指导治疗方法的，而治疗方法则是治则的基本应用。治法的内容，即常说的“八法”：即汗（发汗法）、吐（催吐法）、下（ 泻下法）、和（和解法）、温（祛寒法）、清（清热法）、消（消导法）、补（补虚法）。

1. 汗法 也叫解表法或叫发汗法。是运用解表发汗的方药解除表证的一种治疗方法，适用于一切外感疾病初期在表，对于水肿病腰以上肿甚，疮疡初期，以及麻疹透发不畅等症候，均可用之。其中，辛温解表法适用于风寒表证，代表方如麻黄汤；辛凉解表法适用于风热表证，代表方如银翘散。

具体使用时应注意，发汗应以周身微汗，汗出邪去为度。不可过汗，以防耗液伤津。另外，对表邪已尽，出汗、失血、吐泻等津液不足者，均不宜用。

2. 吐法 也叫催吐法，是引导病邪或有毒物质，使之从口涌吐而出的一种治疗方法，适用于痰涎壅盛，或顽痰停滞胸隔，食积停滞胃脘，痰涎阻塞气道，或误食毒物尚在胃中等病症，代表方如瓜蒂散。

具体使用时应注意，吐法只是一种急救方法，应掌握其适应证方能使用，切不可反复使用。另外，对病势危笃，失血、喘促、孕妇以及老弱气衰者，均不得使用。

3. 下法 也叫泻下法或攻下法，是用具有泻下作用的药物，以攻逐体内积滞、通泄大便的一种治疗大法。适用于寒热燥湿诸邪内结肠道，以及水结、宿食、蓄血、痰滞等有害物质不得排泄等证，其中，攻下法泻下作用比较猛烈，代表方如大承气汤；润下法泻下作用较为缓和，代表方如麻子仁丸；逐水法泻下作用最为猛烈，代表方如十枣汤。

使用时应注意，下法易伤人体正气，用时必须根据病情和患者体质的不同，掌握适当剂量，以邪去为度，不可过量和久服。对于邪在表或在半表半里者禁用。对于老弱之体以及妇女经期、妊娠期，均当慎用或禁用。

4. 和法 也叫和解法，是用具有疏通、和解作用的药物，以和解表里，调和肝脾，调理胃肠的一种治疗大法。其中，和解少阳法适用于邪在半表半里的少阳证，代表方如小柴胡汤；调和肝脾法应用于肝气郁结、脾气虚弱之肝脾不和证，代表方如逍遥散；调和胃肠法适用于虚实夹杂、寒热互结之肠胃不和证，代表方如半夏泻心汤。

具体应用时应注意，凡邪在肌表，未入少阳，或邪已入里，阳明热盛者，均不宜使用。

5. 温法 也叫温里法，又叫祛寒法，是运用性质温热的方药，以祛除寒邪和补益阳气的一种治疗大法，主要适用于里寒证，其中，温中祛寒法适用于脾胃虚寒证，代表方如理中汤；回阳救逆法适用于亡阳虚脱，阴寒内盛危候，代表方如四逆汤；温经散寒法适用于寒邪凝滞经络，血脉不畅的痹证，代表方如当归四逆汤。

应用时注意，温法多用辛燥药，故对热证、阴虚证均不宜使用。

6. 清法 也叫清热法，是用寒凉性质的药物以清热、泻火、凉血、解毒，治疗热性病证的一种治疗大法。主要适用于里热证。其中，清热泻火法适用于热在气分，属于实热的证候，代表方如白虎汤；清热解毒法适用于瘟疫、温毒、疮疡等，代表方如普济消毒饮；清热凉血法适用于热入营血的证候，代表方如清营汤；清虚热法适用于阴虚火旺的证候，代表方如青蒿鳖甲汤；清脏腑热法适用于某一脏腑的火热偏盛之证，代表方如导赤散、龙胆泻肝汤、泻肺散、清胃散等。

使用时注意清法所用药物多药性寒凉，易伤脾胃，凡脾胃虚弱、食少便溏者慎用；要中病即止，避免克伐太过，损伤正气；使用时要辨清阴盛格阳、真寒假热之证，不可妄投。

7. 消法 也叫消导法或消散法，是用消食导滞的药物以消除积滞的一种治疗大法。

适用于饮食积滞或症瘕积聚等病证。其中，消食导滞法适用于脾胃不运的食滞病证，代表方如保和丸；行气化瘀法适用于气滞血瘀的病证，代表方如越鞠丸、桃红四物汤；消痰化饮法适用于痰饮内停的病证，代表方如二陈汤、五苓散等。

应用时应注意，消法乃为祛邪而设，凡正虚邪实患者，还当祛邪兼以扶正。

8. 补法　也叫补益法，是用具有补益作用的药物以消除虚弱证候的一种治疗大法。主要适用于各种虚证，补法一般有补气、补血、补阴、补阳四大类。其中，补气法适用于气虚所引起的病证，代表方如四君子汤；补血法适用于血虚所引起的病证，代表方如四物汤；补阴法适用于阴虚所引起的病证，代表方如六味地黄丸；补阳法适用于阳虚所引起的病证，代表方如金匮肾气丸。

具体运用时应注意，“真实假虚”证要辨清，以免误犯“虚实”之戒。另外，对邪实正虚者也应慎用，以免造成“误补益疾”的不良后果。

一般情况下，邪在表者用汗法以解表；邪在胃脘、胸膈以上者用吐法以祛邪；邪在里属实者，用下法攻逐里实；邪在半表半里者，用和法以和解表里；病属寒者，用温法以祛寒；病属热者，用清法以清热；邪实积聚者，用消法以消散之；正气不足者，用补法以补益之。

第三节　康复原则

一、康复的意义

康复，即恢复平安或健康之意，中医康复学是以中医理论为指导，研究各种有利于疾病康复的方法和手段，使病人的身心健康，中医康复学历史悠久，有着完整而独特的理论。

二、康复的基本原则

1. 整体康复　中医学认为人体是以五脏为中心，配合六腑，通过经络将人体组成一个有机整体，任何一种组织器官都不是孤立存在的。脏腑之间、经络之间、脏腑经络与肢体之间都存在着结构或功能上的多种联系，以维持正常而协调的生理活动。因此，在康复过程中，对局部的功能障碍也应从整体出发，采取全面的康复措施。

2. 辨证康复　在中医康复学中，辨证是康复的前提和依据，在中医康复临床过程中，辨证包含有对内在生理功能障碍的辨证，而生理功能障碍的改善与外在形体及行为障碍的改善有因果关系。因此，通过辨证论治改善造成各种功能障碍的内在原因，体现了中医学“治病求本”和整体康复的原则。这是中医康复学的又一特色。

3. 功能康复　在中医康复“形神合一”是功能康复的基本原则，中医认为神是生命活动的主宰，形神合一构成了人的生命，功能康复既是训练“神”对“形”的支配作用。如导引、运动、训练、气功等方法。既是形与神的康复方法，如偏瘫运动功能的丧失，就是神对肢体主宰作用的丧失，强调主动运动训练的重要性，与现代康复学的运动再学习的指导思想完全相同。

4. **综合康复** 中医学在漫长的发展过程中，经过历代医学家的发展和完善，由简单到复杂，创造了多种多样的康复方法，各种方法均具有不同的治疗范围和优势。因此，在康复过程中主张采用《素问·异法方宜论》提倡的“圣人杂合以治，各得其所宜，故治所以异而病皆愈。”

【思考题】

1. 中医养生的基本原则是什么？
2. 简述中医学的预防思想是什么？
3. 中医的治疗原则有哪些？
4. 怎样正确理解因人、因时、因地制宜的治疗原则？
5. 何谓治疗八大法？

（方　洁）

CHAPTER 第八章

中药与方剂

☞ [学习目标]

1. 了解中药的炮制目的和方法，方剂的常用剂型。
2. 掌握中药的性能和方剂的组成原则。
3. 熟悉中药的用法及用药禁忌，常用中药的性味、归经、功效和应用。
4. 熟悉方剂的变化规律，常用方剂功效和临床应用。

第一节　中药的基本知识

一、中药的炮制

炮制，古称炮炙、修治，是指药物在应用前或制成各种剂型以前必要的加工处理过程，包括对原药材进行一般修治整理和部分药材的特殊处理。

（一）炮制的目的

炮制的主要目的是：清除杂质和非药用部分，使药物纯净、用量准确；消除或降低药物毒性、烈性或副作用；增强药物疗效；改变药物的性能，使之更适合病情需要；矫臭矫味，利于服用；便于制剂和贮藏；引药入经。

（二）炮制的方法

炮制方法大致分五类。

1. 修制　包括纯净处理、粉碎处理、切制处理三种方法。纯净处理是采用挑、拣、簸、筛、刮、刷等方法，去除灰屑、杂质和非药用部分，使药物清洁纯净。粉碎处理是采用捣、碾、镑、锉等方法，使药物粉碎，以符合制剂和其他炮制的要求。切制处理是采用切、铡的方法，把药物切制成一定的规格，使药物有效成分易于溶出，并便于进行其他炮制，便于干燥、贮藏和称量。

2. 水制　用水或其他液体辅料处理药材的方法称为水制法。其目的主要是清洁药物、软化药物、调整药性、祛除腥臭。如淋、洗、泡、漂、浸、润、水飞等。

3. 火制 是用火加热处理药材的一种炮制方法。常用的方法有炒、炙、煅、煨等。

4. 水火共制 即水火共用的加工方法。如煮、蒸、淬、㷅等。

二、中药的性能

中药的性能是中药作用的基本性质和特征的高度概括。中药性能又称药性，包括四气、五味、归经、升降浮沉、毒性等。药性理论是中药理论的核心，是整个中医学理论体系的重要组成部分。

（一）四气五味

1. 四气 或称四性，就是寒、热、温、凉四种药性。四气中温热与寒凉属于两类不同的性质。温热属阳，寒凉属阴。温次于热，凉次于寒。还有一些平性药，尽管其寒热偏性不明显，实际上也有偏温偏凉的不同。

药性寒热温凉，是从药物作用于机体所发生的反应概括出来的，是与所治疾病的寒热性质相对应的。能够减轻或消除热证的药物，属于寒性或凉性，如黄芩、板蓝根对于热证有清热解毒作用，表明这两种药物具有寒性。反之，能够减轻或消除寒证的药物，属于温性或热性，如附子、干姜对寒证具有温中散寒作用，表明这两种药物具有热性。由此可见，具有清热泻火、凉血解毒等作用的药物，性属寒凉；具有温里散寒、补火助阳、温经通络、回阳救逆等作用的药物，性属温热。

2. 五味 指酸、苦、甘、辛、咸五种药味。还有淡味和涩味，但淡附于甘、涩附于酸，故仍习称五味。

辛味：能散、能行，有发散、行气、行血、开窍、化湿等作用，常用于表证、气滞、血瘀、窍闭神昏、湿浊内阻等证。如麻黄、藿香等。

甘味：能补、能缓、能和，有补益、缓急、和中的作用。常用于虚证、拘急疼痛等证。如人参、甘草等。

酸味：能收、能涩，有收敛、固涩作用。多用于虚汗、久泻、肺虚久咳、遗精滑精、遗尿等证。如五味子、乌梅等。

苦味：能泄、能燥、能坚阴。泄的含义较广，包括清热泻火、泻下通便、降泻肺气等，常用于实热证、热结便秘、肺气上逆咳喘等，如栀子、大黄、葶苈子。燥即燥湿，用于湿证。湿证有寒湿、湿热的不同，苦而温的药如苍术、厚朴，用于寒湿证；苦而寒的药如黄连、黄柏，用于湿热证。

咸味：能软、能下，有软坚散结和泻下作用。多用于瘰疬、瘿瘤、痰核、燥热便秘等证。如海藻、昆布等。

涩味：能收敛固涩，与酸味作用相似。常用于虚汗、久泻、遗精遗尿等。如龙骨、牡蛎等。

淡味：能渗、能利，有渗湿利水作用，多用于治疗水肿、小便不利等证，如猪苓、薏苡仁等。

（二）升降浮沉

升降浮沉是指药物在人体内作用的趋向性，分为升浮和沉降两个方面。升是上升，降是下降，浮是发散，沉是泄利。升浮药主向上向外，具有升阳、解表、祛风、散寒、催吐、开窍功效，用于治疗腹泻、脱肛、表证、痰涎壅盛、宿食及窍闭神昏等证。沉降药主向下向内，具有清热泻火、泻下通便、降逆止呕、止咳平喘、利水渗湿等功效，用于里热证、实热便秘、呕吐呃逆、喘咳、肝阳上逆、水肿等证。

正确利用药物的升降浮沉特性是临床选药的原则之一，应掌握以下几个关系：

1. 升降浮沉与病位病势的关系 人体发病部位有上下表里不同，病势也有上逆、下陷之差，因此，在选药时，一是顺着病位，一是逆着病势。病位在上在表的，宜用升浮药；病位在下在内的，宜用沉降药。病势上逆者，宜降不宜升；病势下降者，宜升不宜降。

2. 升降浮沉与药物性味质地的关系 具有升浮作用的药物，多为味辛、甘，性温热之品；具有沉降作用的药物，多为味酸、苦、咸、涩，性寒凉之品。凡质轻的如花、叶等药物，多主升浮；质重的如根茎、果实、种子、矿物及介壳类药物，多主沉降。

3. 升降浮沉与炮制、配伍的关系 药物经炮制后可以改变药物对人体作用的趋势。如酒制主升，姜制则散，醋炒则敛，盐炒则下等。在配伍中，少数升浮药同较多较强的沉降药配伍，则其升浮之性会受到一定制约；反之，少数沉降药同较多较强的升浮药配伍，其沉降之性也会受到一定制约。

（三）归经

归是指中药作用于人体的趋向，经是指人体的脏腑经络。归经是指药物对于人体某部分的选择性作用。

药物的归经与治疗作用密切相关。一般而言，归某经的药物均善长于治疗某经所属脏腑经络病证。但也要注意到：同归一经的药物，因其药性、升降浮沉等不同而作用有异。如黄芩、干姜、百合、葶苈子皆归肺经，但黄芩清肺热、干姜温肺寒、百合补肺阴、葶苈子泻肺实；药性相同，归经不同，其治疗作用也往往不同。如龙胆草、黄芩、黄连、黄柏同为苦寒，分别入肝经、肺经、心经、下焦，而依次善于泻肝火、肺火、心火、相火；此外，由于脏腑经络的病变可以相互影响，因此，在临床用药时，并不单纯地完全使用某一经的药物，而应辨证选药。

（四）有毒无毒

毒性是指药物对机体的损害性。毒性反应与副作用不同，它对人体的危害性较大，甚至可危及生命。为了确保用药安全，必须认识中药的毒性，掌握中药中毒的解救方法和预防措施。

大多数中药是无毒的，只有少数中药有毒。应用有毒性的药物时，必须按规定的方法炮制，恰当的配伍，正确的煎服，严格掌握适应证和剂量，同时要注意患者的体质差异。有毒药物禁止长期服用和误服。

三、中药的用法

（一）配伍

配伍是指按病情需要和药物特性，有选择地将两种或两种以上药物配合使用。在长期临床用药实践中，把单味药的应用和药物的配伍关系总结为“七情”。

单行：仅用一味药治疗疾病。如独参汤治气虚欲脱证；马齿苋治疗痢疾。

相须：即将两种以上功效相类似的药物合用，以增强其原有功效。如大黄配芒硝，能增强攻下泻热的治疗效果。

相使：即在性能功效方面有某些共性的药物相互配伍，以一药为主，另一药为辅，能提高主药疗效。如黄芪补气利水，茯苓利水健脾，二者配伍，茯苓能提高黄芪补气利水的治疗效果。

相畏：指一种药物的毒、副作用，能被另一种药物减轻或消除。如生半夏和生南星的毒性能被生姜减轻或消除。

相杀：指一种药物能减轻或消除另一种药物的毒、副作用。如生姜能减轻或消除生半夏和生南星的毒性或副作用。相畏、相杀实际上是同一配伍关系的两种提法。

相恶：指两药合用，一药能使另一药原有功效降低，甚至丧失。如人参恶莱菔子，因莱菔子能削弱人参的补气作用。

相杀：即两种药物合用，能产生或增强毒性反应或副作用。如“十八反”、“十九畏”中的若干药物。

在七情配伍关系中，除单行外，相须、相使能使药物产生协同作用而增强疗效，临床用药应充分发挥；相畏、相杀能减轻或消除药物的毒副作用，应用毒性或烈性药物时必须考虑；相恶、相反因会使药物产生或增强毒、副作用，属于用药禁忌。

（二）禁忌

为保证用药安全和提高疗效，必须重视用药禁忌。

1. 配伍禁忌 是指有些药物之间有“相恶”、“相反”的关系，应避免配合应用，以免降低疗效或产生毒副反应。

金元时期把药物配伍禁忌概括为“十八反”、“十九畏”并编成歌诀传诵至今。十八反：甘草反甘遂、大戟、海藻、芫花；乌头反贝母、瓜蒌、半夏、白蔹、白及；藜芦反人参、沙参、丹参、玄参、苦参、细辛、芍药。十九畏：硫黄畏朴硝，水银畏砒霜，狼毒畏密陀僧，巴豆畏牵牛，丁香畏郁金，川乌、草乌畏犀角，牙硝畏三棱，官桂畏石脂，人参畏五灵脂。

知识链接

十八反、十九畏歌诀

“十八反”歌诀最早见于金·张子和《儒门事亲》：“本草名言十八反，半蒌贝蔹及攻乌，藻戟遂芫俱战草，诸参辛芍叛藜芦”。“十九畏”歌诀首见于明代刘纯《医经小学》：“硫黄原是火中精，朴硝一见便相争；水银莫与砒霜见，狼毒最怕密陀僧；巴豆性烈最为上，偏与牵牛不顺情；丁香莫与郁金见，牙硝难合荆三棱；川乌草乌不顺犀，人参最怕五灵脂；官桂善能调冷气，若逢石脂便相欺。大凡修合看顺逆，炮爁炙煿莫相依。”

2. 妊娠用药禁忌　凡易对母体、胎儿或产程产生损害的药物，均为妊娠用药禁忌。根据药物对妊娠的危害程度，分禁用与慎用两类。禁用的多系毒性较强或药性峻猛之品，如水银、砒霜、雄黄、轻粉、斑蝥、马钱子、蟾酥、川乌、藜芦、胆矾、瓜蒂、巴豆、甘遂、大戟、商陆、麝香、水蛭、三棱等。慎用药包括活血祛瘀药、行气药、攻下药、温里药等中的部分药，如牛膝、川芎、红花、桃仁、姜黄、牡丹皮、枳实、枳壳、大黄、番泻叶、芦荟、芒硝、附子、肉桂等。

总之，妊娠禁用药物绝对不能用。慎用药物也尽量不用，如因病非用不可，必须注意辨证准确，掌握好剂量与疗程，恰当的炮制和配伍，做到用药有效而安全。

3. 服药禁忌　是指服药期间对某些食物的禁忌，又称食忌，俗称“忌口”。一般用药时应忌食生冷、辛辣、油腻、腥膻、有刺激性的食物。此外，根据病情的不同，饮食禁忌应有区别。如热性病应忌食辛辣、油腻、煎炸类食物；肝阳上亢应忌食辛辣之胡椒、辣椒、大蒜、白酒等辛热助阳之品；脾胃虚弱者应忌食油炸黏腻、生冷瓜果等不消化食物；疮疡肿毒、皮肤病患者应忌食鱼虾蟹等腥膻发物及辛辣刺激性食品等。

（三）剂量

剂量是指一剂药中每味药物成人一日的用量，它包含三个方面的内容：一指单味药物的成人一日量；二指方剂中各药物的相对用量；三指制剂的实际服用量。

确定剂量的大小，要根据药物的性能质地、方剂配伍、病情轻重、剂型种类、处方用药多少以及年龄、体质差别等情况综合考虑。一般而言，毒性大、性峻猛的用量宜小，性平和的无毒药物用量宜大。质地轻的用量宜小，质地重的用量宜大。单方剂量宜大，复方剂量宜小。方剂中主药用量相对要比辅药用量大。丸、散剂要比汤剂用量小。重病、急病、痼疾用量大，轻病用量小。体质壮实者用量宜重，老、幼、孕、产或体弱者用量宜轻。5 岁以下的儿童用成人量的 1/4，6 ~ 15 岁用成人量的 1/2，16 岁以上可用成人量。

一般中药的常用内服剂量为 5～10g，部分药物用量较大的为 15～30g，但有毒、峻烈和某些精制药剂除外。

（四）煎服方法

1. 煎药法 煎药用具以有盖的砂锅、瓦罐为最佳，忌用金属器具。把药物放入洁净的容器中，加冷水浸泡 30～60 分钟，水量以稍高出药面为宜。一般每剂药物煎煮两次，第二煎加水量和煎煮时间均应适当减少。煎一般药物宜先武火后文火。解表药及其他芳香类药物一般用武火迅速煮沸，改用文火维持 10～15 分钟即可；滋补类药物宜用文火久煎，沸后煎煮 40～60 分钟。总之，选用何种煎法，应以使药物有效成分充分溶出为原则。

知识链接

特殊煎煮法

有些药物因性味、质地及临床用途不同，而有一些特殊煎煮法，处方时须注明。①先煎：生石膏、生龙骨、代赭石、鳖甲等矿物、贝壳、角甲类药物，要先煎 30 分钟左右，再纳入其他药物煎煮；附子、川乌、草乌等毒性大的药物，久煎可减低其毒性，也宜先煎。②后下：藿香、薄荷、钩藤等煎煮时宜后下，久煎则有效成分容易挥发或受到破坏。③包煎：细小的种子、花粉或研末的矿石类药物，煎煮时宜用纱布包裹。如车前子、葶苈子、蒲黄、海金沙、辛夷、旋覆花等。④烊化：阿胶、鹿角胶、饴糖等宜另行烊化，再与其他药液兑服。⑤另煎：人参、西洋参、鹿茸等贵重药要单独煎煮。⑥冲服：三七粉、羚羊角粉、芒硝等宜用煎好的其他药液或开水冲服。

2. 服药法 一般疾病为每日 1 剂，每剂分 2～3 次服用。病情急重者，可每隔 4 小时 1 次。内服汤剂多宜温服。治寒证的药物宜热服，治热证的药物宜凉服，治疗呕吐者宜小量频服。至于服药时机，则滋补药宜饭前服，驱虫药、泻下药及其他治疗胃肠道疾病的药物宜空腹服，对胃肠道有刺激或消食药宜饭后服，安神药宜睡前服。

四、常用中药

（一）解表药

凡能发散表邪，解除表证的药物称解表药。因辛能发散，故解表药多具有辛味，适用于病邪在表，需要发汗的证候。表证有风寒、风热两种。解表药有辛温解表、辛凉解表两大类。辛温解表药发汗力较强，适用于表寒证；辛凉解表药发汗力量较弱，适用于表热证。此外，有些辛温解表药还具有温经通络、祛风除湿、透疹止痒等功效，可用于治疗风寒湿痹及风疹、麻疹等病证。有些辛凉解表药还有透疹、解毒功效，常用于治疗风疹、麻疹和疮疡肿毒初起（表8-1，表8-2）。

解表药虽能通过发汗以解除表邪，但汗出过多亦能损伤津液，耗散阳气。所以凡表虚有汗、阳气虚自汗，或热病后期，津液亏耗，以及失血等证，均当慎用或禁用。

（二）清热药

凡以清除里热为主要作用，主治热性病证的药物，称清热药。清热药性寒凉，味多苦，具有清热泻火、凉血解毒、燥湿及退虚热等功效。根据不同的作用特点，清热药又分为清热泻火、清热燥湿、清热解毒、清热凉血、清虚热五大类。

表8-1　辛温解表药简表

药名	性味	功效	应用	用量（g）
麻黄	辛、微苦，温	发散风寒，宣肺平喘，利水消肿	外感风寒表实证；咳喘；风水	3～10
桂枝	辛、甘，温	发汗解肌，温经通络	外感风寒表虚证；风湿；痛经；胸痹	3～10
荆芥	辛、温	祛风解表，透疹，止血	外感表证；疹出不透；失血	3～10
防风	辛、甘，微温	祛风解表，除湿止痛，止痉	外感表证；风寒湿痹；破伤风	3～10
羌活	辛、苦，温	散寒祛风，胜湿止痛	外感风寒；风寒湿痹	3～10
细辛	辛、温	散寒止痛，温肺化饮	外感风寒；头痛牙痛；肺寒咳喘	1～3
白芷	辛、温	祛风解表，化湿止带，排脓	外感风寒；带下；疮疡肿痛	3～10
生姜	辛、微温	散寒解表，温中止呕	外感风寒；胃寒呕吐；虚寒腹痛	3～10

表8-2　辛凉解表药简表

药名	性味	功效	应用	用量（g）
桑叶	甘、苦，寒	疏散风热，清肝明目	外感风热；头痛咳嗽；目赤肿痛	6～10
菊花	辛、甘，苦、微寒	疏散风热，平肝明目	外感风热；肝热目赤；头晕头痛	10～20
薄荷	辛、凉	疏散风热，清头目，利咽喉，透疹	外感风热；头痛，咽喉肿痛；疹出不透	3～10
葛根	辛、甘，凉	解肌退热，透疹，生津	感冒头项痛；腹泻；消渴；疹出不畅	3～10
柴胡	苦，微寒、微辛	和解泄热，疏肝，升阳	寒热往来；肝气郁结；内脏下垂	3～10
升麻	辛、甘，微寒	发表透疹，升阳，解毒	风热感冒；内脏下垂；疮疡；牙痛	3～6
牛蒡子	辛、微苦，微寒	疏散风热；透疹；利咽	风热感冒；咽喉肿痛；麻疹不畅	3～10

1. 清热泻火药　凡以清除气分实热为主要作用的药物，称清热泻火药。适用于急性热病邪在气分所致的壮热、烦热、汗出，舌红苔黄，脉洪大等实热证，以及肺、胃、心、肝等脏腑实热证（表8-3）。

2. 清热燥湿药　凡能治疗湿热内蕴或湿邪化热之证的药物，称为清热燥湿药。适应于湿热诸证，如湿温或暑温夹湿、泻痢、黄疸、湿疹、淋浊、带下及疖痈疮疡、关节肿痛等。本类药物苦寒伐胃，性燥又易伤阴，故脾胃虚寒，津液亏耗者应慎用（表8-4）。

3. 清热解毒药　凡能治疗各种热毒、火毒证的药物，称为清热解毒药。适用于各种火热毒盛所致的红、肿、热、痛等，如痄腮、肺痈、肠痈、热痢、斑疹、痈肿疔疮、丹毒、虫蛇咬伤及温热病、癌肿等证（表8－5）。

表8－3 清热泻火药简表

药名	性味	功效	应用	用量（g）
石膏	辛、甘，大寒	清热泻火，除烦止渴	气分实热证；肺热咳喘；胃火牙痛	15～60
知母	苦、甘，寒	清热泻火，生津止渴	温病高热；阴虚发热；消渴	6～12
栀子	苦，寒	清热泻火，利湿除烦，止血	热病发热烦躁；湿热黄疸；血热出血	3～10
淡竹叶	甘、淡，寒	清热除烦，利尿	热病烦躁；口舌生疮	9～15
芦根	甘，寒	清热生津，止呕	肺热咳嗽；胃热呕吐；尿赤	15～30

表8－4 清热燥湿药简表

药名	性味	功效	应用	用量（g）
黄芩	苦，寒	清热燥湿，泻火解毒	湿热下痢、黄疸；肺热咳嗽；血热吐衄	3～10
黄连	苦，寒	清热燥湿，泻火解毒	高热神昏；湿热下痢；痈肿、疔毒	3～9
黄柏	苦，寒	清热燥湿，泻火解毒	湿热痢疾；带下；阴虚发热；湿疹	3～10
龙胆草	苦，寒	清热燥湿，泻肝胆火	肝经湿热；黄疸；湿疹；带下	3～10
苦参	苦，寒	清热燥湿，杀虫止痒	湿热痢疾；湿疹；疮疡，带下；瘙痒	3～10

表8－5 清热解毒药简表

药名	性味	功效	应用	用量（g）
金银花	甘，寒	清热解毒，凉血止痢	外感风热；痈肿疮疡；痢疾	15～30
连翘	苦，微寒	清热解毒，消痈散结	外感风热；温病发斑；痈疮疖肿	6～15
板蓝根	甘，寒	清热解毒，凉血，利咽	温病发热，斑疹；痈肿疮毒	15～30
蒲公英	苦、甘，寒	清热解毒，消痈散结	各类热毒疮疡；乳痈；湿热黄疸	10～15
野菊花	辛、苦，微寒	清热解毒	痈疽疔疖；咽喉肿痛；目赤肿痛	10～15
白头翁	苦，寒	清热解毒，凉血止痢	热毒血痢	6～15
山豆根	苦，寒，有毒	清热解毒，利咽	咽喉肿痛；肿瘤；湿热黄疸	6～10
紫花地丁	辛、苦，寒	清热解毒	痈肿丹毒；目赤肿痛；毒蛇咬伤	10～15
败酱草	辛、苦，微寒	清热解毒，祛风止痛，排脓	肺痈；肠痈；血滞胸腹痛	10～30

4. 清热凉血药 凡能清营分、血分热的药物称为清热凉血药。适用于热入营血的实热证。如温热病热入营血，症见身热，心烦，不眠，神昏谵语，吐血，衄血，发斑，舌绛，脉数等。本类药物既能清热凉血，又能养阴生津，故可用于热病津伤之证（表8－6）。

5. 清虚热药 凡以治疗虚热证为主要作用的药物，称为清虚热药。适用于阴虚内热所致骨蒸潮热，手足心热，虚烦不眠，舌红少苔，脉细数等证（表8－7）。

清热药多为苦寒之品，常有损伤脾胃阳气之弊，过用易伤阳气，故不能大量常服，脾胃虚弱，食少泄泻，阴虚津亏者应慎用。

表 8－6　清热凉血药简表

药名	性味	功效	应用	用量（g）
生地黄	甘、苦，寒	清热凉血，养阴生津	血热妄行；消渴；阴虚内热	10～30
玄参	甘、苦、咸，微寒	清热养阴，解毒散结	温病热入营分；阴虚咯血；咽喉肿痛；瘰疬	10～20
丹皮	苦、辛，微寒	清热凉血，祛瘀止痛	热病斑疹、吐衄；血瘀经闭、痛经；血热瘀滞痈肿疔毒、肠痈等	6～12
赤芍	苦，微寒	清热凉血，活血散瘀	血热妄行；血瘀经闭；疮痈；跌打损伤	6～10
紫草	甘，寒	凉血活血，解毒透疹	疹透不畅；疮痈疖肿；烫伤	3～10

表 8－7　清虚热药简表

药名	性味	功效	应用	用量（g）
地骨皮	甘、苦，寒	凉血退蒸，清泄肺热	阴虚发热；血热妄行；肺热咳嗽	6～12
青蒿	苦、辛，寒	清热，解暑，止血	伤暑；阴虚发热；疟疾；紫斑	10～30
银柴胡	甘，微寒	退虚热，清疳热	阴虚发热；盗汗；小儿疳积	3～10

（三）化痰止咳平喘药

凡能祛除痰涎的药物，称化痰药。能减轻或制止咳嗽和喘息的药物，称止咳平喘药。

痰涎、咳嗽与气喘在病机上关系密切，一般咳喘每多挟痰，痰多易致咳喘。而化痰药多兼有止咳平喘之功，止咳平喘药亦多有化痰之效。治疗上化痰药常与止咳药配伍，故合称为化痰止咳平喘药。化痰药主要用于痰多咳嗽，咯痰不爽以及与痰有关的癫痫、瘿瘤、瘰疬、阴疽流注和中风痰迷等证；止咳平喘药主要用于外感、内伤所致肺失宣降的咳嗽气喘、呼吸困难等病证。按药性及功效不同，本类药物可分为温化寒痰药、清热化痰药及止咳平喘药三类。

1. 温化寒痰药　凡以温肺化痰或燥湿化痰为主要作用，治疗寒痰、湿痰的药物，称温化寒痰药。本类药物主要适用于寒饮、痰湿犯肺所致的咳嗽痰多、痰白清稀等病症。温化寒痰药温燥性烈，易助火伤津，凡痰热咳嗽、阴虚燥咳及吐血、咯血者均当忌用（表 8－8）。

2. 清化热痰药　凡以清化热痰为主要作用，治疗痰热证的药物，称清化热痰药。本类药物主要适应于热痰壅肺所致咳嗽、气喘、咯吐黄痰等病证。清化热痰药寒凉清润，易伤阳助湿，故寒痰、湿痰及脾胃虚寒者应忌用（表 8－9）。

3. 止咳平喘药　凡以宣肺祛痰、润肺止咳、降气平喘为主要作用，治疗咳嗽气喘的药物，称止咳平喘药。本类药物主要适用于外感、内伤等多种原因所致的咳嗽气喘、痰壅气逆、胸隔痞闷等病证（表 8－10）。

表8－8　温化寒痰药简表

药名	性味	功效	应用	用量（g）
半夏	辛、温，有毒	燥湿化痰，降逆止呕	咳嗽气逆；寒饮呕吐；梅核气	5～10
天南星	苦、辛，温，有毒	燥湿化痰，祛风止痉	顽痰咳嗽；风痰眩晕；肿瘤	5～10
白附子	甘、辛，大温	燥湿化痰，祛风止痉	风痰壅盛；淋巴结核	3～5
旋覆花	苦、辛、咸，微温	消痰行水，降气止呕	寒痰咳喘；噫气；呕吐	3～10
皂荚	辛，温	祛痰，开窍	顽痰咳喘；卒然昏厥	1.5～5

表8－9　清化热痰药简表

药名	性味	功效	应用	用量（g）
桔梗	苦、辛，平	宣肺祛痰，利咽，排脓	咳嗽痰多；咽喉肿痛；肺痈	6～10
贝母	苦、甘，微寒	化痰止咳，清热散结	咳嗽痰多；久咳阴虚；瘰疬痰核	6～10
前胡	苦、辛，微寒	降气祛痰，宣散风热	咳喘痰稠；胸闷气喘；痰浊头痛	6～10
瓜蒌	甘，寒	清肺化痰，利气宽胸，润肠通便，消肿散结	肺热咳嗽；胸痹；便秘肺痈；	12～30
竹茹	甘，微寒	清化热痰，除烦止呕	痰热咳嗽；胃热呕吐；烦躁	6～10
枇杷叶	苦，微寒	化痰止咳，和胃降逆	风热咳嗽；胃热呕吐	9～12
海藻	苦、咸，寒	清化热痰，软坚，利水	瘿瘤；瘰疬；脚气；水肿	10～15
昆布	咸，寒	清化热痰，软坚，利水	瘿瘤；瘰疬；疟母	10～15

表8－10　止咳平喘药简表

药名	性味	功效	应用	用量（g）
杏仁	苦，微温	止咳平喘，润肠通便	咳喘；肠燥便秘	3～9
百部	苦、甘，平	润肺止咳，灭虱杀虫	咳嗽，肺痨；头虱；体虱	6～9
紫菀	苦、甘，微温	化痰止咳	肺虚咳嗽；痰多咳嗽	6～9
款冬花	辛、微苦，温	润肺平喘，止咳化痰	咳嗽，气喘	6～9
桑白皮	甘，寒	泻肺平喘，利尿消肿	肺热咳嗽，痰多喘急；水肿	6～15
苏子	辛，温	止咳平喘，润肠通便	痰壅气逆，咳喘；胸膈胀闷；便秘	5～10

（四）芳香化湿药

凡气味芳香，具有化湿健脾作用的药物，称为芳香化湿药。此类药物多辛香温燥，有疏畅气机，宣化湿浊，醒脾和胃，消胀除痞的功效。适用于湿浊内阻中焦，脾失健运所致的脘腹痞满、脘闷吐泻、舌苔白腻，或湿热困脾之口干多涎等。对湿温、暑温等证，亦可选用（表8－11）。

本类药物偏于温燥，易致伤阴，阴虚血燥者应慎用。又因气味芳香，多含挥发油，故不宜久煎。

表 8-11　芳香化湿药简表

药名	性味	功效	应用	用量（g）
藿香	辛、微温	芳香化湿，止呕，解暑	湿浊内阻；脾胃气滞；呕吐；中暑	6~12
佩兰	辛、平	解暑化湿，辟秽和中	湿浊中阻；暑湿表证；湿温初期	5~10
苍术	辛、苦、温	燥湿健脾，祛风除湿	湿困脾胃；外感风寒；湿痹；夜盲	3~9
厚朴	辛、苦、温	行气燥湿，降逆平喘	湿阻中焦；胸闷咳喘	3~9
石菖蒲	辛、温	芳香化湿，开窍宁神	湿阻中焦；痰迷心窍；失眠；癫痫	3~9
草果	辛、温	温中燥湿，除痰截疟	湿阻中焦；疟疾	3~6

（五）消导药

凡以消除胃肠积滞，促进消化为主要作用，治疗饮食积滞的药物，称消导药。本类药物主要适用于食积不化、宿食停滞所致食欲不振，脘腹胀满，嗳腐吞酸，恶心呕吐、大便失常等症（表 8-12）。

表 8-12　消导药简表

药名	性味	功效	应用	用量（g）
鸡内金	甘、平、	消食积，止遗尿，化结石	食积不化；结石；遗尿；遗精	3~9
麦芽	甘、平、	消食，回乳	米、面食积；断乳用	10~15
谷芽	甘、平、	消食，健脾胃	米、面食积；脾虚纳呆	10~15
神曲	甘、辛、温	消食健胃	食积不化	10~15
山楂	甘、酸、微温	消食健胃，活血化瘀	乳、肉食积；腹泻；产后腹痛	10~15
莱菔子	甘、平、辛	消食除胀，祛痰降气	食积气积；咳逆上气	6~12

（六）理气药

凡以疏通气机、行气解郁为主要作用，治疗气机郁滞诸证的药物，称理气药，亦称行气药。本类药物主要适用于脾胃气滞所致的脘腹胀满、恶心呕吐、嗳腐吞酸，肝气郁结所致的胁肋胀痛、疝痛、月经不调、乳房胀痛，肺气壅塞所致的胸闷疼痛、咳嗽气喘等病证。本类药物大多辛温香燥，易耗气伤阴，故气虚、阴虚者慎用。因含挥发油，煎煮时间不易过长（表 8-13）。

（七）止血药

凡以制止体内外出血为主要作用，治疗各种出血证的药物，称止血药。本类药物主要适用于咯血、咳血、衄血、吐血、便血、尿血、崩漏、紫癜及外伤出血病证。止血药分别有凉血止血、收敛止血、化瘀止血及温经止血等作用，应根据不同出血原因选择应用（表 8-14）。

表 8-13　理气药简表

药名	性味	功效	应用	用量（g）
枳实	苦、辛、微酸，微温	行气化痰，散结消痞	脾胃气滞；痰浊停滞；腹痛便秘	3~9
陈皮	辛、苦，温	理气化痰，降逆止呕	脾胃气滞；痰湿咳嗽；呕吐	3~9
青皮	苦、辛，温	疏肝破气，消积化滞	肝气郁滞；食积停滞	3~9
木香	苦、辛，温	行气止痛	脾胃气滞；肝胆湿热	3~9
香附	辛、微苦，平	疏肝理气，调经止痛	肝气郁结；月经不调；痛经	3~9
延胡索	辛、苦，温	行气，活血，止痛	气滞、血瘀所致疼痛	3~9
乌药	辛，温	行气，散寒，止痛	寒滞腹痛；肝郁气逆；肾寒尿频	3~2
川楝子	苦，寒	行气止痛，杀虫	胸胁疼痛；疝痛；蛔虫	10~15
砂仁	辛，温	行气止痛，温脾止泻，理气安胎	气滞腹痛；胸痞呕吐；寒湿泄泻；胎动不安	3~6

表 8-14　止血药简表

药名	性味	功效	应用	用量（g）
仙鹤草	苦、涩，平	收敛止血，解毒，杀虫	各种出血；久痢；滴虫	10~15
白及	苦、甘、涩，微寒	收敛止血，消肿生肌	肺、胃出血；疮痈肿毒；疮口不敛	5~15
棕榈炭	苦、涩，平	收敛止血	衄血；咯血；便血；崩漏	5~15
藕节	甘、涩，平	收敛止血	各种出血	10~30
三七	甘、微苦，温	散瘀止血，消肿定痛	血瘀出血；跌打损伤；疮疡	1.5~3
茜草	苦，寒	活血祛瘀，凉血止血	血热出血；血滞经闭	10~15
蒲黄	甘，平	止血，活血，利尿	各种出血；血瘀腹痛	3~10
小蓟	甘，凉	凉血止血，利尿	血热出血；血淋；湿热黄疸	10~15
地榆	苦、酸，微寒	凉血止血，收敛，消肿止痛	各种出血；疮疡；烧伤	9~30
艾叶	苦、辛，温	温经止血，散寒止痛	寒湿带下；月经不调；崩漏；胎漏	3~9
苎麻根	甘，寒	凉血止血，清热安胎，利尿	血分热证出血；胎动不安；淋证；疮痈	10~30
槐花	苦，微寒	凉血止血，降压	各种出血证；高血压	10~15
白茅根	甘，寒	凉血止血，清热利尿	血热妄行；热淋；水肿；黄疸	15~30
灶心土	辛，微温	温中止血，止呕，止泻	脾胃虚寒；呕吐；久泻；脾虚失血	15~30
旱莲草	甘、酸，寒	养肾益阴，凉血止血	肝肾阴虚；吐血，崩漏	9~15

（八）活血祛瘀药

凡以通利血脉、促进血行、消散瘀血为主要作用的药物，称活血祛瘀药。本类药物多辛苦而性温，善于走散，具有活血散瘀，通经活络、续伤利痹、消肿止痛等功效。适用于血行不畅，瘀血阻滞之疼痛、创伤、癥瘕、闭经、痛经、产后瘀痛、痈肿、痹痛、胸痹等证。活血祛瘀药不宜用于妇女月经过多者或血虚无瘀者。孕妇禁用（表8－15）。

表8－15　活血祛瘀药简表

药名	性味	功效	应用	用量（g）
丹参	苦，微寒	活血祛瘀，消肿，安神	瘀血所致月经不调；冠心病；脉管炎；心烦不寐；痈肿	3～15
桃仁	辛、苦，平	活血祛瘀，润肠通便	瘀血；肠痈；肺痈；便秘	6～10
红花	辛，微温	活血祛瘀，通经	瘀血所致月经不调；痛经；癥瘕	6～10
牛膝	苦、酸，平	活血祛瘀，引血下行	血瘀经闭；肾虚腰酸；跌打损伤	6～15
毛冬青	辛、苦，寒	活血祛瘀，清热解毒	脉管炎；冠心病；烫伤	30～60
川芎	辛，温	活血行气，祛风止痛	血瘀气滞；月经不调；头痛；风湿痹证	3～10
穿山甲	咸、微寒	通经下乳，散结，排脓	经闭；乳汁不下；痈疽；癥瘕	3～10
五灵脂	咸、温	散瘀止痛	血瘀疼痛；痛经；产后恶露不下	3～10
血竭	甘、平、咸	化瘀止痛，生肌敛疮	跌打损伤；溃疡久不收口	3～10
乳香	辛、苦、温	活血止痛，消肿生肌	气滞血瘀之疼痛；溃疡久不收口	3～10
没药	苦、平	活血止痛，消肿生肌	经闭；痛经；胃腹痛；跌打损伤	3～10
姜黄	辛、苦、温	活血行气，通经止痛	气滞血瘀之疼痛；风湿痹痛	3～10
三棱	辛、苦、平	破血行气，消积止痛	癥瘕痞块；瘀血经闭；食积胀痛	5～10
莪术	辛、苦、温	破血祛瘀，行气止痛	经闭腹痛；气滞；食积；肿瘤	3～10
泽兰	苦、辛、微温	活血祛瘀，行水消肿	血瘀经闭；包块；腹痛；小便不利	10～15
益母草	辛、苦、微寒	活血祛瘀，利尿消肿	月经不调；经闭；痛经；小便不利	10～15
郁金	辛、苦、寒	活血理气止痛，凉血清心	肝气郁滞；瘀血内阻；痛经；癫狂	6～10
王不留行	苦，平	活血通经，下乳	痛经；经闭；乳汁不下	6～10

（九）泻下药

凡具有泻下通便功效，以促进排便为主要作用的药物，称泻下药。本类药物能通利大便，排除积滞、水饮及其他有害物质，有的还能使实热下泻。适用于大便秘结、肠道积滞、实热内结及水肿停饮等里实证。根据其作用与适用证的不同，可分为攻下药、润下药、逐水药三类。

1. 攻下药　本类药物味苦性寒，具有较强的清热泻火及泻下通便作用，主要适用于热结便秘及火热上炎之里实热证（表8－16）。

2. 润下药　本类药物多为植物种仁，富含油脂，具有润燥滑肠作用，可使大便易于排出。润下药作用较缓和，主要适用于年老津枯、产后血虚、热病伤津及失血等所致的肠燥津枯便秘（表8－17）。

3. 逐水药　本类药物泻下作用峻猛，能引起剧烈腹泻，使体内积液从大便排出，部分药物兼有利尿作用，故称逐水药。主要适用于水肿、臌胀、胸胁停饮等病证（表8－18）。

泻下药易伤正气，应以邪去为度，不可过量。其中攻下药和逐水药作用峻猛，年老体弱、久病正虚者慎用，妇女产后及经期忌用。

表 8－16 攻下药简表

药名	性味	功效	应用	用量（g）
大黄	苦，寒	攻积导滞，泻火凉血，逐瘀通经	实热内结、便秘；瘀血腹痛；黄疸	3～12
芒硝	咸、苦、大寒	软坚泻下，清热泻火	实热便秘；咽痛；口疮；目赤	10～15
番泻叶	甘、苦、寒	泻热导滞，通便利水	实热便秘；水肿臌胀	3～6

表 8－17 润下药简表

药名	性味	功效	应用	用量（g）
火麻仁	甘，平	润肠通便，滋养补虚	肠燥便秘；血亏津枯便结	9～30
郁李仁	甘、苦，平	润肠通便，利水消肿	肠燥便秘；水肿	3～12
蜂蜜	甘，平	润肠通便，润肺止咳	肠燥便秘；肺燥咳嗽	15～30

表 8－18 逐水药简表

药名	性味	功效	应用	用量（g）
甘遂	苦，寒；有毒	泻水逐饮，破积通便	胸腹积水；热结便秘	0.5～1
大戟	苦，寒；有毒	泻水逐饮，消肿散结	胸腹积水；痰饮；疮肿；瘰疬	1.5～3
芫花	辛，温	泻水逐饮，祛痰止咳	胸胁积水，痰饮咳嗽；冻疮	1.5～3

（十）驱虫药

凡以驱除或杀灭寄生虫为主要作用，治疗人体寄生虫病的药物，称驱虫药。本类药物主要用于治疗蛔虫、蛲虫、绦虫、钩虫等所致的肠道寄生虫病。临床应用时，可视病证配伍相应的药物，如便秘者，应适当配伍泻下药；虫积腹痛剧烈时，应以安虫止痛为主，待疼痛缓解后再以驱虫；有积滞者，应配伍消导药（表 8－19）。

本类药物有攻伐之性，脾胃虚寒、正气亏虚及妊娠、年老体弱者宜慎用。驱虫药宜在空腹时服用。

表 8－19 驱虫药简表

药名	性味	功效	应用	用量（g）
使君子	甘，温	杀虫消积	蛔虫；蛲虫；小儿疳积	3～9
苦楝根皮	苦，寒。有毒	杀虫，疗癣	蛔虫；滴虫；疥癣湿疮	3～9
槟榔	苦、辛、温	杀虫消积，行气利水	绦虫；姜片虫；食积气滞	6～15
南瓜子	甘，温	杀虫	绦虫；血吸虫	30～80

（十一）开窍药

凡以辛香走窜，开窍醒神为主要作用的药物，称为开窍药。开窍药适用于热陷心包或痰蒙清窍所至的神志昏迷，中风昏厥、癫痫、惊厥以及猝然昏厥、痉挛抽搐等症（表8－20）。

开窍药多用于治疗实证，为急救、治标之品，当中病即止，只宜暂服，久服则易伤元气，虚脱证禁用。本类药气味芳香而易挥发，不宜煎服，一般多入丸、散剂服用。

表8－20　开窍药简表

药名	性味	功效	应用	用量（g）
麝香	辛，温	开窍辟秽，活血散结，催生下胎	邪入心包；痰厥；瘀血；气厥；疮疡肿毒；死胎不下	0.03～0.15
冰片	辛、苦，微寒	开窍醒神，清热止痛	热入心包；中风；惊痫；疮疡肿痛	0.03～0.1
苏合香	辛、温	开窍辟秽	中风痰厥；胸腹冷痛；闭塞	0.3～1
牛黄	甘，凉	开窍豁痰，熄风，清热解毒	痰热惊厥；癫痫；痈疽疔毒	0.2～0.5

（十二）温里药

凡以温补阳气，温散里寒为主要作用的药物，称为温里药。

本类药物性味辛热，多能温中健运，散寒止痛，或兼有温肾助阳，回阳救逆的作用，适用于寒邪内侵，阳气受困，脏腑阳虚及亡阳厥逆等病证（表8－21）。

温里药药性燥热，易伤阴液，当中病即止，忌用于热证、阴虚证及孕妇。

表8－21　温里药简表

药名	性味	功效	应用	用量（g）
附子	辛、甘，大热；有毒	回阳救逆，祛寒止痛	亡阳厥逆；脾肾阳虚；风寒湿痹	3～10
肉桂	辛、甘，大热	温中补阳，散寒止痛	肾阳不足；寒痹；脾胃虚寒	2～5
干姜	辛，热	温中祛寒，回阳通脉，温肺化饮	亡阳厥逆；肺寒咳嗽；脾胃虚寒	3～9
吴茱萸	辛、苦，热	温中止痛，降逆止呕	胃寒呕吐；肝郁气滞；脾肾虚冷	2～5
川乌、草乌	辛、苦，温	祛风湿，散寒止痛	寒湿痹痛；心腹冷痛；头痛	3～9

（十三）平肝熄风药

凡以平肝潜阳、熄风止痉为主要作用，治疗肝阳上亢或肝风内动的药物，称平肝熄风药。本类药物主要适用于肝阳上亢所至头昏目眩，烦躁易怒，惊悸失眠及肝风内动所致痉挛抽搐等病证。使用时应根据引起肝阳上亢及肝风内动的病因及兼证作适当配伍（表8－22）。

表 8-22 平肝熄风药简表

药名	性味	功效	应用	用量（g）
羚羊角	咸、寒	平肝熄风，清肝明目	肝阳上亢；温病神昏；惊痫	1~3
天麻	甘、平	平肝熄风，通络止痛	肝风头痛；惊痫抽搐；痹证	3~9
钩藤	甘、微寒	熄风止痉，清热平肝	惊痫抽搐；肝阳头晕头痛	10~15
僵蚕	咸、辛，平	熄风止痉，化痰止痛	痰热惊痫、抽搐；风热头痛、目赤	3~10
地龙	咸、寒	清热熄风，平喘，通经	高热抽搐；肺热痰喘；湿热痹	5~15
全蝎	辛、平，有毒	熄风止痉，通络止痛	惊风；中风；破伤风；疮疡肿毒	2~5
刺蒺藜	辛、苦、平	平肝疏肝，祛风明目	肝阳上亢之眩晕；肝郁乳闭；风疹瘙痒	6~10
牡蛎	咸、微寒	平肝潜阳，软坚，固涩	阴虚阳亢；瘰疬痰核；虚汗；遗精	15~30
龙骨	甘、涩、微寒	平肝潜阳，安神，固涩	阴虚阳亢；遗精带下；神志不安	15~30
石决明	咸、寒	平肝潜阳，清肝明目	头晕目眩；目赤肿痛	15~30
代赭石	苦寒	平肝潜阳，降逆，止血	肝阳上亢；呃逆；呕吐；吐、衄血	10~30

（十四）安神药

凡能安定神志，以镇惊、养心为主要作用的药物，称为安神药。主要适用于心气虚、心血虚或心火亢盛以及其他原因所至的心神不宁、心悸怔忡、失眠多梦以及惊风、癫痫等证（表 8-23）。

安神药多为矿物药与种子类植物药。矿物药质重性降，故多具重镇安神的作用；种子类药质润性补，故多具养心安神的作用。本类药物多属对症治标之品，且部分矿物类药物有毒，应中病即止，不可久服。

表 8-23 安神药简表

药名	性味	功效	应用	用量（g）
朱砂	甘，寒	清心定惊，安神解毒	失眠；惊悸；疮疡肿毒；癫痫	0.3~1
酸枣仁	甘、酸，平	养心安神，敛汗	失眠；惊悸；自汗；盗汗	9~15
远志	辛、苦，微温	宁心安神，祛痰开窍	失眠健忘；痰阻心窍；痈疽肿毒	3~10
合欢皮	甘，平	安神解郁，活血消肿	肝郁失眠；跌打瘀血	10~15
夜交藤	甘，平	养心安神，养血通络，止痒	虚烦失眠；血虚身痛；风疹	15~30

（十五）利水渗湿药

凡以通利水道，渗泄水湿为主要功能的药物，称为利水渗湿药。这些药物大都味淡，又称淡渗利湿药。

淡渗利湿药大致可分为三类：利水消肿药，有渗利水湿，通利小便的作用，主要适用于水湿内盛，小便不利，水肿之症；利尿通淋药，适用于小便涩痛或浑浊之淋症；利湿退黄药，适用于湿热黄疸及结石症。其中部分药物还可兼治痰饮、疮疡、关节疼痛、泄泻等症（表 8-24~表 8-26）。

利水渗湿药能耗阴伤液，故凡阴虚津亏之小便不利或短涩者，水肿证之属虚性者，以及滑精、遗精无湿热者，均不宜单独使用。

表 8-24　利水消肿药简表

药名	性味	功效	应用	用量（g）
茯苓	甘、淡，平	健脾利水，宁心安神	脾虚水肿、腹胀；心悸失眠	6~18
猪苓	甘、淡，平	利水渗湿	水肿；小便不利	6~18
泽泻	甘、淡，平	利水渗湿，泄热通淋	水肿；小便不利；泄泻；停饮	6~15
薏苡仁	甘、淡，微寒	健脾利水，舒筋除痹，清热排脓	水肿；风湿痹痛；肺痈，肠痈	9~30

表 8-25　利水通淋药简表

药名	性味	功效	应用	用量（g）
车前子	甘，微寒	利水通淋，清热明目	水肿；热淋；肝热目赤	6~12
石韦	苦，微寒	利水通淋，凉血止血	热淋；血淋；砂淋	9~15
木通	苦，寒	清热利水，下乳通经	心火上炎，口疮；湿热淋；乳汁不下	3~9
萹蓄	苦，微寒	利水通淋，杀虫止痒	湿热淋；血淋；阴道滴虫	6~15
滑石	甘、淡，寒	利水通淋，清暑解热	湿热淋；暑热；湿疹；痱子	6~18
通草	甘、淡，寒	清热利尿，下乳	小便不利；乳汁不下	2~5
海金沙	甘、咸，寒	清利湿热，通淋止痛	热淋；血淋；石淋；膏淋	9~15

表 8-26　利湿退黄药简表

药名	性味	功效	应用	用量（g）
茵陈	苦，微寒	清热利湿，利胆退黄	湿热黄疸	10~30
金钱草	微咸，平	利水通淋，解毒，退黄	热淋；砂淋；黄疸；恶疮	30~60

（十六）祛风湿药

凡具有祛风除湿功效以祛除风湿为主要作用的药物称祛风湿药。本类药物能祛除留着于肌肉、经络、筋骨间之风湿，部分药物还兼有舒筋通络止痛及补肝肾、强筋骨等作用。故祛风湿药又分为祛风湿、止痹痛药，舒筋活络药，祛风湿、强筋骨药三类。祛风湿药大多辛散温燥，阴虚患者应慎用（表 8-27~表 8-29）。

表 8-27　祛风湿、止痹痛药简表

药名	性味	功效	应用	用量（g）
独活	辛、苦，微温	祛风胜湿，散寒止痛	风寒湿痹；外感风寒	6~12
威灵仙	辛、温	祛风除湿，通络止痛	风湿痹痛；跌打损伤	3~9
防己	辛、苦、寒	祛风止痛，利水退肿	痹证；水肿；小便不利	6~12
秦艽	辛、苦、微寒	祛风湿，退虚热	风湿痹痛；阴虚内热	6~12

表 8-28　舒筋活络药简表

药名	性味	功效	应用	用量（g）
木瓜	酸，温	舒筋活络，和胃化湿	风湿痹痛；食积；暑湿；吐泻	6~12
白花蛇	甘、咸，温；有毒	祛风通络，定惊止痛	风湿顽痹；头风；破伤风	1~3
桑枝	苦，平	祛风通络	风湿肢节痛，麻木拘挛	9~15
海风藤	辛、苦，微温	祛风湿，通经络	风寒湿痹；筋脉拘挛	6~12
雷公藤	辛、苦、凉；有大毒	祛风除湿，活血通络，消肿止痛	风湿痹痛；肾炎	5~12

表8-29 祛风湿、强筋骨药简表

药名	性味	功效	应用	用量（g）
五加皮	辛，温	祛风湿，壮筋骨	风湿痹痛，水肿；筋骨软弱	9~15
续断	苦，温	活络止痛，补肾安胎	肾虚腰痛；胎动不安；跌打损伤	9~15
桑寄生	苦、甘，平	祛风通络，养血安胎	风湿痹痛；肾虚腰痛；胎动不安	9~15

（十七）补虚药

凡以滋补人体气血阴阳之不足，改善脏腑功能，治疗各种虚证为主要作用的药物，称补虚药，亦称补益药。根据各种药物功效及其主治证侯的不同，将其分为补气药、补血药、补阴药及补阳药四类。

1. 补气药 凡以补气为主要作用，治疗气虚证的药物，称补气药。本类药物以补益脾气、肺气为主要作用，适用于气虚所致神疲乏力、少气懒言、易出虚汗及中气下陷、气虚欲脱、血行无力、气不化津、血失统摄等病证。服用补气药物如出现胸闷、腹胀、食欲不振等症，可适当配伍理气药同用（表8-30）。

2. 补血药 凡以补血为主要作用，治疗血虚证的药物，称补血药。本类药物主要适用于心肝血虚所致面色无华、心悸怔忡、失眠健忘、头昏耳鸣、月经后期、经血量少色淡等病。补血药大多滋腻碍胃，凡湿浊中阻、脘腹胀满者不宜服用。脾胃虚弱者，可配伍健脾消食药同用（表8-31）。

3. 补阴药 凡以滋养阴液，生津润燥为主要作用，治疗阴虚证的药物，称补阴药或养阴药。本类药物主要适用于阴液亏虚所致咽干口燥、大便干结及阴虚内热所致五心烦热、潮热盗汗等病症。其药物大多甘寒滋腻，凡脾胃虚弱、痰湿内阻、纳呆便溏者不宜使用（表8-32）。

4. 补阳药 凡以补肾壮阳，强筋健骨为主要作用的药物，称为补阳药，又称壮阳药。补阳药有助心阳、温脾阳、补肾阳之别。助心阳、温脾阳药已在温里药中述及，本类药物主要是适应于肾虚肢冷，腰膝酸软，阳痿遗精，不孕不育，性欲减退，尿频遗尿，崩漏带下，五更泄泻，动则气喘等肾阳虚病证。补阳药性多温燥，阴虚火盛者忌用，以免发生助火劫阴之弊（表8-33）。

表8-30 补气药简表

药名	性味	功效	应用	用量（g）
人参	甘、微苦，平	大补元气，生津，安神	肺、脾气虚证；虚脱；消渴	3~9
党参	甘，平	补中益气	肺、脾气虚证；气血两亏	9~15
黄芪	甘，微温	补气固表，托毒生肌	中气下陷；溃疡久不收口；自汗；水肿	9~30
白术	苦、甘，温	健脾利水，固表止汗	脾虚纳呆；脾虚水肿；表虚自汗	3~12
五味子	酸、甘，温	益气养心，生津，固涩	气虚伤津；自汗；盗汗；失眠；虚咳	3~9
扁豆	甘，温	健脾化湿	脾虚便溏、久泻；暑湿	9~30
大枣	甘，平	补脾益胃，养心安神	脾胃虚弱；虚烦失眠；脏躁	10~30
山药	甘，平	健脾补肺，益气养阴	脾胃虚弱；肺虚久咳；遗精；消渴	9~30
甘草	甘，平	益气和中，解毒止痛	气虚证；疮疡肿毒；胃痛；腹痛	3~10

表 8－31 补血药简表

药名	性味	功效	应用	用量（g）
当归	甘、辛，温	补血活血，润肠通便，调经止痛	月经不调；心肝血虚；跌打损伤	3～12
熟地黄	甘，微温	补血滋阴，补精益髓	血虚之心悸眩晕；月经不调；肾阴虚	9～30
何首乌	甘、苦、涩，微温	补肝肾，益精血	肝肾两虚；精血不足；疮毒；便秘	9～20
阿胶	甘，平	补血止血，滋阴润肺	血虚失血；虚烦不寐；燥咳	6～15
白芍	酸、苦，微寒	养血敛阴，柔肝止痛	肝气不和之痛证；四肢拘急；下痢腹痛	9～15
鸡血藤	苦、甘，温	补血行血，舒筋活络	血虚之头昏、肢麻、月经不调；痹证	9～30
龙眼肉	甘，温	补益心脾，养血安神	心脾两虚；气血不足	9～12

表 8－32 补阴药简表

药名	性味	功效	应用	用量（g）
北沙参	甘，微寒	滋阴润肺，益胃生津	热病伤阴；肺燥咳嗽	9～30
麦门冬	甘、微苦，微寒	养阴益胃，润肺清心	热伤津液；肺燥咳嗽；不眠	9～15
枸杞子	甘，平	滋阴养血，益气明目	肝肾不足；腰膝酸软；视物不清	6～15
龟甲	咸、甘，平	滋阴潜阳，益肾固经	阴虚火旺；崩漏带下；痿证	6～30
鳖甲	咸，平	滋阴潜阳，软坚散结	阴虚劳热；癥瘕积聚	9～30
玉竹	甘，微寒	养阴润肺，益胃生津	肺燥咳嗽；胃阴不足	9～30

表 8－33 补阳药简表

药名	性味	功效	应用	用量（g）
鹿角胶	咸，微温	温补肝肾，益精养血，止血	精血不足；虚损劳伤；崩中漏下	3～9
巴戟天	辛、苦，微温	补肾壮阳，强筋壮骨	肾阳虚之阳痿、不孕；痿证；痹证	6～15
杜仲	甘，温	补肾阳，强筋骨，安胎	肾虚腰痛；阳痿；胎动不安	9～15
补骨脂	辛、苦，大温	补肾助阳，温脾止泻	肾阳不足；遗精；遗尿；五更泻	3～10
紫河车	甘、咸、温	补肾益精，益气养血	精虚血少；虚喘；肾气不足	15～30
肉苁蓉	甘、咸、温	补肾壮阳，润肠通便	肾虚阳痿；不孕；体虚便秘	9～15
淫羊藿	辛、温	补肾阳，强筋骨	肾阳虚；风、寒、湿痹	9～15
蛤蚧	咸，平	补肺益肾，纳气定喘，助阳益精	虚喘；阳痿遗精	3～6
冬虫夏草	甘，平	补肺益肾，止血化痰	久咳虚喘；阳痿遗精	3～9
菟丝子	辛、甘，平	补肾益精，养肝明目	肾虚不育；脾虚久泻；目暗	9～15
仙茅	辛，温	温补脾肾，祛寒湿	肾虚腰痛；寒湿痹痛	3～9
山茱萸	甘、酸，温	补益肝肾，收敛固涩	肝肾两虚；月经过多；久病虚脱	5～12
沙苑子	甘，温	补肾固精，养肝明目	肾虚之遗精、遗尿；头晕目眩	9～15

（十八）固涩药

凡以收敛固涩为主要作用，治疗各种滑脱证的药物为固涩药，亦称收涩药。本类药物味多酸涩，有固表敛汗、涩肠止泻、固精缩尿、止血止带、敛肺止咳等作用。临床根据主治病证不同，可分为收敛止汗、涩肠止泻、涩精缩尿止带三类。

1. 收敛止汗药 凡以收敛止汗为主要作用，治疗汗出不止的药物，称收敛止汗药。本类药物主要适用于卫阳不固、津液外泄的自汗及阴虚内热、迫津外泄的盗汗等病证（表8－34）。

表8－34 止汗药简表

药名	性味	功效	应用	用量（g）
麻黄根	甘，平	止汗	自汗；盗汗	3～9
浮小麦	甘，凉	止汗	自汗；盗汗	9～30

2. 涩肠止泻药 凡以涩肠止泻为主要作用，治疗久泻滑脱的药物，称涩肠止泻药。本类药物主要适用于久泻久痢、大便清稀、脘腹冷痛、喜温喜按等虚寒病证（表8－35）。

表8－35 止泻药简表

药名	性味	功效	应用	用量（g）
乌梅	酸、涩，平	敛肺，生津，涩肠，安蛔	肺虚久咳；消渴；久痢；蛔动不安	3～9
肉豆蔻	辛，温	温中行气，涩肠止泻	虚寒久泻；脾胃虚寒；呕吐	3～9
五倍子	酸、涩，寒	敛肺，涩精，止泻，缩尿	久咳；久泻；遗精；遗尿；消渴	0.5～1.5

3. 涩精、缩尿、止带药 凡以涩精止遗、固涩小便、止带为主要作用的药物，称涩精、缩尿、止带药。本类药物主要适用于肾虚失藏、精关不固之遗精、滑精；肾气不固、膀胱失约之遗尿、尿频；冲任不固之妇女带下等病证（表8－36）。

表8－36 涩精、缩尿、止带药简表

药名	性味	功效	应用	用量（g）
金樱子	甘、涩，平	固精止泻，缩尿	遗精；尿频；久泻；带下	6～15
乌贼骨	咸、涩，微温	止血，止带，制酸，敛疮	失血；遗精；带下；吞酸；疮痈	6～15
莲子	甘、涩，平	补益心脾，益肾固精	脾虚泄泻；遗精；尿频；带下	9～15
椿根皮	苦、涩，寒	清热，燥湿，涩肠止泻，止血	湿热带下；痢疾；泄泻；崩漏；遗精	9～15
芡实	甘、涩，平	健脾止泻，固肾涩精，祛湿止带	脾虚久泻；肾虚遗精；带下	9～15
益智仁	辛，温	补肾固精，温脾止泻，缩尿	下元虚冷；遗精；尿频；脾虚泄泻	3～9
桑螵蛸	甘、咸、涩，平	补肾助阳，固精缩尿	肾虚遗尿；遗精	3～9

引起滑脱的根本原因是正气虚弱，而固涩药多系治标之品，故常与补益药同用，以标本兼顾，增强疗效。

固涩药有敛邪之弊，如外感实邪未尽、湿热痢疾或内有郁热未清者忌用。

（十九）外用及其他药

凡以在体表使用为主要给药途径，具有解毒消肿、散结止痛、杀虫止痒、化腐排脓、生肌收口、收敛止血等功效的药物，称外用药。本类药物主要适用于疥癣、湿疹、痈疽疔毒、麻风、梅毒、毒蛇咬伤等病证。其外用方法有研末外敷，或用香油及茶水调敷，或做成药捻、栓剂置入，或制成软膏涂抹，或煎汤浸渍及热敷等（表8－37）。

外用药多数具有毒性，有的有剧毒，须注意用量，以防中毒。

表8－37　外用及其他药简表

药名	性味	功效	应用	用量（g）
硫黄	甘，温；小毒	内服助阳益火，外用解毒杀虫	命门火衰；肾不纳气；外用治疮、癣	0.5~1 外用适量
铅丹	辛，微寒	外用解毒生肌	各种疮疖；溃疡久不收口	外用适量
轻粉	辛，寒；有毒	内服逐水退肿，外用攻毒杀虫	内服治水肿；外用治黄水疮	0.1~0.2 外用适量
雄黄	辛、温；有毒	解毒，杀虫	内服驱蛔；外用治疮疖疔毒；预防时疫	0.15~0.3 外用适量
砒石	辛、大热；剧毒	蚀疮去腐	痔疮；瘰疬；死肌；瘘管；牙疳	外用适量
炉甘石	涩、平	敛疮解毒	外用治湿疹疮疡；目赤肿痛	外用适量
硼砂	甘、咸，凉	泻火化痰，消肿解毒	内服治肺热痰咳；外用治口舌糜烂，咽喉肿痛	0.9~1.5 外用适量
青黛	咸、寒	清热解毒，凉血化斑	热毒发斑；湿疹；口疮；丹毒	0.9~1.5 外用适量
斑蝥	辛、温；有大毒	破血逐瘀，攻毒散结	肿瘤；痈疽恶疮；顽癣；瘰疬	0.03~0.06 外用适量

第二节　方剂的基本知识

方剂是在辨证立法的基础上，依照方剂的组成原则，选择合适的药物，酌定必要的剂量，配伍成方并制成一定剂型的中医临床用药形式，是中医理、法、方、药的主要组成部分，是中医治疗疾病的主要工具之一。本着临床常用而且适用的原则，重点介绍临床常用方剂及其相关知识，以便于临床使用。

一、方剂的组成原则

方剂固然由药物组成，但并非药物的简单堆砌和药效的单纯相加，它必须在治法的指导下，按照一定的组成原则，以药物的有机配伍形式，发挥其综合药效。正所谓："药有个性之专长，方有合群之妙用"。前人将方剂的组成原则概括为君、臣、佐、使，现简述如下：

1. 君药　针对主病或主证起主要治疗作用的药物，是方剂组成中不可缺少的核心药物，药力居方中之首。

2. 臣药 有两种意义：①辅助君药治疗主病或主证的药物；②针对兼病或兼证起主要治疗作用的药物。

3. 佐药 有三种意义：①佐助药。协助君、臣药加强治疗作用的药物或治疗次要兼证、兼病的药物。②佐制药。消除或减弱君、臣药毒性，或制约君、臣药峻烈之性的药物。③反佐药。病重邪甚可能拒药时所配伍的与君药性味相反而能在治疗中起相成作用的药物。

4. 使药 有两种意义：①引经药。引方中诸药直达病所的药物。②调和药。具有调和诸药作用的药物。

方剂中的君药和臣药可能是一味或两味，也可能更多，但总以精练有效为原则。方剂中君、臣、佐、使药可以一应俱全，也可以只具备部分，但君药是必不可少的，这是根据辨证立法的需要而决定的。如麻黄汤乃张仲景《伤寒论》经方之一，主治外感风寒表实证，症见恶寒发热，头身疼痛，无汗而喘，苔薄白，脉浮紧。其病机为风寒束表，卫阳被郁，腠理闭塞，肺气不宣。治宜发汗解表，宣肺平喘。全方由麻黄6g，桂枝6g，杏仁9g，甘草3g四味药组成。其中麻黄辛温，发汗解表，宣肺散寒平喘，为君药；桂枝辛甘温，解肌发表，助麻黄发汗解表散寒，并能调和营卫，为臣药；杏仁苦温，宣肺降气，助麻黄宣肺平喘，为佐药；甘草甘温，调和诸药，其味甘，甘者能缓，可缓和全方发汗之药力，避免麻、桂发汗太过，为使药。诸药合用，共奏发汗解表，宣肺平喘之功。

二、方剂的变化规律

方剂的组成包含着原则性和灵活性的对立统一。君、臣、佐、使表明方剂组成的原则性，然而，由于受人体质的强弱、年龄的老幼、性别的不同、生理特征的差异以及地域、季节、气候、居处环境、饮食起居习惯等诸多因素影响，疾病千变万化、纷繁复杂。如果死守方剂组成的原则性一成不变，那么，有限的方剂将难以承担其治疗无限多变复杂病证的重任。所以，这就要求方剂组成不仅要遵循君、臣、佐、使的原则性，而且必须有一定的灵活性，即所谓方剂的组成变化。只有既把握方剂组成的原则性，又通晓方剂变化的灵活性，这样才能做到以不变应万变。

方剂组成变化主要有以下几种形式：

1. 增减药味 是指方剂在主证和君药不变的情况下，随次要证候或兼证的不同而适当增减臣药、佐药和使药，使之更加适应病情的一种变化形式。如桂枝汤证，气虚较甚者，可加黄芪益气；项背强急者，加葛根以解肌；兼咳喘者，加厚朴、杏仁以降气平喘。

2. 改变配伍 是指一个方剂的君药不变，而因臣药或佐药的变化使方剂的主要配伍关系发生改变，从而导致该方剂的功用、主治病证及方剂名称也相应发生变化的一种形式。如麻黄汤、麻杏甘石汤、三拗汤三个方剂均以麻黄为君药，但由于其他药物配伍关系发生改变，故而功用、主治证及方名也发生了变化。

3. 调整药量　是指组成方剂的药物不变，通过改变方中药物的用量以改变方剂药力大小或功用、主治证的一种变化形式。如小承气汤与厚朴三物汤，均由大黄、枳实、厚朴三味药物组成，然而，小承气汤中由于泻热通便之大黄用量倍于厚朴，其功用偏于泻火通便，主治热结便秘证；厚朴三物汤中则宽胸行气之厚朴用量倍于大黄，故其作用偏于行气通便，尤宜于气滞便秘证。

4. 变更剂型　是指药物组成、剂量、功用和主治证均完全相同的同一张方剂，通过变更剂型而改变方剂药力之大小，以适应病情的急缓或便于服用、贮存、携带的一种变化形式。如将治疗脾胃虚寒证的理中丸改作理中汤，由丸剂变汤剂则作用迅速而药力峻猛，适用于脾胃虚寒证病情较重或较急者。

三、常用剂型

方剂的剂型是指方药制剂的形式，即在药物配伍成方后，根据药物性能和临床治疗需要，将药物加工制成一定的制剂形态，称为剂型。剂型与疗效密切相关。中医临床治疗疾病采用何种剂型，主要根据病情的需要和药物性质的不同而定。如病情较轻者可用丸剂，病情较重或较急者，则应改用散剂或汤剂。传统的中药剂型有汤、丸、散、膏、丹、酒剂和锭、条、线、搽等剂型，现又研制出很多新的剂型，如针剂、片剂、冲剂、口服液、颗粒剂、气雾剂等。现将常用剂型简要介绍如下。

（一）汤剂

汤剂，古称汤液，现称煎剂。是将药物饮片，加水或酒经浸泡后煎煮一定时间，去渣取汁服用的液体剂型。汤剂是临床上使用最广泛的一种剂型，适用于各种急、慢性疾病。主要供内服，也可外用作熏洗、坐浴、含漱等。优点是吸收较快、药效迅速、便于灵活加减，是临床广泛应用的一种剂型，但也存在煎煮麻烦、携带不便、服用量大、不耐贮存等缺点。如桂枝汤、大承气汤、血府逐瘀汤等。

（二）丸剂

丸剂，是将按照处方配置好的药物碾成细粉，用水、蜜、面糊、米糊、酒、醋、药汁以及其他赋形剂粘合制成的固体球形药丸。丸剂多作内服使用，一般适用于慢性虚弱性疾病，如香砂六君子丸、归脾丸、十全大补丸等，也有作急用的，如安宫牛黄丸等。常用的丸剂有蜜丸、水丸、浓缩丸等。其优点是吸收慢、药效久、体积小、易服用、易携带、耐贮存等，其缺点是不能针对病情灵活加减。

（三）散剂

散剂，是将药物粉碎成为均匀混合的干燥粗末或细粉末状制剂，有内服和外用两种。内服散剂有细末和粗末之分。细末可直接以开水冲服或吞服，如七厘散；粗末应加水煮沸取汁服用，如银翘散等。外用散剂一般作外敷或掺撒疮面之用，如生肌散、金黄散等。亦有作吹喉等外用的，如冰硼散等。散剂优点是节省药材、制作简单、吸收较快、便于携带及服用、容易保存等。

（四）膏剂

膏剂，是将药物用水或植物油煎熬，去渣浓缩成膏的一种剂型，有内服、外用两种。内服膏剂，是将按照处方配置好的药物饮片，加热煎煮后，除去药渣，再用微火浓缩，加入砂糖、冰糖或蜂蜜收膏而成。其优点是便于服用。滋补药多采用膏剂，如八珍益母膏、川贝枇杷膏等。外用膏剂分为软膏和硬膏。软膏又称“药膏”，是用适当的基质与药物粉末均匀混合而制成的一种用于涂抹皮肤、黏膜等的半固体外用制剂。适用于局部外用，多用于治疗疮疡疔毒、皮肤病及烧烫伤等，其有效成分可被缓慢吸收，持久发挥疗效。如穿心连软膏、三黄软膏等。硬膏又称“膏药”，古代称“薄贴”，是用植物油将药物煎煮至一定程度，去渣后再加黄丹、白蜡等收膏，以成暗黑色的药膏，并涂抹于布或纸等裱背材料上，供敷贴于皮肤的外用剂型。常温下呈固态，36～37℃时即溶化。多用于跌打损伤、风湿痹痛等，如跌打膏、狗皮膏、暖脐膏等。

（五）丹剂

丹剂分内服、外用两种。内服丹剂没有固定剂型，多为一些名贵药物组成的疗效显著的丸剂或散剂，如小儿回春丹、至宝丹、紫雪丹等。外用丹剂，是用矿物类药如汞、硫黄等经加热升华而成的剂量小、作用大的一种新型化合物，多供外科痈疽疮疡外用，常研末涂撒于疮面以提毒拔脓，祛腐生肌，促进疮疡愈合，如红升丹、白降丹等。

（六）酒剂

酒剂，是以白酒或黄酒为溶媒浸泡药物所成的澄明浸出液，俗称为“药酒”，是我国最早使用的剂型之一。供内服或外用，适用于体质虚弱、风湿痹证、跌打损伤等，但小儿、孕妇、高血压、心脏病等患者，不宜使用酒剂。其具有组方灵活、配备简单、易于吸收、便于保存等优点。如风湿药酒、壮骨酒、十全大补酒等。

（七）冲剂

冲剂，是将药物的细粉或提取物等制成干燥颗粒状的用开水冲服的一种内服制剂，分可溶性冲剂和混悬性冲剂两种。它是近年来在汤剂和糖浆剂基础上创制的一种剂型。其具有作用迅速、体积小、重量轻、服用简便、易于携带等优点。如板蓝根冲剂、气滞胃痛冲剂、龙牡壮骨冲剂等。

（八）片剂

片剂，是将药物细粉或药材提取物与辅料混合，经加压制成扁圆片状或异形片状的一种剂型。其具有用量准确、体积小、质量稳定、易于服用、便于携带与贮存以及生产自动化程度高、成本较低等优点，是现代常用剂型之一。但儿童和昏迷患者不易吞服，易于受潮而影响疗效。如维C银翘片、桑菊感冒片、牛黄解毒片等。

（九）颗粒剂

颗粒剂，是将药材提取物加适量赋形剂或部分药物细粉制成的干燥颗粒状制剂，用时以开水冲服。颗粒剂的特点是服用方便、作用迅速，如感冒清热颗粒等。

（十）口服液

口服液，是将药物用水或其他溶剂提取，精制而成的内服液体制剂，口服液的特点是剂量小、吸收较快、口感适宜、服用方便，如清热解毒口服液。

（十一）露剂

露剂，是用新鲜含有挥发性成分的药物，用蒸馏法制成有芳香气味的澄明液体。一般作为饮料，如金银花露。

（十二）糖浆剂

糖浆剂，是将药物煎煮去渣取汁浓缩后，加入适量蔗糖溶解制成的浓蔗糖水溶液。其具有味甜量小之特点，尤宜于儿童服用，如川贝止咳糖浆。

（十三）针剂

针剂，又称注射剂，是根据中草药有效成分的不同，用不同方法对药物经过提取、精制和配制等步骤而制成的灭菌水溶液、无菌混悬液或供配制成液体的无菌粉末，供肌内、皮下或静脉注射用的一种制剂。具有剂量准确、奏效迅速、给药方便、适宜于急救以及便于保存等优点，是中草药剂型改革中重要剂型之一。如参附注射液、柴胡注射液、生脉注射液、清开灵注射液等。

四、常用方剂

（一）解表剂

凡以解表药为主组成，具有发汗、解肌、透疹等作用，用于治疗表证的方剂，统称为解表剂。

解表剂主要用于外感六淫病邪侵袭所致之表证，麻疹初起未发或发而未透，疮疡、水肿、痢疾初起，以及风湿痹痛兼有表证者。临床上表证常见有表寒证、表热证和表虚证的不同，所以解表剂又有辛温解表剂、辛凉解表剂和扶正解表剂之别。本章重点介绍辛温解表剂和辛凉解表剂。辛温解表剂代表方如麻黄汤、桂枝汤；辛凉解表剂代表方如银翘散、桑菊饮。

使用解表剂，以汗出邪去为度，不可发汗太过，以免损伤正气。本类方剂多为辛散轻宣之品，不宜久煎，以免药性挥发，降低疗效。

麻黄汤《伤寒论》

【组成】麻黄6g　杏仁9g　桂枝6g　炙甘草3g

【功用】发汗解表，宣肺平喘。

【主治】外感风寒表实证。症见恶寒发热，头痛身疼，无汗而喘，苔薄白，脉浮紧。

【方解】本方重用麻黄发汗解表，宣肺平喘为君药；配桂枝温经散寒，既助麻黄发汗解表，又能除身体疼痛，为臣药；杏仁宣肺降气，助麻黄平喘，为佐药；甘草调和诸药为使药。诸药合用，共奏发汗解表、宣肺平喘之功。

【用法】水煎，温服，服后加衣盖被取微汗。

【临床应用】本方是治疗外感风寒表实证的代表方剂。临床以恶寒发热，无汗而喘，脉浮紧为应用要点。喘重者，加苏子降气平喘；痰清稀量多者，加生姜、细辛温化寒痰。本方为辛温发汗解表之峻剂，风热表证、表虚自汗、体虚外感、产后及失血等患者均不宜使用。

【歌诀】麻黄汤中用桂枝，杏仁甘草四般施；恶寒发热头身痛，无汗而喘服之宜。

桂枝汤《伤寒论》

【组成】桂枝9g　芍药9g　生姜9g　炙甘草6g　大枣4枚

【功用】解肌发表，调和营卫。

【主治】外感风寒表虚证。症见发热头痛，汗出恶风，鼻鸣干呕，苔薄白，脉浮缓。

【方解】本方以桂枝辛温解肌发散在表之风邪，温经散寒为君药；白芍酸苦微寒，敛阴和营，与桂枝相使，一散一收，解肌发表，调和营卫，为臣药；生姜辛温发散，助桂枝解表，大枣助芍药敛阴和营养血，共为佐药；炙甘草合桂枝辛甘化阳以解肌，合芍药酸甘化阴以和营。全方辛甘化阳，酸甘化阴，散收结合。诸药合用，共奏解肌发表、调和营卫之功。

【用法】水煎服。服药后食少量热稀粥，盖被以取微汗，鼓邪外出。

【临床应用】本方是治疗外感风寒表虚证的常用方剂。临床以发热、汗出、恶风、脉浮缓为应用要点。本方还广泛应用于病后、产后、体弱以及妊娠恶阻见发热、汗出、恶风、脉浮缓等营卫不和症状者。气虚甚者，加黄芪益气；项背强急者，加葛根；兼咳喘者，加厚朴、杏仁降气平喘。凡表实无汗，或发热不恶寒，汗多烦渴，或内有湿热者，均不可使用。

【歌诀】桂枝汤治太阳风，桂芍甘草姜枣同；自汗恶风颈项痛，调和营卫此为功。

荆防败毒散《摄生众妙方》

【组成】荆芥、防风、羌活、独活、枳壳、桔梗、柴胡、前胡、川芎各3g　甘草9g

【功用】发汗解表，散风祛湿。

【主治】风寒湿邪在表之证。症见恶寒发热，无汗，头痛，项背强急，鼻塞声重，喷嚏，咳嗽痰多清稀，胸闷，苔薄腻，脉浮。并治痢疾、疮疡、疟疾初起属风寒湿邪在表者。

【方解】方中荆芥、防风、羌活、独活祛风散寒除湿以治其本，共为君药；柴胡助君药疏散表邪，川芎行血中之风以止痹痛，共为臣药；桔梗、前胡宣肺化痰，枳壳与桔梗相伍，一降一升，调畅气机，茯苓味淡，渗湿化痰，共为佐药；甘草调和药性，为使药。诸药合用，共奏发汗解表、散风祛湿之功。

【用法】诸药共为粗末，每次服6g，水煎服。

【临床应用】本方是治疗风寒湿邪在表之证的重要方剂。临床以恶寒发热，无汗，头痛项强，咳嗽，胸闷，苔薄腻，脉浮为应用要点。头痛甚者，可酌加白芷、细辛；

胸闷严重者，可加厚朴；痢疾初起见上述应用要点者，可加黄连、木香以清热除湿导滞；疮疡初起见上证者，可酌加蒲公英、连翘、金银花等以清热解毒。本方药性偏于温燥，易伤津耗气，故里热证、阴虚内热证患者不宜使用。

【歌诀】荆防败毒草苓芎，羌独柴前枳桔同，发汗解表祛风湿，时行感冒有奇功。

银翘散《温病条辨》

【组成】金银花　连翘各15g　桔梗12g　薄荷6g　牛蒡子12g　淡竹叶6g　生甘草6g　荆芥穗6g　淡豆豉6g　芦根30g

【功用】辛凉透表，清热解毒。

【主治】温病初起，邪在卫分证或风热表证。症见发热微恶风寒，头痛，无汗或汗出不畅，咽痛口渴，舌质红，苔薄白或薄黄，脉浮数。

【方解】本方为温病初起，邪在卫分而设。方中金银花、连翘辛凉透表，芳香辟秽，清热解毒，为君药。薄荷、牛蒡子疏散风热，清利头目而利咽喉；荆芥穗、淡豆豉味辛性微温，可开腠理助金银花、连翘发散表邪，共为臣药。芦根、竹叶清热生津止渴；桔梗宣肺利咽，祛痰止咳，共为佐药。生甘草清热解毒，助桔梗清利咽喉，并调和诸药，为使药。诸药合用，共奏辛凉透表、清热解毒之功。

【用法】共杵为散，每次18g，以鲜芦根煎汤取服。每日3～4次。作汤剂，水煎服。

【临床应用】本方为“辛凉平剂”，是治疗风温初起，邪在卫分或外感风热表证的重要方剂。临床以发热，微恶风寒，咽痛口渴，脉浮数为应用要点。咽喉肿痛甚者，加板蓝根、马勃、玄参清热解毒以利咽喉；口渴甚者，加天花粉、石斛以清热养阴生津；胸闷苔腻者，加藿香、佩兰芳香化湿辟秽。方中多芳香轻宣之品，不宜久煎，以免药性走散，降低药效；外感风寒者禁用。

【歌诀】银翘散主上焦疴，竹叶荆蒡豉薄荷，甘桔芦根凉解法，发热咽痛服之瘥。

桑菊饮《温病条辨》

【组成】桑叶12g　杏仁9g　桔梗6g　芦根18g　连翘12g　菊花9g　薄荷4.5g　甘草3g

【功用】疏风清热，宣肺止咳。

【主治】风温初起。症见咳嗽，微热，口微渴，苔薄白，脉浮数。

【方解】本方证由风温初起，邪犯肺卫，肺卫失于宣降所致。方中桑叶、菊花甘凉轻清，宣肺以透上焦风热，共为君药；薄荷协助桑叶、菊花疏散上焦风热，桔梗、杏仁宣利肺气而止咳嗽，共为臣药；连翘清解热毒，芦根清热生津止渴，共为佐药；甘草调和诸药，并助桔梗清利咽喉，为使药。诸药合用，共奏疏风清热、宣肺止咳之功。

【用法】水煎服。

【临床应用】本方是治疗风温初起，邪在肺卫，以咳嗽为主之风热表证的常用方剂。临床以咳嗽，发热不甚，口微渴，脉浮数为应用要点。咳嗽气粗，苔黄者，加石膏、知母，以加强清肺之力；口渴甚者，加天花粉清热生津止渴。风寒咳嗽、阴虚咳嗽非本方所宜。

【歌诀】桑菊饮中桔杏翘，芦根甘草薄荷饶，清疏肺卫轻宣剂，风温咳嗽服之消。

麻杏石甘汤《伤寒论》

【组成】麻黄6g　杏仁9g　石膏24g　炙甘草6g

【功用】辛凉宣泄，清肺平喘。

【主治】肺热咳喘证。症见身热不解，咳嗽喘逆，气急鼻煽，口渴，有汗或无汗，苔薄白或薄黄，脉浮数。

【方解】本方主治表证未解，风热壅阻于肺，肺失宣降所致之风热咳喘证。方中麻黄发散表邪，宣肺平喘；石膏辛甘大寒，清肺透热，生津止渴，且石膏剂量倍于麻黄，两者相制为用，达到宣肺不助热、清肺不留邪之效，辛寒大于辛温，不失为辛凉之剂，共为君药。杏仁苦降肺气而平喘咳，为臣药。炙甘草益气和中，合石膏甘寒生津，兼能调和诸药，为佐使之用。诸药合用，宣、清、降三法合用，共奏辛凉宣泄、清肺平喘之功。

【用法】用水先煎煮麻黄，去上沫，再纳诸药同煎，去渣，温服。

【临床应用】本方是治疗肺热咳喘证的重要方剂。临床以身热咳喘，气急鼻煽，苔薄黄，脉浮数为应用要点。若汗出而喘者，石膏剂量当五倍于麻黄为宜；无汗而喘者，石膏剂量应三倍于麻黄；咳嗽痰黄稠者，酌加鱼腥草、贝母、瓜蒌以清化痰热；痰多而气急鼻煽甚者，可加桑白皮、葶苈子以泄肺化痰降逆。凡风寒咳喘、阴虚咳嗽等证均不宜使用。

【歌诀】伤寒麻杏石甘汤，汗出而喘法度良，辛凉疏泄能清肺，定喘除烦效力彰。

（二）治风剂

凡是以辛散疏风或熄风止痉药物为主组成，具有疏散外风或平熄内风作用，用于治疗风病的方剂，统称为治风剂。

风病一般分为“外风”和“内风”两大类。外风是指风邪侵袭人体，留于肌表、经络、筋骨、肌肉、关节而发病。内风是由脏腑功能失调所致，其病机主要有肝阳上亢，肝风内动；内热极盛，热极动风；阴液亏损，虚风内动和血虚日久，血虚生风等。

对风病的治疗，外风宜疏散，内风宜平熄。故治风剂又分为疏散外风剂和平熄内风剂两类。疏散外风剂的代表方如川芎茶调散、独活寄生汤；平熄内风剂的代表方如镇肝熄风汤等。

本类方剂药性多温燥，凡津液亏损、阴虚内热者应慎用。

川芎茶调散《太平惠民和剂局方》

【组成】川芎9g　荆芥9g　羌活6g　白芷6g　甘草6g　细辛6g　防风6g　薄荷9g

【功用】疏风止痛。

【主治】外感风邪头痛证。症见偏正头痛，或巅顶作痛，时作时止，恶寒发热，目眩鼻塞，舌苔薄白，脉浮。

【方解】本方是治疗外感风邪头痛的重要方剂。方中川芎善于祛风活血，其性味辛温香窜，可上达头部，乃治“诸经头痛之要药”，尤善于治疗少阳、厥阴经头痛（头顶及两侧疼痛）；羌活、白芷祛风止头痛，其中，羌活善于治疗太阳经头痛（后脑部牵连项部疼痛），白芷善于治疗阳明经头痛（前额及眉心痛），共为君药。荆芥、薄荷轻清上行，以疏风热，利头目，止头痛；细辛、防风疏风散寒止痛，两组药物标本兼治，共为臣药。清茶味苦性寒，上可清头目，下可引邪热，还可监制诸药之温燥、升散之性，使升中有降，为佐药。甘草和中益气，调和诸药，使升散而不耗气，为使药。全方集辛散疏风药于一体，上行头目，体现“巅顶之上，惟风药可到”的思想；升中寓降，以使升散不致太过。诸药合用，共奏疏风止痛之功。

【用法】上药共为细末，每次服6g，饭后以清茶调下。现作汤剂水煎服。

【临床应用】本方辛温发散药较多，对于外感风邪头痛偏风寒者为宜。临床以头痛，伴恶寒发热，鼻塞，脉浮为应用要点。若头痛而见风寒表证明显者，重用川芎，加苏叶、生姜以发散风寒；若属风热者，去羌活、细辛，加蔓荆子、菊花以疏散风热，清利头目；头痛日久不愈者，可酌加全蝎、僵蚕、桃仁、红花等以搜风活血止痛。凡气虚、血虚、肝肾阴虚、阳亢动风等各种内伤头痛，不宜使用。

【歌诀】川芎茶调有荆防，辛芷甘草薄荷羌，目昏鼻塞风攻上，正偏头痛悉能康。

独活寄生汤《备急千金要方》

【组成】独活9g　桑寄生15g　杜仲9g　牛膝9g　细辛3g　秦艽9g　茯苓9g　肉桂心6g　防风9g　川芎6g　人参6g　当归9g　芍药9g　干地黄9g　炙甘草6g

【功用】祛风湿，止痹痛，益肝肾，补气血。

【主治】痹证日久，肝肾两亏，气血不足证。症见腰膝冷痛，酸重无力，肢体关节屈伸不利，或麻木不仁，冷痹日久不愈，畏寒喜暖，心悸气短，舌淡苔白，脉细弱。

【方解】方中独活善祛下焦及筋骨间之风寒湿邪，蠲痹止痛，为君药。秦艽、防风祛风胜湿而舒筋；桂心温阳祛寒，通利血脉；细辛味辛性温，祛风散寒止痹痛，共为臣药。桑寄生、杜仲、牛膝补肝肾，强筋骨，祛风湿；当归、川芎、干地黄、芍药养血活血；人参、茯苓、甘草益气健脾，扶正顾本，共为佐药。甘草调和药性，为使药。全方祛邪扶正，标本兼顾，气血双补，肝肾同调。诸药合用，共奏祛风湿、止痹痛、益肝肾、补气血之功。

【用法】水煎服。

【临床应用】本方为治疗痹证日久，而正气不足之证的常用方剂。临床以腰膝冷痛，肢体关节屈伸不利，心悸气短，舌淡苔白，脉细弱为应用要点。若疼痛剧烈者，可酌加制川乌、制草乌、白花蛇、地龙等，以增强搜风通络，活血止痛之功；寒邪偏盛者，可加附子、干姜以温阳祛寒；湿邪偏盛者，去地黄之滋腻，酌加防己、苍术、薏苡仁等以祛湿消肿；若正虚不甚，可去人参、干地黄等补益之品。痹证属于湿热实证者，不宜使用。

【歌诀】独活寄生艽防辛，归芎地芍桂苓均，杜仲牛膝人参草，冷风顽痹屈能伸。

镇肝熄风汤《医学衷中参西录》

【组成】怀牛膝30g 代赭石30g 生龙骨30g 生牡蛎30g 生龟甲15g 杭芍15g 玄参15g 天冬15g 茵陈6g 川楝子6g 生麦芽6g 甘草3g

【功用】镇肝熄风，滋阴潜阳。

【主治】类中风证。症见头晕目眩，耳鸣目胀，脑中热痛，心中烦热，面色如醉，或时常嗳气，或肢体渐觉不利，或口眼渐形歪斜，或眩晕至于颠仆，昏不知人，移时始醒，醒后不能复原，其脉弦长有力者。

【方解】本方主治类中风证，其病机为肝肾阴亏，肝阳上亢，气血逆乱，并走于上，故拟镇肝熄风，滋阴潜阳为治法。方中重用怀牛膝引血下行，折其亢逆之风阳，并能滋养肝肾；代赭石重镇，并能平肝潜阳，共为君药。生龙骨、生牡蛎潜阳降逆；生龟甲、玄参、天冬滋阴养血，柔肝熄风，共助君药柔肝熄风，均为臣药。茵陈、川楝子、生麦芽疏肝解郁，泄肝阳之有余，畅肝气之郁滞，以达平降肝阳之目的，共为佐药。甘草调和诸药，合生麦芽和胃护中，以防金石药物碍胃之弊，为使药。诸药合用，共奏镇肝熄风、滋阴潜阳之功。

【用法】水煎服。

【临床应用】本方是治疗肝阳上亢所致之头痛、眩晕证的常用方剂。临床以头晕目眩，脑中热痛，心中烦热，面色如醉，脉弦长有力为应用要点。若头痛目眩甚者，酌加菊花、夏枯草、钩藤等以平肝明目；心中烦热较重者，可加石膏以清热除烦；痰多者，加胆南星、竹沥、川贝等以清热化痰；两尺脉重按虚者，可加熟地、山茱萸以补肾敛肝；大便溏泄者，去代赭石，加怀山药以健脾止泻。热极动风之高热昏迷、抽搐者，非本方所宜。

【歌诀】镇肝熄风楝麦茵，牛膝赭石加龙牡，玄参天冬龟板芍，肝阳上亢能奏功。

（三）祛湿剂

凡以祛湿药为主组成，具有化湿利水、通淋泄浊等作用，治疗水湿为病的方剂，统称为祛湿剂。

水湿为病，有外湿、内湿之分。外湿者，多由居处潮湿、淋雨涉水、汗出沾衣等致外湿入侵所致。内湿者，多因饮食生冷寒凉，辛辣肥甘厚味，损伤脾胃，湿从内生而成。临床凡因湿邪所致之湿温、水肿、淋浊、泄泻、黄疸等病，均可随证选用。况湿邪为病常与风、寒、暑、热相杂，并有寒化、热化之别，甚为复杂。故本类方剂根据功用与治法之不同，大体可分为芳香化湿剂、苦温燥湿剂、淡渗利湿剂和清热化湿剂等四类。

（1）芳香化湿剂适用于外感风寒，内伤湿滞之证，方如藿香正气散。

（2）苦温燥湿剂适用于湿浊内阻，脾胃功能失调之证。方如平胃散。

（3）淡渗利湿剂适用于水湿停留，小便不利之证。方如五苓散。

（4）清热化湿剂适用于湿热外感，或湿热内盛，以及湿热下注之湿温、黄疸热淋、痢疾、霍乱等证。方如茵陈蒿汤、八正散。

祛湿剂多由辛香温燥或甘淡渗利之品组成，易于伤津耗气，对阴虚津亏、久病体虚及孕妇患者，应慎用。

藿香正气散《太平惠民和剂局方》

【组成】藿香9g 大腹皮9g 白芷6g 紫苏6g 茯苓9g 半夏9g 白术9g 陈皮6g 厚朴6g 桔梗9g 甘草6g 生姜3片 大枣1枚

【功用】解表化湿，理气和中。

【主治】外感风寒，内伤湿滞证。症见霍乱吐泻，恶寒发热，头痛，脘腹疼痛，苔白腻。

【方解】方中重用藿香辛温之性可解在表之寒，芳香之味能化在里之湿浊，理气和中，升清降浊，以止呕逆，为君药。苏叶、白芷辛香发散，助藿香散在表之风寒，为臣药。半夏、陈皮燥湿和胃，助藿香降逆止呕；茯苓、白术健脾以助运化，和中止泻；厚朴、大腹皮行气调中，以化湿浊除满；桔梗开宣肺气，既助解表，又助化湿，共为佐药。甘草、生姜、大枣既调营卫以祛表邪，又调和中焦以护胃，还能调和药性，共为使药。全方具表里双解、升清降浊、扶正祛邪等特点。诸药合用，共奏解表化湿、理气和中之功。

【用法】上药共为细末，每次取6g，加生姜3片，大枣1枚，水煎温服，每日3～4次；亦可作汤剂水煎服。

【临床应用】本方为治疗外感风寒，内伤湿滞证的代表方。临床以恶寒发热，上吐下泻，苔白腻为应用要点。表证重而无汗者，加香薷以发汗解表；苔厚腻者，加苍术、佩兰以芳香化湿；脘腹胀痛者，加木香、延胡索行气止痛；饮食积滞者，加神曲、鸡内金消食导滞。方中藿香、苏叶等药物富含挥发性有效成分，宜采用武火急煎，以保证药效；湿热霍乱不宜使用；脾胃虚寒之吐泻忌用。

【歌诀】藿香正气腹皮苏，甘桔陈苓术朴具，夏曲白芷加姜枣，风寒暑湿并能除。

平胃散《太平惠民和剂局方》

【组成】苍术12g 厚朴9g 陈皮6g 甘草3g 生姜3片 大枣3枚

【功用】燥湿运脾，行气和胃。

【主治】湿滞脾胃证。症见脘腹胀满，饮食减少，嗳气泛酸，恶心呕吐，泄泻，恶寒发热，苔白厚腻，脉缓。

【方解】方中苍术苦温，燥湿健脾，使湿邪去有利于健脾，健脾有助于祛湿，为君药；厚朴性辛苦而温，既能行气消胀，又可苦燥祛湿，为臣药；陈皮理气和胃，芳香醒脾，助君、臣药燥湿、健脾、行气，为佐药；甘草、生姜、大枣调和脾胃并调诸药，为使药。诸药合用。共奏燥湿运脾，行气和胃之功。

【用法】上药为末，每服6g。作汤剂，水煎服。

【临床应用】本方为治疗湿滞脾胃证的基础方剂，临床以脘腹胀满，苔白厚腻为应用要点。兼表证者，加藿香、紫苏解表；湿盛泄泻者，加车前子、茯苓；饮食积滞者，加神曲、山楂消食化滞；兼咽干、口苦、苔黄腻者，加黄芩、黄连。本方药性苦辛温燥，易伤阴耗血，孕妇不宜。

【歌诀】平胃散乃苍术朴，陈皮甘草化湿浊。对金饮子加桑皮，不换金散增夏藿。

五苓散《伤寒论》

【组成】泽泻15g　猪苓9g　茯苓9g　白术9g　桂枝6g

【功用】利水渗湿，温阳化气。

【主治】（1）太阳经腑同病之蓄水证。症见小便不利，头痛微热，烦渴欲饮，水入即吐，苔白脉浮。

（2）水湿内停证。症见水肿，泄泻，小便不利以及霍乱等。

（3）痰饮。症见脐下动悸，吐涎沫而头眩，或短气而咳者。

【方解】方中重用泽泻之甘淡，直达膀胱，利水渗湿为君药；猪苓、茯苓淡渗利湿，助泽泻增强蠲饮利水之功，共为臣药；白术健脾助运以化水湿，桂枝辛温发散，既解太阳之表，又能入膀胱通阳化气以利水。诸药合用，共奏利水渗湿，温阳化气之功。

【用法】上药共为粗末，每服6g，现作汤剂水煎服。

【临床应用】本方为利水渗湿的基础方，临床以小便不利或水肿，发热，烦渴，苔白脉浮为应用要点。水肿甚者，加桑白皮、大腹皮行气利水；水肿兼表证，可与越脾汤合方化裁，表里兼顾；泄泻偏热者，去桂枝，加木通、车前子清热利水。久病体弱者，应顾护脾胃，配以补益脾胃之剂。

【歌诀】五苓散治太阳腑，白术泽泻猪苓茯，桂枝化气兼解表，小便通利水饮逐。

茵陈蒿汤《伤寒论》

【组成】茵陈18g　栀子9g　大黄6g

【功用】清热，利湿，退黄。

【主治】湿热黄疸证。症见一身面目俱黄，黄色鲜明如橘，小便短赤，腹满便秘，苔黄腻，脉沉数。

【方解】方中重用苦寒之茵陈为君药，清热利湿而退黄疸；栀子苦寒为臣药，通泄三焦，助茵陈清热利湿，使湿热从小便而出；大黄苦寒为佐药，泄热逐瘀，通利大便，使湿热从大便而下。诸药合用，共奏清热、利湿、退黄之功。

【用法】水煎服。先煮茵陈，后下栀子、大黄。

【临床应用】本方为治疗阳黄（湿热黄疸）的常用代表方，临床以一身面目俱黄，黄色鲜明如橘，苔黄腻，脉数为应用要点。本方适用于湿热并重者。若热重湿轻，可加龙胆草、黄芩、板蓝根清热燥湿；湿重热轻，加泽泻、茯苓、猪茯苓以利水渗湿。寒湿阻滞所致之阴黄非本方所宜。

【歌诀】茵陈蒿汤治阳黄，栀子大黄组成方，湿热蕴结在肝胆，清热利湿退黄良。

八正散《太平惠民和剂局方》

【组成】车前子9g　萹蓄9g　瞿麦9g　滑石12g　木通6g　大黄9g　栀子9g　甘草梢6g　灯心适量

【功用】清热泻火，利水通淋。

【主治】湿热下注之热淋证。症见尿频尿急，排尿涩痛，淋漓不畅，甚至癃闭不通，小腹急满，咽干口燥，苔黄腻，脉滑数。

【方解】方中萹蓄、瞿麦味苦性寒，清利膀胱湿热，为君药。木通、车前子、滑石利水通淋，并助君药清热利湿，为臣药。栀子、大黄苦寒降泄，通利三焦，使湿热之邪分从大、小便而出；灯心清心利尿而通淋，共为佐药。甘草缓急而止茎中疼痛，并调和药性。诸药合用，共奏清热泻火、利水通淋之功。

【用法】上药共为粗末，每次6~9g，水煎温服；现多作汤剂，水煎服。

【临床应用】本方为治疗湿热下注膀胱之热淋证的常用方，临床以尿频尿急，排尿涩痛，苔黄腻，脉滑数为应用要点。本方加减化裁可用于治疗各型淋证。治血淋，加白茅根、小蓟以凉血止血；治石淋，加金钱草、海金沙、石韦通淋排石；治膏淋，加石菖蒲、萆薢利窍化浊；热盛便秘者，加金银花、连翘、蒲公英清热解毒，并以生大黄易大黄，增强泄热通便之力。淋证日久，肾气亏虚患者，不可使用。

【歌诀】八正木通与车前，萹蓄大黄栀滑研，草梢瞿麦灯心草，湿热诸淋宜服煎。

（四）清热剂

凡以清热药物为主组成，具有清热、泻火、凉血、解毒作用，用于治疗里热证的方剂，统称为清热剂。

清热剂适用于表证已解，热已入里，里热炽盛或里热虽盛而尚未结实的里热证。临床上有气分热、营分热、血分热和瘟疫、温毒、疮疡疔毒以及脏腑热、暑热、虚热之分，故本类方剂分为清气分热剂、清营凉血剂、清热解毒剂、清脏腑热剂和清虚热剂五类。

清气分热剂，适用于热在气分证，或热病后期，余热未尽，气阴两伤者，代表方如白虎汤。清营凉血剂，适用于邪热传入营分或深陷血分之证，代表方如清营汤、犀角地黄汤。清热解毒剂，适用于温毒、疮疡疔毒以及瘟疫等证，代表方如普济消毒饮。清脏腑热剂，适用于邪热偏盛于某一脏腑所导致的火热证，代表方如龙胆泻肝汤。清虚热剂，适用于热病后期，邪热未尽，阴液已伤之暮热早凉或肝肾阴虚之骨蒸潮热等虚热证，代表方剂如青蒿鳖甲汤。

本类方剂多由寒凉之品组成，易败胃伤阳，故应用时需顾护脾胃。

白虎汤《伤寒论》

【组成】生石膏 30g　知母 12g　粳米 9g　甘草 3g

【功用】清热生津。

【主治】阳明气分热盛证。症见壮热恶热，烦渴引饮，面赤头痛，大汗出，脉洪大有力或滑数。

【方解】方中重用生石膏辛甘大寒为君药，清阳明经内盛之热，并除烦止渴；知母味苦性寒以泻火，质润使清热而不伤津，与石膏相须为用，增强清热除烦，生津止渴之力，为臣药；甘草、粳米益胃和中而生津液，并缓君臣药物过于寒凉之性，免伤中阳，共为佐使药。诸药合用，共奏清热生津之功。

【用法】先用水将粳米煮熟，去米，纳诸药同煎，每日 3 次。

【临床应用】本方是治疗阳明气分热盛证的代表方剂，临床以壮热，烦渴，大汗出，脉洪大为应用要点。气分热盛而阳明腑实未成者，加金银花、连翘以重在泄热；兼神昏澹语，四肢抽搐者，加水牛角、玄参养阴清热，定惊安神；热盛而腑实便秘者，可与大承气汤合方化裁，泄热通便，软坚润燥；关节红肿热痛之风湿热痹，加桂枝以清热通痹止痛。本方过于寒凉，易伤正气，不宜久服；表证未解、真寒假热及体虚脉洪而无力者皆不可用。

【歌诀】白虎膏知甘草粳，气分大热此方清，热渴汗出脉洪大，加入人参气津生。

清营汤《温病条辨》

【组成】水牛角 30g　生地黄 15g　金银花 9g　连翘 6g　玄参 9g　麦冬 9g　丹参 6g　竹叶心 6g　黄连 3g

【功用】清营解毒，透热养阴。

【主治】热入营分证。症见身热夜甚，心烦失眠，时有谵语，口渴或不渴，斑疹隐隐，舌绛而干，脉细数。

【方解】方中水牛角味苦咸而性寒，清热解毒，凉血散瘀，为君药；生地、麦冬、玄参清热凉血，养阴生津，为臣药；金银花、连翘轻宣透表，使营分邪热透转气分而解，体现“入营犹可透热转气”之意，黄连、竹叶心清心泻火，丹参凉血散瘀，共为佐使药。诸药合用，共奏清营解毒、透热养阴之功。

【用法】水煎服，每日 1 剂。危急重症可每日 2 剂，不拘时服。

【临床应用】本方为治疗温病热邪传入营分证的代表方剂，临床以身热夜甚，心烦失眠，斑疹隐隐，舌绛而干，脉细数为应用要点。热初入营见气分热盛而营分热轻者，重用金银花、连翘、竹叶心以清热；邪陷心包见高热、神昏、抽搐者，可与安宫牛黄丸、紫雪丹、至宝丹配合使用；阴液损伤明显者，去苦燥之黄连。凡湿邪内郁而见舌苔白滑者，禁用本方，以免滋腻而助湿留邪。

【歌诀】清营汤治热传营，身热夜甚神不宁，角地银翘玄连竹，丹麦清热更护阴。

犀角地黄汤《备急千金要方》

【组成】水牛角30g 生地黄30g 赤芍12g 丹皮9g

【功用】清热解毒，凉血散瘀。

【主治】热入血分证。症见身热心烦，神昏谵语，斑疹紫黑，或见热伤血络之吐血、衄血、尿血、便血，舌质红绛，起刺，脉细数。

【方解】方中水牛角直达血分，清热凉血解毒，为君药；生地甘苦而寒，清热凉血，养阴生津，为臣药；芍药酸苦微寒，敛阴养血，丹皮辛苦微寒，清热凉血，活血散瘀，共为佐使药。诸药合用，共奏清热解毒、凉血散瘀之功。

【用法】水煎服。

【临床应用】本方为治疗热入血分证的重要方剂，临床以热入血分之诸出血证，身热神昏，斑疹紫黑，舌绛脉细数为应用要点。身热神昏甚者，可酌选安宫牛黄丸、紫雪丹或至宝丹清热开窍；若吐血量多势急者，加侧柏叶、茅根，并吞服三七粉清胃凉血止血；衄血甚者，加黄芩、白茅根清肺泄热，凉血止血；尿血甚者，加小蓟、茅根、栀 子、淡竹叶清热利尿，凉血止血；便血较重者，加生地榆，生槐花清肠泄热，凉血解毒。凡脾不统血、阳虚失血之各种出血证，禁用本方。

【歌诀】犀角地黄芍药丹，血热妄行吐衄斑，蓄血发狂舌质绛，凉血散瘀病可痊。

普济消毒饮《东垣试效方》

【组成】酒炒黄芩9g 酒炒黄连9g 柴胡6g 桔梗6g 陈皮6g 玄参6g 生甘草6g 板蓝根3g 连翘3g 马勃3g 牛蒡子3g 薄荷3g 升麻2g 僵蚕2g

【功用】清热解毒，疏风散邪。

【主治】大头瘟。症见恶寒发热，头面红肿，掀热疼痛，目不能开，咽喉不利，口干舌燥，渴欲饮冷，舌红苔黄，脉浮数有力。

【方解】方中重用酒炒黄连、黄芩，意在清解上焦之火热邪毒，为君药。连翘、牛蒡子、僵蚕、薄荷疏散上焦头面之风热；玄参、马勃、板蓝根、生甘草助君药增强清热解毒之力，共为臣药。陈皮理气，疏散壅滞；柴胡、升麻、桔梗疏散风热，并能引药归经，直达头面；甘草调和药性，共为佐使药。诸药合用，共奏清热解毒、疏风散邪之功。

【用法】水煎服。

【临床应用】本方是治疗大头瘟的常用代表方，临床以头面红肿，焮热疼痛，恶寒发热，舌红苔黄，脉浮数为应用要点。风热表证明显者，加荆芥、防风、蝉衣疏散在表之风邪；热结而便秘腑实者，可与小承气汤配合使用，以泻热通便；腮腺炎并发睾丸炎者，加龙胆草、川楝子泄肝经湿热。本方苦寒辛散，易伤阴液，故阴虚患者慎用。

【歌诀】普济消毒蒡芩连，甘桔蓝根勃翘玄，升柴陈薄僵蚕入，大头瘟毒服之痊。

龙胆泻肝汤《医方集解》

【组成】龙胆草酒炒 6g　炒黄芩 9g　栀子 9g　木通 9g　泽泻 9g　车前子（包）6g　甘草 6g　生地 6g　柴胡 6g　当归 6g。

【功用】泻肝胆实火，清下焦湿热。

【主治】肝胆实火上炎证。症见头痛目赤，胁痛口苦，耳聋耳肿，舌红苔黄，脉弦数。或肝经湿热下注证。症见阴痒，阴肿，阴汗，小便淋浊，妇女带下色黄秽臭，舌红苔黄腻，脉弦数有力。

【方解】方中龙胆草苦寒，上清肝胆实火，下泄肝经湿热，为君药。栀子、黄芩苦寒清热燥湿，泻火解毒，助龙胆草增强清火泄热之力，为臣药。木通、车前子、泽泻清热利湿，使湿热从小便排出；生地、当归养血滋阴，意在泻中有补，祛邪扶正兼顾；柴胡疏肝利胆，共为佐药；甘草调和药性，为使药。诸药合用，共奏泻肝胆实火、清下焦湿热之功。

【用法】水煎服。

【临床应用】本方是治疗肝胆实火及肝经湿热证的重要方剂，临床症状不必悉具，以口苦，尿赤，舌红，脉数而有力为应用要点。肝火亢盛，见目赤头痛甚者，去木通、车前子，加桑叶、菊花、夏枯草清肝明目；下焦湿热盛见阴囊红肿、妇女带下色黄而秽臭者，加黄柏、薏仁、牛膝清热利湿除带。本方多苦寒，易损伤脾胃，故脾胃虚寒及阴虚阳亢患者不宜使用。

【歌诀】龙胆泻肝栀芩柴，生地车前泽泻偕，木通甘草当归合，肝经湿热力能排。

芍药汤《素问病机气宜保命集》

【组成】白芍 20g　当归 9g　黄芩 9g　黄连 9g　大黄 6g　木香 5g　槟榔 5g　甘草 5g　官桂 3g

【功用】清热燥湿，调气和血。

【主治】湿热痢疾证。症见腹痛，里急后重，便下赤白黏液样脓血，肛门灼热，小便短赤，舌红苔黄腻，脉弦数。

【方解】方中重用白芍柔肝缓急，并能和血，以止泻痢腹痛，为君药。黄连、黄芩苦寒清热燥湿，解肠中热毒，为臣药。木香、槟榔行气导滞；大黄泻下大便以除湿热积滞，乃“通因通用”之法；当归柔肝和血；官桂辛热，用以制芩、连、大黄苦寒之性，免其伤阳、碍湿，为佐制之用，上五味共为佐药。甘草和中调药，与白芍相配，甘酸化阴，缓急止腹痛，为佐使药。全方体现了“行血则便脓自愈，调气则后重自除”的治则。诸药合用，共奏清热燥湿、调气和血之功。

【用法】水煎，食后温服。

【临床应用】本方是治疗湿热痢疾证的代表方剂。临床以下痢赤白，腹痛，里急后重，肛门灼热，舌红，苔黄腻，脉弦数为应用要点。热重者，加黄柏、白头翁以增强清热解毒之药力；若纯下血痢，则可逐渐加大大黄用量。痢疾初起兼有表证者非本方所宜。

【歌诀】芍药汤中用大黄，芩连归桂槟草香，清热燥湿调气血，里急腹痛自安康。

青蒿鳖甲汤《温病条辨》

【组成】青蒿 9g　知母 6g　鳖甲 15g　生地 12g　丹皮 9g

【功用】养阴透热。

【主治】温病后期，邪伏阴分证。症见夜热早凉，热退无汗，舌红少苔，脉细数。

【方解】方中鳖甲咸寒，直入阴分，入络搜邪，滋阴退热；青蒿芳香，清热透络，引邪外出，共为君药；生地养阴清热，知母滋阴降火，共助青蒿、鳖甲养阴退虚热，为臣药；丹皮凉血，泄阴分之伏热，为佐药。诸药合用，共奏养阴透热之功。

【用法】水煎服。

【临床应用】本方是治疗温热病后期邪伏阴分，阴液已伤证的代表方，临床以夜热早凉，热退无汗，舌红少苔，脉细数为应用要点。阴虚津亏甚者，加沙参、麦冬、石斛以滋阴养液；虚热甚者，加地骨皮、白薇增强清虚热之力。余热未尽，阴液未伤者，非本方所宜。

【歌诀】青蒿鳖甲知地丹，热自阴来仔细辨，夜热早凉无汗出，养阴透热服之安。

（五）和解剂

凡具有和解少阳、调和肝脾、调和寒热及表里双解等作用，用于治疗伤寒邪在少阳、肝脾不和、寒热错杂等证的方剂，统称为和解剂。

本类方剂根据其功用和治法的不同，可分为和解少阳剂、调和肝脾剂、调和肠胃剂三类。和解少阳剂代表方如小柴胡汤，调和肝脾剂代表方如逍遥散，调和肠胃剂代表方如半夏泻心汤等。

小柴胡汤《伤寒论》

【组成】柴胡 9g　黄芩 6g　半夏 6g　人参 6g　生姜 6g　炙甘草 3g　大枣 4 枚

【功用】和解少阳。

【主治】少阳证。症见寒热往来，胸胁苦满，默默不欲饮食，心烦喜呕，口苦，咽干，目眩，苔薄白，脉弦。亦可治疗妇人热入血室之证以及黄疸、疟疾等而见有少阳证者。

【方解】方中柴胡辛凉透邪，能散少阳半表之邪，为君药；黄芩苦寒，清泄少阳半表半里之热，为臣药；君、臣药相须为用，一散一清，和解表里。生姜、半夏和胃降逆以止呕逆；人参、大枣健脾益气，扶正祛邪，皆为佐药。炙甘草调和诸药，为使药。诸药合用，共奏和解少阳之功。

【用法】水煎服。

【临床应用】本方为和解少阳的主方，主治伤寒少阳证，临床以寒热往来，胸胁苦满，口苦咽干，苔白，脉弦为应用要点。心烦而不呕者，去半夏、人参，加瓜蒌除烦止渴；口渴甚者，去半夏，加天花粉清热生津止渴；热入血室之少腹疼痛夹瘀者，去人参、甘草、大枣之甘温，酌加桃仁、红花、当归尾、延胡索以活血祛瘀。方中柴胡、黄芩、半夏辛散温燥，易伤正气，故阴虚血少患者不宜使用。

【歌诀】小柴胡汤和解方，半夏人参甘草从，更加黄芩生姜枣，少阳百病此方宗。

逍遥散《太平惠民和剂局方》

【组成】柴胡9g　当归9g　白术9g　茯苓9g　白芍9g　炙甘草6g　煨姜9g　薄荷适量。

【功用】疏肝解郁，健脾养血。

【主治】肝郁血虚脾弱之证。症见胁肋胀痛，头痛目眩，口干咽燥，食少神疲，或妇女月经不调，乳房胀痛，或寒热往来，脉弦而无力。

【方解】方中柴胡疏肝行气解郁，为君药。当归、白芍敛阴养血，柔肝缓急，共为臣药。茯苓、白术、炙甘草益气健脾；煨姜、薄荷少许，增强柴胡疏泄条达，行气解郁之功，共为佐药。柴胡引药归肝经，兼为使药。诸药合用，共奏疏肝解郁、健脾养血之功。

【用法】现多作汤剂，水煎服。常作丸剂，每服6~9g，日2~3次。

【临床应用】本方是治疗肝郁血虚，肝脾不和证的代表方剂，同时也是妇科调经的常用方，临床以胁肋胀痛，食少神疲，月经不调，脉弦而无力为应用要点。胁肋胀痛、乳房胀痛甚者，加香附、乌药、陈皮行气解郁；肝郁化火见月经不调甚者，加丹皮、栀子疏肝解郁，清热凉血。

【歌诀】逍遥散用当归芍，柴苓术草加姜薄，疏肝养血又健脾，肝郁血虚脾气虚。

半夏泻心汤《伤寒论》

【组成】半夏9g　干姜6g　黄芩9g　人参9g　炙甘草3g　黄连9g　大枣4枚

【功用】平调寒热，散结除痞。

【主治】寒热互结，胃肠不和之心下痞证。症见心下痞满不痛，或恶心呕吐，肠鸣下利，苔腻微黄，脉弦数。

【方解】方中半夏消痞散结，降逆止呕，为君药；干姜辛热，温中散寒，黄芩、黄连苦寒泄热除痞，共为臣药；人参、大枣甘温益气，补中健脾，为佐药；炙甘草既补中又调和药性，为使药。全方辛开苦降，寒热并用，补泻同施，配伍甚为恰当。诸药合用，共奏平调寒热、散结除痞之功。

【用法】水煎服。

【临床应用】本方为治疗寒热互结、胃肠不和之心下痞证的代表方，临床以心下痞满而不痛，呕吐下利，苔腻微黄为应用要点。痞满甚者，去人参、大枣，加枳实、生姜以消痞除满；湿浊阻滞者，加藿香、佩兰芳香化湿。实证痞满患者禁用。

【歌诀】半夏泻心黄芩连，干姜人参枣草全，心下痞满或呕吐，法在降阳而和阴。

（六）泻下剂

凡以泻下药为主组成，具有通便、泻热、攻积、逐水等作用，用以治疗里实证的方剂，统称为泻下剂。

由于病因不同，里实证又有热结、寒结、燥结、水结以及体质强弱之不同，故本章方剂按治法和功用之不同，大体可分为寒下剂、温下剂、润下剂、逐水剂以及攻补兼施等五类。这里重点介绍寒下剂和润下剂两类，代表方剂如大承气汤、麻子仁丸。

泻下剂多由峻烈之品组成，易伤正气，多适用于患里实证而体质壮实者，对年老体弱、孕妇、月经期以及兼有表证的患者，均应慎用或禁用，且应中病即止。

大承气汤《伤寒论》

【组成】大黄 12g　厚朴 12g　枳实 9g　芒硝 9g

【功用】峻下热结。

【主治】阳明腑实证。症见大便不通，矢气频转，脘腹痞满，腹痛拒按，按之硬满，甚或谵语潮热，手足汗出，舌苔黄燥或焦黑起芒刺，脉沉实。

【方解】方中大黄苦寒，泻热通便，荡涤肠胃积滞，为君药；芒硝咸寒，软坚润燥，助大黄泻热通便，为臣药；枳实、厚朴消痞散结，行气除满，助君、臣药泻下热结，共为佐使药。诸药合用，共奏峻下热结之功。

【用法】以水 500ml，先煎枳实、厚朴，后下大黄、去渣、取 250ml，去渣后下大黄，芒硝溶化，大便得下，则停药。

【临床应用】本方为治疗阳明腑实证的代表方剂，临床以“痞、满、燥、实”四证俱全，苔黄厚，脉实为应用要点。阴亏甚者，加玄参、麦冬、生地养阴；见气虚证候者，可加人参、黄芪益气；无腑实便秘者，去芒硝；无痞满者，去枳实、厚朴，加甘草和胃调中。本方药性峻猛，易损正气，对年老体弱及孕妇患者应慎用，并适当配伍扶正之品。

【歌诀】大承气汤用硝黄，配伍枳朴泻力强，痞满燥实四症见，峻下热结第一方，去硝名曰小承气，便秘痞满泻热良，调胃承气硝黄草，便秘口渴急煎尝。

麻子仁丸《伤寒论》

【组成】麻子仁 15g　大黄 9g　枳实 6g　厚朴 6g　芍药 9g　杏仁 9g

【功用】润肠通便。

【主治】脾约证。症见大便燥结，难以排出，小便频数，腹胀痛，苔黄，脉数。

【方解】方中麻子仁质润多脂，润肠通便，为君药；杏仁降气润肠，白芍养阴和里，助君药通便，共为臣药；枳实、厚朴宽肠下气，破结导滞，为佐药；蜂蜜滋阴润燥滑肠，并能调和诸药，为使药。诸药合用，共奏润肠通便、泄热行气之功。

【用法】上药共为细末，炼蜜为丸，每服 9g，每日 1 ~ 2 次，温开水送服。现多作汤剂，水煎服。

【临床应用】本方是治疗胃肠燥热便秘证的常用方，临床以大便燥结难下，小便频数，苔黄，脉数为应用要点。痔疮便秘出血者，加地榆、茜草、槐角凉血止血；阴亏甚者，去大黄之苦寒，加生地、玄参、麦冬养阴润肠通便。老年体弱、血虚津亏以及孕妇患者，慎用。

【歌诀】麻子仁丸治脾约，枳朴大黄麻杏芍，胃燥津枯便难解，润肠泻热功效确。

（七）消导剂

凡是以消导药为主组成，具有消食导滞、消痞化积等作用，治疗饮食内停、积滞不化之证的方剂，统称为消导剂。

消导剂多属于渐消缓散之剂，适用于病势较缓的食积证，凡由气、血、痰、湿、食、虫等壅滞而成的积滞痞块均可使用。这里主要讨论消食导滞的方剂，代表方如保和丸。

保和丸《丹溪心法》

【组成】山楂18g　神曲6g　莱菔子6g　陈皮9g　连翘6g　半夏9g　茯苓9g

【功用】消食和胃。

【主治】食积证。症见嗳腐吞酸，厌食呕恶，脘腹胀满疼痛，或大便泄泻，苔厚腻，脉滑。

【方解】方中重用山楂，消一切饮食积滞，尤其善于消肉食油腻之积，为君药。神曲健脾消食，尤善消酒食陈腐之积；莱菔子下气消食，偏重于消谷面痰气之积，共为臣药。三药配合，一切食积皆可除。陈皮、半夏行气和胃止呕，茯苓健脾渗湿，连翘可清食积停滞之郁热，共为佐药。诸药合用，共奏消食和胃之功。

【用法】上药共研细末，水泛为丸。每服9g，每日2～3次，温开水送服。亦可作汤剂，水煎服。

【临床应用】本方为治疗食积停滞证之通用方，尤宜于食滞不甚，正气未虚者，临床以嗳腐厌食，脘腹胀满疼痛，苔厚腻，脉滑为应用要点。腹胀满甚者，加枳实、厚朴宽肠行气消胀；化热征象明显者，加黄连、黄芩清热；大便秘结难下者，加大黄泻下通便，消导积滞。

【歌诀】保和神曲与山楂，陈翘莱菔苓半夏；消食化滞和胃气，煎服亦可加麦芽。

（八）化痰止咳剂

凡是以化痰止咳药为主组成，具有化痰止咳作用，治疗痰饮咳嗽证的方剂，统称为化痰止咳剂。

痰有寒痰、热痰、燥痰、湿痰之分，所有化痰止咳剂一般分为燥湿化痰剂、清热化痰剂、润燥化痰剂、温化寒痰剂和治风化痰剂五类。此处重点讨论燥湿化痰剂和治风化痰剂两类，代表方如二陈汤、止嗽散。

二陈汤《太平惠民和剂局方》

【组成】制半夏12g　陈皮12g　茯苓9g　炙甘草6g

【功用】燥湿化痰，理气和中。

【主治】痰湿咳嗽证。症见咳嗽痰多，色白易咯，胸膈胀满，恶心呕吐，肢体倦怠，苔白，脉滑。

【方解】方中半夏燥湿化痰以止咳嗽，和胃降逆以止呕恶，为君药；陈皮理气化痰，使气顺痰消，为臣药；茯苓健脾渗湿，以杜生痰之源，生姜辛温化饮，可止呕逆，并解半夏之毒，脉浮为应用要点。偏于风寒者，加苏叶、防风、生姜疏风散寒；偏于风热者，酌加桑叶、牛蒡子、桑白皮、薄荷以疏风宣肺，清热化痰；痰湿咳嗽，加半夏、茯苓燥湿祛痰止咳。凡阴虚、肺热等咳嗽患者，非本方所宜。

【歌诀】二陈汤用半夏陈，苓草梅姜一并存，燥湿化痰兼理气，湿痰为患此方珍。

止嗽散《医学心悟》

【组成】桔梗、荆芥、紫菀、百部、白前各9g　陈皮6g　甘草6g

【功用】疏风宣肺，止咳化痰。

【主治】风邪犯肺证。症见咳嗽咽痒，咳痰不爽，或微有恶风发热，苔薄白，脉浮缓。

【方解】方中紫菀、百部温润肺气，止咳化痰，为君药。白前、桔梗宣降肺气，助君药止咳化痰，为臣药。荆芥辛微温，疏散在表之风邪；陈皮行气化痰，共为佐药。甘草合桔梗、荆芥利咽喉，止咳嗽，又兼调和诸药，为使药。诸药合用，共奏疏风宣肺、止咳化痰之功。

【用法】共研为末，每服9g，温开水或姜汤送下。作汤剂，水煎服。

【临床应用】本方是治疗外感咳嗽的常用方，临床以咳嗽咽痒，微有恶风发热，苔薄白，脉浮为应用要点。偏于风寒者，加苏叶、防风、生姜疏风散寒；偏于风热者，酌加桑叶、牛蒡子、桑白皮、薄荷以疏风宣肺，清热化痰；痰湿咳嗽，加半夏、茯苓燥湿祛痰止咳。凡阴虚、肺热等咳嗽患者，非本方所宜。

【歌诀】止嗽散用荆桔前，紫菀百部陈草研，每服3钱姜汤调，止咳化痰解表兼。

（九）温里剂

凡以温热药物为主组成，具有温中祛寒，回阳救逆等作用，治疗里寒证的方剂，统称为温里剂。

里寒证成因复杂，有因外寒直中脏腑，阳虚寒从内生，表邪深入于里，或失治、误治、过用寒凉之品损伤阳气等，其治疗应视病情之轻重缓急及病变部位的不同而各有侧重。所以本类方剂一般分为温中祛寒剂、回阳救逆剂和温经散寒剂三类。代表方如理中丸、四逆汤等。

理中丸《伤寒论》

【组成】人参9g　干姜6g　白术9g　炙甘草3g

【功用】温中散寒，益气健脾。

【主治】脾胃虚寒证。症见脘腹冷痛，喜温喜按，大便溏薄，呕吐食少，苔白，脉沉细。

【方解】方中干姜辛热，善温脾胃阳气，以祛中焦之寒，为君药；人参甘温，补中益气健脾，为臣药；白术甘苦温，健脾燥湿，为佐药；炙甘草补中调和药性，为使药。诸药合用，共奏温中散寒、益气健脾之功。

【用法】共研细末，炼蜜为丸，如鸡子黄大，每服 1 丸，每日 2～3 次。汤剂，水煎服。

【临床应用】本方为温中祛寒的代表方，适用于中焦脾胃虚寒证，临床以脘腹冷痛，畏寒肢冷，呕吐食少，舌淡脉细为应用要点。呕吐甚者，加生姜、半夏、吴茱萸温胃止呕；寒象明显者，可加重干姜剂量，以增强全方温阳祛寒之药力。病势较缓者，宜用丸剂缓治，若病势较急者，则当用汤剂。

【歌诀】理中丸主温中阳，甘草人参术干姜，吐利腹痛阴寒盛，或加附子更扶阳。

四逆汤《伤寒论》

【组成】生附子 15g（先煎）　干姜 9g　炙甘草 6g

【功用】回阳救逆。

【主治】伤寒少阴病。症见四肢厥逆，恶寒蜷卧，腹痛呕吐，或下利清谷，神衰欲寐，苔白滑，脉沉微欲绝。

【方解】方中生附子大辛大热，纯阳有毒，通行十二经，速达内外，温壮肾阳，逐寒救逆，走而不守，为君药。干姜辛热，温中祛寒，助阳通脉，守而不走，为臣药。附子、干姜相须为用，一守一走，破阴寒而回阳气。炙甘草既益气和中调药，又可缓和姜、附燥热之性，并解附子之毒，兼为佐使药。诸药合用，药专力宏，共奏回阳救逆之功。

【用法】先煎附子 60 分钟，再入余药同煎，取汁温服。

【临床应用】本方是回阳救逆的基础方剂，临床以四肢厥逆，神衰欲寐，苔白滑，脉沉微为应用要点。治脾肾虚寒之水肿，可酌加党参、茯苓、泽泻温阳祛寒行水；阳气衰微，病情危重者，加人参大补元气，回阳固脱；下利而脉微欲绝者，倍用干姜剂量，以增强温中回阳通脉之力。必要时可用四逆注射液、参附注射液静脉点滴，以作急救之用。非阳虚阴盛之厥逆证以及真热假寒证禁用；为防止真寒假热患者拒药，宜冷服。

【歌诀】四逆汤中草附姜，三阴厥逆脉沉将；或加参芍姜葱桔，临症之时好审量。

（十）理气剂

凡以理气药为主组成，具有行气或降气作用，治疗气滞或气逆病证的方剂，统称为理气剂。

气滞病证主要有肝郁气滞和脾胃气滞，治疗以行气为主；气逆病证则以肺气上逆和胃气上逆为多，临床以咳嗽、气喘、恶心、呕吐、呃逆、嗳气为主要证候，治疗宜降气。故本类方剂分为行气剂和降气剂两类，代表方如柴胡疏肝散、旋覆代赭汤。

本类方剂多辛温香燥，易伤津耗气，对气虚、阴虚火旺及孕妇患者应慎用。

柴胡疏肝散《景岳全书》

【组成】柴胡9g　陈皮9g　枳壳6g　白芍6g　川芎6g　香附6g　炙甘草3g

【功用】疏肝解郁，行气止痛。

【主治】肝郁气滞证。症见胁肋胀痛，脘腹胀满，急躁易怒，嗳气，善太息，往来寒热，脉弦。

【方解】本方柴胡疏肝行气解郁，为君药。香附疏肝理气，助柴胡解郁；川芎行气活血止痛；陈皮理气开胃，共为臣药。芍药、甘草养血柔肝，缓急止痛；甘草并兼调和药性之用，共为佐使药。诸药合用，共奏疏肝解郁、行气止痛之功。

【用法】水煎服。

【临床应用】本方为治疗肝郁气滞证的常用方。临床以胁肋胀痛，苔白，脉弦为应用要点。胁肋胀痛甚者，可加乌药、延胡索、郁金、当归等以行气消胀止痛；肝郁化火者，可加栀子、川楝子清肝泻火；气滞血瘀者，酌加丹参、檀香、砂仁活血行气止痛。

【歌诀】柴胡疏肝芍川芎，枳壳陈皮草香附；疏肝行气兼活血，胁肋疼胀皆能除。

旋覆代赭汤《伤寒论》

【组成】旋覆花9g　代赭石9g　姜半夏9g　生姜9g　人参6g　炙甘草6g　大枣4枚

【功用】降逆化痰，益气和胃。

【主治】胃虚痰阻气逆证。症见心下痞满，嗳气呃逆，或恶心呕吐，苔白滑，脉弦而无力。

【方解】方中旋覆花下气消痰，降呃逆除嗳气；代赭石质地重坠，其性沉降，具有镇冲逆，坠痰涎，止呕吐作用，共为君药。姜半夏、生姜既可祛痰降逆，又可温胃止呕，共为臣药。人参、炙甘草、大枣健脾胃，扶正气，又防代赭石质重碍胃，共为佐药。炙甘草兼调药性，为使药。诸药合用，共奏降逆化痰、益气和胃之功。

【用法】水煎服。

【临床应用】本方为治疗胃虚痰阻气逆证之常用方，临床以心下痞满，嗳气呃逆，恶心呕吐，苔白滑，脉弦而无力为应用要点。无胃虚者，去参、草、枣，并重用代赭石；痰多者，加厚朴、陈皮、茯苓；呃逆甚者，加丁香、柿蒂增强降逆止呕之力。妊娠呕吐患者应慎用。

【歌诀】旋覆代赭汤法妙，人参半夏草姜枣，胃虚痰阻呕恶止，益气降逆嗳噫消。

（十一）理血剂

凡以理血药为主组成，具有活血调血或止血等作用，用于治疗瘀血或出血病证的方剂，统称为理血剂。

由于某种原因，致使血行不畅，血瘀体内，或血溢于脉道之外，均可造成瘀血或出血等病证。治疗之法，血瘀当活血祛瘀，出血应予止血。故理血剂分为活血祛瘀剂和止血剂两类。

活血祛瘀剂其性破泄，有动血、堕胎之弊，故月经过多、血虚经闭及孕妇患者，均当慎用或忌用。止血方剂属于治标之法，血止后，应治病求本，审因论治。

血府逐瘀汤《医林改错》

【组成】桃仁 12g　红花 9g　当归 9g　生地 9g　牛膝 9g　枳壳 6g　赤芍 6g　川芎 5g　桔梗 5g　柴胡 3g　甘草 3g

【功用】活血祛瘀，行气止痛。

【主治】胸中血瘀证。症见胸痛、头痛日久不愈，痛如针刺而有定处，或呃逆日久不止；或内热烦闷，心悸失眠，入暮潮热；舌质黯红，舌边有瘀斑，或舌面有瘀点，唇暗或两目暗黑，脉涩或弦紧。

【方解】本方由桃红四物汤加柴胡、桔梗、枳壳、牛膝、甘草组成。方中桃仁、红花、当归、川芎、赤芍活血祛瘀；当归、生地养血化瘀，使祛瘀而不伤阴血；柴胡、枳壳疏肝理气；牛膝破瘀通经，引瘀血下行；桔梗开肺气，引药上行；甘草缓急调和药性。本方气血兼顾，升降并用，不仅能行血分瘀滞，还能解气分郁结，活血而不耗血，祛瘀又能生新。诸药合用，共奏活血祛瘀、行气止痛之功。

【用法】水煎服。

【临床应用】本方为治疗胸中血瘀证的常用方，临床以胸痛、头痛，痛有定处，心悸失眠，舌质紫黯或有瘀点、瘀斑，脉涩或弦紧为应用要点。后世以本方加减，通治一切血瘀气滞之证。若心悸失眠较重者，加茯神、酸枣仁以安神定悸；气滞较甚者，可加瓜蒌、薤白加强宽胸行气之力；血瘀重者，重用红花、川芎，酌加丹参以增强活血祛瘀药力。本方破血下瘀作用较强，易损胎气，故孕妇忌用；服药期间应注意休息，避免过度劳累；服药后注意观察疼痛减轻程度、起效时间及诸证变化情况，若见胸痛、心悸加剧，应立即卧床休息，并及时处理；饮食宜进健脾理气之品，少食胀气、生冷、酸涩、辛辣之物。

【歌诀】血府逐瘀生地桃，红花当归草赤芍，桔梗枳壳柴芎膝，血化下行免作劳。

补阳还五汤《医林改错》

【组成】生黄芪 120g　当归尾 6g　赤芍 5g　川芎 3g　地龙 3g　桃仁 3g　红花 3g

【功用】补气，活血，通络。

【主治】中风后遗症。症见半身不遂，口眼㖞斜，语言謇涩，口角流涎，小便频数或遗尿不禁，苔白，脉缓等。

【方解】方中重用生黄芪以大补元气，使气旺以促血行，祛瘀而不伤正，为君药；辅以当归尾活血，祛瘀而不伤血，为臣药；川芎、赤芍、桃仁、红花，助当归尾活血祛瘀，皆为佐药；地龙力专性走，走行周身，通经活络，以行药势。诸药合用，共奏补气活血通络之功，使气旺血行，瘀去络通，诸证自可渐愈。

【用法】水煎服。方中黄芪务必生用、重用，而活血诸药剂量要轻，黄芪量一般从30～60g开始逐渐加至最大量。本方宜久服缓服。

【临床应用】本方是治疗中风后气虚血滞之半身不遂的常用方剂，临床以半身不遂，口眼㖞斜，小便失禁，苔白脉缓或脉细弱无力为应用要点。若治半身不遂初期，加防风；偏寒者，加熟附子、肉桂以温阳散寒；脾胃虚弱者，可合用四君子汤以补气健脾；痰多者，加制南星、制半夏、天竺黄以化痰；语言不利者，加石菖蒲、远志以开窍化痰。中风正气未虚或阴虚血热，风、火、痰、湿等余邪未尽者，均忌服。

【歌诀】补阳还五芎桃红，赤芍归尾加地龙，四两生芪为君药，补气活血经络通。

小蓟饮子《济生方》

【组成】生地30g　小蓟15g　滑石15g　木通9g　炒蒲黄9g　淡竹叶9g　藕节9g　山栀子9g　当归6g　炙甘草6g

【功用】凉血止血，利尿通淋。

【主治】下焦瘀热之血淋、尿血证。症见血淋、尿血，小便频数，赤涩热痛或不痛，舌红苔黄，脉数而有力。

【方解】方中小蓟、生地凉血止血，兼以养阴，为君药。藕节、蒲黄凉血止血消瘀，使止血而不留瘀，共为臣药。滑石、淡竹叶、木通清热利尿通淋；山栀子通泻三焦之火导热下行；当归养血和血，引血归经，以防诸药寒凉太过之弊；甘草和中调药，共为佐使药。全方止血之中寓以化瘀，清利之中兼以养阴。诸药合用，共奏凉血止血、利尿通淋之功。

【用法】水煎服，其中蒲黄应包煎。

【临床应用】本方是治疗血淋、尿血实热证的常用方剂，临床以尿血，小便赤涩热痛或不痛，舌红，脉数有力为应用要点。方中炙甘草改生甘草为宜，以取其清热泻火之功；若血淋尿道刺痛者，加海金沙、琥珀（吞服），以通淋止痛；瘀热盛，小便赤涩热痛甚者，可酌加石韦、黄柏、桃仁以清热消瘀；血淋、尿血日久，气阴两伤者，去滑石、木通，加党参、黄芪、阿胶等以益气养阴。

【歌诀】小蓟饮子藕蒲黄，木通滑石生地黄，归草栀子淡竹叶，热结血淋服之良。

（十二）补益剂

凡以补益药为主组成，具有补益人体气、血、阴、阳之不足或某一脏腑虚损的作用，治疗各种虚证的方剂，统称为补益剂。

临床上虚证一般有气虚、血虚、气血两虚和阴虚、阳虚之分，所以补益剂可分为补气剂、补血剂、气血双补剂和补阴剂、补阳剂等五类，代表方如四君子汤、四物汤、归脾汤、六味地黄汤、肾气丸等。

补益剂是专为虚证而设，身体健康者，不宜使用。同时，使用补益剂应分清虚实真假，若真实假虚证误用补益剂，将使虚证更虚，实证更实，加重病情。

四君子汤《太平惠民和剂局方》

【组成】人参9g　白术9g　茯苓9g　炙甘草9g

【功用】益气健脾。

【主治】脾胃气虚证。症见面色㿠白，纳差便溏，语声低微，少气懒言，神疲乏力，舌淡苔白，脉细弱。

【方解】方中人参甘温，益气健脾，为君药；白术健脾燥湿以助运化，并助君药补益脾胃之气，为臣药；茯苓健脾渗湿，配合白术增强药力，为佐药；炙甘草甘温益气，以增强君臣益气之功，并调和诸药，为使药。诸药合用，共奏益气健脾之功。

【用法】水煎服。

【临床应用】本方是益气健脾的基础方，临床以神疲乏力，纳食减少，面色㿠白，舌淡苔白，脉细弱为应用要点。呕吐者，加半夏；胸脘痞满者，加枳壳、香附、陈皮宽胸行气消痞；兼痰湿而见脘腹痞满，咳嗽痰多者，加陈皮、半夏；兼痰湿气滞见纳差、腹胀、便溏者，加陈皮、半夏、木香、砂仁。

【歌诀】四君子汤中和义，参术茯苓甘草比，意以夏陈名六君，祛痰补益气虚治，除却半夏名异功，或加香砂气滞使。

参苓白术散《太平惠民和剂局方》

【组成】人参15g　茯苓15g　白术15g　山药15g　甘草9g　薏苡仁9g　砂仁6g　莲子肉9g　桔梗6g　白扁豆12g

【功用】益气健脾，渗湿止泻。

【主治】脾虚夹湿证。症见食少纳差，大便溏泄，形体消瘦，四肢倦怠，神疲乏力，声低懒言，胸脘痞闷，面色萎黄，舌淡苔白腻，脉缓弱。

【方解】方中人参、白术、茯苓益气健脾，渗湿止泻，共为君药。山药、莲子肉助人参健脾止泻；扁豆、薏苡仁助白术、茯苓健脾渗湿，共为臣药。砂仁芳香醒脾，和胃化湿，使全方补而不滞；桔梗宣肺气，载药上行，均为佐药。甘草和胃健脾，调和诸药，为使药。诸药合用，共奏益气健脾、渗湿止泻之功。

【用法】上药共为细末，每次6g，以大枣煎汤送服。作汤剂，水煎服。

【临床应用】本方是治疗脾虚夹湿证的常用方剂。临床以食少纳差，大便溏泄，面色萎黄，神疲乏力，舌淡苔白腻，脉缓弱为应用要点。若伴脾胃虚寒之腹痛，可加肉桂、干姜以温阳祛寒止痛；治疗小儿单纯性消化不良，加炒山楂、炒神曲、炒麦芽以消食和胃。

【歌诀】参苓白术扁豆陈，莲草山药砂苡仁，桔梗上浮兼保肺，枣汤调服益脾神。

四物汤《太平惠民和剂局方》

【组成】熟地黄12g　当归9g　白芍9g　川芎6g

【功用】养血调经。

【主治】血虚兼血滞证。症见心悸，失眠，多梦，头晕目眩，面色无华，妇女经行腹痛，月经量少或闭经，舌淡，脉弦细或细涩。

【方解】方中熟地黄养血滋阴，为君药。当归既助君药补血养肝，又能和血调经，为臣药。白芍敛阴养血，并能柔肝缓腹痛之急；川芎行血中之气，活血以行滞，共为佐使药。全方补血而不滞血，行血而不耗血动血，是补血调经之重要方剂。诸药合用，共奏补血、调经之功。

【用法】水煎服。

【临床应用】本方是补血调经的主方，临床以头晕心悸，面色无华，舌淡脉细为应用要点。血虚寒滞见少腹冷痛者，加艾叶、炮姜、香附以温经散寒，行气止痛；血虚夹热者，加黄连、黄芩清热凉血；血瘀甚者，加重当归、川芎剂量，并酌加桃仁、红花、丹参以增强活血化瘀之力；气血两虚者，可与四君子汤合方化裁。脾虚食少便溏及崩漏气脱患者，应慎用或禁用。

【歌诀】四物地芍与归芎，血家百病此方宗，妇女经病凭加减，临证之时可变通。

归脾汤《济生方》

【组成】黄芪 15g　龙眼肉 15g　白术 15g　茯神 15g　酸枣仁 15g　人参 6g　木香 6g　炙甘草 3g　当归 9g　炙远志 6g　生姜 5 片　大枣 3 枚

【功用】益气补血，健脾养心。

【主治】心脾两虚，气血不足证。症见心悸头晕，失眠健忘，纳差神疲，面色萎黄，舌淡苔白，脉细弱。亦治脾虚失血证。症见便血，皮下瘀斑，妇女月经先期，量多色淡，或淋漓不止，或崩漏，舌淡苔白，脉细弱。

【方解】方中人参、黄芪、白术甘温健脾益气，脾气健旺，则生化、固摄有源，为君药。当归、龙眼肉补血养血，与君药相配，气血双补，为臣药。酸枣仁、远志、茯神养心安神；木香理气醒脾，白术燥湿健脾，使补而不滞；生姜、大枣健脾和胃，共为佐药。炙甘草益气和中调药，为使药。诸药合用，共奏益气补血、健脾养心之功。

【用法】研末为丸，每服 6～9g，早晚各 1 次，温开水送下。作汤剂，水煎服。

【临床应用】本方为治疗心脾两虚、气血不足证的重要方剂，临床以心悸头晕，失眠健忘，纳差神疲，舌淡苔白，脉细弱为应用要点。心悸怔忡甚者，酌加朱砂、磁石镇惊安神；失眠甚者，加柏子仁、夜交藤、合欢皮养心安神；出血兼寒者，加炮姜、艾叶温阳止血。血热妄行所致之各种出血证禁用。

【歌诀】归脾汤用参术芪，归草茯神远志齐，酸枣木香龙眼肉，煎加姜枣益心脾，心悸健忘俱可却，便血崩漏总能医。

六味地黄丸《小儿药证直诀》

【组成】熟地黄 24g　山药 12g　山茱萸 12g　牡丹皮 9g　茯苓 9g　泽泻 9g。

【功效】滋阴补肾。

【主治】肾阴虚证。症见腰膝酸软，眩晕耳鸣，遗精盗汗，骨蒸潮热，手足心热，或虚火牙痛，牙齿松动，舌红少苔，脉细数。

【方解】本方肾、肝、脾三阴并补而以补肾阴为主，方中重用熟地黄滋补肾阴，填精补髓，为君药；山茱萸味酸性温，滋肾养肝，重在补肝阴，山药补脾阴而固精，共为臣药；君臣相合，肾、肝、脾三阴并补，即所谓“三补”。泽泻泻肾火防熟地之滋腻碍胃，丹皮泻肝火制山茱萸之温，茯苓渗脾湿以助山药健脾，此即所谓“三泻”，共为佐药。“三补”配“三泻”，以补为主，补中有泻，寓泻于补，使补不留邪，泻不伤正，相辅相成。诸药合用，共奏滋阴补肾之功。

【用法】研末炼蜜为丸，每服6~9g，每日2~3次，淡盐汤或温开水送服。作汤剂，水煎服。

【临床应用】本方是滋阴补肾的基础方剂，临床以腰膝酸软，眩晕耳鸣，口燥咽干，手足心热，舌红少苔，脉细数为应用要点。阴虚火旺，潮热盗汗甚者，加知母、黄柏滋阴降火；肝肾阴虚见两目干涩，视物昏花者，加枸杞子、菊花，滋肾养肝明目；肺肾阴虚见咳喘、潮热、盗汗者，加麦门冬、五味子以滋养肺肾，纳气定喘；遗精盗汗明显者，加煅龙骨、煅牡蛎以敛汗涩精。脾虚泄泻患者慎用。

【歌诀】六味地黄益肝肾，山药丹泽萸苓掺，更加知柏成八味，阴虚火旺可煎服，养阴明目加杞菊，滋阴都气五味研，肺肾两调金水生，麦味加入长寿丸。

肾气丸《金匮要略》

【组成】干地黄24g　山茱萸12g　山药12g　泽泻9g　丹皮9g　茯苓9g　桂枝9g　附子（炮）3g

【功效】温补肾阳。

【主治】肾阳虚证。症见腰痛腿软、疼痛，畏寒肢冷，下肢浮肿，少腹拘急，小便不利，或尿频遗尿，痰饮咳喘，舌淡胖有齿痕，苔薄白而润，尺脉沉细。

【方解】方中以辛热之附子、桂枝温补肾阳，取“少火生气”之义，为君药；重用干地黄滋补肾阴，山茱萸养肝阴，山药补脾阴，共为臣药；泽泻、茯苓利水渗湿，牡丹皮泻肝活血，共助君药化气行水，使补而不滞，温而不燥，泻不伤正，共为佐药。诸药合用，使阳得阴而生，阴得阳而化，共奏温补肾阳之功。

【用法】研末炼蜜为丸，每服6~9g，每日2次，淡盐汤或温开水送服。作汤剂水煎服。

【临床应用】本方是治疗肾阳不足证的主方，临床以腰痛腿软，畏寒肢冷，小便异常，舌淡胖，脉沉细为应用要点。腰重足肿明显者，加牛膝、车前子利水消肿；以熟地黄易干地黄，肉桂易桂枝，温补肾阳效果更佳。肾阴亏虚，虚火上炎之口燥咽干，舌红少苔患者，非本方所宜。

【歌诀】肾气丸补肾阳虚，地黄山药及茱萸，丹皮苓泽合桂附，水中生火在温煦。

（十三）安神剂

凡以安神药为主组成，具有安神定志作用，治疗神志不安病证的方剂，统称为安神剂。

神志不安病证有虚实之分，因于外受惊恐，或肝郁化火，内扰心神所致之惊恐，善怒，烦躁不安者，多为实证，治宜重镇安神；因忧思太过，心肝血虚，心神失养，或阴血不足，虚热内扰，所致之心悸怔忡，健忘失眠，虚烦不寐者，多为虚证，治宜养心安神。故本类方剂分为重镇安神剂和养心安神剂两类，代表方如朱砂安神丸、酸枣仁汤等。

朱砂安神丸《医学发明》

【组成】黄连4.5g　朱砂3g　炙甘草1.5g　生地黄1.5g　当归1.5g

【功用】镇惊安神，泻火养阴。

【主治】心火偏亢，阴血不足证。症见心神不安，惊悸怔忡，失眠多梦，胸中烦热，舌红，脉细数。

【方解】方中朱砂质重甘寒，镇心安神，清心泻火，为君药；黄连苦寒，善泻心火，以除烦热，为臣药；生地、当归养血滋阴，为佐药；炙甘草调和药性，为使药。诸药合用，共奏镇惊安神、泻火养阴之功。

【用法】共研细末，炼蜜为丸，每服6g，睡前服用。

【临床应用】本方为治疗心火偏亢，神志不安证的代表方，临床以心神不安、心悸失眠、舌红、脉细数为应用要点。胸闷心烦失眠，兼痰热者，加瓜蒌、枳实、竹茹化痰清热除烦；惊恐甚者，加煅龙骨、煅牡蛎增强镇惊安神药力。方中朱砂含硫化汞，有毒，不宜多服、久服，以防汞中毒。

【歌诀】朱砂安神东垣方，归连甘草合地黄，怔中不寐心烦乱，镇心泻火可复康。

酸枣仁汤《金匮要略》

【组成】酸枣仁15g　知母9g　茯苓9g　川芎6g　炙甘草6g

【功用】养血安神，清热除烦。

【主治】肝血不足，虚火扰心之虚烦不眠证。症见虚烦不得眠，心悸怔忡，头目眩晕，盗汗，口燥咽干，脉细弦而数。

【方解】方中重用酸枣仁补养心肝之血，宁心安神，为君药；川芎调血养肝，茯苓宁心安神，共为臣药；知母降火滋阴，清热除烦，为佐药；炙甘草和中调药，为使药。诸药合用，共奏养血安神、清热除烦之功，使血虚得养，虚火得泻，神志可安。

【用法】水煎，睡前服用。

【临床应用】本方是治疗肝血不足，虚火扰心之虚烦不眠证的主方，临床以虚烦失眠，心悸盗汗，口燥咽干，脉弦细数为应用要点。运用此方可酌加柏子仁、合欢皮、夜交藤以增强疗效。血虚甚者，加龙眼肉、当归；阴虚甚者，加麦门冬、生地黄；盗汗甚者，酌加白芍、五味子、地骨皮、浮小麦等；虚烦不眠甚，酌加生地黄、白芍、玄参、女贞子、旱莲草等；心悸多梦易惊者，加人参、龙骨等。

【歌诀】酸枣仁汤治失眠，川芎知草茯苓煎，养血除烦清内热，安然入睡梦乡甜。

（十四）开窍剂

凡以芳香开窍药为主组成，具有开窍醒神作用，治疗窍闭神昏之证的方剂，统称为开窍剂。

窍闭神昏之证，有虚实之分，虚者为脱证（已在温里剂等章节介绍），实者为闭证。闭证又因病邪性质有温邪热毒和寒湿痰浊之别而分为热闭和寒闭，其治法，热闭宜清热开窍，简称凉开；寒闭当温通开窍，简称温开。故本章方剂分为凉开剂和温开剂两类。凉开剂适用于温热邪毒内闭心包之热闭证，症见高热烦躁，神昏谵语，或抽搐痉厥等，代表方如安宫牛黄丸、紫雪丹、至宝丹等；温开剂适用于寒湿痰浊蒙闭心窍之证，症见突然昏倒，不省人事，牙关紧闭，苔白脉迟等，代表方如苏合香丸（表8－38）。

使用本类方剂需辨清虚实，凡元气大亏，阳气暴脱之虚脱证，非本类方剂所宜；阳明腑实证之神昏谵语者，应寒下热结，不可开窍；本类方剂多芳香辛散之品，不耐高温煎煮，为避免药性挥发，影响疗效，多制成丸剂或注射剂；本类方剂有耗气伤阴及堕胎之弊，多作为急救之用，不可久服，孕妇忌用。

表8－38　开窍剂代表方剂比较

方名	组成	功能	主治
安宫牛黄丸	牛黄、郁金、犀角、黄芩、黄连、雄黄、山栀、朱砂、冰片、麝香、珍珠	清热解毒，豁痰开窍	温热病，热陷心包；证见高热烦躁，神昏谵语，舌红绛，脉数；小儿痰热惊厥现代用于乙脑、流脑、中毒性痢疾、尿毒症、脑血管意外等
紫雪丹	石膏、寒水石、磁石、滑石、水牛解、羚羊角、青木香、沉香、玄参、升麻、甘草、丁香、朴硝、麝香、朱砂	清热解毒，镇痉开窍	温热病，热毒内陷心包；证见高热烦躁，神昏谵语，抽搐痉厥，大便秘结，小便短赤，口渴唇燥；小儿热盛惊厥等
至宝丹	犀角、玳瑁、朱砂、琥珀、雄黄、龙脑、麝香、牛黄、安息香	清热解毒，化浊开窍	中暑、中风及温病痰、热内闭。证见神昏谵语，痰盛气粗，身热烦躁，舌红、苔黄腻，脉滑数现代用于脑血管意外、中毒性脑病、肝昏迷、小儿急惊风等
苏合香丸	白术、青木香、犀角、香附、朱砂、诃子、白檀香、安息香、沉香、麝香、丁香、荜茇、龙脑、乳香、苏合、香油	温中开窍，解郁醒神	痰壅气闭，中风突然昏倒，牙关紧闭，不省人事；时疫霍乱，腹痛，吐泻，昏迷等现代用于脑血管意外，癫痫，冠心病等

（十五）固涩剂

凡以固涩药为主组成，具有敛汗固涩作用，治疗气、血、精、津耗散滑脱之证的方剂，统称为固涩剂。

固涩剂适用脏腑功能失调，正气亏虚所致的气、血、精、津耗散滑脱之证，其临床表现常见自汗、盗汗、久泻久痢、遗精滑泄、尿频遗尿、月经过多以及崩漏带下等。所以本类方剂相应分为固表止汗剂、涩肠固脱剂、涩精止遗剂和收敛止带剂，代表方分别如玉屏风散、四神丸、金锁固精丸和完带汤。

固涩剂是专为正气内虚的气、血、精、津耗散滑脱之证而设。因此，凡由实邪所致上述诸证，均不得使用本类方剂。

玉屏风散《究原方》

【组成】黄芪18g　白术、防风各6g

【功用】益气固表止汗。

【主治】表虚自汗证。症见自汗恶风，动则尤甚，易于感受风寒，面色㿠白，神疲乏力，舌质淡，苔薄白，脉浮而弱。

【方解】方中黄芪甘温，补益脾肺之气，固表止汗，为君药。白术健脾益气，助黄芪增强益气固表止汗之力，为臣药；君、臣相配，使正气复常，肌表腠理固密，营阴内守，汗不外泄，外邪也不易入侵。防风善于走表而祛在表之风邪，与君、臣相合，体现扶正为主，兼以祛邪，固表不留邪，祛邪不伤正的组方思想，为佐使药。诸药合用，共奏益气固表止汗之功。

【用法】共为粗末，每次9g，以大枣1枚共煎服。作汤剂，水煎服。

【临床应用】本方是益气固表止汗的代表方，临床以自汗恶风，面色㿠白，舌淡苔薄白，脉浮而弱为应用要点。气虚自汗甚者，酌加浮小麦、麻黄根、煅牡蛎等以增强固表止汗之力；对体虚外感风寒者，酌加桂枝、苏叶、生姜以解肌发表。热证汗出、阴虚盗汗者不宜使用。

【歌诀】玉屏风散少而精，芪术防风鼎足形，表虚汗多易感冒，益气固表止汗神。

四神丸《证治准绳》

【组成】煨肉豆蔻60g　五味子60g　炒补骨脂120g　吴茱萸30g　生姜240g　大枣100枚

【功用】温肾暖脾，涩肠止泻。

【主治】脾肾阳虚之五更泄。症见五更泄泻，久泄不愈，食欲不振，食不消化，或腰酸腹痛，肢冷乏力，舌淡苔白，脉沉迟无力。

【方解】方中重用补骨脂补命门之火，温壮肾阳，以暖脾土，并涩肠止泻，为君药。肉豆蔻温运中焦，涩肠止泻，使全方涩而不滞，为臣药。五味子味酸，收敛固涩，既固肾涩精，又涩肠止泻，合肉豆蔻增强止涩之药力；吴茱萸辛苦大热，助补骨脂温暖脾肾以散阴寒；生姜温中散寒；大枣补脾益气，共为佐使药。诸药合用，共奏温肾暖脾、涩肠止泻之功。

【用法】先煎姜、枣，余药共为细末，与枣泥为丸，每服6~9g，睡前以淡盐汤或白开水送下。作汤剂水煎服，用量酌减。

【临床应用】本方是治疗脾肾阳虚之五更泄泻的代表方，临床以五更泄泻，食少不化，舌淡苔白，脉沉迟无力为应用要点。肾阳虚为主见腰酸肢冷甚者，酌加熟附子、肉桂、细辛以增强温肾阳药力；脾虚气陷为主见久泻脱肛者，可加柴胡、升麻、黄芪以益气升陷；少腹冷痛者，加小茴香、丁香、木香温阳行气止痛。患本证而胃肠积滞未尽者，禁用本方；服用本方宜忌食生冷、油腻之品。

【歌诀】四神故纸与吴萸，肉蔻除油五味具，大枣生姜同煎合，五更肾泻最相宜。

金锁固精丸《医方集解》

【组成】沙苑蒺藜 60g　芡实 60g　莲须 60g　煅龙骨 30g　煅牡蛎 30g

【功用】补肾涩精止遗。

【主治】肾虚精关不固之遗精证。症见遗精滑泄，日久不愈，腰酸腿软，头晕耳鸣，倦怠乏力，舌淡苔白，脉细弱。

【方解】方中用沙苑蒺藜补肾固精止遗，为君药；芡实、莲子肉固肾涩精，健脾养心，为臣药；龙骨、煅牡蛎、莲须为涩精止遗之要药，共为佐药。诸药合用，共奏补肾涩精止遗之功。

【用法】共为细末，莲肉粉糊为丸，每服 6g，空腹时以淡盐汤或温开水送下。作汤剂，水煎服，用量酌减。

【临床应用】本方是治疗肾虚精关不固之遗精滑泄证的代表方，临床以遗精滑泄，日久不愈，腰酸耳鸣，脉细弱为应用要点。腰酸腿软甚者，加杜仲、续断、桑寄生补肾强腰；遗精频繁者，酌加金樱子、桑螵蛸增强涩精止遗药力；偏肾阳虚者，加补骨脂、山茱萸温补肾阳；偏肾阴虚者，加女贞子、龟甲滋养肾阴；阴虚火旺者，知母、黄柏滋阴降火。相火内炽或下焦湿热所致之遗精滑泄、带下者，禁用。

【歌诀】金锁固精芡实研，莲须龙牡沙苑填，莲粉糊丸盐汤下，肾虚精滑此方先。

完带汤《傅青主女科》

【组成】炒白术 30g　炒山药 30g　炒白芍 15g　苍术 9g　车前子各 9g　人参 6g　炙甘草 3g　柴胡 2g　陈皮 2g　黑芥穗 2g

【功用】健脾疏肝，祛湿止带。

【主治】脾虚肝郁，湿浊下注之带下证。症见带下量多缠绵，色白或微黄，质清稀，无臭味，面色无华，神疲乏力，少气懒言，腹胀便溏，舌淡苔白，脉濡缓无力。

【方解】方中炒山药、炒白术、人参健脾益气，以助运化，为君药。苍术苦温，燥湿运脾；陈皮理气，使补而不滞，并有气行则湿化之用；车前子淡渗利湿，共为臣药。柴胡升阳，疏肝理气；炒白芍柔肝养血；黑芥穗辛散，助柴胡升阳疏肝，三药相配，使肝气疏泄条达而不致犯脾，阳气升发则湿不下流，共为佐药。炙甘草调和药性，为使药。诸药合用，共奏健脾疏肝、祛湿止带之功，使脾气健运，肝复条达，阳气升发，湿浊得化，则带下自止。

【用法】水煎服。

【临床应用】本方是治疗脾虚肝郁，湿浊下注之带下证的主方，临床以带下量多，色白清稀，面色无华，舌淡苔白，脉濡缓无力为应用要点。兼肾虚而腰酸软疼痛者，加杜仲、菟丝子等以补肾强腰；带下量多或夹有血丝者，酌加红花、鸡冠花、椿根皮以止带调经；带下清稀量多，伴少腹冷痛者，加巴戟天、小茴香、乌药温阳散寒，行气止痛。湿热者不宜使用。

【歌诀】完带汤中二术陈，车前甘草和人参，柴芍淮山黑芥穗，化湿止带此方能。

（十六）驱虫剂

凡以驱虫药为主组成，具有驱虫或杀虫等作用，治疗人体寄生虫病的方剂，统称为驱虫剂。

肠道寄生虫病，有蛔虫、钩虫、蛲虫、绦虫病等，虽各有临床特点，但大都具有脐腹疼痛，时发时止，不食或多食易饥等症。迁延日久，则面黄肌瘦、肚腹胀大，青筋暴露，目睛无神。本类方剂常以驱虫药为主，根据整体寒热虚实情况，予以适当配伍组成。代表方有乌梅丸。

使用本类方剂，宜晨间空腹服用，并忌食油腻、甜食等，若大便不通者，可配合泻下剂使用，有助于虫体排出。驱虫剂属八法中消法范畴，多为克伐之品或具有毒性，应掌握剂量，对年老体弱及孕妇患者应慎用或忌用。

乌梅丸《伤寒论》

【组成】乌梅 30g　细辛 3g　干姜 6g　炮附子 6g　蜀椒 6g　桂枝 6g　黄连 6g　黄柏 6g　人参 6g　当归 6g

【功用】温脏补虚，安蛔止痛。

【主治】蛔厥证。症见脐腹疼痛，或上腹部阵发性、钻顶样疼痛，心烦呕吐，常自吐蛔，面色青白，冷汗淋漓，手足厥冷。又治寒热错杂，正气虚弱之久泻久痢。

【方解】蛔厥证多由胃热肠寒，蛔虫扰动不安所致，治宜温脏补虚，安蛔止痛为主。柯韵伯云："蛔得酸则静，得辛则伏，得苦则下。"故方中重用味酸之乌梅，以安蛔之扰动而止疼痛，为君药。细辛、蜀椒之辛温伏蛔，温脏祛寒，为臣药。黄连、黄柏苦寒下蛔，并清胃热；炮附子、干姜、桂枝温以祛寒，辛以助臣药伏蛔；人参、当归益气养血，扶助正气，合桂枝养血通脉，调和阴阳，除阳虚厥逆之证，共为佐药。蜂蜜甘以缓急，和中调药，为使药。全方酸、辛、苦味俱备，寒热并用，攻补兼施，共奏温脏补虚、安蛔止痛之功。

【用法】为末，乌梅用醋浸泡一宿，去核捣烂，与余药和匀，烘干或晒干，炼蜜为丸。每服 6g，每日 2～3 次，空腹温开水送下。

【临床应用】本方是治疗胃热肠寒之蛔厥证的有效方剂，临床以脐腹疼痛，时作时止，或上腹部阵发性剧烈绞痛，心烦呕吐，手足厥冷为应用要点。呕吐甚者，加吴茱萸、姜半夏和胃降逆止呕；正气不虚，大便不通者，去人参、当归，酌加使君子、苦楝根皮、槟榔、大黄等以通便驱蛔；腹痛甚者，加木香、川楝子理气止痛。疼痛发作时，不可驱蛔，以免激惹蛔虫，剧烈扰动，缠结成团或窜入窍道等，应先服本方安蛔，待蛔安后方可驱之；服药期间，应忌食甘甜、油腻之品，饮食以清淡、易消化者为宜。

【歌诀】乌梅丸用细辛桂，黄连黄柏及当归，人参椒姜加附子，温肠泻热又安蛔。

（十七）痈疡剂

凡具有解毒消肿、托里排脓、生肌敛疮等作用，治疗痈疽疮疡等病证的方剂，统称为痈疡剂。

痈疡一般分为外疡与内痈两类。发生于体表者多为外疡，外疡又有阴证、阳证之分，其治疗有外治法和内治法两种。本类方剂适用于内治范围，代表方如仙方活命饮等。发于内脏者多为内痈，如肺痈、肠痈，辨证时应分清寒热虚实及已成脓、未成脓等，代表方如苇茎汤、大黄牡丹皮汤等。

仙方活命饮《校注妇人良方》

【组成】金银花25g　陈皮9g　白芷6g　防风6g　天花粉6g　贝母6g　当归尾6g　赤芍药6g　乳香6g　没药6g　炮山甲6g　皂角刺6g　生甘草6g

【功用】清热解毒，消肿溃坚，活血止痛。

【主治】疮疡肿毒初起。症见疮疡红肿热痛，或身热凛寒，苔薄白或微黄，脉数而有力。

【方解】方中金银花甘寒，清热解毒，乃疮疡圣药，为君药。归尾、赤芍、乳香、没药、陈皮理气活血，散瘀通络，消肿止痛，为臣药。防风、白芷透营达卫，疏风解表，消肿散结；炮山甲、皂角刺通行经络，直达病所，以溃坚消肿排脓；贝母、花粉清热化痰，排脓散结，共为佐药。生甘草清热解毒，并兼调和诸药；酒之辛散，以行脏腑、经络之气血，助药势直达病所，共为使药。诸药合用，共奏清热解毒、消肿溃坚、活血止痛之功。

【用法】加适量酒或水酒各半煎服，疗效更佳。药渣可捣烂外敷疮疡局部。

【临床应用】本方为治疗阳证痈疡肿毒初起病证的常用方剂，临床以疮疡局部红肿热痛，身热微寒，苔薄黄，脉数而有力为应用要点。红肿热痛明显者，加蒲公英、连翘、野菊花、紫花地丁等以增强清热解毒药力；大便燥结难下者，加大黄、芒硝以泻热通便；血热甚者，加丹皮、丹参以清热凉血。本方适用于痈肿未溃者，若痈肿已破溃则不可用；阴证疮疡忌用；脾胃气虚者慎用。

【歌诀】仙方活命银花芷，归芍乳没防皂刺，贝母花粉陈山甲，疮疡肿毒阳证治。

苇茎汤《备急千金要方》

【组成】芦根60g　薏苡仁30g　冬瓜仁24g　桃仁9g

【功用】清肺化痰，逐瘀排脓。

【主治】肺痈。症见咳嗽痰多，咳吐腥臭黄绿色脓痰，甚则咳吐脓血，咳唾胸痛，身有微热，舌红，苔黄腻，脉滑数。

【方解】方中芦根为治疗肺痈之要药，甘寒轻浮，善清上焦肺热，为君药。薏苡仁上可清泄肺热而排脓，下能利肠胃而渗湿；冬瓜仁清热化痰，利湿排脓，共为臣药。桃仁活血祛瘀，其质润多脂又可润燥滑肠，以泄热结，为佐药。诸药合用，共奏清肺化痰、逐瘀排脓之功。

【用法】水煎服。

【临床应用】本方是治疗肺痈的有效方剂，临床以咳嗽胸痛，咯吐大量腥臭脓痰或脓血，苔黄腻，脉滑数为应用要点。肺痈脓未成者，加鱼腥草、蒲公英、连翘等以增强清热解毒之力；肺痈脓已成者，加桔梗、贝母、生甘草等以化痰清热排脓；咳痰量多者，可加葶苈子、胆南星、竹茹等以清肺化痰。本方药物多为滑利之品，并有祛瘀作用，易于损伤胎气，故孕妇应慎用。

【歌诀】苇茎汤治肺痈证，桃仁苡仁冬瓜仁。

大黄牡丹皮汤《金匮要略》

【组成】大黄 9g 桃仁各 9g 牡丹皮 9g 芒硝（溶化）9g 冬瓜仁 30g

【功用】泻热破瘀，散结消肿。

【主治】肠痈初起。症见右下腹疼痛拒按，局部可扪及痞块，右足屈而不伸，伸则痛甚，或时时发热，自汗恶寒，苔黄腻，脉弦数或滑数。

【方解】方中大黄苦寒，荡涤肠中湿热郁结，并兼活血祛瘀；桃仁破血祛瘀，共为君药。芒硝咸寒，软坚散结，泻热通便，荡涤肠中之实热；牡丹皮辛苦微寒，清热凉血，化瘀行滞，共为臣药。冬瓜仁甘寒，排脓散结消痈，清除肠中湿热，乃治内痈之要药，为使药。诸药合用，共奏泻热破瘀、散结消肿之功。散结消肿以治其标，泻热破瘀以治其本，标本兼顾，疗效确切。

【用法】水煎服。先煎桃仁、冬瓜仁、牡丹皮、大黄，取药汁适量，将芒硝放入药液中溶化后服用。每日 1 剂，重症可 1 日 2 剂。

【临床应用】本方是治疗肠痈的常用方剂，临床以右下腹疼痛拒按，右足屈伸痛甚，苔黄腻，脉弦数或滑数为应用要点。如热毒较重，热象明显者，可酌加黄连、地榆、败酱草、蒲公英以增强清热解毒之效；右下腹有包块者，为瘀血结聚，可加土鳖虫、皂角刺、赤芍药、红藤等以破瘀消肿。肠痈溃后及老人、孕妇、产后等体弱患者，忌用；急性阑尾炎化脓坏疽合并腹膜炎，并出现中毒性休克者，不宜使用。

【歌诀】肿居少腹下肠痈，黄四牡丹一两从，瓜子半升桃五十，芒硝三合泄肠脓。

【思考题】

1. 中药四气五味的内容主要有哪些？
2. 请写出补益药的分类及代表药？

3. 谈谈煎煮中药的注意事项?

4. 按君臣佐使解释六味地黄丸的组成?

5. 肾气丸的配伍特点是什么?

6. 补阳还五汤的主治病证有哪些?

（郭梅珍）

CHAPTER

第九章

针灸推拿

☞［学习目标］

1. 了解经络的概念、组成和作用，十四经脉的循行部位。

2. 熟悉腧穴的含义、主治规律和定位方法，十二经脉的命名、走向、交接和分布规律，针灸和推拿治疗的基本原则与运用。

3. 掌握毫针针刺、艾灸和常用推拿手法的操作。

第一节　经　络

一、经络的概念

经络是人体运行气血，联络脏腑、五官、肢节，沟通上下、表里、内外的通路。经络是经脉和络脉的总称。“经者，径也。”经脉贯通上下，沟通内外，是经络系统中纵行的主干，多循行于人体的深部。“支而横出者为络。”络脉是经脉别出的分支，多循行于较浅的部位，纵横交错，网络全身，无处不至。经络相贯，形似网络，遍布全身，内联脏腑，外络肢节，把人体脏腑与各个组织器官紧密地联结成一个统一的有机整体。

经络学说是研究经络系统的组成、分布、生理功能和病理变化及其与脏腑间相互关系的学说。经络学说是中医学理论体系的重要组成部分，也是针灸、推拿、气功等学科的理论基础，是中医临床治疗的重要依据。

二、经络的组成

经络是由经脉和络脉组成（表9－1)。经脉主要有十二经脉和奇经八脉两类。十二经脉包括手三阴经、手三阳经、足三阴经、足三阳经。十二经脉是气血运行的主要通道，有固定的起止、循行部位和交接顺序，在肢体的分布及走向有一定的规律，与脏腑有直接的络属关系，手三阴经与手三阳经，足三阴经与足三阳经相互之间也有表里关系。奇经八脉即指：督脉、任脉、冲脉、带脉、阴跷脉、阳跷脉、阴维脉、阳维脉。奇经八脉与脏腑无直接络属关系，相互之间无表里配属关系，奇经八脉的分布不像十二经脉那样分布遍及全身，人体的上肢无奇经八脉的分布。奇经具有统率、联络和调节十二经脉中气血的作用。此外，还有与十二经脉关系密切的十二经别、十二经筋和十二皮部：十二经别，是从十二经脉别出的重要分支，分别于四肢肘膝以上部位别出，经过躯干，深入内脏，具有加强十二经脉中相为表里的两条经脉的联系和补充十二正经之不足的作用；十二经筋，是十二经脉之气"结、聚、散、络"于筋肉、关节的体系，不入内脏，具有连缀百骸，维络周身，主司关节运动的作用；十二皮部，是十二经脉功能活动反映于体表的部位，也是经络之气的散布所在，是机体的卫外屏障。

表9－1　经络系统的组成

- 经络
  - 经脉
    - 十二经脉
      - 手三阴经
        - 手太阴肺经
        - 手厥阴心包经
        - 手少阴心经
      - 手三阳经
        - 手阳明大肠经
        - 手少阳三焦经
        - 手太阳小肠经
      - 足三阴经
        - 足太阴脾经
        - 足厥阴肝经
        - 足少阴肾经
      - 足三阳经
        - 足阳明胃经
        - 足少阳胆经
        - 足太阳膀胱经
      - → 十二经别：从十二经脉别出的经脉
      - → 十二经筋：十二经脉之气结、聚、散、络于筋肉关节的体系
      - → 十二皮部：十二经脉的功能活动反映于体表的皮肤部位
    - 奇经八脉：任脉、督脉、冲脉、带脉、阴跷脉、阳跷脉、阴维脉、阳维脉
  - 络脉
    - 十五别络：从十二经脉、任脉、督脉各分出一支别络加脾之大络
    - 浮络：行于浅表部位的络脉
    - 孙络：细小的络脉

络脉有别络、浮络、孙络之分。别络是络脉中较大者，共十五条，即十二正经与任督二脉各有一支别络，加上脾之大络，别络具有加强十二经脉相为表里的两经之间在体表的联系。也是脏腑间疾病传变的纽带。孙络，是最细小的络脉，有"溢奇邪"、"通荣卫"的作用。浮络循行于人体浅表部位，起沟通经脉，输达气血营养肌表的作用。

三、十二经脉

1. 十二经脉的命名　十二经脉即十二正经，它的命名综合了经脉的阴阳属性、所属脏腑、循行部位等内容。分布于肢体内侧面的经脉为阴经，分布于肢体外侧面的经脉为阳经。按照阴阳的大少分为三层，阴衍化为三阴：太阴、少阴、厥阴；阳衍化为三阳：阳明、太阳、少阳。按"大的走在前，次者走在后，少者走在中"的规律运行，

肢体内侧的前、中、后分别运行太阴经、厥阴经、少阴经；肢体外侧面的前、中、后，分别运行阳明经、少阳经、太阳经。

主要循行于上肢的经脉称为“手经”，主要循行于下肢的经脉称为“足经”。五脏为阴，六腑为阳，阴经配属五脏，阳经隶属六腑，手三阴经是膈以上的脏器，足三阴经是膈以下的脏器，膈上的脏器大的是肺，次者是心，少者是心包，膈以下的脏器大的是脾，次者是肾，少者是肝，阴阳之间大少相对，脏腑相联，太阴对阳明，少阴对太阳，厥阴对少阳，肺合大肠，心合小肠，心包合三焦，脾合胃，肾合膀胱，肝合胆，从而命名出十二经脉（表9－2）。

表9－2　十二经脉名称

	阳经（属腑络脏）	阴经（属脏络腑）	循行部位（阴经在内、阳经在外）	
手	手阳明大肠经	手太阴肺经	上肢	前缘
	手少阳三焦经	手厥阴心包经		中线
	手太阳小肠经	手少阴心经		后缘
足	足阳明胃经	足太阴脾经	下肢	前缘
	足少阳胆经	足厥阴肝经		后缘
	足太阳膀胱经	足少阴肾经		中线

注：在小腿下半部和足背部，脾经在中线，肝经在前缘。在内踝尖上八寸处交叉后，脾经在前缘，肝经在中线。

2. 十二经脉的走向和交接规律　《灵枢》记载了十二经脉的走向规律：“手之三阴，从胸走手；手之三阳，从手走头；足之三阳，从头走足；足之三阴，从足走腹。”说明手三阴经，从胸腔内走向手指端，与手三阳经交会；手三阳经从手指末端走向头面部，交足三阳经，阳明交阳明，太阳交太阳，少阳交少阳；足三阳经，从头面部走向足趾端，交足三阴经；足三阴经，从足趾走向腹部和胸部，在胸部与手三阴经交会，由大到小，先太阴交少阴，再少阴交厥阴，最后厥阴又交太阴。循环依次相贯，如环无端（图9－1）。

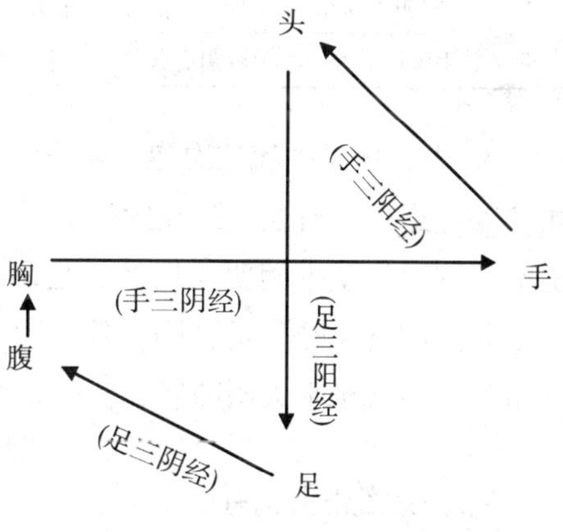

图9－1　十二经脉走向交接示意图

十二经脉的交接规律是：“手之阴阳交在手，足之阴阳交在足，手足两阳交头面，手足两阴交胸腹。”即阴经与阳经按照表里相合的关系在四肢部交接，相为表里的手三阴经与手三阳经交接在上肢末端（手指），相为表里的足三阳经和足三阴经交接在下肢末端（足趾）；手阳明大肠经与足阳明胃经交接于鼻翼旁，手太阳小肠经与足太阳膀胱经交接于目内眦，手少阳三焦经与足少阳胆经交接于目外眦；阴经与阴经在胸腹相交接。如足太阴经与手少阴经交接于心中，足少阴经与手厥阴经交接于胸中，足厥阴经与手太阴经交接于肺中等。

3. 十二经脉在体表的分布规律 十二经脉在体表左右对称地分布于头、面、躯干和四肢，纵贯全身。在四肢部，阴经分布在四肢的阴位，阳经分布在四肢的阳位。太阴在内侧前、阳明在外侧前，少阴在内侧后、太阳在外侧后，厥阴在内侧中、少阳在外侧中。在头面部，阳明在前，少阳在侧，太阳在后。即手足阳明经分布于面额部；手足少阳经分布于耳颞部；足太阳经分布于头顶、枕项部。在躯干部，手三阴经均从胸部行于腋下，手三阳经行于肩部和肩胛部。足三阳经则阳明经行于前（胸腹面），太阳经行于后（背面），少阳经行于侧面。足三阴经均行于腹胸面。循行于腹胸面的经脉，自内向外依次为足少阴肾经、足阳明胃经、足太阴脾经和足厥阴肝经。

4. 十二经脉的表里关系 十二经脉通过经别和别络相互沟通，组成六对“表里相合”关系（表9-3）。凡是有表里关系的两条经脉，都在四肢末端交接，均循行分布于四肢内外相对应的前、中、后线的位置上，并各自属络于相为表里的脏或腑，即阴经属脏络腑，阳经属腑络脏。如足阳明胃经属胃络脾，足太阴脾经属脾络胃。从而使相为表里的脏腑在生理功能和临床治疗上能相互协调和配合，在病理上也可互相影响。如病理上心火亢盛循经下移小肠而见小便短赤涩痛等。治疗时可配合使用相为表里的两经腧穴，如内关透刺，外关治心胸闷痛。

表9-3 十二经脉表里关系表

表	手阳明大肠经	手少阳三焦经	手太阳小肠经	足阳明胃经	足少阳胆经	足太阳膀胱经
里	手太阴肺经	手厥阴心包经	手少阴心经	足太阴脾经	足厥阴肝经	足少阴肾经

5. 十二经脉的流注次序 经络是人体气血运行的通道，而十二经脉则为气血运行的主要通道。气血在十二经脉内流动不息，循环灌注，其流注次序为：从手太阴肺经开始，依次流至手阳明大肠经、足阳明胃经、足太阴脾经、手少阴心经、手太阳小肠经、足太阳膀胱经、足少阴肾经、手厥阴心包经、手少阳三焦经、足少阳胆经、足厥阴肝经，再流至手太阴肺经，首尾相贯，如环无端（表9-4）。

四、经络的作用

（一）生理功能

1. 沟通内外、联系肢体 人体各个脏器组织功能活动的协调统一，主要是通过经络系统的联络作用而实现的。经络内属脏腑，外络肢节，纵横交错，遍布全身，使人体不仅组织上成为一个不可分离的整体，在生理上亦成为一个协调共济的有机整体。

2. 运行气血、营养全身 “经脉者，所以行血气而营阴阳，濡筋骨，利关节者也。”经络可传输气血，是气血运行的主要通道，使气血通达全身，为各组织器官提供营养物质，人体各个组织器官才能维持其正常的生理活动。

3. 感应传导作用 感应传导，是指经络对于针刺或其他刺激感觉具有的传递通导作用，又称为“经络感传现象”。针刺中的“得气”和“行气”就是经络传导感应的表现。

4. 调节机体平衡　经络通过运行气血可协调阴阳，使人体机能活动保持相对平衡，一旦气血不和或阴阳失调人体发生疾病时，可运用针灸等治法，激发经络的调节作用，从而实现“泻其有余，补其不足，阴阳平复”。

表9－4　十二经脉的流注次序

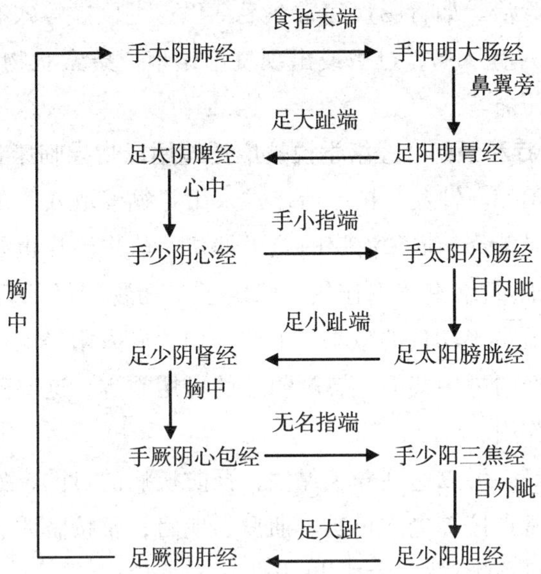

（二）病理反应

1. 反应病候　脏腑病变可通过经络的传导反映于外在形体、官窍之间。如手少阴心经之别络上达于舌，故心火上炎可见口舌生疮；足厥阴肝经绕阴器，抵小腹，布胁肋，上连目系，故肝气郁结可见两胁及少腹痛，肝火上炎易见两目红赤。在某处体表出现皮肤颜色改变或出现结节也可能判断为某脏腑病之外候。

2. 传注病邪　《素问》说：“夫邪之客于形也，必先舍于皮毛；留而不去，入舍于孙脉；留而不去，入舍于络脉；留而不去，入舍于经脉，内连五脏，散于肠胃。”指出经络是外邪从皮毛腠理内传于脏腑的途径。由于脏腑之间有经脉相互联系，所以一脏腑的病变可以通过经络传到另一脏腑。如足厥阴肝经属肝，挟胃，故肝病可以影响到胃，又“注肺中”，所以肝火又可犯肺；再如手少阴心经和手太阳小肠经相互络属，故心热可移于小肠而致小便黄赤甚则尿血。

（二）临床应用

1. 阐释病理变化　经络不仅是外邪由表入里的传变途径，而且也是内脏之间、内脏与体表组织间病变相互影响的途径。运用经络理论说明病情的变化，如肝病影响脾胃；心火下移小肠。通过经络的传导，内脏的病变可以反映于外，表现于某些特定的部位或与其相应的官窍。如胃火炽盛见牙龈肿痛，肝火上炎见目赤；肝气郁结常见两胁、少腹胀痛；真心痛，不仅表现为心前区疼痛，且常引及上肢内侧尺侧缘，这是因为手少阴心经行于上肢内侧后缘。

2. 经络诊察 扪穴诊察十二经脉各有一定的循行路线和络属脏腑，临床上可根据病变部位进行诊断、辨证。如两胁疼痛，多为肝胆疾病，脘中痛，常是胃的病变。又如头痛一证，痛在前额者，多与阳明经有关；痛在两侧者，多与少阳经有关；痛在后头部及项部者，多与太阳经有关；痛在巅顶者，多与厥阴经有关。机体患病时，常在体表的某些穴位或部位出现病理性反应，可通过循经观察、按压、经络电测定等寻找阳性反应有助疾病的诊治。如胃肠疾病常在足三里、上巨虚等穴有压痛；肺脏疾病患者常在肺俞、中府等穴有压痛、过敏或出现皮下结节、条索状物或丘疹等阳性反应；胆囊炎在胆囊穴上有压痛。

3. 指导疾病的治疗和预防 经络学说被广泛地用以指导临床各科的治疗，特别指导针灸、按摩和药物治疗。针灸与按摩治疗常采用“循经取穴”的方法治疗某一脏腑组织的病症。经络又是针灸、推拿治疗的施术部位。药物治疗也要以经络为基础，根据某些药物对某一脏腑经络有特殊作用，确定了“药物归经”理论，提出“引经报使”药，常常可以起到事半功倍的效果。如治头痛，属太阳经的可用羌活，属阳明经的可用白芷，属少阳经的可用柴胡，属厥阴经的可用藁本，这些药物也能引他药归入上述各经而发挥治疗作用。

临床上通过调理经络可以达到养生保健，预防疾病的目的，如常灸足三里穴可强壮身体、延年益寿；常点按养老穴可美容肌肤、明目；常按睛明、翳风、攒竹穴可预防近视；常灸风门穴可预防感冒、治疗风疹块等。

知识链接

什么是针灸减肥

针灸在调理肥胖中发挥着重要的作用，其优势是无痛，没有副作用，治疗方式简单等。它的机理主要是调整人体的代谢功能和内分泌功能。常用减肥穴位在针刺后能够抑制胃肠的蠕动，并有抑制胃酸分泌的作用，从而减轻饥饿感，达到抑制食欲从而减肥的目的。针灸减肥时也要配合饮食控制和适量运动。针灸减肥对20~50岁的中青年肥胖者效果较好。针灸减肥的效果与季节、气候都有关系。通常春夏见效较快，秋冬见效较慢。

第二节　腧　穴

腧，有输注之义，比喻脉气如水流输转、灌注；穴是空隙的意思，腧穴是人体脏腑经络之气输注于体表的特殊部位。人体的腧穴，既是疾病的反应点，又是针灸、推拿和拔罐治疗施术的部位。

一、腧穴的分类

人体的腧穴很多，大体上可归纳为十四经穴、经外奇穴及阿是穴三大类。

1. 十四经穴　简称经穴，指归属于十二经脉和任、督二脉循行路线上的腧穴。是腧穴的主体部份。经穴至今已有361个穴名，670个穴位。这些腧穴有固定的位置和名称；有明确的主治病症，具有主治本经脏、腑的病证，经络循行部位的病证等共同作用。

2. 经外奇穴　是指既有一定的名称，又有明确的位置，但尚未列入十四经系统的腧穴，简称奇穴。奇穴的位置固定，独立存在，对某些病证有奇特的治疗效果，所以称为“经外奇穴”。如太阳穴治疗头痛等。有些奇穴并不是指某一个部位，而由多个部位组合而成，如十宣、八风、八邪等。

3. 阿是穴　又称天应穴、不定穴、压痛点，是以病痛局部或与病痛有关的压痛（敏感）点作为腧穴，即依“以痛为腧”的方式取穴。阿是穴的特点是无定名、无定位，也无归经。临床上不仅适用于痛证，对某些内部脏器的疾患也有较好的疗效。

二、腧穴的治疗作用和主治规律

（一）腧穴的治疗作用

1. 近治作用　是一切腧穴所共有的主治作用特点，即“腧穴所在，主治所能”，指腧穴都能治疗其所在部位及邻近组织、器官的局部病症。如胃部的中脘、梁门及邻近的章门、气海等穴，均能治疗胃病；耳区的听宫、翳风等穴，均能治疗耳病；眼区的睛明、承泣等穴，均能治眼病。

2. 远治作用　是十二经脉在四肢肘、膝关节以下的腧穴的主治特点，即“经络所过，主治所及”。这些穴位不仅能治局部病症，而且还可以治疗本经循行所到达的远隔部位的组织、器官、脏腑的病症。有的甚至具有全身的调节作用。如合谷穴不仅能治疗上肢病症，还能治疗头面部、胸、肺、咽喉以及外感病的发热等；足三里穴不但能治下肢病症，而且对调整胃肠系统的功能以及治疗更高部位的病症，甚至对全身的防卫、免疫反应方面都具有很大的作用。

3. 特殊作用　从临床实践证明，针刺某些穴位，对机体的不同状态具有双向调整、整体调整和相对的特异治疗作用。很多腧穴都有双向调整作用，如针刺天枢穴，泄泻时能止泻，便秘时则能通便；针刺内关穴，心动过速时能减慢心率，心动过缓时则可加快心率。有些穴位还能调治全身性的病症，这在手足阳明经穴和任督脉经穴中更为多见，如足三里、关元、膏肓俞具有增强人体防卫和免疫功能的作用；合谷、曲池、大椎可治外感发热。有些穴位的治疗作用还具有相对的特异性，如太冲穴降血压；至阴穴可矫正胎位；阑尾穴可治阑尾炎等。

（二）腧穴的主治规律

十四经穴的主治规律归纳起来是：本经腧穴治疗本经病症；表里两经腧穴能配合治疗表里两经病症；邻近的经穴能配合治疗局部病，其治疗作用多相近。各经腧穴的主治既有其特色性，又有其共性，四肢部穴位应分经掌握主治，头面部和躯干部穴位应分部掌握主治。现将各经腧穴主治的异同分经列表如下（表9－5）。

表9－5 十四经穴的主治规律

<table>
<tr><td rowspan="3">任督二脉</td><td colspan="2">经脉名称</td><td>本经主治</td><td>两经相同主治</td></tr>
<tr><td colspan="2">任脉</td><td>具有固脱、回阳、强壮作用</td><td rowspan="2">神志病、脏腑病、妇科病</td></tr>
<tr><td colspan="2">督脉</td><td>中风、昏迷、热病、头痛病</td></tr>
<tr><td rowspan="4">手三阴经</td><td>经脉名称</td><td>本经主治</td><td>两经相同主治</td><td>三经相同主治</td></tr>
<tr><td>手太阴经</td><td>肺、喉病</td><td></td><td rowspan="3">胸部病</td></tr>
<tr><td>手厥阴经</td><td>胃、心病</td><td rowspan="2">神志病</td></tr>
<tr><td>手少阴经</td><td>心病</td></tr>
<tr><td rowspan="4">手三阳经</td><td>经脉名称</td><td>本经主治</td><td>两经相同主治</td><td>三经相同主治</td></tr>
<tr><td>手阳明经</td><td>前额、鼻、口齿病</td><td></td><td rowspan="3">眼病、咽喉病、热病</td></tr>
<tr><td>手少阳经</td><td>侧头、胁肋病</td><td rowspan="2">耳病</td></tr>
<tr><td>手太阳经</td><td>头后、肩胛、神志病</td></tr>
<tr><td rowspan="4">足三阳经</td><td>经脉名称</td><td>本经主治</td><td>两经相同主治</td><td>三经相同主治</td></tr>
<tr><td>足阳明经</td><td>前额、口齿、咽喉、胃肠病</td><td></td><td rowspan="3">神志病、热病</td></tr>
<tr><td>足少阳经</td><td>侧头、耳病、胁肋病</td><td rowspan="2">眼病</td></tr>
<tr><td>足太阳经</td><td>后头、目、项、背、腰、脏腑病</td></tr>
<tr><td rowspan="4">足三阴经</td><td>经脉名称</td><td>本经主治</td><td colspan="2">三经相同主治</td></tr>
<tr><td>足太阴经</td><td>脾胃病</td><td colspan="2" rowspan="3">前阴病、妇科病</td></tr>
<tr><td>足厥阴经</td><td>肝胆病</td></tr>
<tr><td>足少阴经</td><td>肾、肺、咽喉病</td></tr>
</table>

知识链接

四总穴歌

四总穴歌是指：肚腹三里留，腰背委中求，头项寻列缺，面口合谷收。这是一首脍炙人口的针灸歌诀，原载于明代朱权所著的《乾坤生意》。歌诀总结了几个常用穴位的主治：若肚腹疼痛、呕吐、胃痛、腹泻等症，应首选足三里；腰背部酸痛等应取委中穴；头颈不适，伤风感冒等病变取列缺；头面、口腔、牙痛及颜面部的病症取合谷。四总穴分治头项、面口、肚腹、腰背等部的疾患，在实践中确有针感强、疗效好、治疗范围广泛等优点。

三、腧穴的定位方法

人体的每个腧穴各有一定的位置，取穴正确与否，可以直接影响治疗的效果。现在临床常用的腧穴定位和取穴方法有体表解剖标志定位法、骨度分寸定位法、手指同身寸定位法、简便取穴法等。临床应用时，各种取穴方法可以结合起来，相互参照，并结合不同个体不同体位和不同穴位的局部感应来定穴。

（一）体表解剖标志定位法

根据解剖学的各种体表标志来确定腧穴位置，是腧穴定位的基本方法，俗称“自然标志定位法”。体表解剖标志分为固定标志和活动标志两种。

1. 固定标志 是不受人体活动影响而固定不移的标志。指各部位骨节、肌肉所形成的突起、凹陷、五官轮廓、发际、指（趾）甲、乳头、肚脐等。如鼻尖定素髎，脐中定神阙，两乳之间取膻中，眉头定攒竹，两眉之间定印堂等。

2. 活动标志 指必须采取相应的活动姿势，才会使关节、肌肉、肌腱、皮肤等出现空隙、凹陷、皱纹、尖端等的标志，根据活动标志定位，如张口于耳屏前方凹陷处取听宫，闭口取下关，屈肘纹头取曲池，握拳掌横纹尺侧头取后溪等。

（二）骨度分寸定位法

这是我国特有的一种人体骨度计量方法。它将人体的各个部位分别规定其折算长度，以体表骨性、肌性、或发际为主要标志，折量全身各部的长度和宽度，定出分寸，即将设定的骨节两端之间的长度折成一定的等分，每一等分为1寸，作为量取腧穴的标准。无论男女老少、高矮胖瘦，均可按照这个标准测量。只要部位相同，其尺寸便相同（见表9－6，图9－2）。

表9-6 常用骨度简表

部位	起止点	长度	度量法	说明
头面部	前发际至后发际	12寸	直量	用于确定头部经穴的纵向距离
	眉心至前发际	3寸	直量	
	第7颈椎棘突至后发际	3寸	直量	
	眉心至第7颈椎棘突	18寸	直量	
	前额两发角之间	9寸	横量	用于确定头部经穴的横向距离
	耳后两乳突之间	9寸	横量	
胸腹部	胸剑联合至脐中	8寸	直量	用于确定腹部经穴的纵向距离
	脐中至耻骨联合上缘	5寸	直量	
	两乳头之间	8寸	横量	用于确定胸腹部经穴的横向距离，女性可用锁骨中线代替
腰背部	第一胸椎至骶尾联合	21椎	直量	背部直量，数脊椎棘突，两肩胛骨下角连线平第7胸椎，两髂嵴最高点连线平第4腰椎，量时双手下垂
	肩胛骨内缘至后正中线	3寸	横量	用于确定腰背部经穴的横向距离
上肢部	腋前皱襞至肘横纹	9寸	直量	用于确定上肢部经穴的纵向距离
	肘横纹至腕横纹	12寸	直量	
下肢部	臀横纹至腘窝	14寸	直量	用于确定足三阳经的纵向距离
	股骨大转子至腘横纹	19寸	直量	
	腘横纹至外踝尖	16寸	直量	
	耻骨联合上缘至股骨内上髁	18寸	直量	用于确定足三阴经的纵向距离
	胫骨内侧髁下方至内踝尖	13寸	直量	

（三）指寸定位法

以患者本人手指的宽度、长度为标准，规定其分寸，进行量取腧穴的定位方法，又称“手指同身寸取穴法”。指寸定位法使用方便，但对儿童和身材高矮胖瘦者易有误差，必须在骨度分寸的基础上应用，不能以指寸度量全身各部，以免长短失度。常用的有以下三种（见图9-3）。

1. 中指同身寸 以患者中指中节屈曲时内侧两端纹头之间的距离作为1寸。适用于四肢部取穴的直寸和背腰腹部腧穴的横寸。如上肢的内关，腹部归来。

2. 拇指同身寸 以患者拇指的指间关节的宽度作为1寸。适用于四肢部的直寸取穴。如上肢的手三里。

3. 横指同身寸 令患者将食指、中指、无名指、小指并拢，以中指中节横纹为标准，其四指的宽度作为3寸，又称“一夫法”。多用于上下肢、下腹部的直寸，以及背部的横寸取穴。

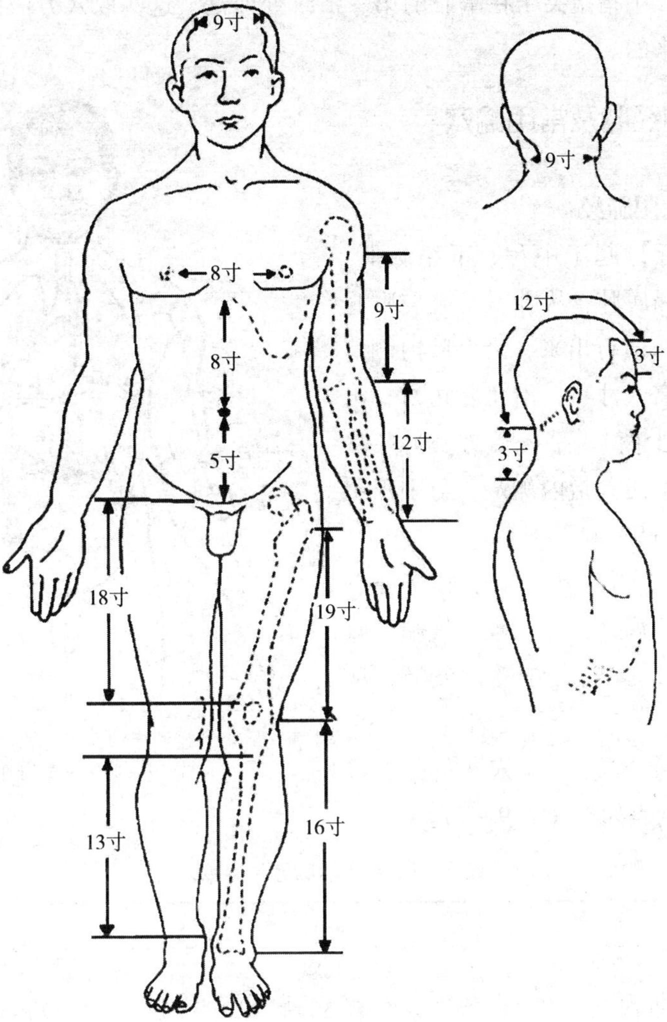

图9－2　骨度折量寸示意

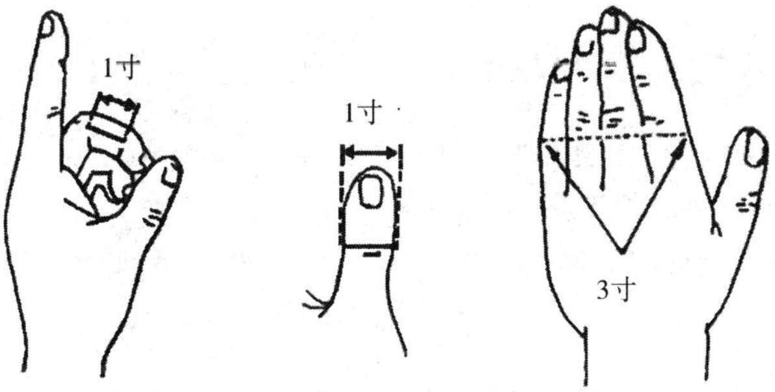

图9－3　常用同身寸图

（四）简便取穴法

简便取穴法是临床上常用的一种简便易行的取穴方法，指利用自然的姿势，辅助寻找穴位。如取列缺，两手虎口自然平直相交，食指尖端所指处即是。取风市，身体自然立正垂臂，股外侧中指端所指之处即是。取百会，两耳尖直上连线中点即是。取劳宫，半握拳，中指指尖压在掌心的第一横纹处即是。这些取穴方法都是在长期临床实践中总结出来的。

四、十四经脉及常用腧穴

（一）手太阴肺经

【经脉循行】起于中焦，下络大肠，回绕胃口，过膈属肺，从肺系（肺与喉咙相联系的部位）横行出来，沿上肢内侧前缘下行，经肘窝入寸口，沿鱼际边缘，出拇指内侧端（少商）。手腕后方支脉，从列缺处分出，走向食指内侧端，与手阳明大肠经相接（图9－4）。

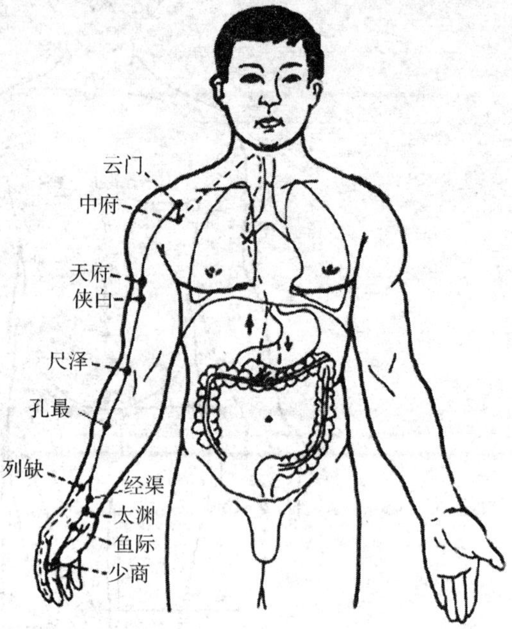

图9－4　手太阴肺经

【主治概要】主治喉、胸、肺病证以及本经循行部位病证，如咳嗽，气喘，咳痰，胸部胀满，胸痛，外感，头痛，项强，肩背痛等。

【常用腧穴】本经共11穴，左右共22穴，常用腧穴列表如下（表9－7）。

表9－7　手太阴肺经常用腧穴

腧穴	定位	主治	操作
尺泽	微屈肘，在肘横纹中，肱二头肌肌腱桡侧凹陷处	咳嗽，气喘，咯血，潮热，咽喉肿痛，胸部胀满，肘臂挛痛等	直刺0.5～1.0寸；可点刺放血；可灸
列缺	桡骨茎突上方，直上1.5寸；简便取穴法：两手虎口交叉，一手食指按在桡骨茎突上，指尖下凹陷中是穴	头痛项强，咳嗽，气喘，咽喉肿痛，口眼歪斜，手腕酸痛，掌中热等	向上斜刺0.3～0.5寸；可灸
太渊	在掌后腕横纹上，桡动脉桡侧凹陷中（腕舟骨与桡骨结合部）	咳嗽，气喘，胸痛，咽喉肿痛，腕臂痛等	避开桡动脉，直刺0.3～0.5寸；可灸
少商	在手拇指末节桡侧，距指甲角0.1寸	咽喉肿痛，咳嗽，发热，中风，癫狂，中暑，小儿惊风等；为急救穴之一	针刺0.1～0.2寸，针尖略向上方，或点刺放血

（二）手阳明大肠经

【经脉循行】起于食指桡侧端（商阳），经过一、二掌骨之间（合谷）行于上肢外侧前缘，上肩，至肩关节前缘（肩髃），向后到第七颈椎棘突下（大椎），横向同侧肩部，下入缺盆（锁骨上窝）部，联络肺脏，通过横膈，属于大肠。

缺盆部支脉：经颈部至面颊，入下齿中，回出挟口两旁，交叉于人中，至对侧鼻翼旁（迎香穴），交于足阳明胃经（图9－5）。

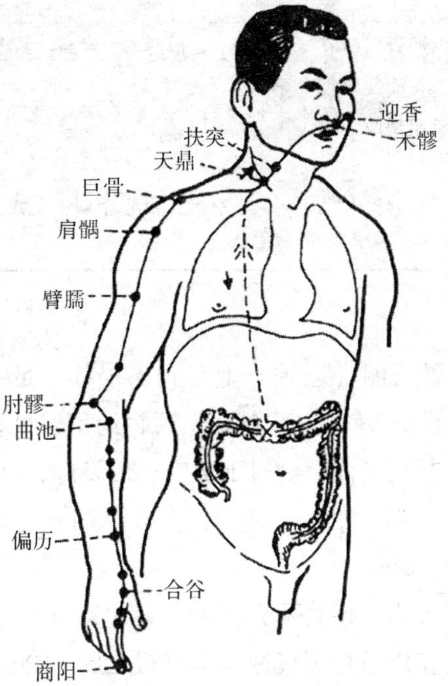

图9－5　手阳明大肠经

【主治概要】主治头面、五官、咽喉病、胃肠病证，热病及经脉循行部位的其他病证。

【常用腧穴】本经共20穴，左右共40穴，常用腧穴列表如下（表9－8）。

表9－8　手阳明大肠经常用腧穴

腧穴	定位	主治	操作
商阳	食指桡侧指甲角旁约0.1寸	耳聋，齿痛，咽喉肿痛，发热，热病汗不出，昏迷，青盲，手指麻木	浅刺0.1寸或点刺出血
合谷	手背第一、二掌骨之间，约平第二掌骨桡侧之中点；简便取穴法：以一手的拇指指骨关节横纹，放在另一手的拇，食指之间的指蹼缘上，屈指当拇指指端到达处取穴	感冒，头痛，目赤肿痛，牙痛，鼻衄，牙关紧闭，口眼歪斜，耳聋，面肿，热病无汗或多汗，腹痛，经闭，滞产，痄腮，手掌挛痛等	直刺0.5～1寸；可灸，孕妇禁刺。
阳溪	腕关节桡侧端，拇指上翘时，在拇短伸肌腱与拇长伸肌腱之间的凹陷中	头痛，目赤肿痛，耳聋，耳鸣，齿痛，咽喉肿痛，手腕痛等	直刺0.5～0.8寸；可灸
曲池	屈肘呈90°，在肘横纹桡侧端凹陷处	发热，呕吐，腹痛腹泻，头痛，眩晕，湿疹，荨麻疹，咽喉肿痛，上肢麻木，瘫痪，肩臂疼痛等	直刺1～1.5寸；可灸

（续）

腧穴	定位	主治	操作
肩髃	肩峰端下缘，当肩峰与肱骨大结节之间，三角肌上部中央；简便取穴法：上臂外展时，肩部出现两个凹陷，前方的凹陷中取穴	肩臂痛，上肢麻木，瘫痪，手臂挛急等	直刺或向下斜刺 0.8～1.5 寸；可灸
迎香	在鼻翼外缘中点旁，当鼻唇沟中	鼻塞，鼻衄，口眼歪斜，面痒，面肿等	直刺 0.1～0.2 寸或向鼻根部斜刺 0.3～0.5 寸；不宜灸

（三）足阳明胃经

【经脉循行】起于鼻翼两侧（迎香）上行到鼻根部与足太阳经交会，向下沿鼻外侧进入上齿龈内，回出环绕口唇，向下交会于颏唇沟承浆处，再向后沿下颌骨后下缘到大迎穴处，沿下颌角上行过耳前，经过下关穴，沿发际，到额前。

支脉：从大迎前下走人迎，沿喉咙向下后行至大椎，折向前行，入缺盆，深入体腔，下行穿过膈肌，属胃，络脾。

缺盘部直行的脉：经乳头，挟脐两旁（旁开 2 寸），进入少腹两侧气冲。

胃下口部支脉：沿腹腔内下行至气冲，与直行之脉会合，而后沿大腿之前侧下行，至膝膑，向下沿胫骨前缘行至足背，入足第二趾外侧端（厉兑穴）。

胫部支脉：从膝下 3 寸（足三里）处分出进入足中趾外侧。

足跗部支脉：从跗上分出，进入足大趾内侧端（隐白）交于足太阴脾经（图 9－6）。

【主治概要】主治胃肠病证，头面，口鼻，咽喉，目齿病证，神志病证及本经循行部位的病证。

【常用腧穴】本经共 45 穴，左右共 90 穴，常用腧穴列表如下（表 9－9）。

表 9－9　足阳明胃经常用腧穴

腧穴	定位	主治	操作
四白	目正视，瞳孔直下，当眶下孔凹陷中	目赤痛痒，目翳，眼睑瞤动，口眼歪斜，头痛眩晕等	直刺 0.3～0.5（不可深刺）；不宜灸
地仓	在面部，口角外侧，上直对瞳孔	面瘫，三叉神经痛，流涎等	直刺 0.2 寸，或向颊车穴方向平刺 0.5～1 寸；可灸
颊车	在面颊部，下颌角前上方约 1 横指（中指），当咀嚼时咬肌隆起最高点处	面瘫，三叉神经痛，牙痛，腮腺炎，面肌挛急等	直刺 0.3～0.5 寸，或向地仓平刺 0.5～1 寸；可灸
下关	颧弓与下颌切迹之间的凹陷中。闭口取穴，张口穴闭	耳聋，耳鸣，齿痛，口噤，口眼歪斜，三叉神经痛等	直刺 0.3～0.5 寸；可灸
头维	额角发际直上 0.5 寸	头痛，目眩，目痛，流泪，眼睑瞤动	平刺 0.5～1 寸；不可灸
天枢	在腹中部，脐中旁开 2 寸	腹痛，腹胀，肠鸣，泄泻，便秘，肠痈，痛经，水肿等	直刺 0.5～1 寸；可灸，孕妇禁灸

（续）

腧穴	定位	主治	操作
犊鼻	屈膝，髌骨下缘、髌韧带外侧凹陷中	膝痛，膝部屈伸不利，脚气等	向后内方斜刺0.5~1寸；可灸
足三里	在小腿前外侧，当犊鼻穴下3寸，胫骨前嵴外一横指处	胃痛，呕吐，噎膈，泄泻，痢疾，便秘，肠痈，乳痈，水肿，癫狂，下肢痿痹，虚劳羸瘦；本穴有强壮作用，为保健要穴	直刺0.5~1.5寸；可灸
丰隆	小腿前外侧，外踝尖上8寸，胫骨前缘外二横指（中指）处	痰多，咳嗽，头痛，眩晕，呕吐，便秘，水肿，癫狂病，下肢痿痹等	直刺1~1.5寸；可灸
解溪	足背踝关节横纹的中央，拇长伸肌健与趾长伸肌健之间的凹陷中	头痛，眩晕，癫狂，腹胀，便秘，下肢痿痹，踝扭伤	直刺0.5~1寸；可灸。
内庭	足背第二、三趾间缝纹端	齿痛，咽喉肿痛，口歪，鼻衄，胃痛，吐酸，腹胀，泄泻，便秘，热病，足背肿痛等	直刺或斜刺0.5~0.8寸；可灸

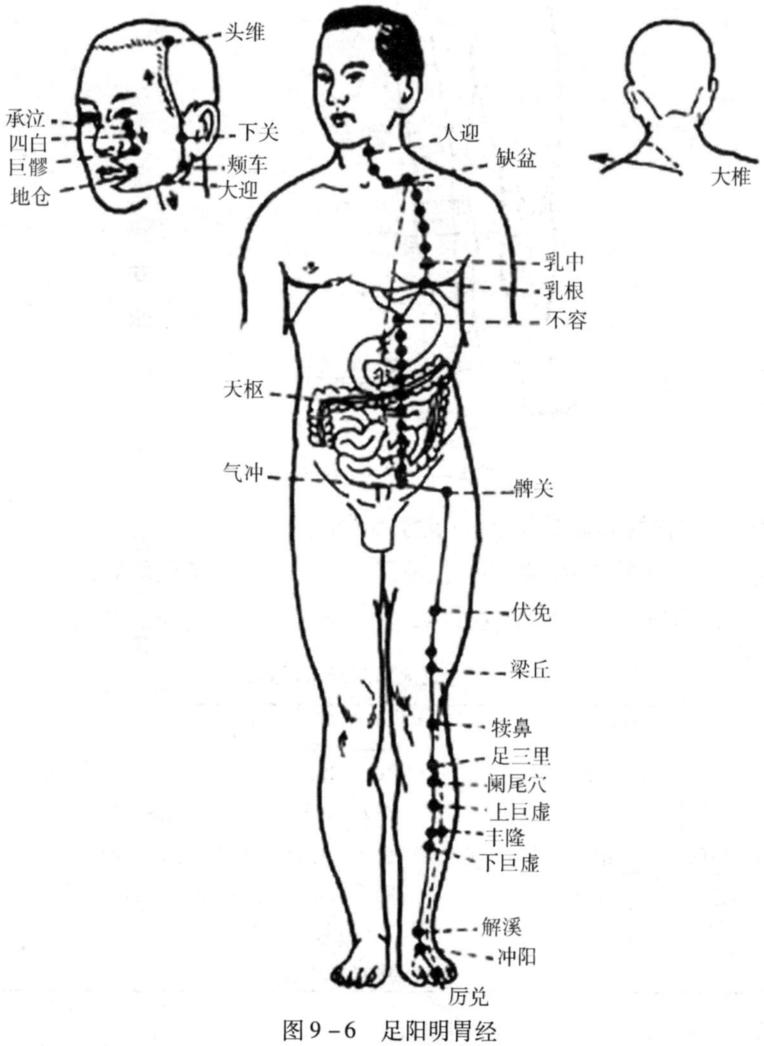

图9-6　足阳明胃经

（四）足太阴脾经

【经脉循行】起于足大趾末端（隐白），沿着内侧赤白肉际，经第一跖趾关节向上行至内踝前，至内踝尖上八寸处，交出足厥阴肝经之前，上行经膝股部内侧前缘，进入腹部，属脾络胃，沿食道两旁，连舌本，散舌下（图9－7）。

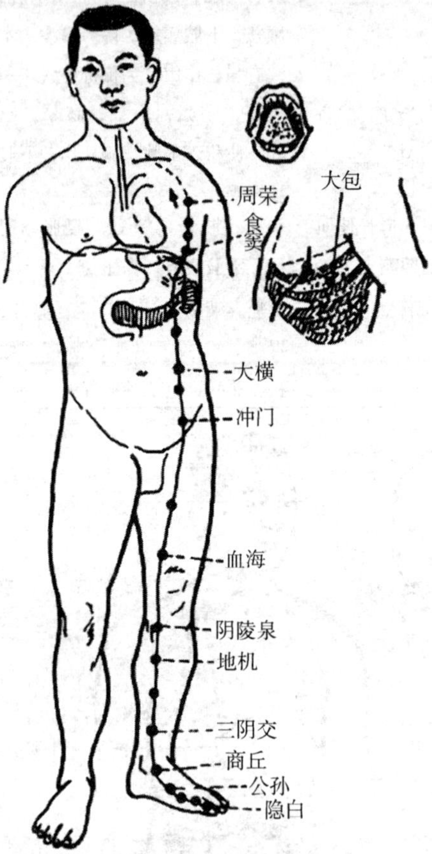

图9－7　足太阴脾经

胃部支脉：上行过膈流注于心中，交于手少阴心经。

【主治概要】主治脾胃病，妇科病，前阴病及本经循行部位的其他病证。

【常用腧穴】本经共21穴，左右共42穴，常用腧穴列表如下（表9－10）。

表9－10　足太阴脾经常用腧穴

腧穴	定位	主治	操作
隐白	足大趾内侧趾甲角旁约0.1寸	腹胀，便血，尿血，月经过多，崩漏，癫狂，多梦，惊风昏迷等	浅刺0.1寸；可灸
三阴交	在小腿内侧，当足内踝尖上3寸，胫骨内侧缘后方	腹胀，肠鸣，泄泻，月经不调，带下，阴挺，不孕，滞产，遗精，阳痿，遗尿，疝气，失眠，下肢痿痹，脚气等	直刺0.5～1寸，孕妇禁针；可灸

（续）

腧穴	定位	主治	操作
阴陵泉	在小腿内侧，当胫骨内侧髁后下方凹陷处	腹胀，泄泻，水肿，黄疸，小便不利或失禁，膝痛，遗精，口渴等	直刺0.5~1.5寸
血海	屈膝，髌骨内上缘上2寸处 简便取穴法：患者屈膝，医者以左（右）手掌心按于患者右（左）膝膑骨上缘，二至五指向上伸直，拇指约呈45°角斜置，拇指尖下是穴	月经不调，崩漏，痛经，带下，小便淋涩不畅，荨麻疹，下肢湿疹，膝关节内侧疾患等	直刺0.5~1寸；可灸

（五）手少阴心经

【经脉循行】起于心中，走出后属心系，向下穿过膈肌，络小肠。

向上支脉：挟食道上行，连系于目系。

直行支脉：上行于肺部再向下出于腋窝部（极泉），沿上臂内侧后缘，过肘中，经掌后锐骨端，进入掌中，沿小指内侧至末端（少冲）交于手太阳小肠经（图9－8）。

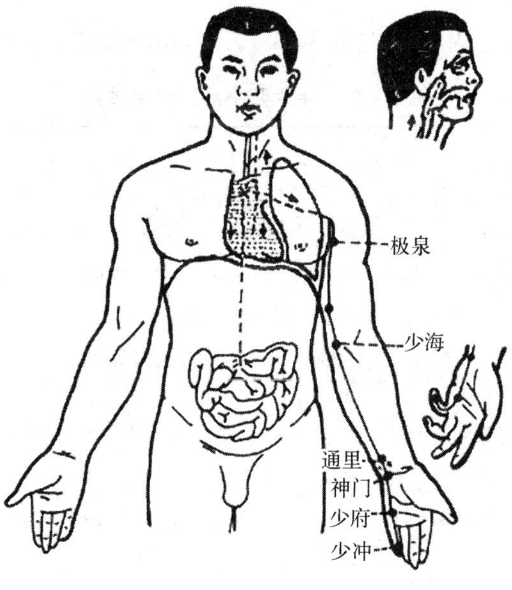

图9－8　手少阴心经

【主治概要】主治心、胸、神经病证及本经循行部位的其他病证。

【常用腧穴】本经共9穴，左右共18穴，常用腧穴列表如下（表9－11）。

表9-11 手少阴心经常用腧穴

腧穴	定位	主治	操作
少海	屈肘90°，当肘横纹内端与肱骨内上髁连线的中点	心痛，失眠，头项痛，腋胁痛，瘰疬，肘臂挛痛等	直刺0.5~1寸；可灸
神门	在腕掌侧横纹尺侧端，尺侧腕屈肌腱的桡侧凹陷中	心痛，心烦，惊悸，怔忡，健忘，失眠，癫、狂、痫，胸胁痛等	直刺0.3~0.5寸；可灸
少冲	小指桡侧端指甲角旁约0.1寸	心悸，心痛，癫狂，热病，昏迷等；为急救穴之一	浅刺0.1寸或点刺出血；可灸

（六）手太阳小肠经

【经脉循行】起于手小指外侧端（少泽），沿手背、上肢外侧后缘，经尺骨鹰嘴与肱骨内上髁之间，出于肩关节，绕行肩胛部，交于大椎，向下入缺盆部络心，沿食道下行，过膈达胃，属小肠。

缺盆部支脉：沿颈部上达面颊，至目外眦，转入耳中（听宫）。

颊部支脉：上行目眶下，抵于鼻旁，至目内眦（睛明），交于足太阳膀胱经（图9-9）。

【主治概要】主治头、项、耳、目、咽喉病、热病、神志病证及本经循行部位的其他病证。

【常用腧穴】本经共19穴，左右共38穴，常用腧穴列表如下（表9-12）。

表9-12 手太阳小肠经常用腧穴

腧穴	定位	主治	操作
少泽	在手小指末节尺侧，距指甲角0.1寸	产后乳少，乳房肿痛，咽喉肿痛，中风昏迷；为急救穴之一	毫针浅刺0.1寸或点刺放血。可灸
后溪	握拳，第五掌指关节后尺侧，横纹头赤白肉际处	头项强痛，目翳，耳聋，咽喉肿痛，腰背痛，齿痛，癫狂，疟疾，落枕，手指及肘臂挛痛等	自然握拳，直刺0.5~1寸；可灸
养老	以掌向胸，当尺骨茎突桡侧缘凹陷中	视物不明，肩、背、肘、臂痛等	直刺或斜刺0.5~0.8寸；可灸
小海	屈肘，当尺骨鹰嘴与肱骨内上髁之间凹陷中	头痛，肘臂挛痛，癫痫，颌肿颈痛	直刺0.3~0.5寸；可灸
天宗	肩胛骨岗下窝的中央	肩胛疼痛，下颌肿痛，上肢不举	直刺或斜刺0.5~1寸；可灸
听宫	在面部，耳屏前，下颌骨髁状突的后方，张口时呈凹陷处	耳鸣，耳聋，牙痛，癔病幻听，癫，狂等	张口直刺0.5~1寸，不留针；可灸

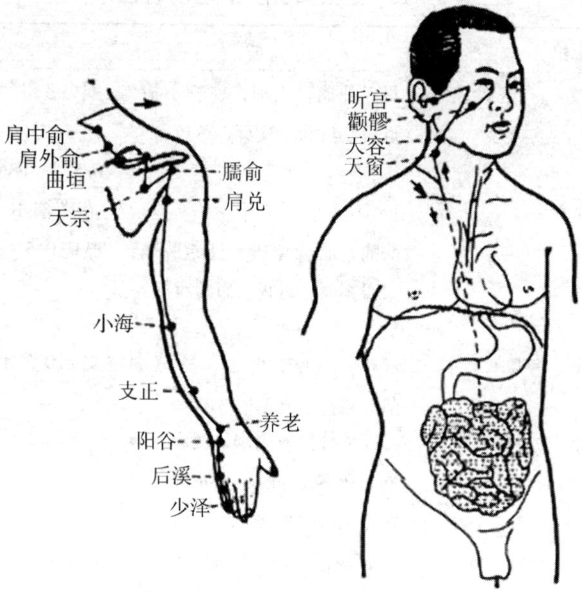

图 9－9　手太阳小肠经

（七）足太阳膀胱经

【经脉循行】起于目内眦，上额交会于巅顶（百会）。

巅顶部支脉：从头顶到耳上角处的头侧部。

巅顶部直行的脉：从头顶部分出，向后行至枕骨处，进入颅腔，络脑，回出后下行到项部（天柱），下行交会于大椎穴，再分左右沿肩胛内侧、脊柱两旁（脊柱正中旁开 1.5 寸）下行，到达腰部（肾俞），进入脊柱两旁的肌肉，深入体腔，络肾，属膀胱。

腰部支脉：向下通过臀部，进入腘窝内（委中穴）。

后项部支脉：从项部（天柱穴）分出下行，经肩胛内侧，从附分穴挟脊（脊柱正中旁开 3 寸）下行至髀枢，经大腿后侧至腘窝中，与前一支脉会合，然后下行穿过腓肠肌，出走于足外踝后，沿足背外侧缘至小趾外侧端（至阴穴），交于足少阴肾经（图 9－10）。

【主治概要】主治头、项、目、背、腰、下肢部病证及神志病证，背部第一侧线的背俞穴及第二侧线相平的腧穴，主治与其相关的脏腑病证和有关的组织器官病证。

【常用腧穴】本经共 67 穴，左右共 134 穴，常用腧穴列表如下（表 9－13）。

表9－13 足太阳膀胱经常用穴位

腧穴	定位	主治	操作
睛明	目内眦角稍上方，当眶骨内缘凹陷处	目赤肿痛，流泪，视物不清，近视，目眩，夜盲，色盲	嘱患者闭目，医者轻推眼球向外侧固定，针尖沿鼻侧眶缘缓慢刺入0.5寸，不宜提插捻转，出针后压迫局部1~2分钟，以防出血；禁灸
攒竹	眉头凹陷中	头痛，眉棱骨痛，目赤肿痛，口眼歪斜，近视，眼睑跳动等	平刺0.5~0.8寸，禁灸
肺俞	第3胸椎棘突下，旁开1.5寸	咳嗽，气喘，吐血，骨蒸潮热，盗汗，鼻塞等	斜刺0.5寸；可灸
心俞	第5胸椎棘突下，旁开1.5寸	心痛，惊悸，失眠，健忘，癫痫，咳嗽，吐血，遗精，盗汗，胸背疼痛等	斜刺0.5寸，可灸
肝俞	第9胸椎棘突下，旁开1.5寸	肝胆病，黄疸，胁痛，吐血，目赤，目眩，雀目，乳腺病，癫、狂病，脊背痛等	斜刺0.5寸，可灸
脾俞	第11胸椎棘突下，旁开1.5寸	食少腹胀，胃痛呕吐，黄疸，泄泻，痢疾，便血，水肿，背痛等	斜刺0.5寸，可灸
胃俞	第12胸椎棘突下，旁开1.5寸	胃痛、呕吐、泛酸、纳食不化、胸脘痞满、胃下垂、腹泻等	斜刺0.5寸，可灸
肾俞	第2腰椎棘突下，旁开1.5寸	腰痛，遗尿，遗精，阳痿，月经不调，白带，水肿，耳鸣、耳聋，肾虚气喘等	直刺0.5~1寸，可灸
膏肓俞	第4胸椎棘突下，旁开3寸	肺痨，咳嗽，盗汗，气喘，吐血，健忘，遗精等	斜刺0.5~0.8寸；可灸
次髎	第2骶后孔中，约当髂后上棘下与督脉的中点	月经不调，痛经，带下，小便不利，遗精，腰痛，疝气，下肢痿痹等	直刺1~1.5寸；可灸
委中	在腘横纹中点，当股二头肌肌腱与半腱肌肌腱中间	腰痛，背痛，腰腿扭伤，腘筋挛急，下肢痿痹，腹痛，吐泻，小便不利，遗尿，丹毒等	直刺1~1.5寸或用三棱针点刺腘静脉出血
承山	在小腿后面正中，当伸直小腿或足跟上提时腓肠肌肌腹下出现的尖角处	腰腿痛，腓肠肌痉挛，下肢瘫痪，腹痛，疝气，便秘，痔疾等	直刺0.5~1.5寸，可灸
昆仑	外踝尖与跟腱之间的凹陷中	头痛，项强，目眩，鼻衄，癫痫，难产，胞衣不下，腰骶疼痛，脚跟肿痛等	直刺0.5~0.8寸；可灸，孕妇禁针
至阴	在足小趾末节外侧，距趾甲角0.1寸	胎位不正，难产，头痛，目痛，鼻塞，鼻衄等	浅刺0.1寸，早期孕妇禁针；胎位不正用灸法

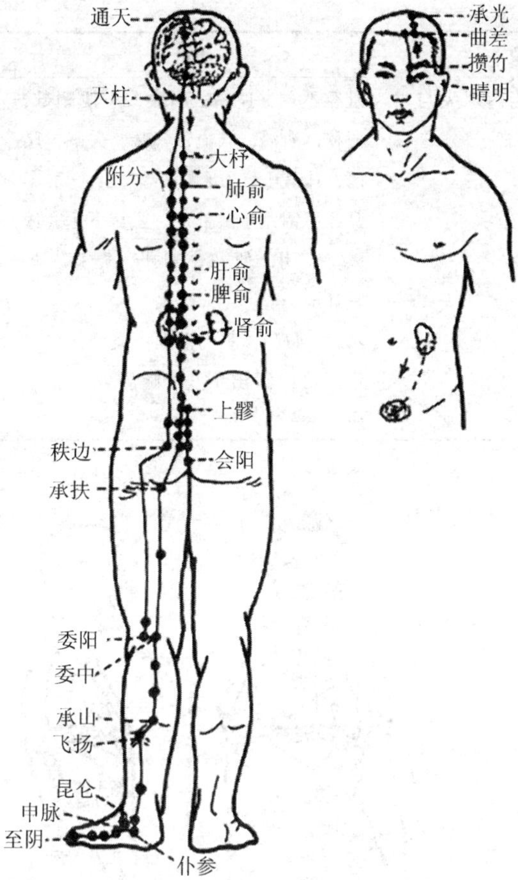

图 9－10　足太阳膀胱经

（八）足少阴肾经

【经脉循行】起于足小趾之下，斜向足心（涌泉）出于舟骨粗隆下，沿内踝后分出进入足跟部，向上沿小腿内侧后缘，至腘窝内侧，上股内侧后缘入脊内（长强穴），穿过脊柱至腰部，属肾，络膀胱。

肾脏部直行脉：从肾上行，穿过肝和膈肌，进入肺，沿喉咙，到舌根两旁。

肺部支脉：从肺中分出，络心，注入胸中，交于手厥阴心包经（图 9－11）。

【主治概要】主治妇科病，前阴病，肾，肺，咽喉病及本经循行部位的其他病证。

【常用腧穴】本经共 27 穴，左右共 54 穴，常用腧穴列表如下（表 9－14）。

表 9－14　足少阴肾经常用穴位

腧穴	定位	主治	操作
涌泉	在卷足时足底前部凹陷处，约当足 2、3 趾缝纹头端与足跟连线前 1/3 与后 2/3 交点处	昏迷，休克，癫，狂，痫证，小儿惊风，小便不利，便秘，足心热，头顶痛等；为急救穴之一	直刺 0.5～0.8 寸；可灸

（续）

腧穴	定位	主治	操作
太溪	在内踝后方，当内踝尖与跟腱之间凹陷处	月经不调，遗精，阳痿，小便频数，便秘，消渴，咳血，气喘，失眠，腰痛，耳鸣耳聋及足跟痛等	直刺0.5～0.8寸。可灸
照海	内踝尖下方凹陷处	月经不调，赤白带下，子宫下垂，尿频，癃闭，便秘，咽干，癫痫，失眠等	直刺0.3～0.5寸；可灸
复溜	太溪穴直上2寸	水肿，腹胀，肠鸣泄泻，盗汗，热病汗不出或汗出不止，腿肿或下肢痿痹等	直刺0.5～1寸；可灸

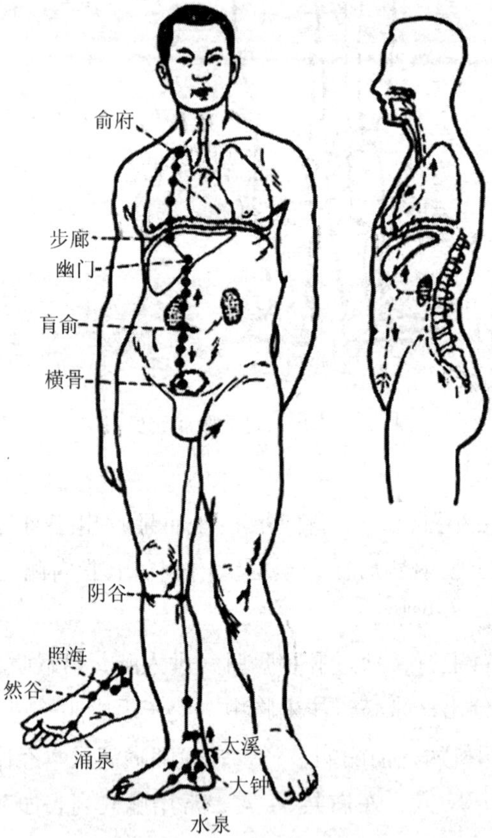

图9－11　足少阴肾经

（九）手厥阴心包经

【经脉循行】起于胸中，出属心包络，向下穿过膈肌，依次络于上、中、下三焦。

胸部支脉：沿胸中，出于胁肋至腋下（天池），上行至腋窝中，沿上肢内侧中线入肘，过腕部，入掌中（劳宫穴），沿中指桡侧，出中指桡侧端（中冲穴）。

掌中支脉：从劳宫分出，沿无名指到指端（关冲），交于手少阳三焦经（图9－

12）。

【主治概要】主治心、胸、胃、神志病证及经脉循行部位的其他病证。

【常用腧穴】本经共9穴，左右共18穴，常用腧穴列表如下（表9－15）：

表9－15　手厥阴心包经

腧穴	定位	主治	操作
曲泽	微屈肘，肘横纹中，肱二头肌腱尺侧缘	心痛，心悸，胃痛，呕吐，泄泻，热病，肘臂挛痛，震颤等	直刺1～1.5寸或点刺出血；可灸
内关	腕横纹上2寸，掌长肌腱与桡侧腕屈肌腱之间	胸胁痛，心痛，胃痛，偏头痛，上肢痹痛，心动过速或过缓，神志病变，热病，癫痫，失眠等	直刺0.5～1寸；可灸
劳宫	第二、三掌骨间，握掌屈指时中指尖下是穴	心痛，呕吐，癫、狂、痫证，口疮，口臭等	直刺0.3～0.5寸；可灸
中冲	手中指尖端的中间	心痛，昏迷，舌强，热病，中暑，惊厥，小儿夜啼，出血等，急救穴之一	浅刺0.1寸或点刺出血；可灸

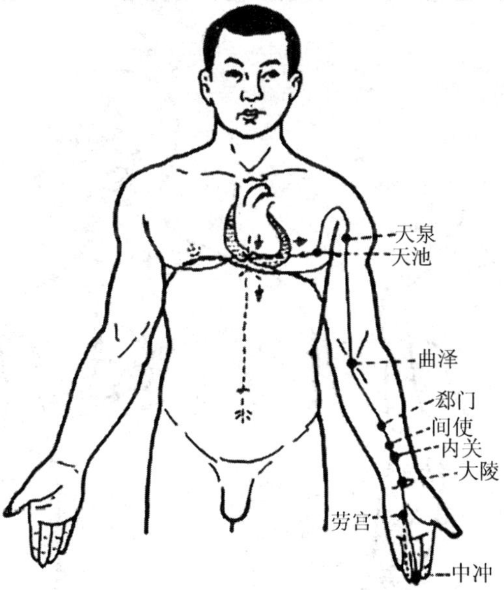

图9－12　手厥阴心包经

（十）手少阳三焦经

【经脉循行】起于无名指尺侧端（关冲穴），上行于第4、5掌骨间至手腕背面，上行前臂外侧尺、桡骨之间，过肘尖，沿上臂外侧向上至肩部，交大椎，向前行入缺盆，布于膻中，散络心包，穿过膈肌，依次属上、中、下三焦。

胸中支脉：从胸向上出于缺盆部，上走项部，沿耳后直上至额角，再下行经面颊部至目眶下。

耳部支脉：从耳后入耳中，出耳前，与前脉交叉于面颊部，至目外眦（瞳子髎穴），交于足少阳胆经（图9－13）。

【主治概要】主治侧头、耳、目、胸胁、咽喉病、热病及本经循行部位的其他病证。

【常用腧穴】本经共23穴，左右共46穴，常用腧穴列表如下（表9－16）。

表9－16　手少阳三焦经常用腧穴

腧穴	定位	主治	操作
中渚	握掌，在手背第四、五掌骨小头后缘之间凹陷处	头痛目赤，耳聋，咽喉肿痛，热病，手指不能屈伸等	直刺0.3～0.5寸；可灸
外关	腕背横纹上2寸，尺骨与桡骨之间	发热，偏头痛，目赤肿痛，耳鸣耳聋，胁肋痛，上肢病证等	直刺0.5～1寸；可灸
天井	屈肘，尺骨鹰嘴上1寸许凹陷中	偏头痛，耳聋，瘰疬，癫痫，颈肩臂痛等	直刺0.5～1寸；可灸
肩髎	肩峰外上方，上臂外展，当肩髃穴后寸许的凹陷中	肩臂挛痛不遂，肩重不举等	向肩关节直刺1～1.5寸；可灸
翳风	在耳垂后方，当乳突与下颌骨之间的凹陷处	耳鸣、耳聋，外耳道肿痛，牙痛，面瘫等	直刺0.5～1寸；可灸

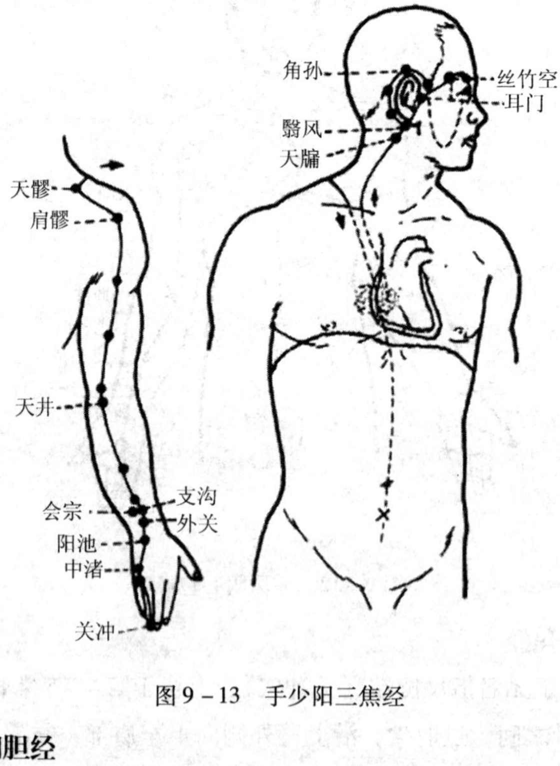

图9－13　手少阳三焦经

（十一）足少阳胆经

【经脉循行】起于目外眦（瞳子髎穴），上至额角，再向下到耳后（完骨），再折向上行，经额部至眉上（阳白），又向后折至风池穴，沿颈下行至肩上，左右交会于大椎穴，分开前行入缺盆。

耳部分支：从耳后分出，经翳风穴进入耳中，出走于耳前，至目外眦后方。

目外眦分支：从目外眦分出，下行至大迎处，同手少阳经分布于面颊部的支脉相合，复行至目眶下，再向下经过下颌角部，下行至颈部，与前脉会合于缺盆。进入胸腔，穿过膈肌，络肝，属胆，沿胁里浅出气街，绕毛际，横向至环跳穴处。

缺盆部支脉：从缺盆下行至腋，沿胸侧，过季胁，下行至环跳穴处与前脉会合，再向下沿大腿外侧、膝关节外缘，行于腓骨前面，直下至腓骨下端，浅出外踝之前，沿足背行出于足第四趾外侧端（窍阴）。

足背部支脉：从足背（临泣）分出，前行出足大趾外侧端，折回穿过爪甲，分布于足大趾爪甲后丛毛处，交于足厥阴肝经（图9-14）。

【主治概要】主治侧头、目、耳、咽喉病、神志病、热病及本经脉循行部位的其他病证。

【常用腧穴】本经共44穴，左右共88穴，常用腧穴列表如下（表9-17）。

表9-17 足少阳胆经常用腧穴

腧穴	定位	主治	操作
阳白	目正视，瞳孔直上，眉上1寸	头痛，目痛，视物模糊，眼睑跳动等	平刺0.3~0.5寸；可灸
风池	在项部枕骨下，胸锁乳突肌与斜方肌上端之间的凹陷处，平风府穴处	感冒，头痛，眩晕，目赤肿痛，鼻渊，耳鸣，颈强项痛，癫痫，中风，热病等	针尖微下向鼻尖斜刺0.8~1.2寸，深部中间为延髓，必须严格掌握针刺角度与深度；或平刺透风府，可灸
肩井	在肩上，大椎穴与肩峰连线的中点处	头项强痛，上肢不遂，肩臂不举，乳汁不下，乳痈，难产，瘰疬，中风等	直刺0.3~0.5寸，深部为肺尖，不可深刺，孕妇禁针；可灸
环跳	侧卧，伸下腿、屈上腿，当臀部股骨大转子最凸点与骶管裂孔连线的外1/3与中1/3交点处	坐骨神经痛，风湿痹痛，下肢瘫痪等	直刺2~3寸；可灸
风市	大腿外侧正中，腘横纹水平线上7寸；简便取穴法：患者立正以手贴于腿外，中指尖下是穴	腰腿痛，下肢痿痹，遍身瘙痒，脚气等	直刺1~2寸；可灸
阳陵泉	在小腿外侧，当腓骨小头前下方凹陷处	肝胆病证，胁肋痛，下肢痿痹，坐骨神经痛等	直刺1~1.2寸；可灸
悬钟	在小腿外侧，外踝尖上3寸，腓骨前缘处	腹满不食，痔疮出血，足胫痛，脚气，颈项强直，胸肋胀痛，下肢痿痹，中风，半身不遂等	直刺1~1.5寸；可灸
丘墟	外踝前下方，趾长伸肌腱外侧凹陷中	胸胁胀痛，下肢痿痹，疟疾，外踝肿痛，颈项痛等	直刺0.5~0.8寸；可灸

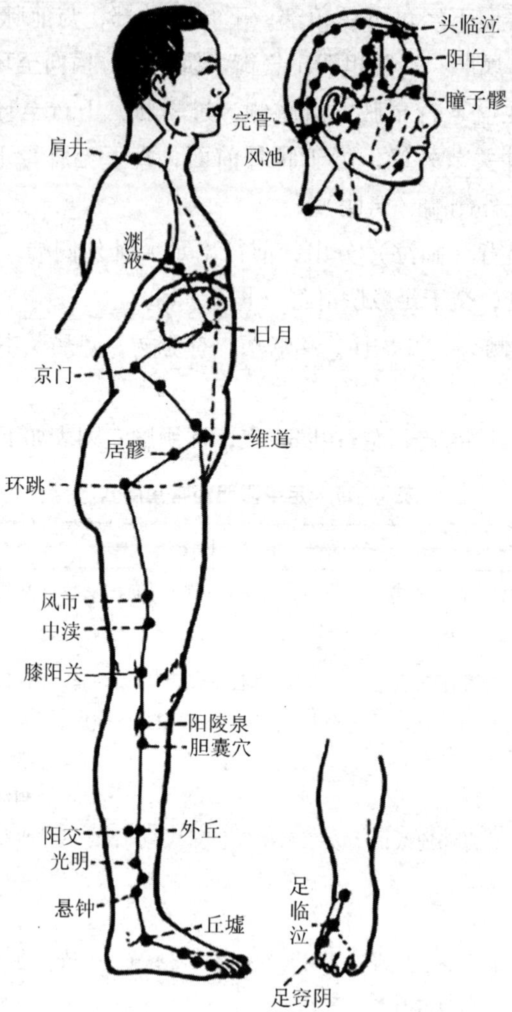

图9－14　足少阳胆经

（十二）足厥阴肝经

【经脉循行】起于足大趾上毫毛部（大敦），经内踝前向上至内踝上8寸处交出于足太阴经之后，上行沿股内侧，进入阴毛中，绕阴器，上达小腹，挟胃旁，属肝络胆，过膈，分布于胁肋，沿喉咙后面，向上入鼻咽部，连接于目系，上出于前额，与督脉会合于巅顶。

“目系”支脉，下行颊里、环绕唇内。

肝部支脉：从肝分出，过膈，向上流注于肺，交于手太阴肺经（图9－15）。

【主治概要】主治肝胆病证、妇科病、前阴病及本经循行部位的其他病证。

【常用腧穴】本经共14穴，左右共28穴，常用腧穴列表如下（表9－18）。

表9-18　足厥阴肝经常用腧穴

腧穴	定位	主治	操作
行间	足背、第一、二趾间缝纹端赤白肉际处	头痛，目眩，目赤肿痛，青盲，口歪、胁痛，腹满，疝气，小便不利，崩漏，月经不调，痛经，带下，中风，癫痫等	斜刺0.5~0.8寸；可灸
太冲	在足背，当第一、二跖骨结合部前的凹陷处	头痛，眩晕，目赤肿痛，失眠，健忘，黄疸，癫，狂，痫证，惊风，月经不调，痛经，下肢痿痹等	直刺0.5~0.8寸；可灸
期门	乳头直下，第六肋间隙处，前正中线旁开4寸	胸胁胀痛、积块，腹胀，呕逆，吐酸，乳痈等	斜刺或平刺0.5~0.8寸，不可直刺、深刺，以免伤及内脏；可灸

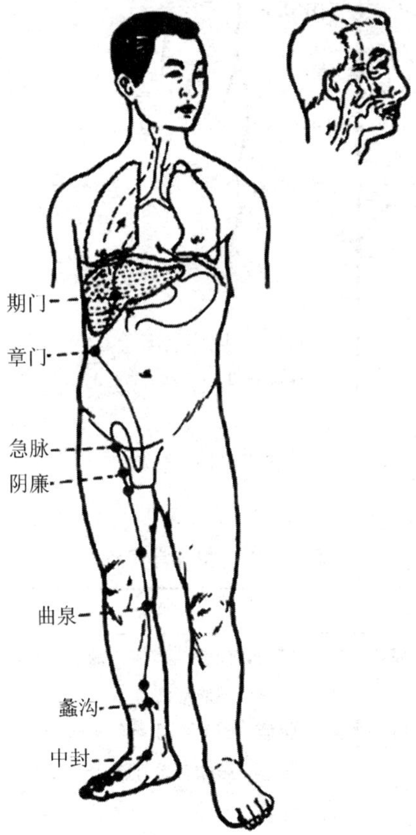

图9-15　足厥阴肝经

（十三）督脉

【经脉循行】起于胞中，下出会阴，沿脊柱里面上行，至项后风府穴处进入颅内，络脑，并由项沿头部正中线，经头顶、额部、鼻部、上唇，止于上唇系带（龈交）处（图9-16）。

【主治概要】主治神志病、热病、腰骶、背、头项局部病证及相应的内脏疾病。

【常用腧穴】本经共28穴，常用腧穴列表如下（表9-19）。

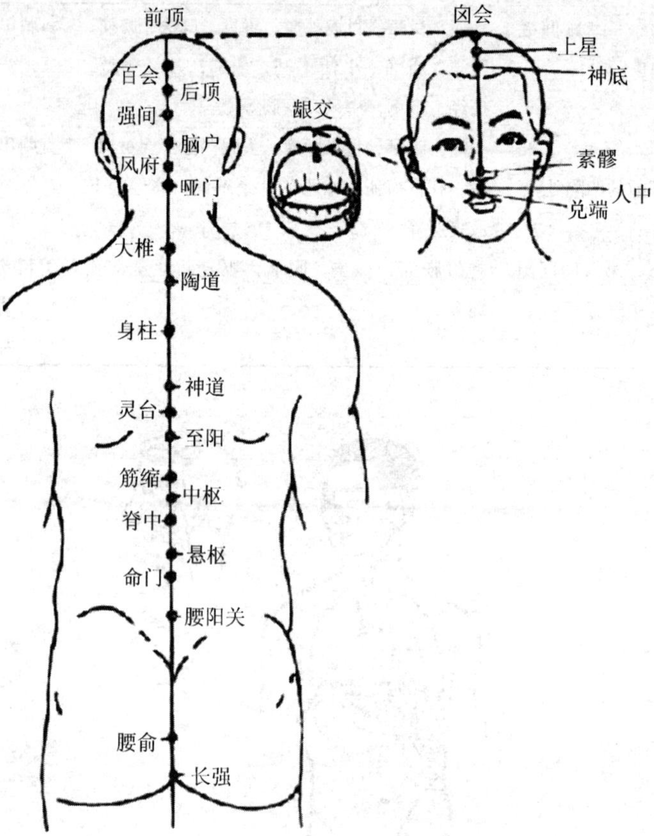

图9-16 督脉

表9-19 督脉常用腧穴

腧穴	定位	主治	操作
腰阳关	在后正中线上，第4腰椎棘突下凹陷中	腰痛，阳痿，遗精，带下，月经不调，下肢痿痹等	直刺0.5~1寸；可灸
命门	在后正中线上，第2腰椎棘突下凹陷中	腰痛，遗精，阳痿，月经不调，带下，尿频，慢性泄泻，发育迟缓等	直刺0.5~1寸；可灸
至阳	在后正中线上，第7胸椎棘突下凹陷中	胸胁疼痛，心悸，咳喘，黄疸，脊背强痛，四肢重痛等	向上斜刺0.5~1寸；可灸
大椎	在后正中线上，第7颈椎棘突下凹陷中	热病，感冒，疟疾，喘咳，骨蒸盗汗，癫痫，头痛项强，风疹等	向上斜刺0.5~1寸；可灸
哑门	后发际正中直上0.5寸	暴暗，舌强不语，癫、狂，头痛，项强等	直刺或向下斜刺0.5~1寸，不可深刺或向上斜刺，以免伤及延髓

（续）

腧穴	定位	主治	操作
风府	后发际正中直上1寸	头痛，目眩，鼻衄，中风不语，半身不遂，咽喉肿痛，癫狂等	直刺或向下斜刺0.5～1寸，不可深刺
百会	在巅顶前发际正中直上5寸（简便取穴法：头正中线与两耳尖连线的交点处）	昏厥，头痛，眩晕，耳鸣，鼻塞，中风失语，癫狂，脱肛，阴挺，不寐等	平刺0.5～0.8寸；可灸
人中	在鼻下，当人中沟的上1/3与中1/3交点处	癫狂，小儿惊风，昏迷，中风昏迷，口眼歪斜，腰脊强痛等。为急救穴之一	针尖向上斜刺0.5寸，或用指甲掐按

（十四）任脉

【经脉循行】起于胞中，下出会阴，向上行于阴毛部，沿腹内向上经前正中线到达咽喉部，再向上环绕口唇，经面部入目眶下（图9－17）。

【主治概要】主治腹、胸、颈、头面的局部病证及相应的内脏器官疾病。少数腧穴有强壮保健作用。

【常用腧穴】本经共24穴，常用腧穴列表如下（表9－20）。

表9－20　任脉常用腧穴

腧穴	定位	主治	操作
中极	在下腹部前正中线上，当脐下4寸	遗尿，尿频，尿闭，泄泻，腹痛，遗精，阳痿，疝气，月经不调，带下，不孕，虚劳羸瘦等；本穴有强壮作用，为保健要穴	直刺0.5～1寸，针前排空膀胱；可灸；孕妇慎用
关元	在下腹部前正中线上，当脐下3寸	遗尿，癃闭，遗精，阳痿，疝气，泄泻，腹痛，月经不调，带下，不孕闭经，痛经，虚劳羸瘦等；本穴有强壮作用，为保健要穴	直刺0.5～1寸；可灸；孕妇慎用
气海	在下腹部前正中线上，脐下1.5寸	腹痛，泄泻，便秘，遗尿，疝气，遗精，月经不调，经闭，产后恶露不尽，虚脱等。本穴有强壮作用，为保健要穴	直刺1～2寸；可灸
神阙	在腹中部，脐中央	肠鸣，腹胀，腹痛，泄泻，脱肛，水肿，四肢厥冷，中风脱证等	禁针；多用艾条灸或艾炷隔盐灸
中脘	在上腹部前正中线上，当脐上4寸	胃脘疼痛，恶心呕吐，嗳气吞酸，食少腹胀，肠鸣泻泄等	直刺1～1.5寸；可灸
上脘	在上腹部前正中线上，当脐上5寸	胃痛，反胃，腹胀，肠鸣，噎膈，癫痫，心悸等	直刺1～1.5寸；可灸
膻中	在胸部前正中线上，平第4肋间，两乳头连线的中点	咳嗽，哮喘，呕吐，呃逆，乳少，胸闷，胸痛，心悸等	平刺0.3～0.5寸；可灸

（续）

腧穴	定位	主治	操作
天突	胸骨上窝中央	咳嗽，气喘，胸痛，咽喉肿大，暴暗，瘿气，梅核气，噎膈等	先直刺0.2寸，然后将针尖转向下方，紧靠胸骨后方刺入1~1.5寸；可灸
廉泉	喉结上方，舌骨上缘凹陷处，仰头取穴	舌强不语，言语不清，吞咽困难，流涎等	向舌根斜刺0.5~0.8寸，不留针；可灸
承浆	颏唇沟的中点	口疮，口歪，齿龈肿痛，流涎，暴暗，癫狂等	斜刺0.3~0.5寸；可灸

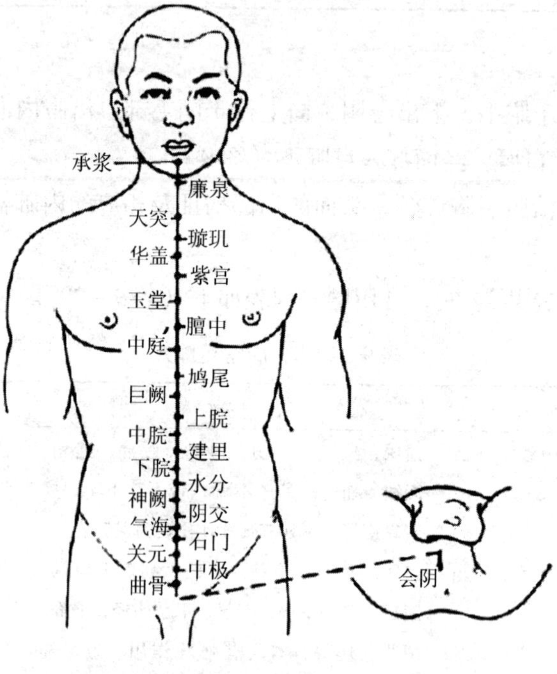

图9－17　任脉

（十五）常用经外奇穴（表9－21）

表9－21　常用经外奇穴

腧穴	定位	主治	操作
四神聪	在头顶，当百会穴前后左右各旁开1寸，共4穴	头痛，眩晕，失眠，健忘，癫痫，提神，醒目	平刺0.5~0.8寸；可灸
印堂	在额部，两眉头连线的中点	头痛，头重，眩晕，鼻衄，鼻渊，小儿惊风，失眠，产妇血晕	向下斜刺0.3~0.5寸；可灸
太阳	在颞部，当眉梢与目外眦连线中点，向后约1寸的凹陷处	头痛，目疾，感冒	直刺或向下斜刺0.3~0.5寸，或点刺放血；禁灸
定喘	大椎穴旁开0.5寸	咳嗽，气喘	直刺0.5~0.8寸；可灸

（续）

腧穴	定位	主治	操作
夹脊	从第1胸椎至第5腰椎棘突下各旁开0.5寸，左右共34穴	强身健体以及胸、腹、腰、背、骶部疾患和相应脏腑病证	斜刺0.3~0.5寸或用梅花针叩刺；可灸
十宣	在手十指尖端，距指甲游离缘0.1寸，左右共10穴	中暑，高热，昏迷，癔病，小儿惊厥，指端麻木，咽喉肿痛等，本穴为急救穴之一	浅刺0.1~0.2寸或点刺放血
四缝	第二、三、四、五掌指面，近端指关节横纹中点，左右共8穴	食欲不振，小儿疳积，小儿腹泻，形体羸瘦，百日咳等	点刺放血或挤出少许黄白色透明黏液
落枕	手背第二、三掌骨间，指掌关节后约0.5寸	落枕，手臂痛，胃痛	直刺或斜刺0.5~0.8寸
阑尾穴	足三里穴下约2寸压痛处	急慢性阑尾炎，消化不良，下肢瘫痪	直刺1.5~2寸
胆囊穴	在小腿外侧上部，当腓骨小头前下方凹陷处（阳陵泉穴）下2寸压痛处	急慢性胆囊炎，胆石症，胆道蛔虫症，下肢痿痹等	直刺1~2寸

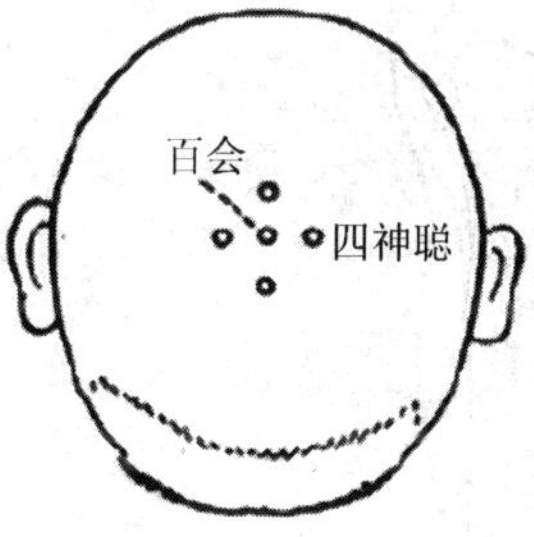

图9－18　四神聪

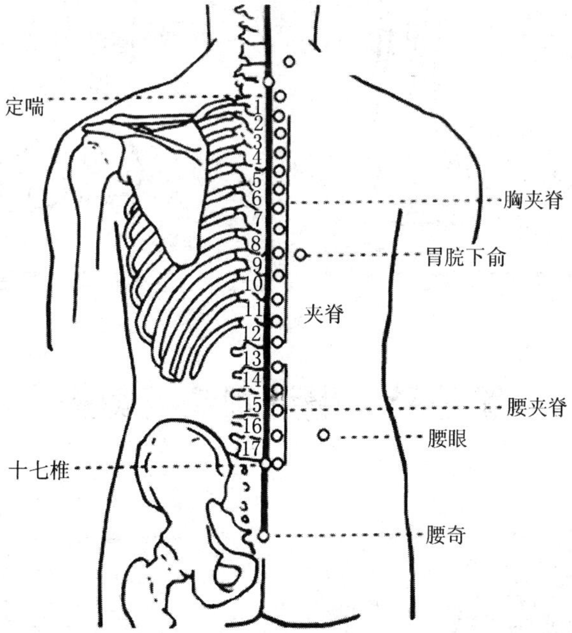

图9－19　夹脊穴

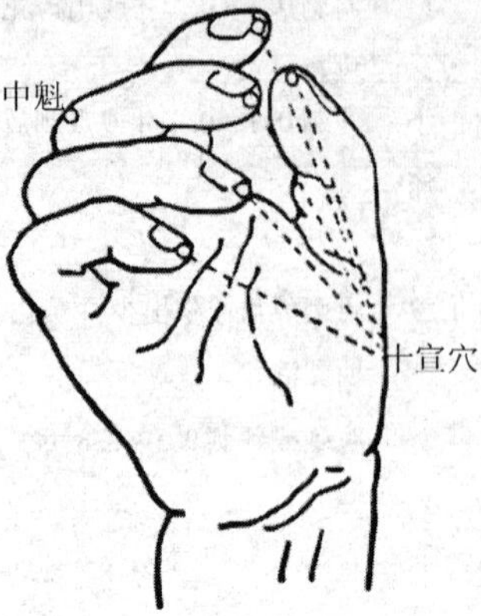

图 9－20　十宣穴

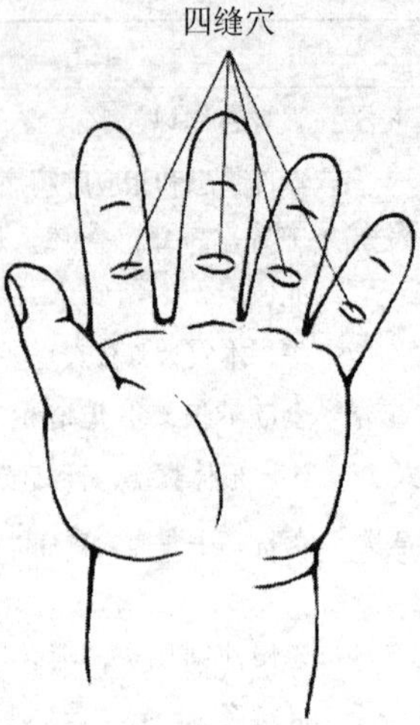

图 9－21　四缝穴

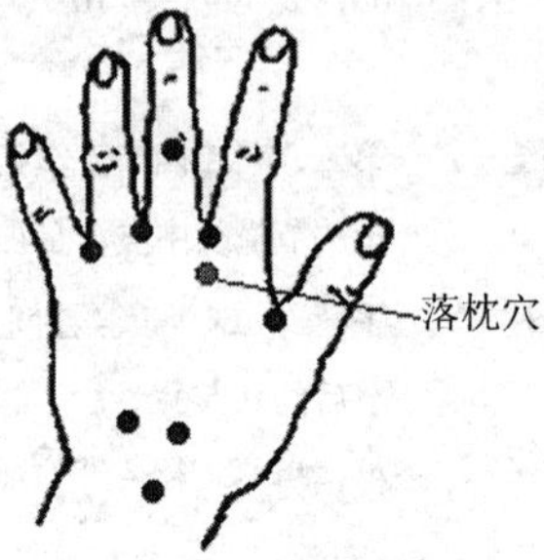

图 9－22　落枕穴

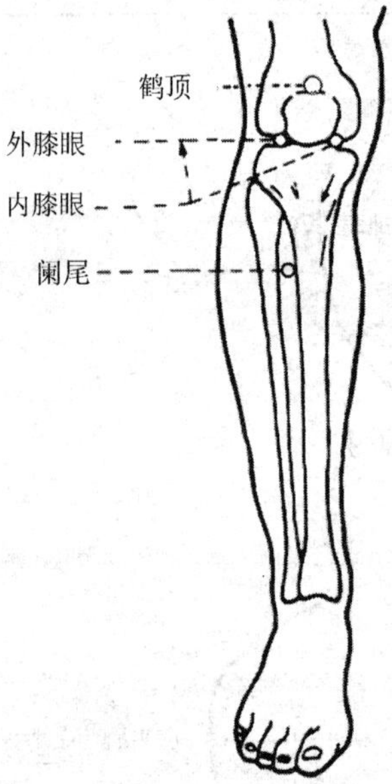

图 9－23　阑尾穴

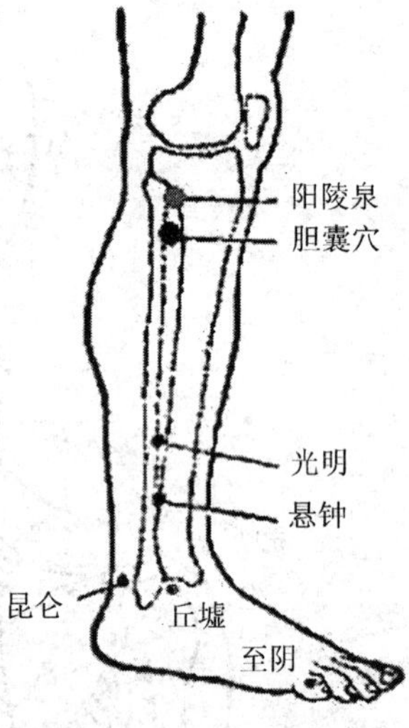

图 9－24　胆囊穴

第三节　毫针刺法与灸法

一、毫针刺法

（一）毫针的构造与规格

毫针是临床应用最广泛的一种针具，现多采用不锈钢制成。毫针的结构共分五个部分：针柄、针尾、针尖、针身、针根（图9－25）。毫针主要以针身的长短和粗细而定有不同的规格，一般临床以25～75mm（1～3寸）长和28～30号（0.32～0.38mm）粗细者最为常用。

（二）针刺练习

毫针针身细软，如果没有一定的指力和熟练的手法，就很难进针和进行各种手法操作。因此针刺练习，主要是对指力和手法的锻炼，是初学针刺者的重要基本技能训练。

1. 纸垫练针　用质地松软的纸，折迭成厚约2cm，5cm×8cm大小的纸块，用线如“#”字形扎紧，做成纸垫。练针时，以左手平执纸垫，右手执针，在纸块上反复进行进针、出针、左右捻转、上下提插等基本手法的练习（图9－26）。

2. 棉球练习法　用棉花做成一个6～7cm直径的棉团，外用纱布包裹，用线将口扎紧，练针方法同纸垫练针法，先用短毫针再用长针练习，因棉团松软可做提插捻转和补泻等多种基本手法的练习（图9－27）。

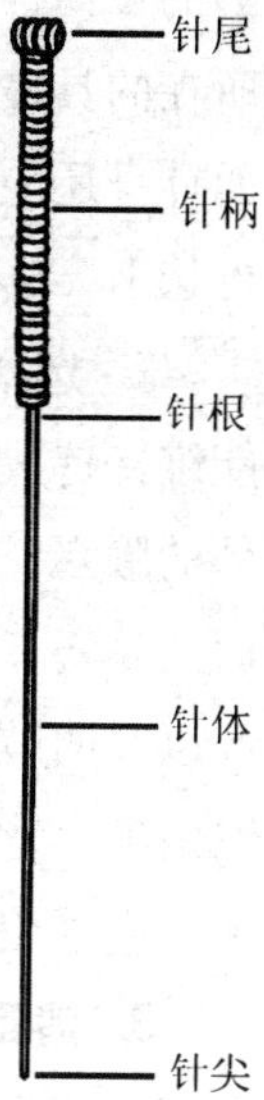

图9－25　毫针结构图

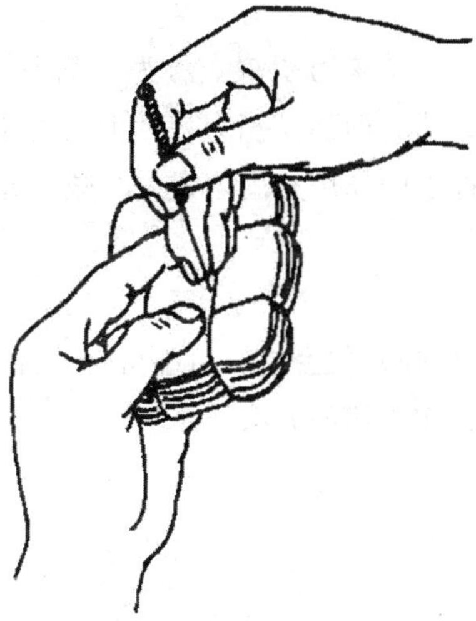

图9－26　纸垫练针

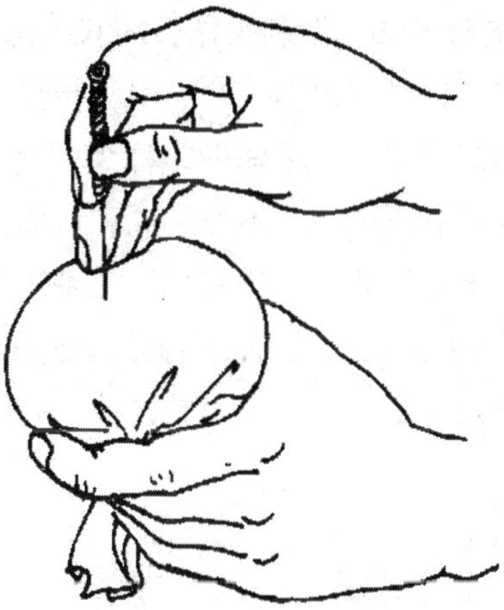

图9－27　棉团练针

3. 自身试针　通过以上练习，有了一定的指力和熟练的行针基本手法后，就可在自己身上或学员之间互相试针，反复体会。操作时要求做到定穴准确，快速无痛进针、保持针身不弯、刺入顺利，行针手法自如、指力均匀、深浅适度，位置固定、积极寻找针感，快速出现得气。

（三）针刺前的准备

1. 检查和选针　先检查针具，毫针应以针柄无松动，针身挺直光滑没有油迹、锈斑，坚韧而富有弹性，针尖圆而不钝、尖而不锐，以形如松叶、尖端无钩者为好，符合质量标准的针具才能在人体上使用。再选择针具的规格，一般根据患者的性别，年龄的长幼，形体的肥瘦，体质的强弱，病情的虚实，病变部位的表里浅深和所取腧穴所在的具体部位来确定针的长短、粗细。临床上选针常以将针刺入腧穴应至之深度，而针身还应露在皮肤上稍许为宜。如应刺入0.5寸，可选1.0寸的针，应刺入1.0寸，可选1.5~2.0寸的针。

2. 选择合适体位 体位的选择应以医者能正确取穴，操作方便，患者感觉舒适并能维持持久留针为原则。临床常用的体位有以下几种：①仰卧位：适用于头面、胸腹部的腧穴，以及四肢的部分腧穴。②俯卧位：适用于头项、背、腰、臀部以及下肢后面的腧穴。③侧卧位：适用于身体侧面的腧穴。④仰靠坐位：适用于头面、颈部、胸部以及四肢部位腧穴。⑤侧伏坐位：适用于一侧取耳颊部腧穴。⑥俯伏坐位：适用于取头项、背部腧穴。在可能的情况下，尽量采取一种体位，对于体弱或精神过度紧张者，应采用卧位施术。

3. 消毒 包括针具器械、医生的手指和患者的施针部位的消毒。①针具消毒可选用高压蒸汽消毒、煮沸消毒、75%乙醇浸泡消毒等法。②皮肤消毒：患者施术的部位，用75%的酒精棉球进行消毒，亦可用2%的碘酒先给皮肤消毒，再用酒精棉球脱碘消毒。③医生的两手按常规消毒后，方可持针施术。

（四）毫针操作

1. 进针方法 针刺操作，需双手协作进行。一般右手持针，称为“刺手”，刺手的作用是掌握针具，以拇、食、中三指夹持针柄，进针时运用指力使针尖快速穿透皮肤，再捻转刺向深层。左手辅助，称为“押手”，押手的作用是固定穴位，减少针刺疼痛，以及使针身有所依靠，不致摇晃和弯曲。

临床上常用的进针法有如下几种。

（1）指切进针法：左手拇指端或食指尖切按在穴位旁边，右手持针，针尖紧靠指甲刺入腧穴。主要适用于短针进针，是临床上最多采用的方法（图9－28）。

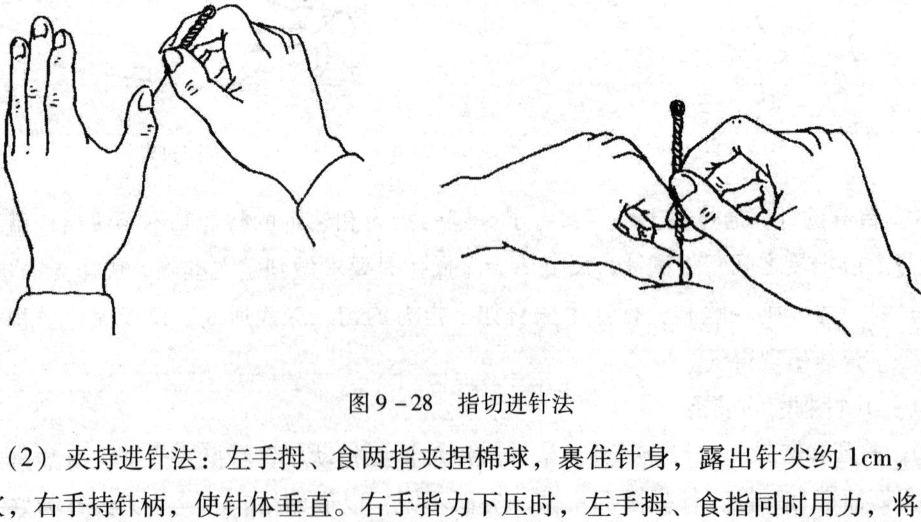

图9－28 指切进针法

（2）夹持进针法：左手拇、食两指夹捏棉球，裹住针身，露出针尖约1cm，直对腧穴，右手持针柄，使针体垂直。右手指力下压时，左手拇、食指同时用力，将针刺入皮肤。主要适用于长针进针（图9－29）。

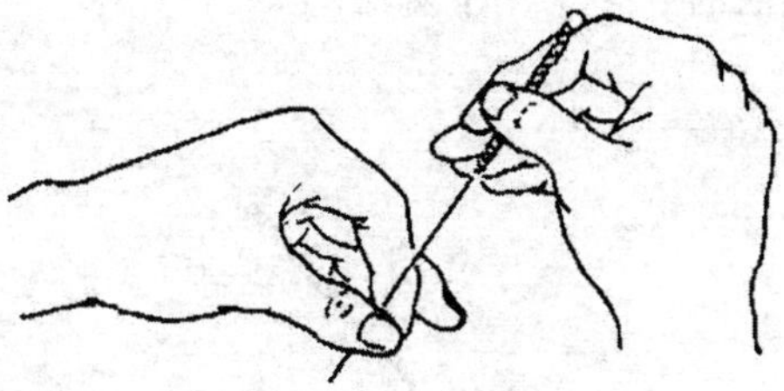

图 9－29　夹持进针法

（3）舒张进针法：左手拇、食二指将腧穴的皮肤向两侧撑开，使皮肤绷紧，右手将针从左手拇、食二指的中间刺入。主要适用于皮肤松弛或皱纹部位，如腹部、腋前和臀部进针（图 9－30）。

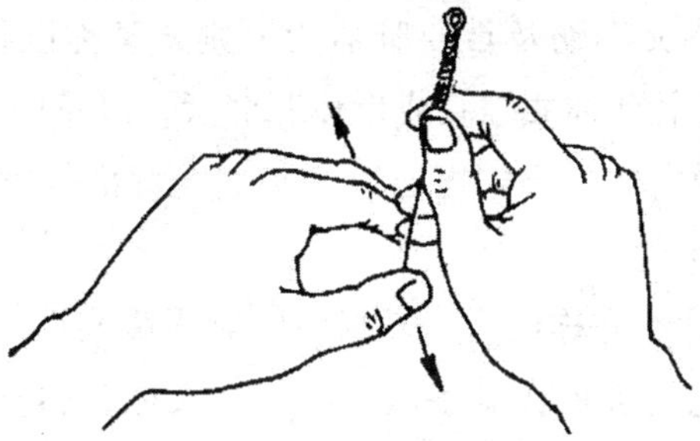

图 9－30　舒张进针法

（4）提捏进针法：以左手拇、食二指捏起针刺部位的皮肤，右手持针从捏起的上端刺入腧穴，主要适用于皮肉浅薄、骨突部位的穴位，如面部、桡骨茎突部的进针（图 9－31）。

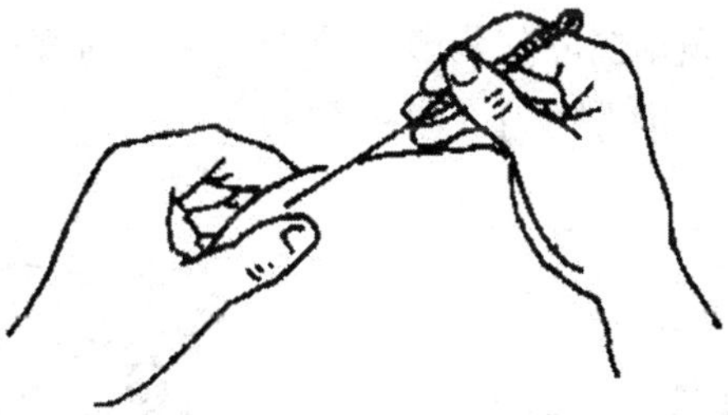

图 9－31　提捏进针法

2. 针刺的角度与深度

（1）针刺的角度：指进针时针身与皮肤所形成的夹角。一般有直刺、斜刺、横刺三种（图 9－32）。

①直刺：将针体与腧穴的皮肤呈 90°角垂直刺入，全身的腧穴大多可以直刺。如四肢及腹部腧穴。

②斜刺：针身与腧穴的皮肤呈 45°角左右倾斜刺入，适用于肌肉较薄或穴下有重要脏器不宜深刺的部位。如胸、背部腧穴。

③横刺：又称平刺。针身与腧穴皮肤呈 15°角左右沿皮刺入，适用于肌肉浅薄或骨

突处的腧穴。在施透穴刺法时，多采用平刺法。

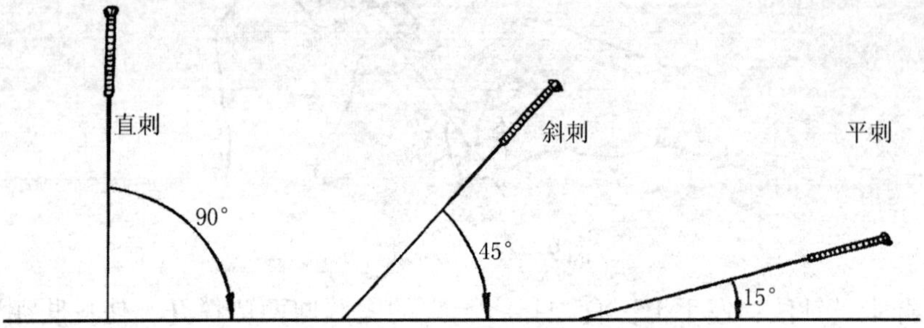

图 9-32 针刺的角度

（2）针刺的深度：指针身刺入皮肉的深浅。每个腧穴的针刺深度，在前面已有具体论述，一般以既有针感又不伤及重要脏器为原则，又称以得气为度。多根据体质、部位、病情而决定。如青壮年体质强壮或形体肥胖者，以及四肢、臀腹部可适当深刺，年老气血虚弱，小儿娇嫩之体，形体瘦弱以及头面、背部等宜浅刺。另外深刺多用直刺，浅刺多用斜刺或横刺。

3. 行针与得气 行针，亦称运针，是指将针刺入腧穴后，为了使患者得气，调节针感以及进行补泻而实施的各种针刺手法。得气，又称针感，是指将针刺入腧穴后所产生的经气感应，此时患者针刺局部产生酸、麻、重、胀等感觉，有时会沿一定部位、一定方向扩散传导；同时医者的指下常出现一种沉紧感，如鱼吞饵。是否得气与针刺疗效有关，一般得气迅速，效果较好，得气迟钝，效果较差。

（1）行针基本手法：

① 提插法：将针由浅层插向深层，再由深层提到浅层，如此反复上提下插，称为提插法。提插幅度大而且频率快的，刺激量就大，提插幅度小而频率慢的，刺激量就小，提插时要求幅度相等，指力均匀（图 9-33）。

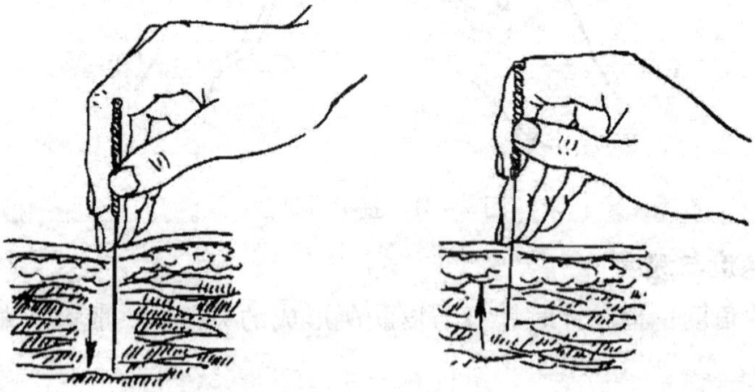

图 9-33 提插法

② 捻转法：将针一前一后的来回旋转捻动的操作方法。捻转的幅度一般在 180～360°左右，不可单向捻转，以免肌纤维缠绕针身而产生疼痛和行针困难，发生滞针的意外（图 9-34）。

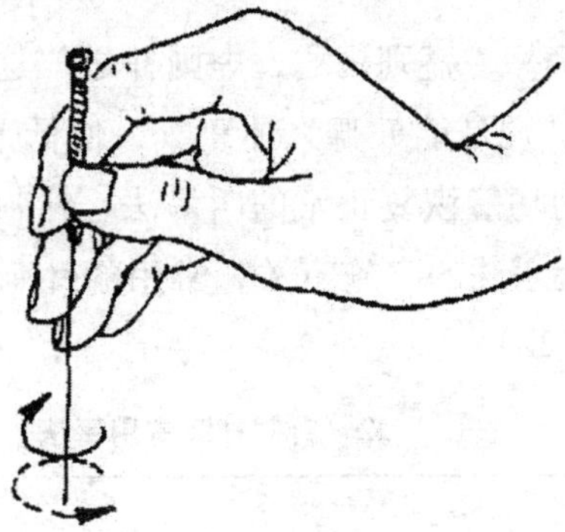

图 9－34　捻转法

（2）辅助手法：

①循法：为了激发经气，用手指沿着经脉的循行线路，在针刺腧穴的所属经脉的上下部轻轻地循按。适用于经气阻滞，气至迟缓的病证。

②震颤法：手持针柄，作小幅度快速的提插和捻转，使针身产生轻微震颤，以促使得气和增强针感。

③刮柄法：毫针刺入一定深度后，用拇指抵住针尾，以食指或中指的指甲刮动针柄；或用食、中指抵住针尾，以拇指指甲刮动针柄，以加强针感和促进针感的扩散（图 9－35）。

④弹柄法：用手指轻弹针尾，使针体微微震动以增强针感。用于留针过程中需稍加刺激者（图 9－36）。

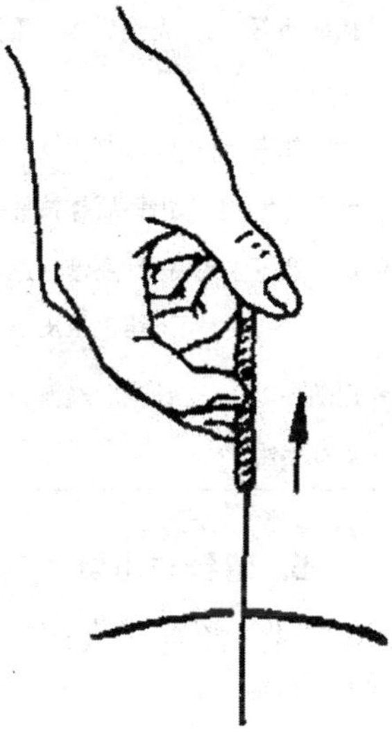

图 9－35　刮柄法

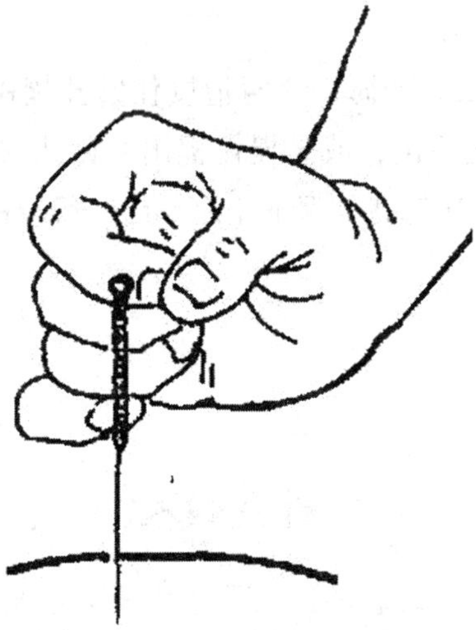

图 9－36　弹柄法

4. 针刺的补泻手法

针刺补泻是根据《内经》“盛则泻之，虚则补之”这一针灸治病的基本原则而确立的两种不同的治疗方法。凡是能鼓舞人体正气，使低下的功能恢复正常的叫补法；凡是能疏泄病邪，使亢进的功能恢复正常的叫泻法。针刺补泻效果的产生与机体的功能状态、腧穴的特性、补泻手法的实施有关，常用的针刺补泻手法很多，现将临床常用的几种归纳如下（表9－22）。

表9－22　针刺补泻常用手法

手法	补法	泻法
捻转补泻	针下得气后，捻转角度小，用力轻，频率慢，用力较轻	捻转角度大，用力重，频率快，用力较重
提插补泻	先浅后深，重插轻提，提插幅度小，频率慢	先深后浅，轻插重提，提插幅度大，频率快
呼吸补泻	呼气时进针，吸气时出针	吸气时进针，呼气时出针
开合补泻	出针后揉按针孔	出针摇大针孔
疾徐补泻	进针要慢，逐步进针达到一定的深度，出针要快，迅速提至皮下，稍停片刻出针	进针要快，一次就插到所需的深度，出针要慢，逐步分层退出
迎随补泻	针尖顺经而刺	针尖逆经而刺
平补平泻	进针得气后均匀地提插、捻转后即可出针	

5. 留针与出针

（1）留针：进针后将针留置穴内，以加强针感和便于继续行针施术。留针与否和留针时间的长短，主要依病情而定。一般病症，针下得气后即可出针或留针10～20分钟；对于某些慢性顽固性疼痛，可适当延长留针时间，并于其间作间歇行针，可增强疗效。对针感较差患者，留针还可以起到候气的作用。但对于痉挛性病症或强直性病证，不能留针，以免发生意外。

（2）出针：出针时先以左手拇、食两指按住针孔周围皮肤，右手持针轻微捻转，按照针刺的要求，或是快速拔出，或是慢慢提出。针孔或按或不按，视病情而定。若有出血者，并用消毒棉球按压针孔，保证止血。出针后应检查针数，以防遗漏。

知识链接

针灸铜人

针灸铜人，既是针灸教学的教具，又是考核针灸医生的模型。始创于宋天圣四年（公元1026年），是北宋医家王惟一总结前人经验，为提高针灸教学效果而主持设计制造的。针灸铜人的高度与正常成年人相近，用铜塑造，胸背前后两面可以开合，体内雕有脏腑器官，铜人表面镂有穴位，穴旁刻题穴名。以黄蜡封涂铜人外表的孔穴，其内注水。如取穴准确，针入而水流出；取穴不准，针不能刺入。现故宫博物院收藏一具明代铜人，高89cm，男童形状。

（五）异常情况处理及预防

1. 晕针

【原因】患者精神紧张、体质虚弱、饥饿、疲劳、体位不适、医生操作手法过重，而致脑部暂时缺血。

【现象】患者突然感觉心慌、头晕目眩，或恶心欲吐，出冷汗，面色苍白，脉象微弱；严重者出现肢体厥冷，血压下降，二便失禁，不省人事等。

【处理】立即将针全部取出，令患者平卧，头部稍低，注意保暖。轻者静卧片刻，喝点温开水或糖水，即可恢复。重者以指掐人中、合谷、内关、足三里，或艾灸百会、气海、关元、涌泉等穴，如仍不缓解时，可配合其他急救措施。

【预防】对于初次接受针灸治疗和精神紧张者，应先做好解释工作，消除顾虑；手法不宜过重，尽量采取卧位，选穴宜少，手法宜轻，少留针或留针时间不宜过长；对于过度疲劳、饥饿者不宜针刺。

2. 滞针

【原因】患者精神紧张、针刺入后，局部肌肉强烈收缩；或因毫针刺入肌腱，行针时捻转角度过大，或连续进行单方向捻转，而致肌纤维缠绕针身。

【现象】进针或留针后感到针下异常紧涩，出现提插、捻转及出针困难。

【处理】消除患者紧张情绪，使局部肌肉放松。因单向捻转而致者，则须反向捻转；如属肌肉一时性紧张，可留针一段时间，然后再行捻转出针，也可轻轻按揉针刺周围的皮肤肌肉，或在附近部位加刺一针，以宣散气血，缓解痉挛。

【预防】对精神紧张者，应做好解释工作，消除紧张心理。医者手法要熟练，避免单向捻转及将针刺入肌腱，行针时不可用力过猛，留针过程中不宜随意改变体位。

3. 弯针

【原因】医生手法不熟练，用力过猛，或针下碰到坚硬组织；留针时患者体位移动；针柄受到外物的压迫和碰撞，以及滞针没有及时处理所致。

【现象】针身弯曲，针柄改变了进针时刺入的方向，提插、捻转及出针均感困难，患者感觉疼痛。

【处理】应视针弯的方向，顺势慢慢退出；如因患者体位改变所致，让患者慢慢恢复体位，使局部肌肉放松后，再将针缓慢退出，切忌强行拔针。

【预防】医者进针手法要熟练，指力要均匀轻巧；针刺前患者应选择舒适的体位，留针期间不能随意变动体位；针刺部位和针柄应避免外物碰撞和压迫。

4. 断针

【原因】多因针具质量欠佳，针根或针身有剥蚀损坏；行针时手法过重，肌肉强烈收缩；或患者体位改变，滞针和弯针现象未能及时正确处理等原因造成。

【现象】行针或出针后发现针身折断，残端留在患者体内。

【处理】嘱患者镇静，不要移动体位，以防断端下陷，如残断部分针身尚露于体外，可立即用手指或镊子将其取出；如残端与皮肤相平，可按压针孔两旁，使断针暴露于体外，用镊子取出；如断针完全陷入肌肉时，应手术取出。

【预防】应认真检查针具，剔除不合格的针具。针刺不要将针身全部刺入，应留一小部分在体外。当发生滞针、弯针时应及时正确处理，不可强行拔出。

5. 血肿

【原因】多因针刺时误伤血管，起针时没有及时按压所致。

【现象】出针后针孔出血，或针刺局部肿胀疼痛，继则局部皮肤呈青紫色。

【处理】轻度血肿，一般不必处理，可自行消退。若局部疼痛较剧，肿胀明显者，先作冷敷或加压止血，再作热敷或局部轻轻按揉以促使局部淤血消散。

【预防】避开血管针刺，出针时立即用消毒干棉球揉按压迫针孔。

（六）针刺注意事项

（1）孕妇腹部、腰骶部和一些能引起子宫收缩的腧穴，如合谷、三阴交、昆仑、至阴等，不宜针刺；月经期间如不是为了调经，也不宜针刺。

（2）小儿囟门未闭合时，头顶部腧穴一般不宜针刺。此外，小儿不能合作，一般采用速刺不留针。

（3）针刺眼区、项部、胸背部、胁肋部等部位的腧穴，应掌握好针刺的角度、方向和深度，严格按要求操作，以免发生事故。对于肝脾肿大的，应注意不要刺伤内脏。

（4）皮肤有感染、溃疡、瘢痕的部位，有自发性出血倾向或损伤后出血不止的患者，均不宜针刺。

（5）过饥、过饱、醉酒、劳累过度时，不宜立即进行针刺，久病体虚、大出血、大汗者，手法不宜过强，并尽量选用卧位。

二、灸法

灸法是用艾绒或其他药物点燃后，在体表腧穴部位上进行烧灼、温熨，给人体以温热性刺激，通过经络腧穴的作用，达到治病和防病目的的一种外治方法。施灸的原料很多，但多以艾叶为主，用干燥的艾叶，捣碎成绒，除去杂质，贮藏备用，以陈久者为佳。灸法具有通畅经络，行气活血，祛湿散寒，消肿散结，回阳救逆的作用，

（一）常用灸法

1. 艾炷灸 取艾绒置于平板上，用拇、食、中三指捏成上尖下平的圆锥形小体，称为艾炷。小炷如麦粒大，中炷如半截枣核大；大炷如半截橄榄大。每燃尽一个艾炷，称为1壮。

（1）直接灸 将大小适宜的艾炷直接放在皮肤上施灸的方法，称为直接灸。根据燃烧程度的不同，又分为瘢痕灸和非瘢痕灸。

①瘢痕灸（化脓灸）：在施灸部位涂以少量大蒜汁，然后将大小适宜的艾炷置于腧穴上点燃施灸，燃尽后，除去灰烬，易炷再灸，一般灸 5 ~ 10 壮。使局部皮肤灼伤，灸后 1 周左右，施灸部位化脓形成灸疮，痊愈后留下瘢痕。此法适应于某些慢性疾患如哮喘、肺痨、顽固性痛症等。因灸时疼痛剧烈，可用手在施灸部位周围轻轻拍打。灸前一定要说明，征求患者同意，一般人耐受不了。灸疮局部要注意清洁，避免继发感染。

②无瘢痕灸（非化脓灸）：先在施术部位涂抹少量凡士林，以增加黏性，将艾炷放在腧穴上点燃，待其烧到 2/3 左右，患者感到灼痛时，即将烧剩的艾炷去掉，更换新艾炷。连续灸 3 ~7 壮，以局部皮肤产生红晕，而不起水泡为度。因其灸后不化脓，没有瘢痕，易被患者接受。此法适应范围较广，多用于虚寒性疾患，如哮喘、慢性腹泻、消化不良等。

（2）间接灸　又称隔物灸，用药物将艾炷与施灸部位的腧穴皮肤隔开，进行施灸的方法。其火力温和，具有艾灸和垫隔药物的双重作用。临床常用的有以下几种。

① 隔姜灸：将新鲜生姜切成约 0.5cm 厚的薄片，中心处用针刺数孔，上置艾炷，放于穴位施灸，当患者感到灼痛时，易炷再灸，以皮肤红晕为度。多用于治疗外感表证和虚寒性疾病，如感冒、咳嗽、风湿痹痛、呃逆、呕吐、腹痛、泄泻等。

② 隔蒜灸：将鲜大蒜头切成厚约 0.2 ~0.3cm 的薄片，或捣蒜成泥，作间隔物，如上法施灸。多用于外科疮疡初起，或阴疽、乳痈初起，瘰疬等证。

③ 隔盐灸：用干净食盐填平脐孔，上置大艾炷点燃施灸，亦可中间隔姜片。多用于治疗急性吐泻所致的汗出、肢冷、脉伏等症，或中风脱证、产后血晕等。

④ 隔附子（饼）灸：将附子研成粉末，用酒调和做成直径约 3cm，厚约 0.3cm 的薄饼，中间以针刺数孔，置于施灸部位，上面放艾炷灸之。多用于治疗命门火衰的阳萎、遗精、早泄、不孕或疮疡久溃不敛等症。

2. 艾条灸　用细桑皮纸或容易燃烧的薄纸，取艾绒卷成长 20cm，直径 1.5cm 的圆柱体，即为艾条。根据内含药物之有无，又分为纯艾条（清艾条）和药艾条两种。因其使用简便，不起泡，不发疮，无痛苦，患者还可以自灸，故临床应用更为广泛。艾条灸的操作方法分为温和灸、回旋灸和雀啄灸。

（1）温和灸：将艾条的一端点燃，对准应灸的腧穴部位或患处，约距离皮肤 2 ~ 3cm 进行熏烧，使患者局部有温热感而无灼痛为宜，一般每穴灸 5 ~7 分钟，至皮肤稍起红晕为度。对昏厥或局部知觉减退的患者及小儿，医者可将食、中两指置于施灸部位两侧，从而测知患者局部受热程度，随时调节施灸距离，防止烫伤。

（2）雀啄灸：施灸时，艾条点燃的一端像鸟雀啄食一样，一上一下地移动。

（3）回旋灸：施灸时，艾条点燃的一端均匀地向左右方向移动，或反复旋转地进行施灸。

3. 温针灸　是针刺与艾灸结合使用的一种方法。在毫针得气后的留针过程中，将纯净细软的艾绒捏在针尾上，或用长约 2cm 左右的艾条一段，插在针柄上，点燃施灸。

待艾绒或艾条烧完后除去灰烬，将针取出。其作用是在针刺的基础上，借助艾火的热力以温通经脉，运行气血，用以治疗寒湿痹痛、痿痹等证。

（二）适应证与禁忌证

1. 适应证 虚证、寒证，如中风脱证、风寒湿痹、呕吐、腹痛、泄泻、哮喘、腰痛、阳痿、早泄、瘰疬、肺痨、关节肿痛、痈疡初期或疮疡久溃不敛等。

2. 禁忌证 对实热证、阴虚发热者，一般不宜灸；对颜面、五官和有大血管的部位、关节部，不宜采用瘢痕灸；孕妇的腹部和腰骶部不宜施灸。

（三）注意事项

（1）施灸的先后顺序，一般先灸阳经，后灸阴经；先灸上部，后灸下部；先灸背部，后灸腹部；先灸头部，后灸四肢。临床上，可根据情况灵活运用。

（2）在施灸或温针灸时，要注意防止艾火脱落，以免造成皮肤及衣物的烧损，引起灸伤。

（3）灸后若局部出现水泡，只要不擦破，可任其自然吸收。若水泡过大，可用消毒针从泡底刺破，放出水液后，再涂以龙胆紫药水。

（4）对于化脓灸者，在灸疮化脓期间，要注意休息，严防感染。若有继发感染，应及时对症处理。

三、针灸治疗

针灸治疗必须根据中医基础理论进行辨证，先明确疾病的病因病机、病位病性，再遵循扶正祛邪，补虚泻实，调和阴阳的治疗原则，进行相应的配穴处方，按方施术。或针或灸，或针灸并用；或补或泻，或补泻兼施，以疏通经络气血，调节脏腑，调理阴阳，达到防病治病的目的。

针灸临床时要根据患者的具体情况，制定正确的治疗方案，选择适当的腧穴和刺灸、补泻方法，这是针灸治病的关键步骤，这些都必须按照取穴原则和配穴方法去完成。

（一）选穴原则

选穴原则是临证选穴的基本法则，也是配穴的基础、前提和先决条件。具体有以下几个原则。

1. 局部选穴 局部选穴就是围绕病变局部取穴。这一选穴原则，是根据腧穴都有近治作用的特点提出的。适用于治疗病变部位比较明确、局限的病症以及某些器质性病变。例如头痛选百会或太阳、面瘫选颊车或地仓。临床上对各种关节疼痛、痿证以及扭伤、皮肤病、腱鞘囊肿等在局部选穴，其疗效比较理想。

2. 邻近选穴 邻近选穴就是在病变部位附近选穴。如牙痛取太阳或下关；目疾、耳病取风池等。另外身前有病在身后选穴，或身后有病在身前选穴，也属于邻近选穴。如肩背疼痛取中府，胃脘疼痛取至阳或胃俞等。

3. 远端选穴 远端选穴即在距离病变部位较远的地方选穴。这一选穴原则，是根据腧穴具有远治作用的特点提出来的，常常是随经取穴，主要是根据本经能治疗本脏腑病的特点而提出的。特别适用于在四肢肘、膝关节以下选穴，用于治疗头面、五官、躯干、内脏病症。在针灸临床上应用十分广泛，如八要穴歌所载："肚腹三里留，腰背委中求，头项寻列缺，面口合谷收，心胸取内关，小腹三阴谋，坐骨刺环跳，腿疼阳陵透"。

4. 辨证选穴 对于发热、失眠等全身性病症，要进行辨证分析，将病症归属于某一脏腑或经脉，然后按经选穴。例如失眠，属心胆气虚者又归心、胆二经，则在心、胆二经选穴；若属心肾不交者，归心、肾二经，在心、肾二经选穴；再如月经不调，若因脾气虚弱引起者，归属脾经，在脾经、任脉选穴；若因肝气郁结引起者，归属肝经，在肝经、任脉选穴。

5. 对症选穴 这既不同于近取、远取穴，又不同于辨证取穴。这是对于个别突出症状的随症选穴。例如昏厥取水沟或十宣；发热选大椎、合谷、曲池、复溜；身体虚损选关元、气海、足三里、三阴交；痰多选丰隆或中脘；百会治疗脱肛、阴挺；恶心呕吐选中脘或内关；人中用于急救等。其他如八会穴、各经五输穴的应用等，由于这种随症选穴法都是长期临床经验的结晶，属某些穴位的特殊治疗作用，疗效较高。因此人们又将其称为"经验选穴"。

（二）配穴方法

配穴就是选择具有协同作用的两个或两个以上的穴位加以配伍应用，以加强腧穴之间的协同作用，提高疗效。常用的配穴方法有：

1. 上下配穴法 上指上肢或腰部以上，下指下肢或腰部以下。如风火牙痛，上取合谷，下配内庭；头项强痛，上取大椎，下配昆仑；子宫脱垂，上取百会，下配气海等。"头面之疾针至阴，腿脚有疾风府寻，心胸有病少府泻，脐腹有病曲泉针。"

2. 前后配穴法 是以身体前后部位所在腧穴相互配伍的方法。如遗精、阳痿，前取气海、关元，后配命门、肾俞；咳嗽、气喘，前取天突、膻中，后配肺俞、定喘。

3. 左右配穴法 十二经络在人体呈左右对称分布，故临床治疗时肢体左右两侧的腧穴可以配合应用。既可左右交叉取，也可左右同取。如胃痛取双侧梁门、足三里；咳喘取双侧肺俞、膏肓；左侧面瘫，取同侧地仓、颊车，配右侧合谷、手三里等。

4. 远近配穴法 在病变的局部、邻近和远端同时选穴，配伍成方。如肩周炎以局部的肩髃、邻近的曲池、远端的阳陵泉相配；眼病以局部的睛明、邻近的风池、远端的光明相配等。

5. 表里经配穴法 是以脏腑、经脉的阴阳表里关系为依据的配穴方法。具体方法是某一脏腑、经脉有病，除选取本经脉的腧穴以外，同时配以相互表里经的有关腧穴。例如肝病以足厥阴肝经期门、太冲配足少阳胆经阳陵泉；心绞痛以手厥阴心包经内关配手少阳三焦经外关（可采取透穴形式）等。

6. 本经配穴 当某一脏腑、经脉发生病变而未涉及其他脏腑、经脉时选取本经脉的腧穴配伍成方。例如少阳头痛，取胆经风池、足临泣、足窍阴相配；肺病咳嗽，取肺经中府、列缺、太渊、尺泽相配等。

总之，在临床处方配穴时应主次分明，恰到好处地选择一组或几组处方，既有针对病因的主穴，又有对症选择的配穴，穴位的数量不宜多，在治疗过程中可根据病情适当加减，或几组处方轮流使用。

（三）针刺时机、疗程和间隔

针刺治疗一般在病证发作时效果较好，但某些疾病有一定的特殊性，如痛经的治疗以行经前 1 ~3 日开始较好。慢性病一般每日或隔日治疗 1 次，10 次为一疗程，中间休息 5 ~7 天再做下一疗程，急性病如痛症的治疗每日可针 1 次或数次，治愈为止。

（四）常见急症的针灸治疗

急症发病之始，病势凶猛。为了争取时机，进行及时有效的治疗，必须把握疾病的整体特征与关键症候，对症处理。病情稍缓解，则应进行必要的检查，尽快查明原因，进一步治疗。

对急症的治疗，方法不可拘泥一格，应根据具体情况，或针，或灸，或针灸并用，或针灸为主，配以药物；或药物为主，配以针灸，或取药物穴位注射，总之应根据病情，适其所宜，抓住时机，以控制症状为要。

在急症治疗中，严密观察病情，审察诊断是否正确，是否出现新的体征，或经特殊检查有重要发现，一旦发现应立即调整治疗措施，严密观察治疗效果。若有效则不宜频繁改换治疗方法，无效或病趋恶化则立即重新审定治疗方法。

1. 高烧 凡体温超过 39℃时，称为高烧。中医称之为“壮热”、“实热”，常见于急性感染、急性传染病、寄生虫病，以及中暑、风湿热、恶性肿瘤等。针灸治疗的目的，在于控制高烧，烧退后应针对病因进行治疗。

【主穴】大椎、曲池、合谷。

【配穴】神昏取人中、十宣。烦躁取印堂、神门。

【操作】大椎、曲池、合谷用泻法；神昏点刺十宣出血，人中捻转至神苏。

【附】流行性感冒

【取穴】大椎（高烧期）、足三里（恢复期）。

【配穴】气短者取内关；咳嗽者取一侧合谷。

【操作】尽量使患者颈部和胸部最大限度地向前弯曲；手持针自大椎徐徐刺入皮下后将针向骶尾方向与脊柱成 15°进针 1.5 ~2cm，另一手从大椎沿着脊柱至尾骶部巡按，同时捻转运针至腰或尾部产生凉感，持续捻转 5 ~10 分钟，烧退后只针足三里、丰隆。

2. 抽搐 抽搐是指四肢不随意的肌肉抽动，或兼颈项强直，角弓反张，常伴有意识丧失，或发作后昏迷，多见于小儿惊厥，热性病，破伤风，癫痫，癔病等。

【主穴】印堂、百会、大椎、合谷、阳陵泉、太冲、委中。

【配穴】发热取曲池；神昏取十宣、人中；痰盛取内关、丰隆。

【操作】主穴可选择应用，或分为两组交替使用，一般均采取强刺激不留针，印堂、百会、人中应平刺，神昏不醒可留针，并间歇运针至神苏；委中、十宣三棱针点刺出血。

【附】小儿惊厥

【主穴】印堂、后溪透劳宫、人中、涌泉、大椎、足三里。

【配穴】高烧取曲池、合谷。

【操作】主穴每次取2~3个，用指针法（指尖揉掐），根据病情加配穴，后溪透劳宫用毫针斜刺，捻转加小幅度提插，不留针，印堂、少商、四缝，三棱针点刺出血。

3. 晕厥 是指骤起而短暂的意识行动丧失，表现为始起自觉乏力，眼前昏黑，欲呕而突然晕倒不省人事，伴面色苍白、汗出、四肢厥冷，脉细缓，血压下降等。发生的原因，或由元气虚弱，病后气血未复，产后失血过多。每因操劳过度，骤然起立引起经脉气血不能上充，阳气不能外达四肢而致。或由精神、情志异常变动，或外伤剧痛，以致气血逆乱，清窍受扰而突然昏倒。

【取穴】人中、合谷、足三里、中冲、百会、气海、太冲。

【操作】让患者头低足高仰卧，注意呼吸道通畅，先针刺合谷、人中，捻转提插强刺激，不留针；中冲点刺，属虚脱晕厥而症见面色苍白肢厥者，针补足三里，艾灸百会、气海，属情志异常而致晕厥者，可强刺激太冲以疏肝调气，亦可针昆仑透太溪，强刺激。

附：针灸急救七法：

(1) 清热醒脑法：适应高烧昏厥。取穴：十宣、大椎、人中（三棱针点刺），曲池、劳宫、涌泉（强刺激不留针）。

(2) 降痰醒脑法：适应痰浊上蒙晕厥。取穴：内关、中脘、丰隆、气海、关元（泻法），兼寒灸中脘、关元。

(2) 升阳益气醒脑法：适应气虚乏力晕厥。取穴：人中、百会（补）、关元、足三里（灸）。

(4) 降血醒脑法：适应高血压晕厥。取穴：委中、至阳、足窍阴、大敦、中冲（三棱针点刺）、长强（泻）。

(5) 平肝熄风法：适应肝阳暴张而晕厥。取穴：大敦（刺出血）、三阴交（先泻后补）、阳陵泉、太冲（泻）。

(6) 还阳救逆法：适应阴寒极盛而晕厥。取穴：关元（灸）、气海（泻）、三阴交（补）。

(7) 顺气开闭法：适应暴怒气逆而晕厥。取穴：膻中，气海、内关、孔最（泻）、大敦（刺血）。

4. 虚脱（休克） 类似休克，多由大汗不止，大吐、大泻、大失血，或温热之邪久留，严重损伤气血津液；或因元阳素亏，寒邪深重，正不胜邪，阳气虚脱，两者均可导致阴阳衰竭。临床见症：面色苍白，或紫绀，神志淡漠或昏迷，肢冷汗出，血压下降，心率快，呼吸微弱，尿量减少，脉搏细弱或细数。

【主穴】素髎 、内关、涌泉、神阙、关元、百会、气海。

【配穴】神昏取人中、中冲。

【操作】素髎 ，从鼻尖端斜向上刺入，深0.5～1寸，持续运针5分钟；内关、涌泉持续捻转3～5分钟，中强刺激，平补平泻，直至血压回升，留针1小时左右，神昏取人中强刺激，中冲点刺出血，不留针；肢厥、面色苍白、脉绝，息微加灸关元，神阙；效果不佳加艾灸气海、百会、膻中，不计时，至汗出、脉跳为度。可视病情，先刺后灸。

5. 一氧化碳中毒 指连续吸入高浓度的一氧化碳出现一系列病理表现。轻者头痛，眩晕、耳鸣，恶心呕吐，心悸乏力，甚至短暂昏厥；中度中毒，可见面色潮红，口唇呈樱桃红色，脉快多汗，甚则昏迷；重度中毒，可迅速进入深昏迷。深昏迷时期，面呈樱桃红，呼吸增快，出现病理反射，至后期则面色苍白，四肢厥冷，血压下降，反射消失。用针灸治疗一氧化碳中毒疗效较好。

【主穴】人中、涌泉、少商。

【配穴】素髎、合谷、百会、太冲、神阙、内关、足三里。

【操作】先将患者移于通风处，注意保暖，轻度中毒恶心呕吐者，刺内关、足三里；中、重度中毒取人中、涌泉深刺，用强烈短促手法反复运针至神苏；少商点刺出血；血压下降取素髎升压，艾灸神阙（隔盐、隔姜灸），中冲点刺出血；合谷，太冲强刺激。

6. 急性头痛

（1）外感头痛（风邪袭络型）

【主穴】风池、合谷、阿是穴。

【配穴】头顶取百会，前额痛取印堂，后头痛取至阴、昆仑，恶寒重取风门，发热重取曲池、大椎，鼻塞取迎香。

【操作】先刺风池、风府，随头痛部位随症配穴。强刺激留针15～20分钟；恶寒重，风门针后隔姜灸。

（2）高血压头痛（肝阳上亢型）

【取穴】风池、百会、太溪、太冲。

【操作】每穴每次刺入0.5～1cm，1～3小时针刺1次。

（3）偏头痛（血管性偏头痛） 此症多见于女性。临床表现为：发作前有幻觉，偏盲等脑功能障碍，继则一侧性头痛为搏动性钻痛、刺痛、或钝痛。剧烈时伴眩晕发汗，恶心呕吐、心悸、便秘等。头痛可持续数小时，呈周期性发作。

【取穴】丝竹空、率谷、风池、足临泣。

【操作】丝竹空透率谷，平补平泻，运针至痛缓解；风池宜朝对侧眼球方向进行，运针使针感扩散到颞部、巅部，前额，用泻法，足临泣用泻法。

（4）三叉神经痛　指三叉神经分布区内反复出现的阵发性短暂剧烈的疼痛。临床表现为：骤然发作闪电样短暂的剧痛，痛如刀割，火灼，可伴病侧面肌抽搐，流泪，流涕及流涎等。发作时间短暂，数秒钟，或数分钟即行缓解，间歇期可无症状。

【取穴】鱼腰、四白、下关、合谷。

【操作】一支痛（眼裂以上部位），从鱼腰斜向下方刺入0.3～0.5寸，待触电感传导到眼及前额时，提插20～50次；两支痛（口裂以上部位）从四白斜向上方约45°角进针，刺入0.5～0.8寸，待触电感传至上唇与下牙等处，反复提插20～50次；三支痛，取下关直刺1.5寸深左右。待触电感传至舌、下颌等处．提插20～50次，若效果不明显，取承浆斜向下方30°角进针，刺入0.5寸左右，待触电感传至下唇，提插20～50次，余穴配合使用，针刺过程注意深度，为求针感满意，一般1日1次，或隔日1次，10次为1疗程。

7. 眩晕（内耳性眩晕）

【主穴】风池、内关、合谷。

【配穴】呕吐痰涎加丰隆、解溪，心烦易怒，面红口苦加太冲、行间，气短乏力，面色苍白加百会。

【操作】风池用泻法，使针感传遍两颞侧部，针合谷用泻法，内关平补平泻，百会艾灸，余均取泻法。

8. 心绞痛　由于心肌缺血缺氧所致，以突然发作，左侧胸骨后剧烈疼痛，可放射致左肩部、上臂内侧，并有胸前紧张感，出汗和恐惧感。

【取穴】内关、膻中、心俞。

【操作】每次选穴2～3个，进针后持续捻转30秒至数分钟，留针15～20分钟，膻中针灸宜朝下平刺，内关宜使针感传入前胸或侧胸部。

9. 心律失常　指心搏频率与节律以及冲动传导等方面的任何一项异常。表现为心悸、胸闷、气急、眩晕、心前区疼痛等。

【主穴】内关、心俞、神门。

【配穴】早搏加三阴交，心动过速加足三里，心动过缓加素髎，房颤加膻中、曲池。

【操作】常用穴每次取两个穴，据症加配穴。患者取卧位，心俞应从穴位旁开2分处呈45°角进针，斜向脊柱进针1～1.5寸，得气后运针，使针感放射至前胸部，平补平泻，3～5分钟起针。余穴中强刺激，留针20分钟，隔5分钟运针1次（心动过缓者留针5～10分钟），每日1～2次。

10. 急性胃病　指急性发作，痛势剧烈的胃脘部暴痛。外感风寒，过食生冷，或瘀血内阻，肝气犯胃等均可造成胃脘急痛发作。

（1）胃寒证：胃脘冷痛，喜温喜按，口不渴，小便清，大便正常。

【取穴】足三里、中脘、胃俞。

【操作】先刺足三里（或按压此区敏感点）用重泻法，针感传入腹内最佳，中脘与胃俞可平补平泻，针后加灸。

（2）血瘀证：胃痛如割如刺，常伴柏油样便等。

【取穴】膈俞、内关。

【操作】先针内关，先泻后补，以泻为主法，膈俞平补平泻。呃逆气胀加阳陵泉用泻法。

11. 急性呕吐 呕吐系指胃失和降，气逆于上所致的病症。急性呕吐，多见于西医学中的急性胆囊炎，急性食物中毒，急性胃炎，幽门痉挛或梗阻等，治当和胃降逆止呕。

【取穴】中脘、胃俞、内关、曲泽、足三里。

【操作】曲泽三棱针点刺出血，胃俞先泻后朴，以泻为主，余穴用泻法。若属寒呕，症见呕吐清冷食物或水液，口不渴，四肢不温，胃脘部喜温喜按者，可同时艾灸中脘、足三里。

12. 急性腹泻 腹泻是指排便次数增多，便质稀薄，或至水样而言。急性腹泻，多见于食物中毒所致急性肠炎。针灸治疗，以调理胃肠气机为主。治疗的同时，尚需注意控制饮食。脱水者要予以补液。

【取穴】天枢、上巨虚、阴陵泉、足三里。

【操作】偏寒湿者，针后加灸，留针 10～20 分钟；偏湿热者，针刺用泻法

【附】流行性腹泻，为一种不明原因的急性胃肠传染病，临床表现为呕吐、腹痛、肠鸣，继则泄泻水样大便，很快出现脱水及腓肠肌痉挛等症状。

【取穴】天枢、内关、三阴交。

【操作】均取双侧穴位用补法，留针 30 分钟后加灸至皮肤潮红。1 日 1 次，重症 1 日 2 次。

13. 急性腹痛 指胃脘以下，耻骨毛际以上部位突然发生疼痛而言。其病势急骤，变化迅速，是常见而主要的急性症候之一。外感风寒，过食生冷，气机不畅，或跌仆创伤，蛔虫窜扰等均可致腹痛。凡非手术治疗的内、外各科腹痛，均可采用针灸治疗。

（1）寒痛：痛势暴急，得热稍减，遇冷加剧，便溏肢冷，舌淡苔白。

【取穴】关元、足三里、神阙。

【操作】神阙，关元隔姜灸，需大炷重灸至痛缓解；足三里泻，留针 30～60 分钟。

（2）热痛：腹壁拘急，胀满拒按，烦渴引饮，便秘尿赤，舌红苔黄。

【取穴】内关、气海、行间。

【操作】均用泻法，留针至腹痛止。

（3）气滞血瘀型：腹胀痛，攻窜不定，或刺痛不移，舌暗，或舌边有瘀点。

【取穴】中脘、足三里。

【操作】均用泻法，留针 15 ~ 20 分钟。

14. 急性腰扭伤　多因剧烈转动躯体，腰部肌肉用力失调所致。临床症状以卒感腰部剧烈疼痛，活动受限，咳嗽，深呼吸疼痛加重，且腰部有明显压痛点为特征。

【取穴】人中、后溪、腰痛点、委中、腰阳关。

【操作】一般单刺人中。效果不明显再取配穴。剧痛在足太阳经者，以后溪为主；在督脉附近者，以腰痛点为主。刺人中应将患者嘴唇拉长，从左或右 1cm 进针，来回拉动，强刺激 5 ~ 10 秒钟；取后溪穴双侧向合谷透刺 1 ~ 1.5 寸，强刺激 2 分钟；腰痛点取双侧，两针向掌心斜刺 0.8 ~ 1 寸，得气后大幅度捻转提插，强刺激 2 分钟。医生双手扶住病人腰腹部，帮助患者活动腰部 20 次以提高疗效，均留针 15 分钟，运针 1 ~ 2 次。

15. 急性踝关节扭伤　指由于突然用力不衡，使关节扭伤而致踝关节部位肌肉、韧带过度牵拉而引起损伤。

【取穴】解溪、昆仑、丘墟、侠溪。

【操作】先从足趾向小腿作推压，并在跟腱及小腿三头肌上做轻揉的按、捏，继针上述穴位，均用泻法。务使针感上下贯通；针后加灸并贴关节止痛膏。嘱患者勿下冷水（以防经气凝滞）。

16. 落枕　又称颈部伤筋，多由于睡眠时颈部位置不当，或因负重颈部扭伤，或因风寒侵袭项背，局部脉络受损，经气不通所致。症见患者向患侧倾斜，背牵拉痛，甚则向同侧肩部及上臂扩散，颈项活动受限，并有压痛。

【取穴】大椎、天柱、悬钟、后溪、昆仑、列缺。

【操作】先针悬钟、后溪。医生以双手拇指从大椎穴按摩至天柱穴，令皮肤潮红，继以双手扶住患者头部，做轻揉旋转，同时嘱患者放松，即以双手端住患者下颌向上一端，此时即可听到："咯哒"一声（无声亦可）；留针 10 ~ 15 分钟，倘患者不能前后仰俯可配取昆仑、列缺；若不能左右盼顾，可配取支正穴。

17. 急性尿潴留　指突然发生不能排尿而膀胱充盈膨胀的症状。临床表现为下腹满闷胀痛，尿意窘迫，欲尿不出，辗转不安等症。可由于腰麻、分娩、腹部或盆腔手术，或老年性前列腺肥大、外伤、结石等原因引起。

【取穴】关元（或中极）、阴陵泉、膀胱俞。

【操作】针关元使针感下传至尿道（针中极必须注意勿刺伤膀胱）。刺上述穴效果不佳时，可取余穴强刺激；若为外伤所至可针泻血海。

18. 流行性腮腺炎　为腮腺病毒所引起的小儿常见急性传染病。以腮腺肿大和疼痛为主要特征。起病有发热、食欲减退、呕吐，或伴睾丸肿痛等症。

【主穴】翳风、关冲、外关、合谷。

【配穴】曲泉、太冲。

【操作】翳风、合谷强刺激，针外关使针感传入腮腺部，若睾丸肿大疼痛配曲泉、太冲。亦可取患侧角孙穴，先将患侧头发剪短，皮肤消毒，取灯心蘸香油点燃，迅速点触穴位，发出"叭"的响声即可，灸1~2次即可，若肿不退，可再灸1次。

第四节　三棱针法与皮肤针法

一、三棱针法

三棱针疗法是用三棱针点刺穴位或浅表血络，放出少量血液，以防治疾病的方法，亦称"刺络法"。三棱针取法于古代的"锋针"，由不锈钢制成，针长约6cm，针柄呈圆柱形，针身呈三棱状，尖端三面有刃，针尖锋利。针具使用前须经高压消毒，或用70%~75%乙醇浸泡20~30分钟，用一次性无菌性针具更佳。

（一）操作方法

右手拇、食指持住针柄，中指抵住针尖部，露出针尖3~5mm，以控制针刺深度，针刺时左手捏住指（趾）部，或夹持、舒张皮肤，右手持三棱针针刺。常用的刺法有以下几种。

1. 点刺法　先推捏被刺腧穴部位，使血液积聚局部，经常规消毒后，左手拇、食、中三指夹紧被刺部位或穴位，右手持针，对准穴位迅速刺入1~2mm深，立即出针，双手轻轻挤压针孔周围，使出血少许，然后用消毒棉球按压针孔。此法多用于手指或足趾末端穴位，如十宣、十二井、耳尖或头面的太阳、印堂、攒竹、上星等。

2. 散刺法　又叫"豹纹刺"，是在病变局部周围进行点刺的一种方法，根据病变部位大小的不同，可刺10~20针以上，由病变外缘呈环形向中心点刺，以促进瘀血或热毒的消散，达到活血祛瘀、清热解毒的作用。此法多用于局部瘀血、顽癣、痈肿初起和丹毒等。

3. 刺络法　常规消毒，左手拇指压在被刺部位下端，上端（近心端）用橡皮管结扎或用手指按压，右手持三棱针对准被刺部位浅静脉，迅速刺入脉中0.5~1mm深，然后出针，使其流出少量血液，出血量由1ml到数毫升，以消毒棉球按压针孔止血。此法常用于肘窝、腘窝及太阳穴等处的浅表静脉，用以治疗中暑、急性腰扭伤、急性淋巴管炎等。

4. 挑刺法　常规消毒后，以左手按压施术部位，或提捏应刺部位皮肤，使皮肤固定，右手持针，将针横向刺入穴位皮肤，挑破皮肤约0.2~0.3cm，然后再深入皮下，挑断皮下部分纤维组织，以挑尽为止。术后局部消毒，覆盖敷料。如肩周炎，即在肩关节部位寻找痛点或敏感点挑刺；甲状腺功能亢进，在甲状腺凸起部挑刺。

（二）适应范围

三棱针疗法具有泻热开窍、通经活络、消肿止痛作用。既适用于各种实证、热证，也可用于寒实证，以及经络瘀滞、痹阻疼痛等，如高热、昏厥、中暑、中风闭证、急性吐泻、目赤肿痛、急性咽喉肿痛、痔疮、顽癣、顽固性痹证、手足麻木、疖痈初起、扭挫伤、疳积、头痛、丹毒等急慢性疾患。

（三）注意事项

（1）必须严格消毒，无菌操作，以防感染。

（2）点刺、散刺时手法宜轻宜快，勿刺伤深部动脉，出血不宜过多，以数滴为宜。该法刺激较强注意预防晕针的发生。

（3）身体虚弱、气血两亏、孕妇和有自发性出血倾向者不宜使用。

二、皮肤针法

皮肤针外形似小锤状，针柄长度约15～19cm，一端附有莲蓬状的针盘，下边散嵌着不锈钢短针。根据针的数目多少不同，分别称为梅花针（五支针）、七星针（七支针）、罗汉针（十八支针）。皮肤针为丛针浅刺法，是以多支短针同时浅刺人体一定部位（穴位）的一种针刺方法。它的刺激是在表皮部，简便易学，无危险性，对许多病证疗效独特。

（一）操作方法

1. 持针方式　皮肤针的持针方式是用右手握住针柄，以拇指、中指挟持针柄，食指置于针柄中段上面，无名指和小指将针柄固定在小鱼际处。

2. 叩刺强度　根据患者体质、病情、年龄、叩打部位的不同，有强、中、弱三种强度（表9－23）。

表9－23　皮肤针刺激强度

刺激强度	用针情况	叩刺局部	患者感觉	适应证
强	用较重腕力叩刺，针尖接触皮肤时间稍长	局部皮肤可见隐隐出血	患者感疼痛	年壮体强者肩、背、腰、臀、四肢肌肉较厚处
中	介于弱、强之间	局部皮肤潮红，但无渗血	患者稍感疼痛	一般情况下均可用
弱	用较轻腕力叩刺，针尖接触皮肤时间短	局部皮肤略潮红	患者无疼痛感	老年人、孕妇、儿童、久病体弱者、头面五官肌肉薄处

3. 叩刺部位　皮肤常规消毒，针尖对准叩刺部位，使用手腕之力，将针尖垂直叩打在皮肤上，并立刻弹起，反复进行。皮肤针叩刺部位可分为以下三种。

（1）循经叩刺：指循经脉路线进行叩刺，常用于颈项、背腰骶部的督脉、膀胱经，其次是四肢肘、膝以下的三阴、三阳经，可以治疗其相应的脏腑经络病变。

（2）穴位叩刺：指选取与所治病症相关的穴位叩刺，主要指各种特定穴、华佗夹脊穴和阿是穴等。

（3）局部叩刺：指在病灶局部进行叩刺，如头面五官疾病、关节病变、局部扭伤、顽癣等病证，均可在局部进行散刺或围刺。

（二）适应范围

皮肤针多用于小儿麻痹症、小儿遗尿、末梢神经炎、神经性皮炎、肌肤麻木、高血压、失眠、慢性胃肠病、消化不良、头痛、胁痛、脊背痛、痛经、斑秃、近视等。

（三）注意事项

（1）施术前检查针具：针尖要求不可太锐，应呈松针状，全束针类要平齐，防止偏斜、钩曲、锈蚀。如有钩曲、不齐、缺损等，应及时修理或更换。

（2）针刺前针具和叩刺部位必须消毒。叩刺后皮肤如有出血，须用消毒干棉球擦拭干净，保持清洁，以防感染。

（3）局部皮肤如有创伤、溃疡、疤痕形成等，不宜使用本法治疗。

（4）操作时针尖须垂直上下，用力均匀，避免斜刺或钩挑。

（张毅敏　简亚平）

第五节　推　拿

推拿是在中医理论的指导下，操作者用手或肢体的其他部分，按照特定的规范化动作，在体表进行操作，以诊断和治疗疾病的方法，属于中医外治法范畴。中医学认为推拿手法具有调整阴阳、扶正祛邪、补虚泻实、活血化瘀、疏筋通络、理筋整复等作用。

一、推拿手法

（一）推拿手法的基本技术要求

推拿手法的基本要求是持久、有力、均匀、柔和，从而达到“深透”。持久是指手法在运用中应持续一定的时间。有力是从手法的力度上来讲，主要是讲手法须有一定的力量，指技巧力。均匀是指手法操作时速度、力量均匀，手法操作平稳而有节奏。柔和是指手法作用于治疗部位，既要有得气感，又要舒适、自然、灵活、讲究技巧，手法变换自然、协调。深透是指手法的作用力须达到病变部位。

要熟练掌握各种手法，并能在临床上灵活应用，必须经过刻苦练习和临床实践，才能使手法达到基本要求，以至得心应手、应用自如。

（二）推拿手法的分类

根据手法动作形态，推拿手法可归纳为如下六类。

1. 摆动类手法　以指、掌或腕关节做协调且连续摆动动作的一类手法统称为摆动类手法。包括一指禅推法、滚法和揉法等。

2. 摩擦类手法　以掌指或肘贴附在体表作直线或环旋移动的一类手法总称摩擦类手法。包括摩法、擦法、推法、搓法、抹法等。

3. 振动类手法　以较高频率节律性轻重交替刺激，持续作用于人体的一类手法，统称为振动类手法。包括抖法和振法等。

4. 挤压类手法　用手指、手掌或肢体其他部位，单方向用力或相对用力的一类手法，统称为挤压类手法。相对用力谓之挤，单方向用力谓之压。故又分为挤法类和压法类两大类。

5. 叩击类手法　用手掌、掌侧、拳心、拳背、指尖或桑枝棒等叩打体表的一类手法，称为叩击类手法。包括拍法、击法、弹法等。

6. 运动关节类手法　对患者关节作被动性活动的一类手法，统称为运动关节类手法。包括摇法、背法、扳法、拔伸法等。

（三）基本推拿手法

1. 滚法　用第5掌指关节背侧吸附于治疗部位上，通过前臂的主动摆动，带动腕关节的屈伸和前臂的旋转运动，使小鱼际与手背在治疗部位上做持续不断的来回滚动的手法称为滚法（图9－37）。

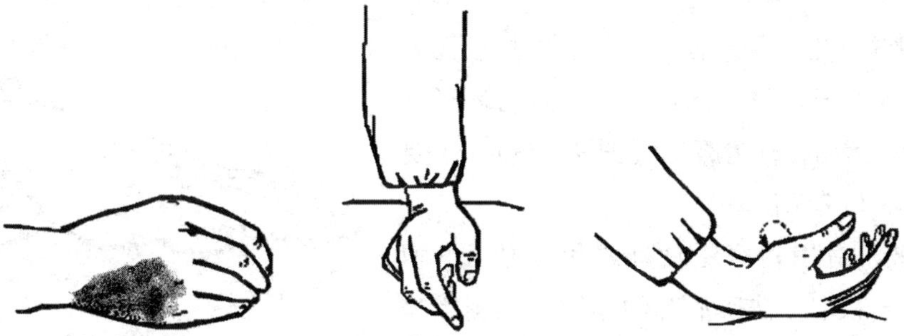

A 滚法着力部位　　B 前臂旋前，腕背伸　　C 屈腕和前臂旋后

图9－37　滚法

【功效及应用】滚法常适用于肩背、四肢、腰、臀等肌肉较丰满的部位。滚法有较好的舒筋活血，促进血液循环，消除肌肉疲劳的作用，适用于风湿酸痛，肢麻肢瘫，运动功能障碍等。

【操作要领】操作者取站位或端坐位，以手背近小指侧部分（或手背偏尺侧的1/2～1/3部分）着力于一定部位。沉肩，微屈肘（约120°），腕部放松，手握空拳。以肘部为支点，前臂主动旋转，外旋用力，内旋放松，并带动腕关节屈伸运动。吸定部位是小指掌指关节背侧面。着力部位要紧贴体表进行滚动，不能拖动、跳动，力量不可粗暴。频率一般是120～160次/分。

2. 揉法　用手指螺纹面、掌根和手掌鱼际着力吸定于一定治疗部位或某一穴位上，做轻柔缓和且带动皮下组织的环旋运动，称为揉法（图9－38）。揉法分指揉法和掌揉法。

【功效及应用】揉法具有舒筋活络，温经散寒，消食导滞的作用。可用于脘腹胀痛，胸胁胀闷及外伤所致的红肿疼痛。此法适于全身各部，其中指揉法在小儿推拿、保健推拿中应用较多。

【操作要领】指揉法是以手指着力，掌揉法是以手掌、鱼际、小鱼际、掌根或全掌着力。要求着力部位吸定治疗部位，操作的手既不能有与被治疗部位体表相对的摩擦运动，也不可过分用力向下按压，要力达皮下，带动皮下组织。操作时腕关节放松，动作连续，着力由小逐渐增大，再由大逐渐减小，交替运作，作均匀持续而轻柔地旋转回环运动。频率每分钟 120 ~160 次。

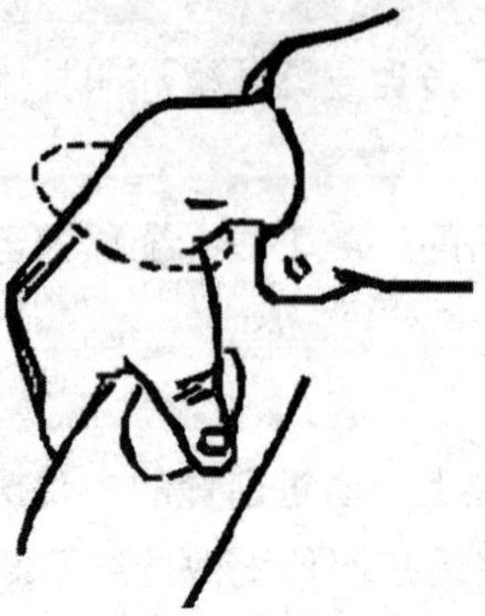
A 指揉法

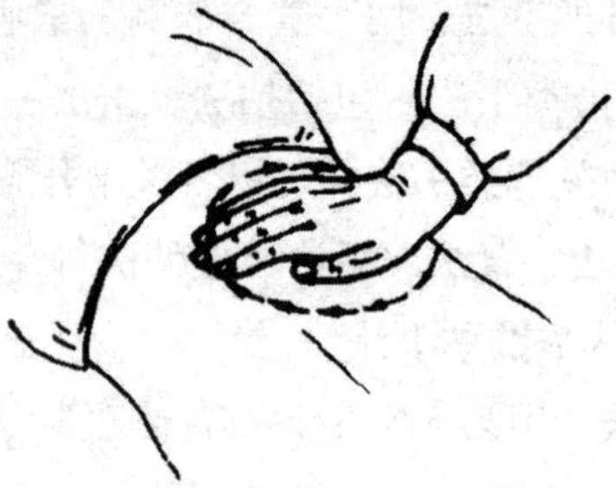
B 掌揉法

图 9 – 38　揉法

3. 摩法　用手掌掌面或食指、中指、无名指的指面附着于穴位或部位上，做主动环形有节律的抚摩运动，称为摩法（图 9 – 39）。主要分为指摩法和掌摩法。

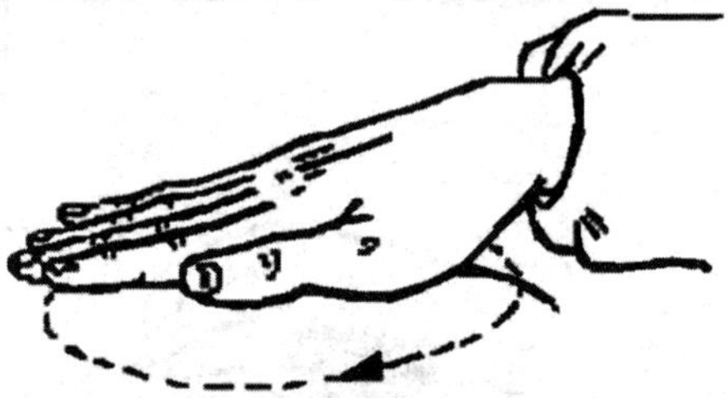
图 9 – 39　摩法

【功效及应用】摩法具有调和气血，消积导滞，理气和中，祛瘀消肿的作用。其刺激缓和舒适，适用于胸腹及胁肋部。常用于治疗胸胁胀满、脘腹胀痛、泄泻、便秘、胃肠功能紊乱、软组织损伤、皮肤皱斑等病证。

【操作要领】肘关节微曲，腕部放松，指掌自然伸直轻放在体表一定部位上，然后连动前臂作缓和协调的环旋抚摩。手法要先轻后重，用力应平稳均匀，不可过于按压。摩法常借助于介质，如滑石粉、姜汁、红花油等。频率慢的 30 ~60 次/分，快的 100 ~200 次/分左右。

4. 搓法　用双手的掌面夹住一定部位，相对用力快速搓揉的同时上下往返移动，称为搓法（图 9 – 40）。

【功效及应用】搓法具有行气活血，疏通经络，解除疲劳的作用。常用于颈、肩、腰及四肢的肌肉疼痛以及胸胁胀满等症。

【操作要领】施搓法时，用双手掌面或小鱼际对称夹住肢体，相对用力自上而下快速搓揉。用力需均匀对称，持续连贯，动作不能滞涩、不宜中断，治疗部位不宜夹得太紧。搓动时，要轻快、均匀、连续，紧搓慢移。

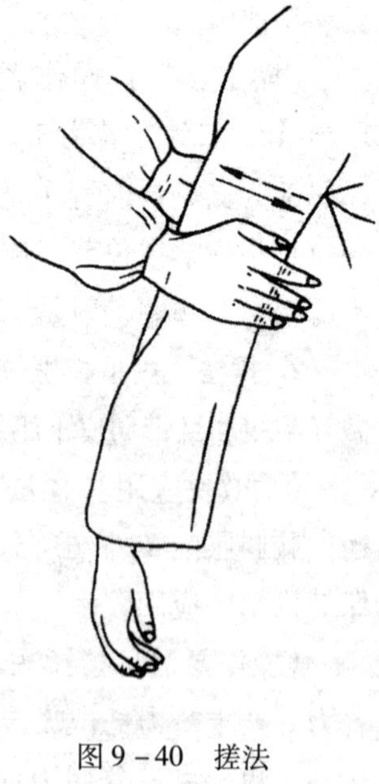
图 9 – 40　搓法

5. 推法推法　推法指用拇指、手掌、拳面或肘尖紧贴治疗部位，运用适当的压力，进行单方向的直线移动的手法（图 9 – 41）。可分为拇指平推法、掌推法和肘推法三种。

【功效及应用】本法有疏通经络，理筋活血，消瘀散结的作用。拇指平推法适用于肩背部、胸腹部、腰臀部及四肢部。掌推法适用于面积较大的部位，如腰背部、胸腹部及大腿部等。肘推法刺激最强，适用于腰背脊柱两侧华佗夹脊穴及两下肢大腿后侧，常用于体型壮实，肌肉丰厚，以及脊柱强直或感觉迟钝的患者。

【操作要领】拇指平推法是用拇指指面着力于一定的治疗部位或穴位上，其余四指分开助力，拇指内收，使指面在治疗部位或穴位上做直线推动（按经络循行或与肌纤维平行方向推进）。掌推法即用手掌或掌根着力于一定的治疗部位或穴位上，以掌根为重点，运用前臂力量向一定的方向推进，需要增大压力时，可用另一手掌叠于掌背推进。肘推法是指术者屈肘关节，用肘尖（尺骨鹰嘴突起处）着力于一定的治疗部位，向一定的方向推进。推法动作要平稳，推进速度要缓慢。

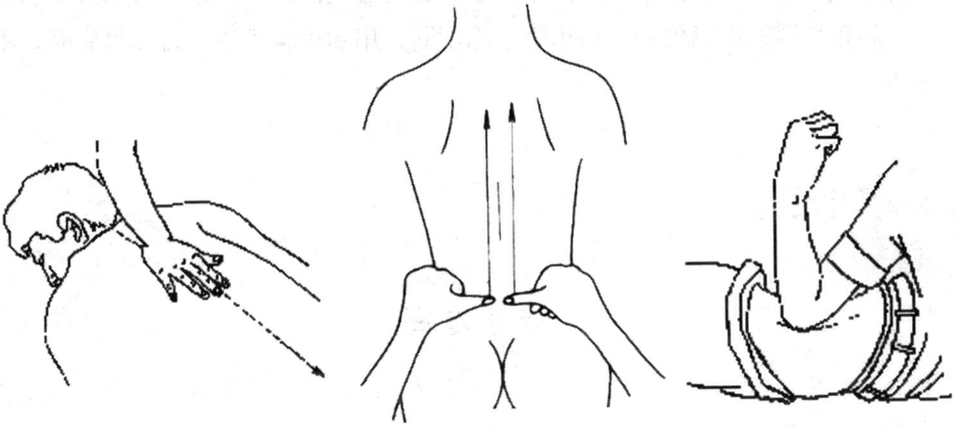

A　掌推法　　B　指推法　　C　肘推法

图9－41　推法

6. 抖法　用单手或双手握住患肢远端，微微用力做连续的、小幅度的、频率较快的上下颤动的手法，称为抖法（图9－42）。

【功效及应用】抖法有疏利关节，放松肌肉，舒筋活络，解除疲劳的作用。常作为治疗肩、肘关节功能障碍和腰腿痛及腰椎间盘突出症等病证的结束手法。

【操作要领】术者呼吸自然，不可屏气，动作轻松。被抖动的肢体要自然伸直、放松，使肌肉处于最佳的松弛状态。抖动幅度不宜太大，频率要快，动作要有连续性和节奏感，每分钟160～180次，肢体的抬高和牵拉要在患者肢体活动范围许可之下进行。

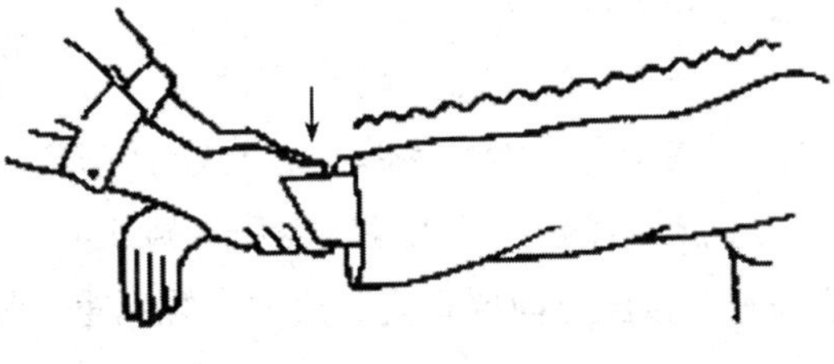

图9－42　抖法

7. 拿法 用拇指和食指、中指对称，或用拇指和其他四指对称用力，提拿一定的部位，进行一紧一松的拿捏，称为拿法（图9－43）。可分为三指拿、四指拿和五指拿。

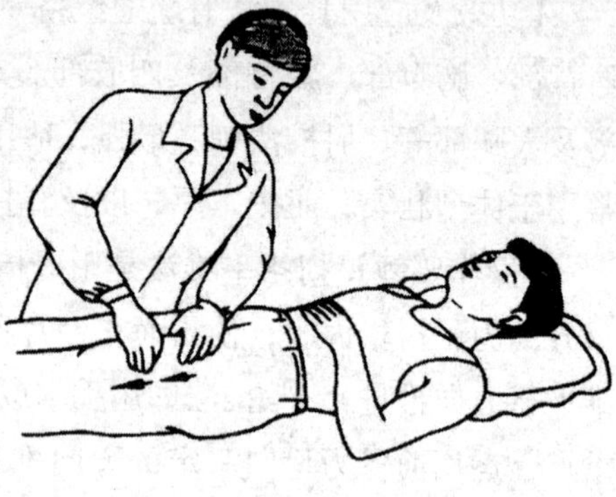

图9－43 拿法

【功效及应用】拿法具有疏通经络，解表散寒，止痛的作用。此法常配合其他按摩方法应用于颈部、肩部、腰部和四肢部腧穴，如拿风池可发汗解表、开窍醒神；拿肩井能通调周身气血、振奋精神。

【操作要领】术者用拇指与余指的合力施治于局部，做一紧一松的提拿动作。合力时腕要放松灵活，手指施力需对称，以指面用力，不可用指端、爪甲内扣，动作要连绵不断，用劲由轻到重，再由重到轻，不可使用暴力。

知识链接

捏脊疗法

捏脊疗法是连续捏拿脊柱部肌肤，用于治疗小儿以消化道为主的疾病如疳积、腹泻、消化不良等疾病的一种方法，还具有提高人体的免疫功能，防病抗衰、增强人体体质，促进小儿生长发育的作用。捏脊疗法通过捏提等法作用于背部的督脉、足太阳膀胱经。捏脊的部位为脊背的正中线，从尾骨部起至第7颈椎。在捏脊的过程中，用力拎起肌肤，称为"提法"。每捏3次提1下，称"捏三提一法"。

8. 按法 用拇指指面或掌面按压一定的部位或穴位，逐渐用力深压，按而留之，称为按法（图9－44），依据着力部位的不同分为指按法、掌按法和肘按法。

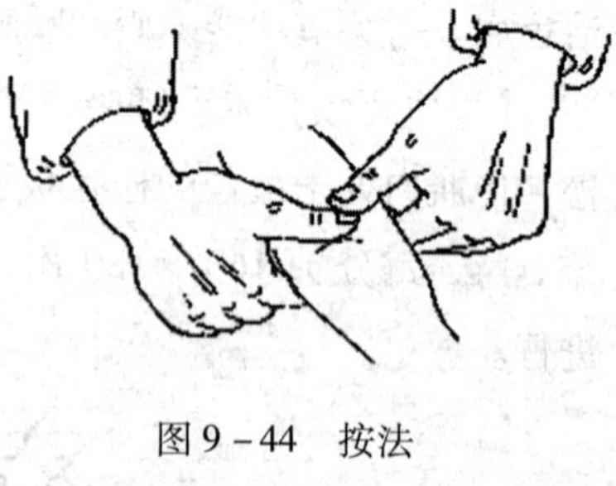

图9－44 按法

【功效及应用】本法有较强的疏松筋脉，散寒止痛的作用。指按法适用于全身各部，尤以经穴及阿是穴为常用；掌按法适用于面积大而又较平坦的腰背部、腹部、下肢等部位，常用于急、慢性腰痛，腰脊筋脉拘紧等病证；肘按法仅适于肌肉发达部位，如腰臀痛、腰肌强硬、顽固性腰腿痛等病证。

【操作要领】施按法时，按压方向要垂直，用力由轻到重，稳而持续，操作中要按而留之，不宜突然松手。

9. 拍法　用虚掌平稳而有节奏地拍打治疗部位的手法，称为拍法（图9－45）。

【功效及应用】拍法能疏通经络，调和气血，缓解痉挛，消除疲乏。适用于肩背部、腰骶部及下肢部。常用以治疗急性扭伤、肌肉痉挛、慢性劳损、风湿痹痛、局部感觉迟钝、麻木不仁等病证。

【操作要领】上肢放松，肘关节微屈，腕部背伸，手指自然并拢，掌指关节微屈成虚掌。以肩关节活动为主，带动肘关节与腕关节活动，手掌拍打时要平稳有节律，拍打后手迅速提起，用力一般由轻到重。

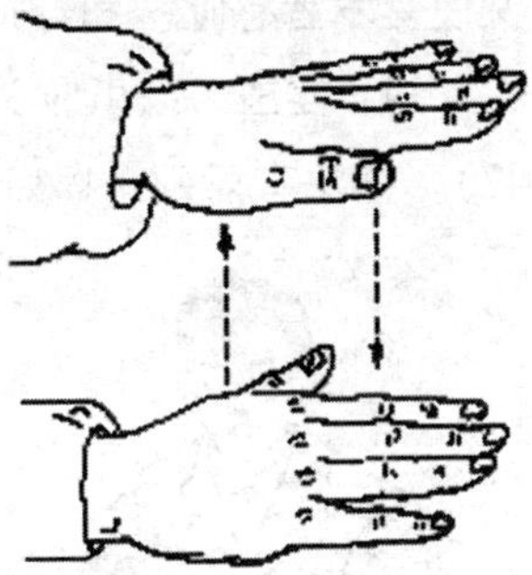

图9－45　拍法

10. 击法　用拳、掌、指以及桑枝棒击打体表的方法，称为击法（图9－46）。根据施术部位的不同，分为拳击法、掌击法、指尖击法和桑枝棒击法。

【功效及应用】击法是辅助手法，具有宣通气血，通络止痛，缓解痉挛等作用，本法适用于头顶、肩背、腰臀及四肢部，常用以治疗头痛、风湿痹痛和肌肤麻木不仁等病证。

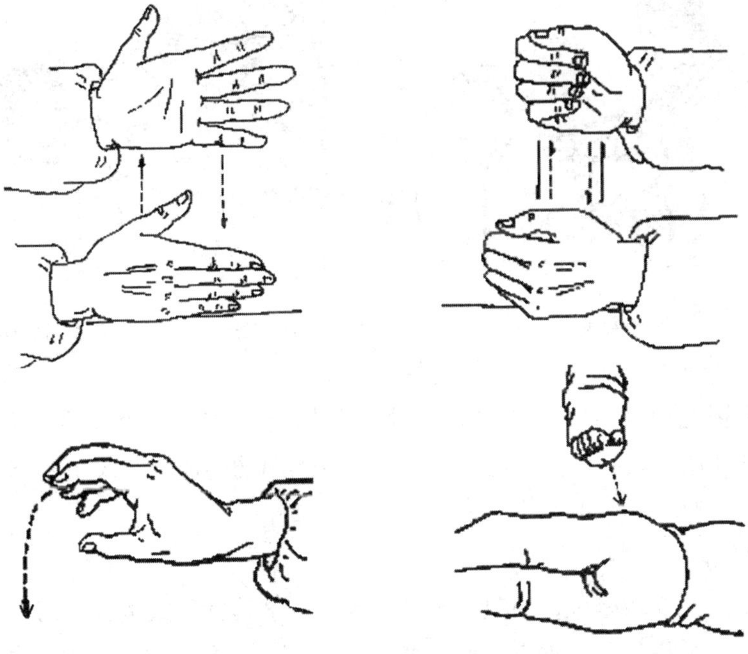

A　双侧小鱼际击法　B 拳击法　C 指尖击法　D　掌击法

图9－46　击法

【操作要领】拳击法是手握空拳，用拳背或拳心或拳眼击打治疗部位。掌击法以掌根或侧掌为着力点，运用前臂的力量有节奏地击打治疗部位，分为掌根击法、侧掌击法及合掌击法。指尖击法是指手指自然弯曲，使小指、无名指、中指、食指四指垂直下落轻击治疗部位。棒击法是用特制的桑枝棒击打体表。击法操作时应避免暴力击打，用力应均匀、果断、快速，频率因人而异。叩击的时间要短暂。击打时手腕既要保持一定的姿势，又要放松，以一种有控制的弹性力进行叩击，使手法既有一定的力度，又使受术者感觉缓和舒适。

11. 摇法 以患肢关节为轴心，使肢体做被动环转活动的手法，称为摇法（图9－47）。摇法有摇颈、摇肩、摇腕、摇髋、摇膝及摇踝。

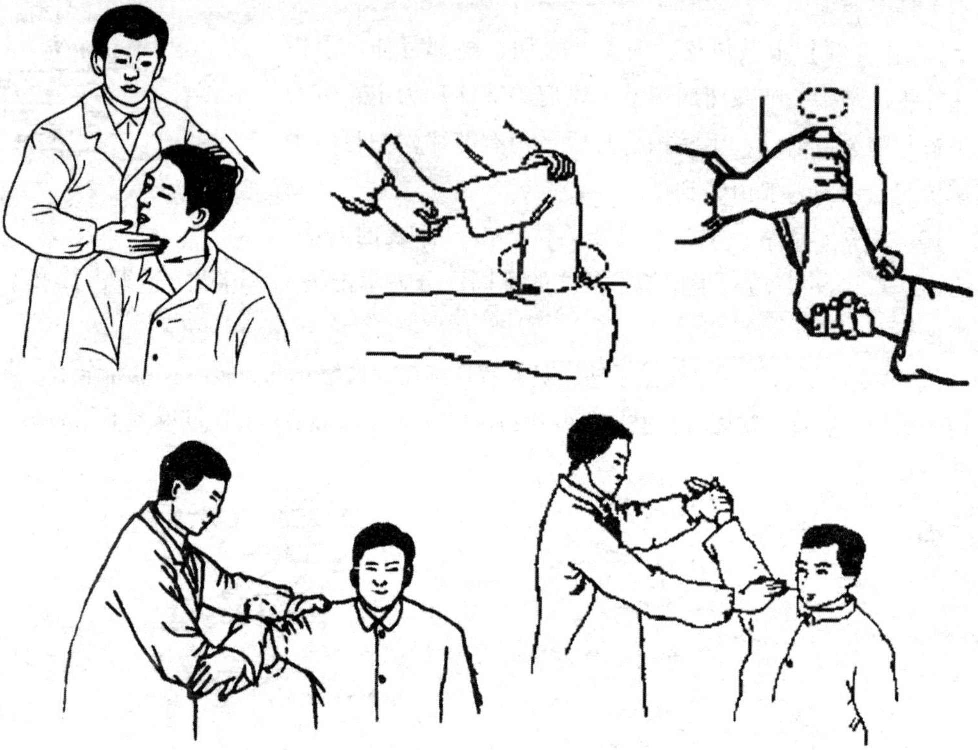

A 摇颈法　B 髋关节摇法　C 踝关节摇法　D 托肘摇肩法　E 大幅度摇肩法

图9－47　摇法

【功效及应用】摇法具有舒筋活血，滑利关节，松解粘连，增加关节活动功能等作用。主要用于颈腰及四肢关节等处，凡局部关节运动功能障碍，关节肌肉酸痛，均可用此法治疗。

【操作要领】

（1）摇颈：患者取坐位，颈项部放松，术者站于其背后或侧方，用一手扶住其头顶稍后部，另一手托住其下颏部，双手相反方向用力，使头部向左或向右缓缓转动，左右各数次。

（2）摇肩关节：患者取坐位，肩部放松，患肢自然屈肘，术者站于其患侧，上身略前倾，一手扶住患者肩关节上部，同时另一手托起患者肘部（使患者前臂搭于术者的前臂部），然后做缓慢的顺时针及逆时针方向的转动，此法称托肘摇肩法。另有一摇肩法又称大幅度摇肩法，患者取坐位，患肢放松，自然下垂。术者成丁字步，站于患者侧方，两手掌相对，夹住患者的腕部，然后，慢慢地将患肢向上向前托起，同时位于下方的手逐渐翻掌，当患肢上举到160°时，呈虎口向下，并握住其腕部，另一手则由腕部沿上肢内侧下滑移至肩关节上部，此时可略停顿一下，两手协调用力，随后使肩关节向后做大幅度的环转运动。

（3）摇腰：患者坐位，腰部放松。术者坐其后，用一手按住一侧腰部，另一手扶住对侧肩部，两手协调使劲将腰部摇动，使其作缓和旋转。

（4）摇髋关节：患者取仰卧位，患肢屈膝屈髋，术者站于患侧，一手扶住膝部，另一手握住其足跟部（或踝部），两手协同动作，使其髋关节屈曲至90°左右，然后做顺时针或逆时针方向的环转运动。

（5）摇踝关节：患者取仰卧位，或取坐位，下肢伸直，术者站于其足后，一手托住其足跟，另一手握住其足趾部，稍用力牵引拔伸踝关节，并在此基础上做踝关节的环转运动。

注意摇转幅度要由小到大，逐渐增大，必须限制在正常关节生理许可范围之内，或者患者能忍受的范围内。动作要缓和，用力要平稳，摇动速度宜缓慢，不宜急速。

二、推拿治疗

（一）推拿治疗的作用

1. 理筋整复、滑利关节　筋骨受损必累及气血，致气滞血瘀，局部肿胀而影响关节的活动。推拿滑利关节的作用表现为三个方面：一是促进局部气血运行，祛瘀消肿。二是松解粘连。三是运用整复手法纠正筋出槽和关节错位。

2. 调和气血、行滞化瘀　《素问·调经论》指出："血气不和，百病乃变化而生。"推拿具有调和气血，行滞化瘀的作用，其途径有二：一是通过健运脾胃，二是疏通经络和加强肝的疏泄功能。

3. 疏经通络、温经散寒　经络能"行气血而营阴阳，濡筋骨，利关节"。当经络的生理功能发生异常，就会导致气血失调，不能行使正常的濡养和温煦功能，百病则由此而生。推拿手法能刺激局部经络，激发和调节经气，并通过经络而影响所属的脏腑和组织的功能，达到治疗全身疾病的效果，使百脉疏通，脏腑安和。

4. 调整脏腑、平衡阴阳　脏腑是化生气血，疏通经络，维持人体生命活动的主要器官。不论是阴虚还是阴盛，阳虚还是阳亢，也不论是实证或虚证，寒证或热证，只要选用相宜的手法治疗，均可得到不同程度的调整。

（二）推拿治疗的适应证

1. 内伤杂病的应用　感冒、头痛、胃脘痛、伤食、呃逆病、胃缓、泄泻、失眠、眩晕、胸痹、心动悸、肺咳、哮喘、胆胀、胆石、癃闭。

2. 骨伤科病证的应用　慢性劳损、骨质增生、颈椎病、腰椎间盘突出症、第三腰椎横突综合征、软组织急性扭挫伤及关节损伤恢复期。

3. 外科病证的应用　乳痈初期、乳腺增生症、胆囊炎、手术后肠胀气、肠粘连、褥疮、外科手术后粘连。

4. 儿科病证的应用　发热、咳嗽、消化不良、呕吐、腹泻、痢疾、便秘、遗尿、惊风、肌性斜颈与小儿麻痹症等。

5. 其他病证的应用 痛经、闭经、子宫下垂、近视眼、耳鸣耳聋、视力疲劳。

三、注意事项

1. 推拿治疗的注意事项

(1) 过饱、过饥、过劳、精神紧张时，不宜立即治疗。

(2) 治疗中如有头晕等不适，应当停止推拿，卧床休息；老人和儿童应有专人陪护。

(3) 注意安排好患者体位，嘱其放松，医者根据患者的体位和施术部位选择好合适的位置、步态、姿势，以有利于发力和持久操作，并避免自身劳损。

(4) 介质的选用：介质是推拿手法操作前，涂擦在治疗部位的一种药用制剂。常用介质有膏类、油类、水类和粉类如滑石粉、麻油、红花油等。应用介质作用有：发挥利用药物作用，提高治疗效果；便于手法操作，加强手法作用；增强润滑作用，保护患者皮肤，防止损伤。

(5) 推拿时间：一般实证宜选用重手法，操作时间短，虚证宜选用轻柔的手法，操作时间长；急性病操作时间短些，慢性病操作时间要长些。

2. 推拿手法操作的注意事项 推拿医师不仅要有熟练的推拿手法和技能，还要严格掌握中医基础理论，经络腧穴，西医结构，病理生理学等。为了避免由于操作不当而可能出现一些的不良反应，因此在操作过程中需注意以下几个问题。

(1) 明确诊断：了解患者的身体状况（推拿适应证、禁忌证），合理选择手法。

(2) 精力要集中、时间要灵活：推拿治疗时，术者精力要集中，治疗时间的长短要根据患者年龄、体质、性别、病情等灵活掌握，一般每个部位操作 10 ~ 20 分钟。

(3) 体位要适当：患者要舒适、自然放松，术者要便于手法运用、力量发挥的操作，同时步法随手法而变化。

(4) 手法和力量要适宜，施力轻重交替要有节奏，手法的变换与衔接要自然。

(5) 治疗要有序：自上而下，先左后右，从前到后，由浅入深，先松解手法后整复手法，循序渐进，并可依具体病情适当调整。

(6) 操作要卫生：术者应注意保持个人卫生及工作环境的卫生，经常修剪指甲，手上不得佩带戒指及其他装饰品。

3. 推拿治疗的禁忌证

(1) 各种感染性疾病，如丹毒、骨髓炎、化脓性关节炎与脓毒血症、骨结核等。急性传染病如肝炎、脑膜炎、肺结核等。

(2) 各种出血性疾病与正在出血的部位，如外伤出血、尿血、便血、吐血等。骨折移位或关节脱位。

(3) 皮肤病病变部位与烫伤的局部病灶，如溃疡性皮炎。

(4) 妇女经期及妊娠期腰骶部、臀部、腹部等。

(5) 年老体弱、素体虚弱、过度疲劳、过饱过饥、醉酒后、严重的心脑血管疾病及病情危重者禁用或慎用。

4. 推拿治疗的意外情况

（1）内脏损伤。

（2）骨折与错位。

（3）加重颈、腰椎间盘突出。

（4）急性软组织损伤或挫伤。

（5）神经损伤。

（6）晕厥或心脏骤停。

四、常见病推拿治疗举例

（一）中风恢复期

【治疗原则】醒神开窍、舒筋通络、行气活血。

1. 头面部、项肩部操作

【手法】推、抹、一指禅推、揉、按、捏、拿法等。

【取穴】印堂、太阳、神庭、上星、百会、风池、地仓、迎香、大迎、颊车、下关、合谷等穴。

2. 上、下肢操作

【手法】按、揉、一指禅推、捏、拿、滚、拨、搓法等。

【取穴】极泉、肩髃、曲池、手三里、合谷、气冲、风市、足三里、阳陵泉、悬钟、太溪、解溪。

3. 背、下肢操作

【手法】按、揉、一指禅推、滚、拨等。

【取穴】心俞、膈俞、肝俞、胆俞、肾俞、环跳、委中、承山、昆仑、涌泉等。

（二）头痛

【治疗原则】通经络、行气血。

【手法】一指禅推、按、揉、拿、滚、拨、推法等。

【取穴】风池、风府、天柱、印堂、神庭、百会、鱼腰、太阳、大椎等。

（三）颈椎病

【治疗原则】疏筋活络、理筋整复、滑利关节。

【手法】推、点、一指禅推、按、揉、拿、滚、拨、拔伸（或牵引）、摇、扳等。

【取穴】风池、风府、缺盆、天宗、肩中俞、肩外俞、肩髃、曲池、手三里、合谷、小海、内关、外关、神门等。

（四）落枕

【治疗原则】疏筋活血、温经通络。

【手法】一指禅推、揉、拿、滚、弹拨、摇、扳、擦法等。

【取穴】风池、风府、风门、肩井、天宗、阿是穴等。

（五）腰椎间盘突出

【治疗原则】疏筋通络、活血止痛、松解粘连、回纳髓核。

【手法】滚、点、按、揉、拿、拨、推、点拔伸（或牵引）、扳、擦法等。

【取穴】大肠俞、关元俞、秩边、居髎、气冲、环跳、气冲、殷门、委中、阳陵泉、悬钟等。

（六）漏肩风

【治疗原则】疏筋活络、松解粘连、滑利关节、活血止痛。

【手法】一指禅推、揉、捏、按、拿、滚、弹拨、摇、抖、拔伸等。

【取穴】肩井、中府、肩髃、肩髎、肩贞、缺盆、天宗、曲池、手三里、合谷等。

第六节　拔罐法与刮痧法

一、拔罐法

拔罐法是以罐为工具，利用燃烧热力，排除罐内的空气，形成负压，使之吸附于施术部位，造成局部皮肤充血、瘀血，以调节机体机能，达到防病治病目的的一种治疗方法。罐的种类很多，目前常用的有竹罐、陶罐、玻璃罐以及抽气罐。

（一）操作方法

1. 吸拔方法

（1）火罐法：是用火在罐内燃烧排除空气，形成负压，使罐吸附在皮肤上。常用的有以下几种方法。

①闪火法：用止血钳或镊子等夹一酒精棉球，点燃后在火罐内壁中段绕 1～2 圈或稍作短暂停留后（切勿烧烫罐口，以免灼伤皮肤），将火退出并迅速将罐扣在施术部位上。此法比较安全，不受体位限制，是常用的拔罐方法。

②投火法：将棉签或纸片点燃后，投入罐内，然后迅速将罐扣在施术部位。此法适用于侧面横拔，否则会因燃烧物落下而烧伤皮肤。

③贴棉法：用大小适宜的酒精棉一块贴在罐内壁的中段，以火柴点燃，扣在施术部位上，即可吸住。此法多用于侧面拔，需防酒精过多，滴下烫伤皮肤。

（2）水罐法：适用于竹罐，选用大小适宜的 5～10 枚完好无损的竹罐，放在锅内，加水煮沸，用镊子将罐口朝下夹出，迅速用凉毛巾紧扪罐口，立即将罐扣在应拔部位，即能吸附在皮肤上。

（3）抽气法：将抽气罐置于需拔罐的部位上，用抽气筒将罐内的空气抽出，使之产生所需负压，即能吸住，此法适用于任何部位拔罐。

2. 拔罐方法

（1）留罐法：又称坐罐法。拔罐后将罐留置一定时间，一般留置 10～15 分钟。罐大吸拔力强的应适当减少留罐时间；夏季及肌肤薄弱处，留罐时间也不宜过长，以免起泡损伤皮肤。

（2）闪罐法：将罐子拔上后立即取下，如此反复吸拔多次，至皮肤潮红为度。适用于肌肉比较松弛，吸拔不紧或留罐有困难处，以及局部皮肤麻木或功能减退的虚证患者。需注意闪罐大多采用火罐法，且所用的罐不宜过大。

（3）走罐法：又名推罐法。先在罐口或皮肤上涂上少许润滑剂，将罐吸拔好后，以手握住罐底，稍倾斜（推动方向的后边着力，前边略提起），慢慢在皮肤表面上下或左右或循经来回推拉移动数次，至皮肤潮红为度。适用于面积较大，肌肉丰厚的部位，如腰背部、大腿等处。须选平滑较厚实、口径较大的罐，最好用玻璃罐。

（4）针罐法：在针刺留针时以针刺处为中心，拔上火罐。如再与药罐结合，称为“针药罐”，多用于风湿病等。

（5）刺血（刺络）拔罐法：即在应拔部位的皮肤消毒后，用三棱针点刺出血或皮肤针叩刺后，再行拔罐，以加强刺血治疗的作用。多用于治疗各种急慢性软组织损伤、神经性皮炎、痤疮、皮肤瘙痒症、丹毒、哮喘、坐骨神经痛等。注意不可在大血管上行刺血拔罐法，以免造成出血过多。

3. 起罐 亦称脱罐。用一手拿住火罐，另一手将火罐口边缘的皮肤轻轻按下，或将抽气罐特制的进气阀拉起，待空气缓缓进入罐内后，罐即落下。切不可用力硬拔以免损伤皮肤。

（二）适应证

本法具有温散寒邪，活血行气，消肿止痛等作用，故可用于外感风寒之头痛，风寒湿痹，关节疼痛，咳嗽气喘，腰背酸痛，脘腹胀满，腹痛泄泻以及痈肿疮毒等多种疾病。

（三）注意事项

（1）拔罐时要选择适当体位和肌肉丰满的部位。

（2）拔罐时要根据所拔部位的面积大小而选择大小适宜的罐。操作时必须迅速，才能使罐拔紧，吸附有力。

（3）用火罐时应注意勿灼伤或烫伤皮肤。若出现烫伤，或留罐后皮肤起水泡，水泡小时可敷以消毒纱布保护，防止擦破感染；水泡大时应用消毒针将液体放出，涂以龙胆紫药水，再用消毒纱布外敷以防止感染。

（4）高热抽搐者，以及孕妇的腹部、腰骶部，亦不宜拔罐。皮肤有过敏、溃疡、水肿及大血管分布的部位，不宜拔罐。

（5）注意保暖，留罐时盖好衣被。凡使用过的火罐，均应消毒处理后备用。

二、刮痧法

刮痧法是用边缘钝滑的器具如铜钱、瓷匙、硬币、小陶瓷酒盅或水牛角等特制的刮痧板，在体表一定部位反复刮动，使皮下出现红色或紫色的瘀斑，以治疗疾病的一种治疗方法。

（一）操作方法

对刮痧部位先消毒。术者手持刮痧工具蘸清水或植物油，从上至下、由内向外的刮动，刮至有干涩感时，蘸润滑剂再刮，直至皮下出现红色或紫红色斑点为止。刮痧一般约20分钟，或以患者能耐受为度。刮痧的常用顺序是自上向下，先头部、背部、腰部或胸部、腹部，后四肢。每个部位一般先刮阳经，再刮阴经，先刮拭身体左侧，再刮拭身体右侧。刮背部、胸部时注意沿肋间神经呈弧形刮动，动作应缓慢柔和，并且顺一个方向刮动，不要来回刮。小儿及皮肤细嫩者可用棉纱线、头发、麻团等进行刮痧，以防损伤皮肤。

常用的刮痧部位有：

1. **头部** 取眉心、太阳穴。

2. **颈项部** 项部两侧，双肩，或喉头两侧。

3. **背部** 患者取侧卧或俯卧位，或伏坐于椅背上。先从第7颈椎起，沿着督脉由上而下刮至第5腰椎，然后从第1胸椎旁开始沿肋间向外侧斜刮。此为最主要和常用的刮痧部位。

4. **胸部** 取第2、3、4肋间，从胸骨向外侧刮。乳房禁刮。

5. **四肢** 臂弯（在肘的屈侧面）、膝弯（腘窝）等处。

（二）适应证

本法具有发汗解表、宣通气血、舒经活络、调理脾胃等功能，适用于夏日外感、恶心呕吐、腹痛腹泻、头痛胸闷、中暑等病证。

（三）注意事项

（1）凡局部皮肤有溃烂、损伤、炎症等均不宜采用本法。

（2）操作过程中要随时观察病情，如出现胸闷不适，面色苍白，冷汗不止，或神志不清，脉沉伏等症状时，应立即停止刮痧，进行相应的处理。

（3）保持室温，避免病人受寒。刮痧后应避风并稍作休息。禁食生冷、油腻、刺激之品，以免影响肠胃功能，闭邪于里。

【思考题】

1. 十二经脉的命名原则和走向、交接规律如何？
2. 腧穴如何分类？试述腧穴的主治作用和主治规律。
3. 针灸治疗疾病时如何选穴？
4. 常用的毫针的进针方法和行针手法有哪些？
5. 灸法在操作中要注意哪些问题？
6. 简述三棱针疗法的作用和临床运用？
7. 推拿手法的总体要求是什么？
8. 试述拔罐法操作时的注意事项？

（唐敏　徐琼芳）

CHAPTER 第十章

常见病证

[学习目标]

了解各病的主要证候，治法及常用方药。

第一节 感 冒

感冒是感受风邪或时行病毒，引起肺卫功能失调，出现鼻塞、流涕、喷嚏、头痛、恶寒、发热、全身不适、脉浮等为主要临床表现的一种外感病证。

感冒一年四季均可发病，以冬春季节为多。病情轻者称为“伤风”，重者称为“重伤风”，在一个时期内流行，症状相似，有较强传染性者，则称为“时行感冒”。西医学中的上呼吸道感染，流行性感冒，普通感冒等可参考本节辨证施治。

【病因病机】

1. **感受风邪** 风邪为六淫之首，外感为病，常以风邪为先导。风邪侵袭人体，往往并非单独伤人，在不同季节，常随其它时令之气相合而侵入，如冬季多风寒，春季多风热，夏季多暑湿，秋季多兼燥，梅雨季节则挟湿邪等。因此感冒在临床上又有风寒、风热、挟暑、挟湿等不同证型。由于冬春两季发病率高，临床多见风寒，风热两型。

2. **时行病毒** 时行病毒是一种具有强烈传染性的外在致病因素，其特点为发病快，病情重，流行性广泛，且无季节性。

外邪侵袭人体，是否引起发病，关键在于正气的强弱，同时也与感邪的轻重有一定关系。肺位于上焦，开窍于鼻，上系于喉，外合皮毛。外邪从皮毛，口鼻而入，肺卫首当其冲，感邪之后，卫表不和，而见恶寒、发热、头痛、身痛；肺失宣肃则见鼻塞、流涕、咳嗽、咽痛。病邪轻浅，一般只犯皮毛，少有传变，病程短而易愈。但素体亏虚者，复感外邪，致正气愈亏，而成本虚标实之候，则病程长而难愈。

本病预后多良好，病程较短而易愈，老年人，婴幼儿，体弱者，时行感冒重症者要注意防止发生传变，或夹杂其他病症。

【辨证论治】

（一）辨证要点

1. 分清病证风寒，风热之属性

（1）风寒表证：以恶寒重，发热轻，鼻塞流清涕，口不渴，苔薄白，脉浮或浮紧为特点。

（2）风热表证：以发热重，恶寒轻，鼻塞流浊涕，口渴，咽痛，苔薄黄，脉浮数为特点。

2. 辨清体虚感冒　是气虚感冒还是阴虚感冒，是否兼夹它证等。

（二）治疗原则

解表去邪，宣肺和营，照顾兼证。感冒的治疗，通常不宜表散太过，亦不可补益太早，以免留邪；对正虚者，应扶正固本，兼去风邪，不宜专行发散，以免重伤肺气。

（三）证治分型

1. 风寒束表

【证候】恶寒重，发热轻，无汗；头项疼痛，肢节酸痛；鼻塞，声重，喷嚏，流涕，咳嗽；口不渴，舌苔薄白，脉浮紧。

【证候分析】风寒外束，卫阳被郁，腠理闭塞则恶寒重，发热轻，无汗；肺气不宣肺窍不利则鼻塞，声重，喷嚏，流涕，咳嗽；口不渴，或渴喜热饮苔薄白，脉浮紧为风寒在表之象。

【治法】辛温解表，宣肺散寒。

【方药】荆防败毒散加减，本方可辛温解表，宣肺散寒，适宜于外感风寒表证。如表寒重加麻黄、桂枝；头身痛甚加白芷、川芎等。

2. 风热袭表

【证候】恶寒轻，或微恶风，发热较重；头胀痛，面赤，咽喉红肿疼痛，鼻塞，喷嚏，流稠涕，咳嗽痰稠；口干欲饮，舌边尖红，苔薄黄，脉浮数。

【证候分析】风热袭表，热郁肌腠，卫表失和则恶寒轻，或微恶风，发热较重。风热上犯，肺失清肃则咽喉红肿疼痛，鼻塞，喷嚏，流稠涕，咳嗽痰稠；风热在表则口干欲饮，舌边尖红，苔薄黄，脉浮数。

【治法】辛凉解表，宣肺清热。

【方药】银翘散加减，本方辛凉解表，宣肺清热之力较强。如头痛较甚加桑叶、菊花；咽痛甚加板蓝根、马勃、玄参等；咳甚加贝母、瓜蒌皮等。

3. 暑湿伤表

【证候】发热，微恶风，汗少，汗出热不退；鼻塞流浊涕，头昏重胀痛；心烦口渴，小便短赤；渴不多饮，脉濡数。

【证候分析】暑湿遏表，表卫不和则发热，微恶风，汗少，汗出热不退；头昏重胀痛为暑湿上扰之象；心烦口渴，小便短赤系暑热内扰，热灼津伤所致。

【治法】清暑祛湿解表。

【方药】新加香薷饮加减。如胸闷甚加砂仁、厚朴；呕恶甚加竹茹、半夏；暑热甚加黄芩、栀子；湿盛加藿香、佩兰等。

4. 表寒里热

【证候】发热，恶寒，无汗，鼻塞，心烦，口渴，咽痛，咳嗽气急，痰黄黏稠，便秘尿赤，苔黄脉数。

【证候分析】发热，恶寒，无汗，鼻塞等为表寒未解之象；心烦，口渴，咽痛为内有蕴热，邪热上攻之候；咳嗽气急，痰黄黏稠系邪热郁闭于肺，肺失宣降；苔黄脉数为里热之象。

【治法】解表清里，宣肺去风。

【方药】双解汤加减。如里热甚加桑皮、知母；表寒甚加入桂枝、羌活等。

5. 正虚感冒

（1）气虚感冒

【证候】恶寒发热，无汗，热势不高，鼻塞流涕，头痛身楚，咳嗽痰白，咳痰无力，平素神疲体倦，乏力，舌质淡，苔薄白，脉浮无力。

【证候分析】表虚卫弱，风寒袭表，气虚无力驱邪则恶寒发热，无汗，热势不高，鼻塞流涕，头痛身楚；平素神疲体倦，乏力，舌质淡，苔薄白，脉浮无力均为气虚之象。

【治法】益气解表，调和营卫。

【方药】参苏饮加减，本方能益气解表，化痰止咳。如气虚甚加入黄芪、白术；表虚汗多加防风。

（2）阴虚感冒

【证候】发热，手足心热，微恶风寒，无汗，头昏心烦，口干，干咳少痰，鼻塞流涕，舌红少苔，脉细数。

【证候分析】阴亏津少，外受风热，表卫失和则见发热，手足心热，微恶风寒，无汗或有汗，鼻塞流涕，舌红少苔，脉细数等症。

【治法】滋阴解表

【方药】加减葳蕤汤（玉竹、白薇、生葱白、桔梗、豆豉等）。如阴虚较甚可加入生地、玄参、知母等养阴退热；发热甚可加薄荷疏风散热。

（3）阳虚感冒

【证候】阵发恶寒，甚至蜷缩寒战，或稍有发热，自汗，汗出则恶寒更甚，头痛，骨节酸冷疼痛，面白无华，语言低微，四肢不温，舌质淡胖，苔白，脉沉细无力。

【证候分析】阳气不足，无以驱寒故现一派寒象。

【治法】扶阳解表

【方药】麻黄附子细辛汤加减。如阳虚较甚可加干姜、桂枝、甘草等温补阳气，以助阳解表。

（4）血虚感冒

【证候】头痛，身热微寒，无汗或汗少，面色不华，指甲苍白，心悸头晕，唇舌色淡，苔白，脉细或浮而无力。

【证候分析】阴血亏虚，抗邪无力故现虚象。

【治法】养血解表

【方药】葱白七味饮加减（葱白、干葛、豆豉、生姜等）。如血虚较甚可加麦冬、熟地等养血解表。

【常用中成药】

风寒证，可选午时茶、通宣理肺丸；风热证，可选银翘解毒片、桑菊感冒冲剂；暑湿证，可用藿香正气丸；时行感冒，可用板蓝根冲剂、双黄连口服液、抗病毒口服液等。

【针灸治疗】

【主穴】风池、列缺、合谷。

【配穴】风热加大椎、曲池、外关；风寒加风府；头痛加太阳；咽痛加少商；鼻塞加迎香；咳嗽加尺泽、肺俞。均用泻法。

【预防与调护】

（1）加强身体锻炼，增强防御能力，养成经常户外活动的习惯。

（2）保持室内外环境卫生及个人卫生，卧室内空气经常通气，有充足的阳光照射。在感冒流行季节，可用食醋熏蒸法进行空气消毒。

（3）在患感冒时，多饮开水，饮食多清淡，忌油腻辛辣，保持充足睡眠。

第二节　内伤发热

内伤发热是指以内伤为病因，脏腑功能失调，气、血，阴、阳失衡为基本病机，以发热为主要临床特征的病证。一般起病缓，病程较长，热势轻重不一，以低热为多见，或自觉发热但体温并未升高。无感受外邪所致的头身疼痛，鼻塞，流涕等症。

凡不因感受外邪所导致的发热，均属本证范畴。现代医学所指的功能性低热、肿瘤、血液病、结缔组织疾病、内分泌疾病及慢性感染性疾病所引起的发热和原因不明的发热，具有内伤发热的临床特征时，均可参照本证辨证施治。

【病因病机】

引起内伤发热的病因主要是久病体虚，饮食劳倦，情志失调，外伤出血，阴阳亏虚，气、血、湿等郁结壅遏而致发热。

1. 久病体虚　久病体虚，失于调理，以致机体气、血，阴、阳亏虚，阴阳失衡而发热。中气不足，阴火内生，多致气虚发热；久病心肝血虚、脾虚或长期失血，以致血虚阴伤，多致血虚发热；素体阴虚，耗伤阴液，或误用、过用温燥药物，致阴精亏虚水不制火，多为阴虚发热；久病气虚，气损及阳，虚阳外浮，多为阳虚发热。

2. 饮食劳倦　饮食失调，劳倦过度，脾胃受损，以致中气不足，阴火内生，或脾虚不能化生阴血发热。或脾胃受损痰湿内生，郁而化热引起湿郁发热。

3. 情志失调　情志抑郁、气郁化火、肝火内盛、致气郁发热。“凡气有余便是火”。情志失调亦是导致瘀血发热的主因之一。

4. 外伤出血　外伤出血使血循不畅，瘀血阻滞经络，气血壅遏不通引起瘀血发热。长期慢性失血阴血不足，引起血虚发热。

综上所述，引起内伤发热的病机，可归纳为虚、实两类。因气郁化火，瘀血阻滞，痰湿停聚者多实，由中气不足、血虚失养、阴虚及阳气虚所致者多属虚。

【辨证论治】

（一）辨证要点

1. 辨证候虚实　依据病史，症状等辨明证候的虚实，对治疗原则的确立具有重要意义。凡由气郁，血瘀，痰湿所致者多属实；由气虚，血虚，阴虚，阳虚所致者多属虚。

2. 辨病情之轻重　凡病程较长，持续发热，反复发作，经治不愈，正气虚损者病情较重。反之则病情较轻。

（二）治疗原则

属实者宜解郁、活血、除湿、适当配伍清热之法。属虚者宜益气、养血、滋阴、温阳以补为主。虚实夹杂者宜兼顾之。

（三）证治分型

1. 阴虚发热

【证候】午后潮热，或夜间发热，手足心热，少寐多梦，盗汗，口干咽燥，舌质红或有裂纹，苔少或无苔，脉细数。

【证候分析】阴虚阳胜，虚火内炽，故见午后夜间发热、手足心热、骨蒸潮热；虚火上扰心神，则心烦、少寐多梦；内热逼津外泄则盗汗；阴虚火旺，津亏失润，故口干咽燥、便干尿少。舌红无苔、脉细数均为阴虚火旺之象。

【治法】滋阴清热

【方药】清骨散加减，本方具有清虚热的功效，是治疗阴虚发热的常用方剂。虚汗多可加牡蛎、浮小麦等固涩止汗；阴虚甚可加玄参、生地、麦冬等养阴退热。

2. 血虚发热

【证候】热势多为低热，头晕眼花，身倦乏力，心悸，面色无华，唇舌色淡，脉细弱。

【证候分析】血本属阴，阴血不足则无以敛阳，因而引起发热；血虚不能上荣头面，故头晕眼花、面白少华、唇甲色淡；血不养心则心悸不宁；血虚不能充养肢体，故身倦乏力。舌质淡、脉细弱，为血虚征象。

【治法】补益气血

【方药】归脾汤加减，本方具补气生血之功，适用于心脾气血不足之发热。血虚甚可加熟地、枸杞子、制首乌等养血退热；虚热甚可加银柴胡、白薇等清退虚热。

3. 气虚发热

【证候】热势或低或高，多在劳累后发作或加剧，倦怠乏力，气短懒言，自汗，食少便溏，舌淡苔白，脉细弱。

【证候分析】脾胃气衰，中气下陷，虚火内生，故发热。本已气虚，劳则更耗，故发热多在劳累后发生或加重；脾胃虚衰、气血生化不足，脏腑经络无以充养，以致头晕乏力，气短懒言，舌质淡，脉细弱。气虚卫表不固，则自汗，易于感冒。脾虚不能健运则食少便溏。

【治法】益气健脾除热

【方药】补中益气汤加减，本方功可益气升阳，调补脾胃而除热，适用于气虚发热证。如虚汗多可加牡蛎、浮小麦等固涩止汗。

4. 阳虚发热

【证候】发热而欲近衣，形寒肢冷，四肢不温，少气懒言，舌质淡胖，苔白润，脉沉细无力。

【证候分析】久病、素体不足、过服寒凉，脾肾阳气亏损，火不归原，虚阳外浮而发热。舌淡胖或有齿印、苔白润、脉沉细无力为阳虚征象。

【治法】温阳除热

【方药】金匮肾气丸加减，本方有温补肾阳之功效，适用于阳虚发热证 。阳气亏虚甚加人参、仙茅、仙灵脾、白术、炮姜等温补阳气。

5. 气郁发热

【证候】发热多为低热，热势常随情绪波动而起伏，精神抑郁，胁肋胀满，烦躁易怒，舌红苔黄，脉弦数。

【证候分析】肝气郁结，气郁化火，故身热或午后发热；肝郁不舒，故急躁易怒；叹息则肝气暂得舒展，故喜叹息；肝火上逆，则口苦。舌苔黄、脉弦数为肝郁化火之象。

【治法】疏肝理气泻热

【方药】丹栀逍遥散加减，本方具有疏肝解郁，清热泻火之功效，适用于气郁发热证。肝郁甚加郁金、香附、青皮等疏肝理气解郁。

6. 痰湿郁热

【证候】低热，胸闷脘痞，不思饮食，渴不欲饮，呕恶，大便稀薄或黏滞不爽，舌苔白腻或黄腻，脉濡数。

【证候分析】饮食不节、忧思过度，脾胃受损，运化失司，水湿蕴积化热而发热，午后热甚。湿性重浊致胸闷脘痞及全身困重。湿困脾胃，失其健运则纳呆且渴不欲饮。舌苔白腻或黄腻、脉濡数是湿郁之象。

【治法】燥湿化痰清热

【方药】黄连温胆汤合中和汤加减，黄连温胆汤理气化痰，燥湿清热，适用于痰湿郁而化热之证，中和汤清热燥湿，理气化痰，适用于痰湿郁热证。如痰湿甚加苍术、佩兰燥湿化痰；呕恶甚加砂仁、白寇仁化湿止呕。

7. 血瘀发热

【证候】午后或夜晚发热，或自觉身体某些部位发热，肢体或有固定痛处或肿块，口燥咽干，不欲多饮，面色萎黄，舌质青紫或有瘀点瘀斑，脉弦或涩。

【证候分析】瘀血在血分属阴，故发热常在下午或夜间；瘀血停留之处，则疼痛不移或有肿块；瘀血内阻，新血不生，肌肤头面失养，以致面色萎黄或黯黑、肌肤甲错；舌质青紫或有瘀点、瘀斑，脉涩，是血行不畅、瘀血内停的重要征象。

【治法】活血化瘀除热

【方药】血府逐瘀汤加减，本方具有活血化瘀，行气止痛之功效，适用于血瘀气滞所致的胸痛发热等证。虚热甚加秦艽、白薇、地骨皮清退虚热。

【常用中成药】

气郁发热者，可选加味逍遥丸、柴胡疏肝丸；血瘀发热者，可选田七片、大黄蛰虫丸；湿郁发热者，可选甘露消毒丹；气虚发热可用参芪膏、黄芪建中丸；血虚发热者，可用阿胶补血膏、当归补血丸；阴虚发热者，可选大补阴丸、知柏地黄丸；阳虚发热者可用右归丸、附子理中丸。

【针灸治疗】

针刺大椎、内关、间使等穴，或灸气海、关元、百会、神厥、足三里等穴，适用于治疗气虚发热；针刺期门、行间、三阴交等穴，适用于肝郁发热的治疗。

【预防与调护】

（1）恰当的护理对促进内伤发热症的好转、治愈具有积极意义，患者应注意休息，体温高者应卧床。部分长期低热的患者，在体力许可的情况下，可作适当户外活动。

（2）要保持乐观情绪，饮食宜进清淡，富于营养而又易于消化之食品。

（3）由于内伤发热的患者常卫表不固而有自汗、盗汗等，应注意保暖、避风、防止复感外邪。

第三节 咳嗽

六淫外邪侵袭肺系，脏腑功能失调，伤及于肺致肺失宣降，肺气上逆，冲击气道，发出咳声或伴有咳痰为主要表现的一种病症。其辨证首当区别外感与内伤，分清邪正虚实。现代医学中的上呼吸道感染，支气管炎，支气管扩张，肺炎，肺结核等病，可参考本节进行辨证施治。

【病因病机】

咳嗽的病因有外感，内伤之别，基本病机为内外邪气干肺，肺失宣降，肺气上逆。

1. 外感 风、寒、湿、燥、火六淫之邪均可侵袭于肺，导致肺失宣发肃降，而引起咳嗽。其中又以风、寒、热居多，并常以风为先导，挟寒、挟热或挟燥犯肺，发生风寒、风热、风燥咳嗽。

2. 内伤 主要是因肺之亏虚而致，或由其他脏功能失调，影响及肺，而致咳嗽。素体肺虚，或久病耗伤肺之气阴；情志不畅，抑郁化火以致肝火犯肺；嗜好烟酒，或饮食失节，而致脾虚，脾虚不运生痰；房劳过度，肾阴不足，影响及肺，肺肾气虚，均可发为咳嗽。

【辨证论治】

（一）辨证要点

1. 辨外感内伤（表10－1）

表10－1 外感内伤辨别表

	外感	内伤
病史新久	多为新病	久病或反复发作
起病缓急	急	缓
病程	短	长
兼证	常兼肺卫表证：恶寒，发热，头痛	身无表证，可伴其他脏器兼证
病性	邪实	虚实夹杂

2. 辨证候虚实

外感咳嗽：风寒、风热、风燥犯肺多邪实。

内伤咳嗽：痰湿、痰热、肝火犯肺多邪实；阴津亏耗多正虚。

（二）治疗原则

1. 分清邪正虚实

外感咳嗽：祛邪利肺，风寒则疏风散寒，风热宜疏风清热，风燥则清肺润燥。

内伤咳嗽：邪实正虚者祛邪扶正，有痰者祛痰，寒痰则温肺化痰，热痰可清热化痰，湿痰则燥湿化痰。阴津亏耗宜滋阴生津润燥。

2. 分清轻重缓急　一般说来，外感咳嗽病位轻浅易治，如兼夹燥，湿之邪，则缠绵难愈易变为内伤，治疗时应加强润燥、化湿、祛湿。内伤咳嗽先祛邪为主，待实邪祛后再以药缓缓图之。

3. 病有治上、中、下之分

（1）治上：治肺为主，直接针对咳嗽之主要矛盾施治。

（2）治中：治脾为主，痰湿偏盛者健脾化痰；脾虚肺弱者补脾养肺。

（3）治下；治肾为主：咳嗽日久，耗伤肾气者补肾。

4. 治疗禁忌

（1）注意审证求因，勿见咳止咳，须按不同病因予以处理。

（2）外感咳嗽用药宜轻扬，不宜早用苦寒，滋腻，收涩，镇咳之药，以免恋邪。内伤咳嗽忌宣肺散邪，以防宣散耗伤阴液，伤及肺气。即使虚实错杂，亦当标本兼顾。

（3）忌食辛辣、香燥、肥腻及寒凉之食品。

（三）证治分型

外感咳嗽

1. 风寒袭肺

【证候】咳嗽声重，咽痒，咯痰稀薄色白，鼻塞，流清涕，头痛，恶寒发热，无汗，肢体酸楚，苔薄白，脉浮或浮紧。

【证候分析】风寒袭肺，肺气壅塞不得宣畅，故咳而声重；风寒上受，肺窍不利，故咽痒，鼻流清涕；寒邪郁肺，气不布津，凝聚为痰，故咯痰稀薄色白；风寒束于肌表，腠理闭阻，阳郁不达，故寒热无汗，头痛身酸楚。舌苔薄白、脉浮或紧为风寒在表之证。

【治法】疏风散寒，宣肺止咳。

【方药】三拗汤合止嗽散加减，两方均有宣肺化痰止咳之功，但三拗汤以宣肺散寒为主，宜于风寒闭肺；止嗽散以疏风润肺为主，宜于咳嗽迁延不愈或愈而复发者。如夹痰湿，咳而痰黏，胸闷，苔腻者，加半夏、厚朴、茯苓以燥湿化痰。如热为寒遏，外寒内热，咳嗽声嘶，气促，痰黏稠，口渴、心烦或有身热者，加石膏、桑白皮、黄芩以解表清里。

2. 风热犯肺

【证候】咳嗽，气粗，咯痰不爽，痰黄而稠，口渴，咽喉燥痛，鼻流黄涕，身热，汗出恶风头痛，舌苔薄黄，脉浮数。

【证候分析】风热犯肺，肺失清肃，故咳而气粗；肺热内郁，灼津成痰，故咯痰不爽，稠黏色黄，鼻流黄涕；肺热津伤，故口渴，咽喉燥痛；风热犯表，表卫不和，故身热，汗出恶风，头痛。苔薄黄，脉浮数为风热在表之征。

【治法】疏风清热，宣肺止咳。

【方药】桑菊饮加减，本方功能疏风清热，宣肺止咳。如咳甚加贝母、枇杷叶止咳；痰多色黄稠加黄芩、知母、瓜蒌清热化痰。

3. 风燥伤肺

【证候】干咳无痰，或痰少黏稠难出，或痰中带有血丝，鼻燥咽干，咳甚则胸痛，初起或有恶寒，身热，头痛等表证，舌苔薄黄，舌质红，脉浮数。

【证候分析】燥热伤肺，肺失清润，故见干咳；燥热灼津，则鼻燥咽干，痰黏难吐；热伤肺络，故痰中夹血；肺气不利，故咳甚胸痛。初起或见表证，乃属燥热外客，卫气不和。舌苔薄黄，舌质红，脉浮数为燥热之象。

【治法】疏风清肺，润燥止咳。

【方药】桑杏汤加减，本方功可清宣凉润，宜于外感风热燥邪伤津之证。如肺阴虚肺燥较甚加麦冬、天冬、知母、生地等养阴润肺止咳。

内伤咳嗽

1. 痰湿蕴肺

【证候】胸闷脘痞，呕恶，痰黏腻，或稠厚成块，痰多易咳，食少，体倦，大便时溏，苔白腻，脉濡滑。

【证候分析】本证为脾湿生痰，上渍于肺，壅遏肺气而成。痰湿中阻则胸闷脘痞，呕恶；痰质黏腻，稠厚成块，痰多易咳为脾湿生痰之象；脾气不运则食少，体倦，大便时溏；苔白腻，脉濡滑均为痰湿内盛之象。

【治法】健脾燥湿，止咳化痰。

【方药】二陈汤合三子养亲汤加减，二陈汤燥湿化痰，理气和胃，用于咳而痰多，痰质稠厚，胸闷脘痞，苔腻者之证。三子养亲汤则善于降气化痰，用于痰浊壅肺，咳逆痰涌，胸满气急，苔浊腻者。痰湿甚加苍术、砂仁、佩兰等化痰湿。

2. 痰热郁肺

【证候】痰多，质黏稠色黄，或有腥味，难咯，咳嗽气息粗促，或喉中有痰声；苔薄黄腻，质红，脉滑数。

【证候分析】痰热壅肺，肺失肃降则作咳，咳嗽气息粗促，或喉中有痰声系痰热郁肺，肺失清肃；痰多，质黏稠色黄，或有腥味，难咯为邪热蒸液成痰之象；苔薄黄腻，质红为痰热津伤之症。

【治法】清热肃肺，豁痰止咳。

【方药】清金化痰汤加减，本方可清热化痰，用于咳嗽气急，痰黄稠厚，身热之证。痰热甚加鱼腥草、黄连清化痰热；痰热伤津加天花粉、天冬生津养阴止咳。

3. 肝火犯肺

【证候】上气咳逆阵作，咳时面赤，口苦咽干，胸胁胀痛，咳时引痛，症状随情绪波动而增加；痰少质黏，咯之难出，舌红或舌边红，苔薄黄而少津，脉象弦数。

【证候分析】本证肝郁化火，木火侮金，故上气咳逆阵作，口苦咽干，胸胁胀痛，咳时引痛，症状随情绪波动而增加；咳时面赤，口苦咽干为肝火之佐证；舌红或舌边红、苔薄黄而少津，脉象弦数为肝热之征。

【治法】清肝泻肺，化痰止咳。

【方药】加减泻白散合青黛散，加减泻白散能顺气降火，清肺化痰，青黛散清肝泻火化痰。合用使气火下降，肺气得以清肃，咳逆自平。火热伤阴加麦冬、天花粉养阴止咳。

4. 肺阴亏耗

【证候】干咳，咳声短促，痰少而黏，或痰中带血，口干咽燥，或声音逐渐嘶哑，手足心热，午后潮热，颧红，舌红少苔，脉细数。

【证候分析】本证主要由肺阴亏虚，虚热内灼，肺失润降而起，诸如干咳，咳声短促，口干咽燥，或声音逐渐嘶哑，舌红少苔，脉细数等症均与此有关。

【治法】滋阴润肺，化痰止咳

【方药】沙参麦冬汤加减，本方具甘寒养阴，润肺生津之功。宜于阴虚肺燥，干咳少痰之证。咳甚加紫苑、冬花止咳；虚热甚加青蒿、地骨皮、白薇等清退虚热。

【常用中成药】

麻黄止嗽丸、小青龙糖浆适用于风寒袭肺咳嗽；桑菊感冒片、蛇胆川贝液适用于风热咳嗽；二母宁嗽丸适用于风燥咳嗽；陈夏六君丸适用于痰湿蕴肺咳嗽；琼玉膏、玄参甘橘冲剂适用于肺阴虚损咳嗽；千金化痰丸适宜用于肝火犯肺咳嗽；双黄连口服液、清金止嗽丸适用于痰热郁肺咳嗽。

【针灸疗法】

取肺俞，合谷，丰隆，天突，内关，膻中，肺俞，肾俞，脾俞等穴。外感咳嗽浅刺用泻法，内伤咳嗽宜平补平泻。

【预防与调护】

（1）提高患者身体的卫外功能，增强机体适应气候变化的能力；预防上呼吸道感染，以防病原体进一步蔓延。

（2）积极改善环境卫生，消除烟尘，有害气体的危害，吸烟者戒烟。

（3）注意起居有节，劳逸结合，保持居室空气清新。

（4）忌食辛辣、香燥、肥甘厚味、寒凉之品，多饮水，以利排痰。

第四节　喘　证

喘证是指因外感或内伤，导致肺失宣降，肺气上逆，气无所主，肾失摄纳，以致呼吸困难，甚则张口抬肩，鼻翼扇动，不能平卧为主要临床特征的一种病症。现代医学的支气管哮喘、肺气肿、心源性哮喘、肺结核等可按本病辨证施治。

本证轻者仅表现为呼吸困难，不能平卧；重则稍动则喘息不已，甚则张口抬肩，鼻翼煽动；更甚者，喘促持续不解，烦躁不安，面青唇紫，肢冷，汗出如珠，脉浮大无根，或发为喘脱。

【病因病机】

喘证多因正气不足，复感外邪，或由饮食劳倦，情志所伤而诱发；也有因久病体虚而作喘。前者多属实证或邪实正虚，邪壅于肺，肺失肃降所致；后者多为虚证，多与肺肾气虚有关。

1. 外邪侵袭 感受风寒或风热之邪，邪壅于肺，肺失宣降而作喘。

2. 饮食不当 饮食生冷、肥甘之品，或嗜酒过度，致脾失健运，助湿生痰，痰壅于肺，肺气不降而喘。

3. 情志失调 情志抑郁，郁怒伤肝，肝气上逆犯肺，肺失肃降作喘。

4. 劳欲久病 久病肺虚，气失所主而作喘。久病劳欲伤肾，肾虚不能纳气，肺气失于摄纳，致气逆而喘。

【辨证论治】

（一）辨证要点

1. 辨虚实（表 10－2）

表 10－2 喘证虚实辨证表

	实喘	虚喘
新久	新病或急性发作	久病
声音	声音高亢，伴痰鸣咳嗽	声音低微，少有痰鸣咳嗽
呼吸	呼吸深长有余，以呼出为快，气粗	呼吸短促难续，吸气不利
脉象	数而有力	微弱或浮大中空
病势	骤急	徐缓，时轻时重，遇劳即甚

2. 实喘辨外感与内伤

外感：起病急，病程短，多伴有表证。

内伤：起病缓，病程长，反复发作，多无表证。

3. 辨病位 外邪，痰浊，肝郁气逆，病位在肺，邪壅肺气。久病劳欲，病位在肺肾，肺肾出纳失常。

（二）治疗原则

实喘：治肺，祛邪利气。

虚喘：治在肺肾，以肾为主，培补摄纳。

喘脱：扶正固脱，镇摄潜纳。

（三）证治分型

实喘

1. 风寒壅肺

【证候】咳喘气逆、呼吸急促、胸部胀闷；痰多稀薄而带泡沫，色白质黏；兼见头痛、鼻塞、无汗、恶寒、发热；舌苔薄白而滑，脉浮紧。

【证候分析】风寒客肺，邪气壅实，肺气不宣则咳喘气逆，呼吸急促，胸部胀闷；寒邪伤肺则痰多稀薄而带泡沫，色白质黏；风寒袭表则头痛，鼻塞，无汗，恶寒，发热，舌苔薄白而滑，脉浮紧为风寒在表之证。

【治法】宣肺散寒

【方药】麻黄汤加华盖散，麻黄汤解表宣肺平喘，宜于风寒袭肺，肺气失宣之喘咳无汗，寒热身痛。华盖散宣肺化痰，宜于喘咳胸闷，痰气不利者。如寒痰甚加细辛、干姜、白芥子温化寒痰平喘；咳喘甚加厚朴、前胡、紫苑等降气平喘。

2. 表寒肺热

【证候】喘逆上气，胸胀或痛，息粗，鼻扇，咳而不爽，吐痰稠黏，伴形寒，身热，烦闷，身痛，有汗或无汗，口渴，苔薄白或黄，舌边红，脉浮数或滑。

【证候分析】邪热郁肺，肺失宣降则喘逆上气，息促，鼻扇；咳而不爽，吐痰稠黏为痰热内蕴之象；热伤肺络则胸胀或痛；风寒在表则形寒，身痛，无汗，苔薄白；身热，口渴，汗出，烦闷，苔黄，脉浮数或滑为里热盛伤津之候。

【治法】解表清里，化痰平喘。

【方药】麻杏石甘汤加减，表寒重加桂枝解表散寒；痰热重，痰黄黏稠量多，加瓜蒌皮、象贝母清化痰热；痰鸣息涌加葶苈子、射干泻肺消痰。

3. 痰热郁肺证

【证候】喘咳气涌，胸部胀痛，痰稠黏色黄或有血痰，或胸中烦闷，身热，有汗，口渴喜冷饮，咽干，面红，尿赤便秘，苔黄腻，脉滑数。

【证候分析】邪热蕴肺，灼液成痰，痰热壅滞，肺失清肃则喘咳气涌，胸部胀痛，痰稠黏色黄；热伤肺络则有血痰；痰热壅盛则见胸中烦闷，身热，有汗，口渴喜冷饮，咽干，面红；里热盛则尿赤便秘；痰热内盛则见苔黄腻，脉滑数。

【治法】清热化痰，宣肺止咳。

【方药】桑白皮汤加减，本方清热肃肺化痰。适用于喘急，胸膈烦闷，痰黏色黄，咯吐不利者之证。发热甚加鱼腥草、地丁、金银花清泻肺热；痰多黏稠加瓜蒌、浙贝母清热化痰。

4. 痰浊阻肺

【证候】喘而胸满闷窒，甚则胸盈仰息，咳嗽痰多黏腻色白，咯吐不利；或呕恶纳呆，口黏不渴；苔白厚腻，脉滑或濡。

【证候分析】中阳不运，聚湿生痰，痰浊壅肺，肺失宣降则喘而胸满闷窒，甚则胸盈仰息，咳嗽痰多黏腻色白，咯吐不利；痰湿中阻，肺胃不和则呕恶纳呆，口黏不渴；

苔白厚腻，脉滑或濡均为痰湿之象。

【治法】祛痰降逆，宣肺平喘。

【方药】二陈汤合三子养亲汤加减，二陈汤为治痰湿通用方，用于痰湿阻肺，咳嗽痰多之证。三子养亲汤降气化痰，用于咳喘气逆，胸满痰多之证。痰湿甚加苍术燥湿化痰；痰阻气滞加青皮、砂仁、白寇仁燥湿化痰理气。

5. 肺气闭郁

【证候】每因情志刺激而诱发，发时突然，呼吸短促，息粗气憋，胸闷胸痛，咽中如窒；常伴精神抑郁，失眠心悸；苔薄，脉弦。

【证候分析】每因情志刺激而诱发，则肝郁气逆，上冲犯肺，肺气不降则突然发作，呼吸短促，息粗气憋，胸闷胸痛，咽中如窒；心肝气郁，心神失宁则精神抑郁，失眠心悸。

【治法】开郁降气平喘

【方药】五磨饮子加减，本方行气解郁，用于情志不畅，肝气上犯于肺而致胸闷气憋，喘急，咽中如窒等症。如肝气郁滞甚加柴胡、青皮疏肝行气。

虚喘

1. 肺气虚耗

【证候】喘促短气，咳声低弱，气怯声低，喉有鼾声；痰吐稀白；自汗畏风，舌质淡，脉软弱。

【证候分析】肺气亏虚，气失所主则喘促短气，咳声低弱，气怯声低，喉有鼾声；自汗畏风，舌质淡，脉软弱均为肺气虚弱之象。

【治法】补肺益气

【方药】补肺汤加减，本方补肺益气，治短气喘咳，少气不足以息等肺肾气虚之证。如肺气虚甚加山药、党参、茯苓补益肺气平喘。

2. 肾虚不纳

【证候】喘促日久，呼多吸少，气不得续，动则喘甚；小便常因咳甚而失禁或尿后余沥；形瘦神疲，汗出肢冷，面唇青紫，或有跗肿，舌淡苔薄，脉沉弱。

【证候分析】肺病及肾，肺肾俱虚，气失摄纳则喘促日久，呼多吸少，气不得续，动则喘甚；肾虚不固则小便常因咳甚而失禁或尿后余沥；肾阳衰微，肢体失温，水湿泛滥则形瘦神疲，汗出肢冷，面唇青紫，或有跗肿，舌淡苔薄，脉沉弱。

【治法】补肾纳气

【方药】金匮肾气丸加减，金匮肾气丸温补肾阳，用于喘息短气，形寒肢冷，跗肿等。肾虚咳喘甚加冬虫夏草、胡桃肉、紫河车、仙茅、仙灵脾等补肾纳气平喘。

3. 正虚喘脱

【证候】咳逆甚剧，张口抬肩，鼻扇气促，端坐不能平卧；稍动则喘剧欲绝；心慌动悸，烦躁不安，面唇青紫，汗出如珠。

【证候分析】肺气欲绝则咳逆甚剧，张口抬肩，鼻扇气促，端坐不能平卧；动则气耗稍动则喘剧欲绝；心肾阳衰则喘汗欲脱心慌动悸，烦躁不安，面唇青紫，汗出如珠；阳气衰竭则心慌动悸，烦躁不安，面唇青紫，汗出如珠。

【治法】扶阳固脱，镇摄肾气。

【方药】参附汤送服黑锡丹，参附汤扶阳固脱，黑锡丹镇摄肾气。

【常用中成药】

根据不同证型分别选用：小青龙颗粒、止嗽定喘口服液、清气化痰丸、玉屏风口服液、七味都气丸、生脉饮、百令胶囊、金水宝胶囊等。

【针灸治疗】

1. 实证

【主穴】膻中、肺俞、天突、尺泽。

【配穴】寒饮加列缺、风门；痰热加丰隆、曲池、合谷；喘甚加定喘。

2. 虚证

【主穴】肺俞、定喘、太渊、太溪。

【配穴】肺虚加脾俞、足三里、气海；肾虚加肾俞、关元；痰多加丰隆、脾俞；喘甚加天突。

针刺操作实证用补法，虚证用泻法。

【预防与调护】

（1）动则喘甚者，卧床休息，取半卧位或坐位。必要时给氧。

（2）配合气功锻炼以提高肾肺功能。

（3）饮食：可用山药，扁豆，桑椹，核桃，莲子，黑木耳等做羹粥食用。

第五节　心　悸

心悸是病人自觉心中悸动，惊惕不安，甚则不能自主的一种病证，本病一般多呈反复发作性，每因情志波动或劳累而发作，常伴胸闷、气短、失眠、健忘、眩晕、耳鸣等症。现代医学之心动过速，心动过缓，过早搏动，房颤，室颤，房扑，病态窦房结综合征；心功能不全；心肌炎等病可参考本证辨证施治。

【病因病机】

1. 体虚劳倦　平素体质虚弱，久病失养或劳倦过度致气血阴阳亏虚，心神失养则心悸。

2. 七情所伤　素日心虚胆怯，突遇惊恐，心神动摇不能自主则心悸。

3. 感受外邪 感受风寒湿邪，日久不愈，内舍于心，心脉痹阻，血行不畅则发为心悸。

4. 药食不当 过食肥甘厚味，蕴热化火生痰，痰火上扰，心神不宁则心悸。

【辨证论治】

（一）辨证要点

1. 辨虚实 虚则气血阴阳不足；实则痰饮、瘀血痹阻，火邪上攻。

2. 辨病位 本节病位在心，但其它脏腑的病变也可直接或间接影响到心。

3. 辨脉象变化

（1）快速型心悸，常见的有数脉、疾脉等。

（2）过缓型心悸，常见的有缓脉、迟脉等。

（3）脉率不整型心悸，常见的有促脉、结脉、代脉等。

4. 辨病与辨证相结合 明确引起心悸的原发疾病的诊断，以提高辨证准确性。

（二）治疗原则

本证虚则补气、养血、滋阴、温阳、养心安神。实证则祛痰、清火、行瘀、重镇安神。虚实错杂则扶正与祛邪兼顾。

（三）证治分型

1. 心虚胆怯

【证候】心悸，善惊易恐，坐卧不安，如人将捕，多梦易醒，恶闻声响，或食少纳呆，苔薄白，脉细略数或细弦。

【证候分析】本症气血不足，心虚胆怯，心神失养，则心神不安，故发心悸，善惊易恐，坐卧不安，如人将捕之状，多梦易醒，恶闻声响；食少纳呆为脾气亏虚之象；苔薄白，脉细略数或细弦系心胆气虚之征。

【治法】镇惊定志，养心安神。

【方药】安神定志丹加减，本方具益气养心，镇惊安神之功，适用于心悸不宁，善惊易恐，少寐多梦，食少，纳呆者等。如兼心阴血不足加天冬、熟地黄、五味子等补养阴血；兼心阳虚加附子、炙甘草等温补心阳。

2. 心血不足

【证候】心悸气短，失眠多梦，面色无华，头晕目眩，纳呆食少，倦怠乏力，舌淡红，脉细弱。

【证候分析】心血亏耗，心神失养，则心神不宁，故现心悸气短，失眠多梦之象；面色无华，头晕目眩，纳呆食少，倦怠乏力，舌淡红，脉细弱等均为心脾气血不足之候。

【治法】补血养心，益气安神。

【方药】归脾汤加减，本方可益气补血，健脾养心安神，适用于心脾气血亏虚健忘失眠，头晕目眩之证。如兼阴虚加麦冬、沙参养阴；兼失眠多梦加夜交藤、合欢皮以安神。

3. 阴虚火旺

【证候】心悸，心烦失眠，头晕目眩，口燥咽干，五心烦热，盗汗，急躁易怒，舌红少津，苔少，脉细数。

【证候分析】肝肾阴虚，水火失济，心火内动，扰动心神则悸。头晕目眩，口燥咽干，五心烦热，盗汗，急躁易怒，舌红少津，苔少，脉细数等均为阴虚火旺之象。

【治法】滋阴降火，养心安神。

【方药】天王补心丹合朱砂安神丸加减，天王补心丹补阴养血安神，宜于阴虚血少，心悸不安之证；朱砂安神丸可清心降火，重镇安神，宜于阴血不足，虚火亢盛，心烦神乱，失眠多梦等证。

4. 心阳不振

【证候】心悸不安，胸闷气短，动则尤甚，形寒肢冷，面色苍白，舌淡苔白，脉象虚弱或沉细无力。

【证候分析】心阳虚衰，无以温养心神则悸，见心悸不安，胸闷气短，动则尤甚。形寒肢冷，面色苍白，舌淡苔白，脉象虚弱或沉细无力等均系心阳虚衰之佐证。

【治法】温补心阳，安神定悸。

【方药】桂枝甘草龙骨牡蛎汤加参附汤，桂枝甘草龙骨牡蛎汤温补心阳，安神定悸；参附汤益心气，温心阳，合用则温补心阳安神定悸。如病情严重，汗出肢冷，面青唇紫，喘不得卧者，可另服黑锡丹。

5. 水饮凌心

【证候】心悸，眩晕，胸闷痞满，渴不欲饮，小便短少，下肢浮肿，形寒肢冷，舌淡胖，苔白滑，脉象弦滑或沉细而滑。

【证候分析】脾肾阳虚，水饮内停，上凌于心，扰乱心神则悸。渴不欲饮，小便短少，下肢浮肿，恶心呕吐，均为水饮停滞之征。

【治法】化气行水，宁心安神。

【方药】苓桂术甘汤加减，本方功可通阳利水，宜于痰饮为患，胸胁支满，心悸目眩等症。兼见恶心，呕吐加陈皮、半夏燥湿止呕；咳喘加杏仁、前胡、葶苈子等止咳平喘。

6. 心脉瘀阻

【证候】心悸不安，胸闷不舒，心痛时作，痛如针刺，唇甲青紫，舌质紫黯，或有瘀点瘀斑，脉涩，或结代。

【证候分析】血瘀气滞，心脉瘀阻，心阳被遏，心失所养则悸。胸闷不舒，心痛时作，痛如针刺，唇甲青紫均为心血瘀阻之候。

【治法】活血化瘀，理气通络。

【方药】桂枝甘草龙骨牡蛎汤加桃仁红花煎，桃仁红花煎养血活血，理气通脉止痛，宜于心悸伴阵发性心痛，胸闷不舒，舌质紫黯等症；桂枝甘草龙骨牡蛎汤可温通心阳，镇心安神，用于胸闷不舒，少寐多梦等症。

7. **痰火扰心**

【证候】心悸时作，受惊易作，烦躁不安，痰多，胸闷，食少，泛恶，口干口苦，舌红，苔黄腻，脉弦滑。

【证候分析】痰浊停聚，化火扰心，心神不安则悸。痰多，胸闷，食少，泛恶，口干口苦，舌红，苔黄腻，脉弦滑等均系痰火之征。

【治法】清热化痰，宁心安神。

【方药】黄连温胆汤加减，本方可清心降火，化痰安神，宜于痰热内扰，心悸时作，胸闷烦躁，失眠多梦等证。如见痰热甚加栝楼、贝母清化热痰。兼见失眠加远志、石菖蒲、酸枣仁、生龙牡等安神定志。

【常用中成药】

心虚胆怯者，可选用磁朱丸、朱砂安神丸；气血不足者，可选用人参养荣丸、养血安神丸；阴虚火旺者可用安神补心丸、麦味地黄丸；心肾阳虚的可用蛤蚧大补丸、金匮肾气丸；痰火扰心证可选牛黄清心丸、竹沥达痰丸；心血瘀阻证可选用丹七片、活心丸等。

【针灸治疗】

【主穴】神门、内关、心俞。

【配穴】心血不足加足三里、膈俞、脾俞；痰火扰心加丰隆、曲池、尺泽；瘀血内阻加血海、少海、曲泽、间使；心阳不振加气海、膻中。

针刺一般用平补平泻法。

【预防与调护】

1. **调节情志**　保持心情愉快，精神乐观，避免精神刺激。
2. **调节饮食**　饮食宜低脂，低盐饮食。忌辛辣炙博，肥甘厚味之品。
3. **起居有节**　生活有规律，注意劳逸结合，避免剧烈活动。
4. **坚持治疗**　本病病程较长，要坚持长期治疗，积极治疗原发病。

第六节　胸　痹

胸痹是指以胸部闷痛，甚则胸痛彻背，喘息不得卧为主症的一种病症，轻者胸闷如室，呼吸欠畅，重则胸痛，甚者心痛彻背，背痛彻心。

现代研究认为，本病发病男性多于女性，40 岁以上之人多见。遗传因素，高血压，长期从事脑力劳动者，肥胖，缺少运动，长期吸烟，精神压力等为主要发病诱因。

现代医学的缺血性心脏病中的心绞痛、心肌梗死、病毒性心肌炎、心肌病也可参照本病内容辨证施治。

【病因病机】

1. 寒邪内侵　素体阳虚，胸阳不振，阴寒之邪乘虚侵入，胸阳不展，血行不畅发为胸痹。

2. 饮食失调　过食厚味，嗜好烟酒，损伤脾胃，聚湿生痰，痰浊上犯，阻遏心阳，心脉痹阻发为胸痹。

3. 情志失调　忧思伤脾，脾虚气结，气结则津液不得输布，遂聚而生痰；郁怒伤肝，肝失疏泄，肝郁气滞，甚则气郁化火，灼津成痰。无论气滞或痰阻，均可使血行失畅，脉络不利，而致气血瘀滞，或痰瘀交阻，胸阳不运，心脉痹阻，不通则痛，而发为胸痹。

4. 劳倦内伤　劳倦，久病气血亏虚，鼓动无力，胸阳不展，血脉不畅发为胸痹。

5. 年迈体虚　年老之人，肾阳虚衰，心阳不振，血脉失于温运，痹阻不畅发为胸痹。

本证的主要病机是心脉痹阻，病理性质有虚实两端，多相兼为病，实则寒凝，气滞，血瘀，痰浊痹阻胸阳，阻滞心脉，不通则痛。虚则气虚，阴亏，阳虚心脉失养，不荣则痛。

【辨证论治】

（一）辨证要点

1. 辨明标本虚实　急性发作期以标实为主，气滞，痰浊，寒凝，血瘀是主因。缓解期以本虚或本虚标实为特征，以阴阳气血亏虚或气虚血瘀，阳虚痰浊为主。临症时气滞多见：心胸憋闷重痛，兼胸胁胀满，善太息，憋气，苔薄白，脉弦。痰浊则见：胸部闷痛，伴咳吐痰涎，苔白腻，脉滑。寒凝则多见胸痛如绞，遇寒而发，畏寒肢冷，舌淡苔白，脉沉细等证。瘀血性则以刺痛固定不移，痛有定处，夜间多发，舌紫黯，瘀斑瘀点，脉结代或涩等为特点。心气不足多以心胸隐痛而闷，劳累后发作，伴心悸，气短，乏力，舌淡胖嫩有齿痕，脉沉细或结代为特点。

2. 辨清病情轻重　通常看疼痛发作次数多少与病情轻重程度多呈正比，但也有发作次数不多却病情较重者，特别在安静或睡眠时发作者病情多重。

（二）治疗原则

先治标后治本，或虚实同治，标本兼顾。

治标则疏理气机、辛温通阳、活血化瘀、泄浊豁痰。治本则补气、养血、滋阴、温阳。

（三）证治分型

1. 心血瘀阻

【证候】心胸疼痛如刺，痛有定处，入夜为甚，心痛彻背，背痛彻心，或痛引肩背，恼怒，劳累后加重，舌质紫暗，有瘀斑，苔薄，脉弦涩、或结代。

【证候分析】血行瘀滞，胸阳痹阻，气血瘀滞发为胸痹。

【治法】活血化瘀，通脉止痛。

【方药】血府逐瘀汤加减，本方去瘀通经，行气止痛，宜于心血瘀阻，心胸疼痛，痛有定处之胸痹。瘀血痹阻疼痛剧烈加降香、郁金、乳香、没药、丹参等活血化瘀理气止痛；兼见寒凝痛甚加附子、桂枝散寒止痛。

2. 痰浊闭阻

【证候】胸闷重而痛，痰多气短，肢体沉重，阴雨天加重，纳呆便溏，咯吐痰涎，舌体胖大边有齿痕，苔浊腻或白滑。

【证候分析】痰浊内阻，气机不利，脉络阻滞发为胸痹。

【治法】通阳泄浊，豁痰宣痹。

【方药】栝楼薤白半夏汤合涤痰汤，两方都有温通豁痰之功，栝楼薤白半夏汤偏于通阳行气，用于痰阻气滞，胸阳痹阻之证。涤痰汤偏于健脾益气，豁痰开窍，用于脾虚失运，痰阻心窍等。

3. 寒凝心脉

【证候】突发心痛，心痛彻背，喘不得卧，多因感寒而发病或加重，心悸，胸闷气短，手足不温，面色苍白，苔薄白，脉沉紧或沉细。

【证候分析】素体阳虚，阴寒凝滞，气血痹阻而发病。

【治法】辛温散寒，宣通心阳。

【方药】枳实薤白桂枝汤合当归四逆汤加减，两方均有散寒通脉之功，枳实薤白桂枝汤侧重通阳理气，用于胸痹属阴寒证，见心中痞满，胸闷气短者。当归四逆汤温经散寒为主，宜于血虚寒厥证，见胸痛如绞，手足不温，冷汗自出，脉沉细者。气滞甚加枳实、厚朴理气止痛；寒甚加附子、干姜、川椒散寒止痛；瘀阻痛甚加川芎、降香、乳香、元胡化瘀止痛。

4. 气阴两虚

【证候】心胸隐痛，时作时止，心悸气短，动则益甚，倦怠乏力，声低气微，舌淡红，舌体胖且边有齿痕，脉细缓或结代。

【证候分析】心气不足，阴血亏耗，血行无力瘀滞而为痹。

【治法】益气养阴，活血通经。

【方药】人参养荣汤加减，本方可补气益血宁心，适用于胸闷气短，头昏神疲等症。兼见瘀血阻络痛甚者加丹参、川芎、郁金等化瘀理气止痛。

5. 心肾阴虚

【证候】心痛憋闷时作，虚烦不眠，腰膝酸软，头晕耳鸣，舌红少津苔薄，脉细数或结代。

【证候分析】心肾水火失济，心失所养，心脉不畅而发病。

【治法】滋阴清火，养心通络。

【方药】左归丸加减。若心阴亏虚而见心悸盗汗，心烦不寐，加麦冬、五味子、柏子仁、酸枣仁。胸闷痛加当归、丹参、川芎、郁金。

6. 心肾阳虚证

【证候】心悸而痛，胸闷气短，动则更甚，神倦畏寒，四肢不温，舌质淡胖有齿痕，苔白腻，脉沉细而迟。

【证候分析】心肾阳气亏虚，胸阳不振，气血不利发为胸痹。

【治法】温补阳气

【方药】右归饮加减，本方功善温肾助阳，补益精气。瘀阻痛甚加香附、鸡血藤、泽兰、红花、桃仁、元胡化瘀止痛。

【常用中成药】

心痛发作时可服速效救心丸；另外根据辨证可选用相应的中成药，如苏合香丸用于寒凝气滞胸痹；寒证心痛气雾剂用于寒凝胸痹；热证心痛气雾剂用于热证胸痹；麝香保心丸用于气虚、寒凝、血瘀型胸痹。亦可用复方丹参注射液肌内注射或静脉滴注，治疗各型胸痹发作。

【针灸治疗】

【主穴】取内关、心俞、膻中、通里、厥阴俞、巨阙、足三里。

【配穴】心血瘀阻配膈俞、阴郄；气阴不足配阴郄、太溪、三阴交；心阳不振配命门（灸）、巨阙；肝气郁滞配太冲、蠡沟；痰浊壅盛配中脘、丰隆；阳气暴脱配关元（灸）、气海（灸）。

针刺操作实证用泻法，虚证用补法。

【预防与调护】

1. 合理调整饮食 限制饮食中的胆固醇和饱和脂肪酸，增加不饱和脂肪酸，同时补充维生素 C、B、E 等，饮食宜清淡，多食易消化的食物，要有足够的蔬菜和水果，少食多餐，晚餐量要少，肥胖病人应控制摄食量，以减轻心脏负担。

2. 加强体力活动 坚持体育锻炼，减少长期坐位工作，可降低发病率，同时体育锻炼对控制危险因素也有良好的作用。

3. 控制吸烟 吸烟在冠心病的发病中有一定的作用。因此戒烟可降低本病的发病率，戒烟时间越长效果越好。

4. 注意情志调摄 拥有足够的睡眠时间，避免不良的精神刺激。在任何情况下有心绞痛发作时，应立即停止活动，安静休息。

第七节 不寐

不寐是以经常不能获得正常睡眠为特征的一种病证，主要以睡眠时间短或深度不足，或入睡困难，或寐而不酣、时寐时醒，或醒后不能再寐，重则彻夜不寐等为特征。

现代医学的神经官能症、更年期综合征、脑震荡后遗症、甲亢、贫血、动脉粥样硬化症、精神分裂症等出现的失眠可参照本病辨证论治。

【病因病机】

1. 饮食不节 暴饮暴食，宿食停滞，脾胃受损，阳气浮越则不得寐。

2. 情志失调 喜、怒、忧、思、悲、恐、惊等致脏腑功能失调，引发不寐。

3. 劳逸失调 劳倦太过伤脾，气血不足，心神失养则不寐。

4. 病后体虚 久病血虚致心血不足，心失所养则不寐。

【辨证论治】

（一）辨证要点

1. 辨证候之虚实

（1）虚证则阴血不足，心失所养，多与肝、脾、肾失调有关。

（2）实证则火盛扰心，多由心火亢盛，肝郁化火所致。

2. 辨发病之脏腑 主要病位在心，与肝胆、脾胃、肾的阴阳气血失调有关。

（二）治疗原则

基本治法为补虚泻实，调整脏腑气血阴阳。

（1）实证则泄其有余，养血安神。

（2）虚证则健脾养心，补其不足而安神。

（三）证治分型

1. 肝火扰心

【证候】不寐多梦，或彻夜不眠，性情急躁易怒，头晕头胀，目赤耳鸣，口干口苦，便秘尿赤，舌红苔黄，脉弦数。

【证候分析】肝郁化火，上扰心神则不寐。性情急躁易怒，头晕头胀，目赤耳鸣，舌红苔黄，脉弦数等均为肝火之见证。

【治法】疏肝泻火，镇心安神。

【方药】龙胆泻肝汤加减，本方可清泻肝胆实火及湿热，适用于肝郁化火上冲所致不寐多梦，头晕头胀，目赤耳鸣，口干便秘等症。大便干燥加大黄；兼见肝郁甚加香附、郁金疏肝理气解郁。

2. 痰热内扰

【证候】不寐心烦，胸闷脘痞，嗳气，厌食，头重目眩，舌红，苔黄腻，脉滑数。

【证候分析】湿食生痰，郁痰生热，扰动心神则发为不寐。胸闷脘痞，嗳气，厌食，头重目眩，舌红，苔黄腻，脉滑数等均为痰热之象。

【治法】清化痰热，和中安神。

【方药】黄连温胆汤加减，本方可清心降火，化痰安神，用于痰热扰心，不寐多梦等证。如兼饮食积滞加神曲、麦芽消食化积；痰热偏甚加瓜蒌、栀子等清热化痰。

3. 心脾两虚

【证候】不易入睡，多梦易醒，心悸健忘，头晕目眩，神疲食少，四肢倦怠，面色无华，舌质淡，脉细无力。

【证候分析】脾虚血亏，心神失养则不寐。头晕目眩，神疲食少，四肢倦怠，面色无华，舌质淡，脉细无力等均为心脾两虚之见证。

【治法】补益心脾，养血安神。

【方药】归脾汤加减，归脾汤益气补血，补益心脾，适用于不寐，心悸怔忡，面黄食少等心脾两虚之证。如失眠较甚加五味子、合欢皮、夜交藤、生龙牡；心血虚甚加阿胶、熟地补养阴血。

4. 心肾不交

【证候】心烦不寐，入睡困难，多梦，头晕，耳鸣，健忘，腰膝酸软，潮热盗汗，咽干少津，或男子遗精，女子月经不调，舌红少苔，脉细数。

【证候分析】肾水下亏，不能上济于心，心火炽盛，不能下交于肾，心肾失交则不寐。头晕，耳鸣，腰膝酸软，舌红少苔，脉细数均为肾阴亏虚之象。

【治法】滋阴降火，交通心肾。

【方药】六味地黄丸加交泰丸加减，六味地黄丸以滋补肾阴为主，宜于头晕耳鸣，腰膝酸软，潮热盗汗等肾阴亏虚之证；交泰丸可清心泻火，引火归原，用于心烦不寐，梦遗失精等心火偏亢之证。如见遗精加莲子、金樱子固涩止遗；失眠甚加龙齿、磁石重镇安神。

5. 心胆气虚

【证候】虚烦不寐，多梦易醒，触事易惊，终日惕惕，胆怯心悸，或气短自汗，倦怠乏力，舌淡，脉弦细。

【证候分析】心胆虚怯，心神失养则发为不寐。终日惕惕，胆怯心悸，气短自汗，倦怠乏力，舌淡，脉弦细等均为心胆气虚之候。

【治法】益气镇惊，安神定志。

【方药】酸枣仁汤加减，酸枣仁汤养血清热除烦，用于虚烦不寐，终日惕惕，触事易惊等症。心神不宁可加生龙牡等安神宁心；气虚甚者可加人参、白术等益气安神。

【常用中成药】

根据不同证型可分别选用：归脾丸、天王补心丸、保和丸、参芪五味子片、龙胆泻肝丸等。

【针灸治疗】

【主穴】神门、四神聪、安眠、照海、申脉。

【配穴】心脾两虚者加心俞、脾俞、三阴交；心胆两虚者加心俞、胆俞；心肾不交者加太溪、涌泉、心俞；肝火上扰者加行间、侠溪；痰热内扰者加丰隆、内庭；脾胃不和者加太白、公孙、足三里。神经衰弱者加足三里、关元、气海；失精者加关元、志室；梦多者加魄户、厉兑；头昏健忘者加印堂、风池。

【操作】神门、四神聪等穴，用平补平泻法；对于较重的不寐患者，四神聪可长留针；照海用补法，申脉用泻法。配穴按虚补实泻法操作。

【预防与调护】

1. 重视精神调摄　积极作心理情志调整，克服过度紧张、兴奋、焦虑、抑郁、愤怒等不良情绪，喜怒有节精神舒畅，以顺其自然的心态对待失眠。

2. 注意睡眠卫生　建立有规律的作息习惯，做适当的体力活动或体育锻炼，增强体质，促进身心健康。

3. 合理饮食　晚餐要清淡，不宜过饱，忌茶、咖啡。睡前避免紧张和兴奋的活动。

第八节　郁　证

郁证是因情志不舒，气机郁滞所致，以心情抑郁，情绪不宁，胸部满闷，胁肋胀痛或易怒喜哭，或咽中如有异物梗塞等症为主要临床表现的一类病证。

根据郁证的临床表现及其以情志内伤为致病原因的特点，现代医学的神经衰弱、癔症、焦虑症、更年期综合征、反应性精神病等，可参考本节辨证论治。

本病多发于青中年女性，预后一般良好，但必须重视情志调护，避免精神刺激，防其病情反复波动迁延难愈。

【病因病机】

1. 情志失调　七情过极，刺激过于持久，超越了机体的调节能力，导致情志失调，尤以悲忧恼怒为最。若恼怒伤肝，肝失条达，气失疏泄，而致肝气郁结。气郁日久化火，则为火郁；气滞血瘀则为血郁；忧思过度，久郁伤脾，脾失健运，食滞不消而蕴湿，生痰，化热等，则又可发为食郁，湿郁，痰郁，热郁。

2. 体质因素　原本肝旺，或体质素弱，复加情志刺激，肝郁抑脾，饮食渐减，生化泛源，日久必气血不足，心脾失养，或郁火暗耗营血，阴虚火旺，心病及肾，而致心肾阴虚而生郁。

综上所述，郁证的病因是情志内伤。病理变化与心、肝、脾、肾有密切关系。其病机主要为肝失疏泄，脾失健运，心失所养及脏腑阴阳气血失调。郁证初起病变以气滞为主，常兼带血瘀、化火、痰结、食滞等，多属实证；病久则易由实转虚，随其影响的脏腑及损耗气血阴阳的不同而形成心、脾、肝、肾亏虚的不同病变。

【辨证论治】

（一）辨证要点

1. 辨受病脏腑　郁证之发生主要为肝失疏泄、脾失健运、心失所养，故应依据临床证候，辨明其受病脏腑之侧重。本证以气郁为主要病变，一般说来，气郁、血郁、火郁主要关系于肝；食郁、湿郁、痰郁主要关系于脾；而虚证则与心脏的关系最为密切。

2. 辨证候虚实　本证实证病程较短，表现为精神抑郁，胸胁胀痛，咽中梗塞，时欲太息，脉弦或滑。虚证则病情迁延，症见精神不振，心神不宁，心慌，虚烦不寐，悲忧善哭等。

（二）治疗原则

理气开郁，调畅气机，怡情易性为郁病的基本原则。对于实证，首当理气开郁，并根据是否兼有血瘀，火郁，痰湿郁滞，食积等而分别采用活血，降火，祛痰，化湿，消食等法。虚证则应根据损及的脏腑气血的不同情况而补之，养心安神，补益心脾，或滋养肝肾。对于虚实夹杂者，则又当视虚实的偏重而注意兼顾。

（三）证治分型

1. 肝气郁结

【证候】精神抑郁，情绪不宁，胁肋胀痛，痛无定处，脘闷嗳气，不思饮食，大便不调，苔薄腻脉弦。

【证候分析】肝郁气滞，脾胃失和则现诸症。

【治法】疏肝解郁，理气调中。

【方药】柴胡疏肝散加减，本方具有疏肝理气，活血止痛的功效，适用于肝郁不舒之郁证。肝郁甚加郁金、青皮、川芎、芍药疏肝理气解郁；兼食积加神曲、麦芽、山楂、鸡内金消食化积。

2. 气郁化火

【证候】性情急躁易怒，胸胁胀满，口苦咽干，目赤，或嘈杂吞酸，大便秘结，舌红苔黄，脉弦数。

【证候分析】肝郁化火，横逆犯胃则现上症。

【治法】疏肝解郁，清肝泻火。

【方药】丹栀逍遥散加减，本方具有疏肝解郁，清泻肝火的功效，适用于肝郁化火之郁证。肝郁甚加郁金、香附。热甚加龙胆草、大黄、黄连、菊花。

3. 痰气郁结

【证候】精神抑郁，胸部滞闷，胁肋胀满，咽中如有物梗阻，吞之不下，吐之不出，苔白腻，脉弦滑。

【证候分析】气郁痰凝，阻滞胸咽而现上症。

【治法】行气解郁，化痰散结。

【方药】半夏厚朴汤加减，本方功可行气解郁，降逆化痰，善治痰气郁结之证。肝气郁滞甚加 香附、佛手、郁金；痰湿偏甚加苍术、竹茹、瓜蒌。

4. 心神失养

【证候】精神恍惚，心神不宁，多疑善虑，悲忧善哭，喜怒无常，或手舞足蹈，骂詈喊叫等，舌质淡，脉弦。

【证候分析】营阴暗耗，心神失养则现诸症。

【治法】甘润缓急，养心安神。

【方药】甘麦大枣汤加减，本方功可养心安神是治疗本证的主要方剂。在原方基础上可加郁金、香附疏肝理气以安神；加合欢皮、珍珠母、钩藤、酸枣仁、柏子仁、茯神安神定志。

5. 心脾两虚

【证候】善疑，头晕乏力，心悸胆怯，失眠健忘，纳差，面色无华，舌淡苔白，脉弱无力。

【证候分析】脾虚血亏，心失所养则现诸症。

【治法】健脾养心，补益气血。

【方药】归脾汤加减，本方补益气血，健脾养心，是治心脾两虚证的要方。失眠神可加合欢皮、龙齿；心血虚甚可加阿胶、熟地。

6. 心肾阴虚

【证候】情绪不宁，健忘，失眠多梦，五心烦热，盗汗，舌咽干燥，舌红少津，脉细。

【证候分析】阴精亏虚，阴不涵阳，心神失养则现诸症。

【治法】补养心肾

【方药】天王补心丹合六味地黄丸，天王补心丹滋阴降火，养心安神，六味地黄丸滋补肾阴，合用宜于心肾阴虚之心悸，失眠等。

【常用中成药】

根据不同证型可分别选用：逍遥丸、柴胡疏肝散、越鞠丸、脑乐静等。

【针灸治疗】

【主穴】水沟、内关、神门、太冲。

【配穴】曲泉、膻中、期门、行间、外关、丰隆、阴陵泉、心俞、太溪、足三里、三阴交。

针法用平补平泻法。

【预防与调护】

(1) 正确对待各种事物，避免忧思郁怒，防止情志内伤，是治疗郁证的重要措施。

(2) 医务人员要深入了解病史，用诚恳、关怀、同情、耐心的态度对待病人，取得患者的充分信任，在郁证的治疗及护理中具有重要作用。

(3) 对郁证患者，应做好精神疏导工作，使病人能正确认识和对待疾病，增强治愈疾病的信心，解除情志致病的原因，以促进郁证的完全治愈。

第九节　胃　痛

胃痛，也称胃脘痛，是以上腹胃脘近心窝处疼痛为特征的一种病证。本证以上腹近心窝处胃脘部发生疼痛为特点，疼痛多为胀痛、刺痛、灼痛、剧痛、隐痛等。现代医学的急、慢性胃炎、消化性溃疡、胃痉挛、胃下垂等可参考本病辨证施治。

【病因病机】

1. **外邪犯胃**　寒、热、湿邪等内客于胃，胃脘气机阻滞，不通则痛。
2. **饮食伤胃**　饮食不节，损伤脾胃，胃气壅滞，不通则痛。
3. **情志不畅**　忧思恼怒，情志不遂，肝气郁结犯胃，胃失和降而痛。
4. **素体脾虚**　脾胃虚弱，胃络失于滋养而作痛。

【辨证论治】

(一) 辨证要点

1. 辨虚实

表 10－3　胃痛虚实辨证表

	实证	虚证
疼痛	剧烈，固定不移，拒按	徐缓，痛处不定，喜按
加重因素	食后痛甚	饥饿痛甚
病程	新病	久病
脉象	脉实	脉虚

2. 辨寒热

(1) 寒痛：胃痛突发，疼痛剧烈拒按，遇寒则痛甚，得温痛减。

（2）热痛：痛势急迫，遇热痛甚，得寒痛减，灼痛。

3. 辨在气在血

表10－4 胃痛在气血辨证表

	在气	在血
性质	胃胀且痛，以胀为主，时作时止	痛如针刺，持续性
部位	痛无定处，或在两胁	痛有定处
加剧	与情志有关	食后，入夜痛甚
兼证	嗳气频频	呕血，便血
舌脉	舌淡，苔薄，脉弦	舌质暗或有瘀点瘀斑，脉涩

（二）治疗原则

基本治则为理气和胃止痛。实证以祛邪为主，散寒、清热、理气、化湿、消食导滞。虚证以扶正为主，养阴益胃，温中健脾等。

（三）证治分型

1. 寒邪客胃

【证候】胃痛突发，恶寒喜暖，得温痛减，遇寒加重，口淡不渴，或喜热饮，苔薄白，脉弦紧。

【证候分析】寒客胃脘，气机郁滞不通则痛。胃痛突发，恶寒喜暖，得温痛减，遇寒加重等均是寒客胃脘之象。

【治法】温胃散寒，行气止痛。

【方药】香苏散与良附丸加减，香苏散理气散寒，适用于外感风寒，胃气郁滞之证。良附丸温胃散寒，理气止痛，适用于胃脘寒痛之证。寒凝气滞加木香、乌药、荜拨、干姜、吴茱萸、生姜等理气散寒止痛。

2. 饮食伤胃

【证候】胃脘疼痛，胀满拒按，嗳腐吞酸，或呕吐不消化食物，吐后痛减，不思饮食，大便不爽，苔厚腻，脉滑。

【证候分析】饮食停滞，阻遏胃气，胃失和降则痛。

【治法】消食导滞，和胃止痛。

【方药】保和丸加减，本方善于消食导滞，适用于脘满不食，嗳腐呕吐之胃痛证。食积气滞甚加枳实、砂仁、木香理气化积。

3. 肝气犯胃

【证候】胃脘胀痛，痛连两胁，遇烦恼则痛甚，嗳气或矢气则舒，善太息，苔薄白，脉弦。

【证候分析】肝气郁结犯胃，胃气阻滞不通则痛。

【治法】疏肝解郁，理气止痛。

【方药】柴胡疏肝散加减，本方功可疏肝理气，用于胃痛胀闷连及两胁之证。胃痛甚加元胡、金铃子行气止痛；泛酸加乌贼骨、煅瓦楞子制酸止痛。

4. 湿热中阻

【证候】胃脘灼热疼痛，脘闷嘈杂，口干口苦，口渴不欲饮，纳呆恶心，小便色黄，大便不畅，苔黄腻，脉滑数。

【证候分析】湿热蕴结，胃气郁滞不通则痛。

【治法】清化湿热，理气和胃。

【方药】清中汤加减，本方善清化中焦湿热，适用于痛势急迫，胃脘灼热之胃痛症。湿甚恶心呕吐加陈皮、砂仁、半夏、白寇仁、藿香等化湿止呕。食少纳呆加神曲、山楂、麦芽。

5. 瘀血停胃

【证候】胃脘疼痛，痛如针刺，痛有定处，按之痛甚，或入夜痛甚，或见吐血黑便，舌质紫黯，有瘀斑，脉涩。

【证候分析】瘀滞胃络，胃络壅滞不通则痛。

【治法】化瘀通络，理气和胃。

【方药】失笑散合丹参饮加减，失笑散活血化瘀，丹参饮化瘀止痛，合用则加强活血化瘀作用，适用于治疗胃痛如针刺之证。酌加三七、延胡索、木香、郁金、枳壳等活血行气化瘀止痛。

6. 胃阴亏虚

【证候】胃脘隐隐灼痛，饥而不欲食，口干咽燥，或口渴思饮，消瘦乏力，大便干结，舌红少津，脉细数。

【证候分析】胃阴亏耗，胃络失于濡养则痛。

【治法】养阴益胃，和中止痛。

【方药】一贯煎合芍药甘草汤加减，一贯煎养阴益胃，芍药甘草汤缓急止痛，合用则滋阴而不腻，止痛又不伤阴，适用于胃脘隐痛，口干咽燥，舌红少津等症。胃阴亏虚，虚热重加石斛、知母、黄连等滋阴清热。

7. 脾胃虚寒

【证候】胃痛隐隐，绵绵不休，喜温喜按，空腹痛甚，得食痛减，神疲纳少，倦怠乏力，手足不温，大便溏薄，舌淡，脉弱。

【证候分析】脾虚胃寒，胃络失于温养而痛。

【治法】温中健脾，和胃止痛。

【方药】黄芪健中汤加减，本方功可温中散寒止痛，适用于脾虚胃寒喜温喜按之胃脘隐痛证。如见胃脘冷痛，虚寒较甚加附子、干姜以温阳散寒。

【常用中成药】

根据不同证型可分别选用：胃苏冲剂、木香顺气丸、气滞胃痛颗粒、保和丸、小建中合剂、桂附理中丸等。

【针灸治疗】

【主穴】足三里、内关、中脘。

【配穴】胃俞、下脘、梁门、太冲、膈俞、气海、关元、脾俞、三阴交、内庭。

足三里用平补平泻法，疼痛发作时，持续行针 1 ~ 3 分钟，直到痛止或缓解。内关，中脘均用泻法。寒气凝滞，脾胃虚寒者，可用灸法。

【预防与调护】

1. **饮食调养** 养成良好的饮食习惯，忌暴饮暴食，饥饱无常。少食多餐，以清淡易消化食物为主，忌食粗糙多纤维食物，避免进食浓茶，咖啡和辛辣食物。

2. **精神调养** 保持精神舒畅，避免精神紧张。

3. **慎用对胃有刺激的药物**

第十节 泄 泻

泄泻是以排便次数增多，粪质稀溏或完谷不化，甚至泻出如水样为主证的病证。本病多以感受外邪，饮食所伤，情志失调等为常见病因，以脾失健运，大肠传导失司为基本病机。多发于夏秋季节，急性暴泻发病突然，病程较短；慢性久泄起病缓慢，病程较长，反复发作，时轻时重。

现代医学中的急、慢性肠炎、溃疡性结肠炎、过敏性结肠炎等以泄泻为主要表现者，均可参照本病辨证施治。

【病因病机】

1. **感受外邪** 感受寒，暑，湿，热等病邪，致脾胃功能失调而泄泻。

2. **饮食所伤** 饮食过量或过食肥甘致湿热内蕴，脾胃运化失职清浊不分而泄泻。

3. **情志失调** 忧郁恼怒，精神紧张致脾失健运而泄泻。

4. **病后体虚** 劳倦内伤，脾胃受损，水谷不化而泄泻。

5. **禀赋不足** 素体脾胃虚弱，受纳运化不足而泄泻。

6. **命门火衰** 年老体弱，肾气不足或久病之后，肾阳受损脾失温煦，水谷不化而泄泻。

基本病机为脾胃受损，运化失司，发为泄泻。主要病理因素是湿邪，病机关键为脾虚湿盛。脾虚则内湿生，湿盛则脾阳被遏，故以脾的功能失调为病变的主要矛盾。

【辨证论治】

（一）辨证要点

1. 辨虚实寒热　凡见起病急，脘腹胀满，腹痛拒按，泻后痛减等多属实证。凡病程较长，腹痛较缓喜按等多属虚证。凡见粪质清稀如水，腹痛喜温，完谷不化等多属寒湿证。凡见粪便黄褐，味臭泻下急迫，肛门灼热等多属湿热证。

2. 辨证候特征　久泻迁延不愈，倦怠乏力，或劳倦即复发多属脾虚。泄泻反复难愈，每因情志不遂而复发多属肝郁乘脾。五更泄泻，完谷不化，腰酸肢冷多属肾阳不足。

3. 辨轻重缓急　泄泻而饮食如常多为轻证，预后良好。泻而不能食，形体消瘦或暴泄无度，多为重症。急性泄泻，起病急，病程短，以湿盛为主。慢性泄泻，起病缓，病程长，以脾虚为主，或脾肾阳虚。

4. 辨泻下之物　大便清稀或如水样，气味腥秽多属寒湿。大便稀溏粪色黄褐，气味秽臭多为湿热。大便溏垢，臭如败卵，完谷不化多属伤食。

（二）治疗原则

基本治则为运脾化湿。急性泄泻重在化湿，佐以分利消导，参以淡渗。慢性泄泻以脾虚为主，健脾为先。

（三）证治分型

暴泻

1. 寒湿泄泻

【证候】泄泻清稀或如水，腹痛肠鸣，脘闷食少，或恶寒，发热，头痛，肢体酸痛，苔白腻，脉濡缓。

【证候分析】寒湿内盛，脾失健运，清浊不分则泄泻。

【治法】散寒化湿

【方药】藿香正气散加减，本方既能解表散寒，又能理气化湿，适用于外感寒邪，内伤湿滞的泻下清稀，恶寒头痛等证。如湿邪较甚可加茯苓、泽泻以利湿，表寒甚可加防风、荆芥等解表散寒。

2. 湿热伤中

【证候】泄泻腹痛，泻下急迫如水注，泻而不爽，肛门灼热，身热烦渴，小便短赤，舌质红，苔黄腻，脉滑数或濡数。

【证候分析】湿热壅滞，损伤脾胃，清浊不分则泄泻。

【治法】清热利湿

【方药】葛根芩连汤加减，本方功可解表清里，升清止泻，适用于胃肠湿热，表邪未解，泻下急迫，肛门灼热，口渴等为主证者。如湿邪偏甚加藿香、厚朴、茯苓、猪苓、泽泻、佩兰、荷叶、扁豆等化湿止泻。兼夹食滞者加神曲、麦芽等消食止泻。

3. 食滞肠胃

【证候】腹痛、腹胀、肠鸣，泻下粪便如败卵，伴有不消化食物，泻后痛减，嗳腐吞酸，不思饮食，舌苔垢浊或厚腻，脉滑。

【证候分析】宿食内停，阻滞肠胃，传化失职则泄。

【治法】消食导滞

【方药】保和丸加减，本方功可消积和胃，清热利湿，治疗食滞内停之泄泻。如兼食积化热者加黄连苦寒清热止泻，如兼脾气虚弱可加茯苓、白术、山药补脾益气止泄。

久泻

1. 脾胃虚弱

【证候】大便时溏时泻，完谷不化，食少稍进油腻之物，则便次明显增多，面色萎黄，神疲乏力，舌质淡，苔薄白，脉细弱。

【证候分析】脾胃虚弱，运化无权，清浊不分则泄。

【治法】健脾益气，化湿止泻。

【方药】参苓白术散加减，本方善于补气健脾，渗湿和胃，适用于脾虚倦怠纳少，大便时溏时泻者。如兼脾阳虚弱，加肉桂、干姜、吴茱萸温补脾阳散寒止泻。

2. 肾阳虚衰

【证候】黎明前脐腹作痛，肠鸣即泻，泄下物完谷不化，泻后则安，腹部喜温，形寒肢冷，腰膝酸软，舌淡苔白，脉沉细。

【证候分析】命门火衰，脾失温煦，则泄下完谷不化。

【治法】温肾健脾，固涩止泻

【方药】四神丸加减，四神丸温肾暖脾，固涩止泻。适用于命门火衰，泄下物完谷不化，形寒肢冷，腰膝酸软等症。阴寒太甚加附子、炮姜等温阳散寒。见脾气亏虚者加黄芪、党参、白术等补脾益气止泄。

3. 肝气乘脾

【证候】素有胸胁胀闷，嗳气食少，抑郁恼怒或情绪紧张则发生腹痛泄泻，腹中攻窜作痛，矢气频作，舌淡红，脉弦。

【证候分析】肝郁乘脾，脾失健运则泄。

【治法】抑肝扶脾

【方药】痛泻要方加减。肝郁气滞甚加柴胡、木香、郁金、香附等舒肝理气、解郁止泻，兼脾虚者加党参、茯苓、扁豆等补脾益气止泄。

【常用中成药】

寒湿泄泻者，可选用午时茶冲剂；若为湿热泄泻者，可选六一散、暑热感冒冲剂；食滞证，可选沉香化滞丸、枳实导滞丸；肝郁证选逍遥丸；脾虚证选四君子丸、人参健脾丸；肾阳虚证选附子理中丸。

【针灸治疗】

【主穴】天枢、关元、足三里、中脘、脾俞、大肠俞。

【配穴】太白、阴陵泉、神阙、肾俞、三阴交、命门、行间、肝俞、太冲。

针刺操作实证用泻法，虚证用补法。

【预防与调护】

1. 起居有常　调畅情志，保持乐观的情绪。

2. 饮食有节　宜清淡，富营养，易消化食物为主，避免进食生冷不洁，忌食难消化的食物。

第十一节　便　秘

便秘是指粪便在肠内滞留过久，秘结不通，排便周期延长，或周期不长，但粪质干结，排出困难，或粪质不硬，虽有便意，但便而不畅的病证。

现代医学的功能性便秘、肠道激惹综合征、肠炎恢复期所致的便秘、药物性便秘、内分泌及代谢性疾病的便秘等，均可参照本病辨证施治。

【病因病机】

1. 肠胃积热　素体阳盛，或热病之后，余热留恋，或过食醇酒厚味，或过食辛辣，过服热药等致肠胃积热，耗伤津液，肠道干涩失润，粪质干燥，难于排出。

2. 气机郁滞　忧愁思虑则脾伤气结，抑郁恼怒则肝郁气滞，久坐少动，气机不利等均可导致腑气郁滞，通降失常，糟粕内停，不得下行而成气秘。

3. 阴寒积滞　恣食生冷、外感寒邪、过服寒凉等，均可导致阴寒内盛，凝滞胃肠，传导失常，糟粕不行，而成冷秘。

4. 阳气虚衰　素体虚弱，或年老体弱，久病产后，过食生冷，苦寒攻伐等均可致气虚阳衰，气虚则大肠传导无力，阳虚则肠道失于温煦，阴寒内结，使排便时间延长而成便秘。

5. 阴亏血少　素体阴虚，病后产后，失血夺汗，过食辛香燥热等均可导致阴亏血少，血虚则大肠不荣，阴亏则大肠干涩，肠道失润，大便干结而成便秘。

上述各种因素之间常相兼为病，互相转化，肠胃积热与气机郁滞可以并见，阴寒积滞与阳气虚衰可以相兼；气机郁滞日久化热，可导致热结；热结日久，耗伤阴津，又可化为阴虚等等。但便秘总以虚实为纲，冷秘，热秘，气秘属实，阴阳气血不足之秘属虚。归纳起来，便秘的基本病机是邪滞大肠，腑气闭塞不通，导致大肠传导功能失常。

【辨证论治】

（一）辨证要点

重在辨寒热虚实，凡粪质干结，排出艰难，舌淡苔白滑，多寒。粪质干燥坚硬，便下困难，肛门灼热，舌苔黄燥，多热；年高体弱，久病新产之人，见粪质不干，欲便不出，便下无力，心悸气短，腰膝酸软，舌淡苔白等多属虚。年轻之人见腹胀腹痛，嗳气频作，面赤口臭，舌苔厚等症则多实。

（二）治疗原则

本病实证邪滞大肠，腑气闭塞不通；虚证肠失温润，推动无力。其治疗当分虚实而治，实证以祛邪为主，治以泻热、温通、理气之法，佐以导滞之品，标本兼治，邪去便通。虚证以扶正为先，以滋阴养血，益气温阳为法，酌用甘温润肠之品，标本兼治。

（三）证治分型

实秘

1. 肠胃积热

【证候】大便干结，腹胀腹痛，口干口臭，面红身热，心烦不安，时欲饮冷，小便短赤，舌红苔黄燥，或焦黄起刺，脉滑数。

【证候分析】肠胃积热，热盛伤津，肠道津液枯燥，腹中胀满，故大便干结。

【治法】泻热导滞，润肠通便。

【方药】麻子仁丸加减，本方功可润肠泄热，行气通便。善治肠胃燥热，津液不足，大便干结之症。胃肠燥热甚加入黄连；燥热伤津，大便干结加石斛、麦冬、郁李仁等润燥养阴生津通便。

2. 气机郁滞

【证候】大便干结，欲便不得出，腹中胀满，胸胁满闷，嗳气呃逆，肠鸣矢气，便后不爽，舌苔薄黄，脉弦。

【证候分析】情志失和，肝气郁结，胃肠传导失常，则大便干结，欲便不出。

【治法】顺气导滞，降气通便。

【方药】六磨汤加减，本方具有行气导滞，通腑泻下之功效，善治气秘。肝郁甚可加柴胡、郁金、青皮等舒肝理气、解郁通便。

3. 阴寒积滞

【证候】大便干涩，难以排出，喜温恶寒，四肢不温，或呃逆呕吐，舌淡苔白，脉沉紧。

【证候分析】阴寒内结，肠道传导失常，糟粕内停则大便干涩难以排出。

【治法】温中散寒通便

【方药】大黄附子汤加减，本方为温下的代表方，又是治疗冷积便秘实证的常用方，用于腹痛便秘，手足厥冷等症。阴寒盛极加肉桂、干姜、吴茱萸等温里散寒通便，寒凝气滞加厚朴、木香、砂仁等理气散寒通便止痛。

（二）虚秘

1. 气虚便秘

【证候】虽有便意，但临厕努挣乏力难以排出，汗出气短，神疲乏力，舌淡胖边有齿痕，脉细弱。

【证候分析】肺胃气虚，运化失职，大肠传导无力，故虽有便意，但临厕努挣乏力，难以排出。

【治法】补气健脾通便。

【方药】黄芪汤加减，本方善治气虚性便秘，宜于虽有便意，但排便困难，便后乏力，面白神疲，脉弱等症。脾气虚甚加人参、白术、茯苓等补脾益气通便。

2. 血虚便秘

【证候】大便干结，努挣难下，面色苍白，头晕目眩，失眠健忘，口干心烦，腰膝酸软，舌淡苔白，脉细。

【证候分析】血虚津少，大肠失润而肠道干涩，故大便干结，努挣难下。

【治法】养血润燥通便

【方药】润肠丸加减，本方功可润燥活血通便，善治血虚津亏之便秘症。血虚甚加熟地、制首乌、郁李仁等养血通便。

3. 阳虚便秘

【证候】大便艰涩，排出困难，四肢不温，喜热怕冷，腹中冷痛，拘急拒按，舌淡苔白，脉沉迟。

【证候分析】阳气亏虚，寒自内生，腑气传导无力则大便艰涩，排出困难。

【治法】温阳通便

【方药】济川煎加减，本方功可温润通便，善治疗肾阳虚便秘。用于大便秘结，腰膝酸软，舌淡苔白，脉沉迟等症。阳虚甚可加锁阳、火麻仁等温阳通便。

【常用中成药】

根据不同的证型可分别选用：六味地黄丸、麻仁润肠丸、木香槟榔丸等。

【针灸治疗】

【主穴】大肠俞、天枢、支沟、照海、脾俞、胃俞、足三里。

【配穴】曲池、合谷、中脘、太冲。

针刺操作虚秘用补法，实秘用泻法以通便。

【预防与调护】

1. 养成良好的排便习惯　到一定的时间就要排便，如果经常拖延大便时间，破坏良好的排便习惯，可使排便反射减弱，引起便秘，所以不要人为地控制排便感。对经常发生便秘者，一定要注意把大便安排在合理时间，到时就去上厕所，养成良好的排便习惯。

2. 积极锻炼身体　经常参加文体活动和体力劳动等可使胃肠活动加强，食欲增加，膈肌、腹肌、肛门肌得到锻炼，提高了排便动力，从而预防便秘。

3. 及时治疗原发疾病 原发疾病的治疗对预防大便秘结有重要的作用。

4. 注意饮食 养成多吃富含纤维素食物的习惯，进食清淡饮食。

第十二节 头 痛

头痛是临床常见的自觉症状，可单独出现，亦可出现于多种疾病的过程中。多因外感六淫，内伤杂病而引发。

现代西医学血管性头痛、紧张性头痛、三叉神经痛、外伤后头痛等可参照本病内容辨证施治。

【病因病机】

头为“诸阳之会”，为髓海之所居，居于人体之最高位，五脏六腑之精气皆上注于头部，手足三阳经亦汇聚于头。若六淫之邪上犯清空，阻遏清阳，或痰浊、瘀血痹阻经络，或肝阴不足，肝阳偏亢，或清阳之气不升，或血虚头窍失养，或肾精不足，髓海空虚，均可导致本症的发生。

通常来看，头痛之病因不外乎外感与内伤两类。外感多因六淫邪气侵袭，内伤多与情志不遂，饮食劳倦，跌打损伤，体虚久病，禀赋不足等因素有关。

1. 感受外邪 起居不慎，感受风、寒、湿、热之邪，清阳之气受阻，发为头痛。

2. 情志失调 忧郁恼怒，情志不遂，肝失条达，气郁阳亢，或肝郁化火，阳亢火生，为头痛。若肝火郁久，耗伤阴血，肝肾亏虚，精血不承，亦可引发头痛。

3. 先天不足 先天禀赋不足，或房劳过度，使肾精久亏，致脑髓空虚，则发为头痛。若阴损及阳，肾阳虚弱，清阳不展，亦可产生头痛。

4. 饮食劳倦体虚久病 若脾胃虚弱，气血生化不足，或病后正气受损，营血亏虚，致脑髓脉络空虚，导致头痛发生。或因饮食不节，过食辛辣肥甘等，致痰湿内生，阻遏清阳，上蒙清窍而发为头痛。

5. 头部外伤久病入络 跌打闪挫，头部外伤，瘀血阻滞于脑络，不通则痛，发为头痛。各种头痛迁延久治不愈，病久入络，可转变为瘀血头痛。

【辨证论治】

（一）辨证要点

1. 详询病史 注意分析头痛之久暂，疼痛的特点，部位，影响因素等，以利于准确辨证。

2. 辨外感头痛与内伤头痛 外感头痛因外邪致病，多属实证，起病较急，一般疼痛较剧，多表现为掣痛、跳痛、灼痛、重痛等，痛无休止。内伤头痛以虚证或虚实夹杂证为多见，起病缓慢，疼痛多表现为隐痛、空痛等，痛势悠悠，遇劳加重，时作时止，多属虚证；因肝阳，痰浊，瘀血所致者属实证，表现为胀痛、重痛、刺痛，部位固定，多伴有肝阳，痰浊，瘀血见证。

3. 辨头痛之所属经络　头为诸阳之会，手足三阳经均循头面部，厥阴经上达于巅顶，由于受邪之经络不同，头痛之部位也不同。太阳经头痛在头后部，下连于项；阳明经头痛在前额部及眉棱骨等处；少阳经头痛在头之两侧，并连及于耳；厥阴经头痛则在巅顶部位，痛连目系。

（二）治疗原则

外感头痛多属实证，治疗以疏风、散寒、清热、祛湿为主；内伤头痛多属虚证或虚实夹杂证，虚者滋养阴血，补肾填精；实证则平肝、化痰、行瘀；虚实夹杂则酌情兼顾并治。

（三）证治分型

外感头痛

1. 风寒头痛

【证候】头痛连及项背，伴拘急收紧感，恶风畏寒，遇风尤剧，口不渴，苔薄白，脉浮紧。

【证候分析】风寒外袭，上犯巅顶凝滞经脉，经脉阻滞不通则痛。

【治法】疏风散寒止痛

【方药】川芎茶调散加减，本方具有疏风散寒止痛之功，主要用于风寒上犯所致之头痛。风寒甚可加麻黄、桂枝、藁本等散寒止痛。

2. 风热头痛

【证候】头痛而胀，或头胀如裂，发热恶风，面红目赤，舌尖红，苔薄黄，脉浮数。

【证候分析】风热外袭，上扰清空，脑络失和则痛。

【治法】疏风清热，通络止痛。

【方药】芎芷石膏汤加减，木方功可清热疏风止痛，可用于风热上扰头窍而致之头痛。风热偏甚可加蔓荆子、桑叶、薄荷等疏风散热止痛。

3. 风湿头痛

【证候】头痛如裹，昏胀沉重，肢体困重，胸闷纳呆，小便不利，大便溏垢，苔白腻，脉濡滑。

【证候分析】风湿之邪侵袭脑络，络道不通则头痛。

【治法】祛风胜湿，通窍止痛。

【方药】羌活胜湿汤加减，本方可祛风胜湿，用于风湿阻络所致之头痛。如兼湿浊中阻可加苍术、厚朴、陈皮等化湿行气，如发于夏季可加藿香、佩兰、荷叶等清暑化湿。

内伤头痛

1. 肝阳头痛

【证候】头胀痛，两侧为重，伴心烦易怒，夜寐不宁，口苦面红，或兼胁痛，舌红苔黄，脉弦数。

【证候分析】肝失条达，气郁化火，阳亢风动而头痛。

【治法】平肝潜阳，熄风止痛.

【方药】天麻钩藤饮加减，本方可平肝熄风潜阳，用于肝阳偏亢，风阳上扰而引起的头痛，眩晕等症。肝火偏旺者加夏枯草、龙胆草、菊花等清肝泻火；肝阴亏虚者加生地、女贞子、枸杞等补养肝阴；兼肝郁气滞者加柴胡、川楝子等舒肝理气解郁。

2. 血虚头痛

【证候】头痛隐隐，遇劳加重，伴心悸失眠，面色少华，神疲乏力，舌质淡，苔薄白，脉细弱。

【证候分析】气血不足，不能上荣，脑络失养，不荣而痛。

【治法】养血止痛

【方药】加味四物汤加减（当归、生地、白芍、川芎等），本方可养血调血止痛，可用于血虚清窍失养而引起的头痛。如血虚甚兼失眠者加五味子、远志、枣仁等安神定志，阴血亏虚甚者加熟地、阿胶等补养阴血。

3. 痰浊头痛

【证候】头痛昏蒙，头痛且重，如物裹首，胸脘满闷，纳呆呕恶，舌体胖大有齿痕，舌苔白腻，脉滑或弦滑。

【证候分析】脾失健运，痰浊中阻，上蒙清窍则头痛。

【治法】健脾燥湿，化痰降逆。

【方药】半夏白术天麻汤加减，本方能燥湿化痰，平肝熄风，用于脾虚生痰，风痰上扰清空所致头痛。如兼见痰浊化热加黄芩、竹茹等清热化痰。

4. 肾虚头痛

【证候】头痛且空，眩晕耳鸣，腰膝酸软，神疲乏力，滑精带下，舌红少苔，脉细无力

【证候分析】肾精亏虚，髓海不足，脑髓失养而痛。

【治法】养阴补肾，填精生髓。

【方药】大补元煎加减，本方可滋补肾阴，可用于肾精亏虚，肾阴不足之头痛证。如兼肾阳虚者加鹿角胶，附子等温补肾阳。

5. 瘀血头痛

【证候】头痛经久不愈，固定不移，痛如针刺，或有头部外伤史，舌紫暗，或有瘀点，瘀斑，苔薄白，脉细或细涩。

【证候分析】瘀血阻窍，络脉阻滞，不通则痛。

【治法】活血化瘀，通窍止痛。

【方药】通窍活血汤加减。瘀血痛甚可加当归、鸡血藤等化瘀止痛。

临证应根据头痛部位而选用不同的引经药，如太阳头痛选羌活、防风；少阳头痛选用川芎、柴胡；阳明头痛选白芷、葛根；太阴头痛选用苍术；少阴头痛选用细辛；

厥阴头痛选用吴茱萸、藁本等。

【常用中成药】

根据不同证型可分别选用：川芎茶调冲剂、桑菊感冒片、九味羌活合剂、天麻首乌片、杞菊地黄丸、四物膏等。

【针灸治疗】

1. 外感头痛

【主穴】百会、太阳、风池、列缺。

【配穴】阳明头痛者加印堂、合谷、内庭；少阳头痛者加率谷、外关、足临泣；太阳头痛者加天柱、后溪、昆仑；厥阴头痛者加四神聪、太冲、内关；风寒头痛者加风门；风热头痛者加曲池、大椎；风湿头痛者加阴陵泉。

【操作】用毫针泻法。头痛剧烈时，阿是穴可采用强刺激和长留针。

2. 内伤头痛

【主穴】百会、头维、风池、足三里。

【配穴】肝阳上亢者加太冲、侠溪；痰浊头痛者加丰隆、阴陵泉；瘀血头痛者加阿是穴、血海、膈俞；血虚头痛者加肝俞、脾俞；肾虚头痛者加太溪、肾俞。

【操作】风池用平补平泻法；头维平刺，用捻转补法；其余穴位采用虚补实泻法操作。

【预防与调护】

（1）饮食以清淡，低脂低胆固醇食物为宜。忌甜黏、油腻、烟酒等助湿生痰之物。多食生姜等有化痰作用的食物。

（2）久病患者，注意调摄情志，保持心情舒畅。

（3）注意休息，避免精神刺激和用脑过度。

第十三节　眩　晕

眩晕是指自觉眼前发黑，甚或感觉自身或外界景物旋转的证候，轻者闭目即止，重者如坐车船，旋转不定，不能站立，或伴有恶心，呕吐，甚则昏倒等症状。

现代医学的梅尼尔氏综合征、高血压病、低血压、脑动脉硬化、贫血、神经衰弱等，临床表现以眩晕为主症者，均可参考本病有关内容辨证施治。

【病因病机】

1. 情志所伤　忧郁恼怒太过，肝失条达，肝气郁结化火，风阳易动，上扰头目，发为眩晕。

2. 年高肾亏 肾主藏精生髓，脑为髓海，若年高肾精亏虚，髓海不足，无以充养；或体虚多病，损伤肾精；或房劳过度，阴精暗耗，均可导致髓海空虚，发为眩晕。

3. 病后体虚 久病体虚，或失血之后，耗伤气血，或饮食不节，忧思劳倦等，均可致气血两虚。气虚则清阳不升，血虚则髓海失养而发为眩晕。

4. 痰湿阻滞 饮食不节，嗜酒肥甘等损伤脾胃，致健运失司水湿内停，积湿生痰，痰阻中焦，清阳不升，脑窍失养发为眩晕。

5. 跌仆损伤瘀血内阻 跌打损伤或头脑外伤，致瘀血停留，阻滞经脉，而致气血利，故眩晕时作。

综上所述，眩晕之基本病理变化，不外虚实两端。虚则髓海不足，气血亏虚，清窍失养；实则风、火、痰、瘀扰乱清空。本病的病位在于头部，病变脏腑与肝、脾、肾三脏有关。病性以虚者居多，气虚血亏，髓海空虚，肝肾不足者多属虚证；痰浊中阻，瘀血阻络，肝阳上亢者多属实证。风、火、痰、瘀是其常见的病理因素。

【辨证论治】

（一）辨证要点

1. 辨相关脏腑 眩晕病在头部，与肝、脾、肾三脏功能失凋密切相关，肝阳上亢之眩晕常兼见头胀痛，面色潮红，急躁易怒等症状。脾胃虚弱，气血不足之眩晕，常兼纳呆，乏力等症状。脾失健运，痰湿中阻之眩晕，常见纳呆呕恶，头痛，苔腻诸症。肾精不足之眩晕，多见腰酸腿软，耳鸣如蝉等症。

2. 辨标本虚实

（1）眩晕病程较长，反复发作，遇劳即发，伴两目干涩，腰膝酸软，神疲乏力，脉细或弱等多属虚证，与精血不足或气血亏虚有关。

（2）眩晕病程短，突然发作，视物旋转，伴呕恶痰涎，头痛，面赤者多属实证。痰湿所致则头重昏蒙，胸闷呕恶，苔腻脉滑；瘀血所致则头昏头痛，痛点固定，唇舌紫暗有瘀斑；肝阳风火所致则眩晕，面赤，烦躁，口苦，肢麻震颤脉弦有力。

（二）治疗原则

总的治疗原则：补虚泻实，调整阴阳。

虚者滋养肝肾，补益气血，填精生髓。实者平肝潜阳，清肝泻火，化痰行瘀。

（三）证治分型

1. 肝阳上亢

【证候】眩晕，耳鸣，头胀痛，口苦，郁怒则加重，面色潮红，急躁易怒，肢麻震颤，舌红苔黄，脉弦数。

【证候分析】肝阳风火，上扰清窍则眩晕发作。

【治法】平肝潜阳，清火熄风。

【方药】天麻钩藤饮加减，本方可平肝潜阳，清火熄风，适宜于肝阳偏亢，风阳上扰而致的眩晕。如兼见肝阳化火者加菊花、龙胆草、夏枯草等清肝泻火，兼肝阴不足者加生地、白芍等补养肝阴。

2. 气血亏虚

【证候】眩晕动则加剧，遇劳即发，神疲乏力，倦怠懒言，唇甲不华，心悸少寐，纳少腹胀，舌淡苔白，脉细弱。

【证候分析】气血亏虚，清阳不升，脑失所养则发为眩晕。

【治法】补益气血，调养心脾。

【方药】归脾汤加减，本方补益气血，健脾养心，主治有心脾两虚，气血不足而致的眩晕。如血虚甚加阿胶、熟地等补血，血虚甚兼见失眠者加夜交藤、柏子仁、合欢皮等以安神。

3. 肾精不足

【证候】眩晕迁延不愈，精神萎靡，腰酸膝软，耳鸣，颧红咽干，五心烦热，舌红少苔，脉弱。

【证候分析】肾精不足，髓海空虚，脑失所养则发为眩晕。

【治法】滋养肝肾，生精填髓。

【方药】左归丸加减，本方滋阴补肾，生精补髓。主治由肾精不足，髓海失养而致之眩晕。如兼肾阴虚，阴虚火旺者加知母、丹皮、地骨皮、鳖甲等养阴退热。

4. 痰湿中阻

【证候】眩晕，头重昏蒙，胸闷恶心，呕吐痰涎，食少多寐，舌苔白厚腻，脉濡滑。

【证候分析】痰浊中阻，上蒙清窍，清阳不升发为眩晕。

【治法】健脾和胃，化痰利湿。

【方药】半夏白术天麻汤加减，本方功可燥湿化痰，平肝熄风，适宜于脾虚湿盛，风痰上扰之眩晕。如眩晕，呕恶甚可加代赭石、竹茹，生姜；湿盛纳呆加砂仁、白寇仁、苍术化湿。

5. 瘀血阻窍

【证候】眩晕头痛，头部或有外伤史、健忘、失眠、心悸、精神不振、耳鸣耳聋，唇舌紫暗，有瘀点瘀斑，脉涩或细涩。

【证候分析】瘀血阻络，气血阻滞不畅，脑失所养发为眩晕。

【治法】活血通窍，祛瘀生新。

【方药】通窍活血汤加减，本方具有活血化瘀，通窍止痛之功，用于治疗跌仆外伤，瘀阻头面而导致的眩晕，头痛等症。瘀血甚可加当归、地龙、全蝎等化瘀通络。如兼见气虚神疲等加黄芪、党参等益气行血。

【常用中成药】

根据不同证型可分别选用：归脾丸、天麻钩藤颗粒、杞菊地黄丸等。

【针灸治疗】

【主穴】脾俞、肾俞、关元、足三里、风池、肝俞、行间。

【配穴】中脘、内关、丰隆、解溪。

针刺操作实证用泻法，虚证用补法。

【预防与调护】

1. **生活调理** 眩晕多与饮食不节，劳倦过度，情志失调等因素有关，预防眩晕之发生，应消除能导致眩晕发生的各种内、外致病因素。有眩晕史的病人，当避免剧烈体力活动，避免高空作业。

2. **体育锻炼** 要坚持适当的体育活动，增强体质。

3. **调节情志** 保持心情舒畅，情绪稳定，防止七情内伤。

4. **调节饮食** 注意保持饮食有节，饮食清淡，防止暴饮暴食，过食肥甘，尽量戒烟戒酒。

第十四节 中 风

中风是以卒然昏仆，不省人事，半身不遂，口眼歪斜，语言不利等为主要特征的病证。轻者可无昏仆而仅见半身不遂及口眼歪斜等症状。由于本病发生突然，起病急骤，临床见症不一变化多而快，与自然界“风性善行而数变”的特征相似，故古代医家取类比象而名之为“中风”，又因其发病突然，亦称之为“卒中”。

根据中风的临床特征，现代医学中的急性脑血管疾病，如缺血性中风、出血性中风、短暂性脑缺血发作、局限性脑梗塞、原发性脑出血和蛛网膜下腔出血等，均可参照本病辨证施治。

【病因病机】

本节多因劳逸失度，情志不遂，饮酒饱食或外邪侵袭等引起脏腑阴阳失调，血随气逆，内风旋动，横窜经脉，蒙蔽神明，从而发生卒然昏仆，半身不遂等症。

1. **内伤积损** 素体阴亏血虚，阳盛火旺，或年老体衰，肝肾阴虚，肝阳偏亢，致使阴虚阳亢，气血上逆，上蒙神窍，突发本病。

2. **劳欲过度** 劳欲过度，耗气伤阴，阳气暴张，引动风阳上旋，壅阻清窍突发中风。

3. **饮食不节** 嗜食肥甘厚味，或饮酒过度，脾失健运，聚湿生痰，痰湿生热，致风火痰热窜犯络脉，上阻清窍发为中风。

4. **情志所伤** 平素忧郁恼怒，情志不畅，肝郁不舒，气郁化火，肝阳暴亢，引动心火，气血上冲于脑，致卒倒无知。

5. 气虚邪中　素日气血不足，脉络空虚，当气候突变之际，风邪乘虚中人，闭阻经络，而发为中风。

综上所述，中风的基本病机总属阴阳失调，气血逆乱。病位在脑，与肝、肾密切相关；病理基础则为肝肾阴虚。因肝肾之阴下虚，则肝阳易于上亢，复加饮食起居不当、情志刺激或感受时邪，气血上冲于脑，神窍闭阻，故猝然昏仆，不省人事。中风病理因素主要为风、火、痰、气、瘀，其形成与脏腑功能失调有关。严重时风阳痰火与气血阻于脑窍，横窜经络，出现昏仆、失语、㖞僻不遂。病理性质多属本虚标实证。肝肾阴虚，气血衰少为致病之本，风、火、痰、气、瘀为发病之标，两者可互为因果。

中风的发生病机虽然复杂，但归纳起来不外乎虚（阴虚、血虚）、火（肝火、心火）、风（肝风、外风）、痰（风痰、湿痰）、气（气逆、气滞）、瘀（血瘀）六端。

【辨证论治】

（一）辨证要点

1. 辨病期　根据病程长短，分为三期。急性期为发病后 2 周以内，中脏腑者可至 1 个月；恢复期指发病 2 周后或 1 个月至半年内；后遗症期指发病半年以上。

2. 辨中经络与中脏腑　中经络者虽见半身不遂，口眼歪斜，语言不利，但意识清楚；中脏腑则昏不知人，或神志昏糊，伴有肢体不用等。

3. 中脏腑辨闭证、脱证　闭证多属实，由邪气内闭清窍所致，多见神志昏迷，牙关紧闭，口噤不开，两手握固等。脱证多虚，为五脏真阳散脱，阴阳行将离决之候，可见神志昏愦无知，目合口开，四肢松软，手撒肢冷，汗多，二便自遗等。

闭证常骤起，脱证则多由闭证转化而成，并可现内闭外脱之候。

4. 闭证须辨阳闭、阴闭　阳闭多有瘀热痰火之象，现身热面赤，便秘尿黄，舌苔黄腻，舌绛干，甚则舌体卷缩，脉弦滑而数等症。阴闭多有寒湿痰浊之象，现面白唇紫，四肢不温，舌苔白腻，脉沉滑等症。

（二）治疗原则

中经络者以平肝熄风，化痰去瘀通络为主。中脏腑闭证，当以熄风清火，豁痰开窍，通腑泄热为主。脱证急则救阴回阳固脱。内闭外脱之证，须醒神开窍与扶正固脱兼用。恢复期，后遗症期，多虚实兼夹，宜扶正祛邪，标本兼顾。

（三）证治分型

中经络

1. 风痰入络

【证候】肌肤不仁，手足麻木，突发口眼歪斜，语言不利，口角流涎，舌强语謇，或半身不遂，手足拘挛，舌苔薄白，脉浮数。

【证候分析】脉络空虚，风痰乘虚中人，气血闭阻突发中风。

【治法】祛风化痰通络

【方药】大秦艽汤加减。语言不清者，再加菖蒲、远志祛痰宣窍；痰瘀交阻，舌紫有瘀斑，脉细涩者，可酌加丹参、桃仁、红花、赤芍等活血化瘀；若烦躁不安，舌苔黄腻，脉滑数者，可加黄芩、栀子以清热泻火。

2. 风阳上扰

【证候】平素头晕头痛，耳鸣目眩，突发口眼歪斜，舌强语謇，甚则半身不遂，舌红苔黄，脉弦。

【证候分析】肝火偏旺，阳亢化风，横窜络脉发为中风。

【治法】平肝潜阳，活血通络。

【方药】天麻钩藤饮加减，本方能平肝熄风，用于阳亢风动，眩晕，肢麻等症。如兼见肝郁化火加龙胆草、羚羊角、夏枯草清泻肝火。

3. 阴虚风动

【证候】平素头晕耳鸣，腰酸，突发口眼歪斜，言语不利，甚或半身不遂，舌红苔腻，脉弦细数。

【证候分析】肝肾阴虚，风阳内动，风痰瘀阻滞经络发为中风。

【治法】滋阴潜阳，熄风通络。

【方药】镇肝熄风汤加减，本方补肝肾之阴，熄风潜阳，适用于阴虚风动之眩晕，头痛，舌强，肢麻震颤等症。如兼见风痰偏络阻滞不通可加天麻、胆星、竹沥等化痰通络。

中脏腑

1. 闭证　闭证的主要表现是突然昏仆，不省人事，牙关紧闭，口噤不开，两手握固，便闭肢强等。

（1）痰热腑实

【证候】素有头痛眩晕，心烦易怒，突发半身不遂，口舌歪斜，舌强语謇，不语，神识昏糊，肢体强急，痰多而黏，腹胀，便秘，舌质暗红，瘀点瘀斑，苔黄腻，脉弦滑或弦涩。

【证候分析】痰热阻滞，风痰上扰，腑气不通则现以上诸症。

【治法】通腑泄热，熄风化痰。

【方药】桃仁承气汤加减（桃仁、大黄、芒硝、甘草等），本方功可通腑泄热，用于中风急性期痰热腑实证。痰热盛者可加枳实、胆星、黄芩、瓜蒌等清热化痰，兼瘀血甚者加赤芍、丹皮、牛膝等活血化瘀通络。

（2）痰火瘀闭

【证候】除闭证的主要见证外，兼有面赤身热，烦躁不安，气粗口臭，躁扰不宁，苔黄腻，脉弦滑而数。

【证候分析】肝阳暴张，阳亢风动，痰火壅盛，清窍闭阻发为本症。

【治法】熄风清火，豁痰开窍。

【方药】羚羊钩藤汤加减，本方功能清热化痰凉肝熄风，养阴舒筋，用于风阳上扰，蒙蔽清窍见眩晕，痉厥抽搐等症。如肝阳偏亢甚者加珍珠母、石决明、代赭石、磁石等平肝熄风，痰甚者加胆星、竹沥、半夏、天竺黄等化痰。另可服至宝丹或安宫牛黄丸以清心开窍。

（3）痰浊瘀闭

【证候】除上述闭证的见症外，兼面白唇暗，神志呆滞，静卧不烦，四肢不温，痰涎壅盛，苔白腻，脉沉滑缓。

【证候分析】痰浊偏盛，壅蔽清窍，神机闭塞发为本症。

【治法】化痰熄风，宣郁开窍。

【方药】涤痰汤加减，本方功可化痰开窍，宜于痰蒙心窍，神识呆滞不清者。兼见痰浊甚者加天麻、僵蚕、瓜蒌等化痰。

2. 脱证

【证候】突然昏仆，不省人事，目合口张，鼻鼾息微，手撒肢冷，汗多，二便自遗，肢体软瘫，脉微细欲绝。

【证候分析】脏腑精气耗损，导致阴阳离决者现脱证。

【治法】益气回阳，救阴固脱。

【方药】参附汤合生脉散加味，参附汤补气回阳，用于阳气衰微，汗出肢冷欲脱；生脉散益气养阴，用于津气耗竭之证，两方共用能益气回阳，救阴固脱，治疗阴竭阳亡之证。汗出太多加煅龙骨、牡蛎固涩止汗。

恢复期

中风急性阶段经抢救治疗后，如神志渐清，痰火渐平，饮食可进，转入恢复期，但后遗症有半身不遂，口眼歪斜，语言蹇涩或失语等。此时须积极治疗并加强护理，针灸与药物治疗并进，可以提高疗效。药物治疗可据病情，采用标本兼顾之法治之。

1. 风痰瘀阻

【证候】口眼歪斜，舌强语蹇或失语，半身不遂，肢体麻木，苔滑腻，舌暗紫，脉弦滑。

【证候分析】主要为风痰阻络，气血运行不利。

【治法】搜风化痰，行瘀通络。

【方药】解语丹加减，本方可祛风化痰通络，治风痰阻络，舌强不语等症。脾虚湿盛加半夏、陈皮、茯苓、白术等健脾化痰。

2. 气虚瘀阻

【证候】肢体偏废不用，肢软无力，面色萎黄，舌质淡紫，或有瘀斑，苔薄白，脉细涩或细弱。

【证候分析】气虚血瘀，脉络痹阻则现上述诸症。

【治法】益气养血，化瘀通络。

【方药】补阳还五汤加减，本方具有益气养血，化瘀通络之功，适用于中风恢复期气虚血滞，无风阳痰热表现之半身不遂，口眼歪斜等证。脾气亏虚可加人参、白术、茯苓、山药等补气健脾。

3. 肝肾亏虚

【证候】半身不遂，患肢僵硬或偏瘫，肌肉萎缩，舌强不语，舌淡红脉细。

【证候分析】肝肾亏虚，阴血不足，筋脉失养则现此症。

【治法】滋养肝肾

【方药】左归丸加减，左归丸功于滋补肝肾，宜于精血不足，不能营养筋脉，腰膝酸软，肢体不用等症。肝肾精血不足可加阿胶、当归、制首乌等补肝养血。

【常用中成药】

根据不同时期不同证型可分别选用：安宫牛黄丸、苏合香丸、血栓心脉宁、天麻钩藤颗粒、银杏叶片等。

【针灸治疗】

1. 中风后遗症

【主穴】上肢取合谷、外关、手三里、曲池、肩髃；下肢取环跳、阳陵泉、足三里、解溪、昆仑；头面取地仓、颊车、迎香、廉泉。

【配穴】肝阳上亢加太冲，行间；风痰阻络加风池、丰隆；气虚血瘀加气海、血海；肾虚加太溪。

【操作】初起先针健侧用补法，后针病侧用泻法。

2. 面瘫

【主穴】地仓、颊车、下关、阳白、翳风、合谷。

【配穴】迎香、水沟、攒竹可随证加减。针刺后注意避风寒并戴口罩为宜。

【预防与调护】

1. 饮食　加强饮食营养，宜多食瘦肉及豆制品，蔬菜，水果等。忌高盐、高脂、高糖、高胆固醇饮食。

2. 护理　保持心情舒畅，注意精神生活调摄。保持患者皮肤干燥，清洁，定时翻身及更换床单，以免发生褥疮。并给于肢体按摩。肢体有一定活动能力者，进行肌力锻炼，如太极拳，保健体操等促进患肢功能的恢复。

3. 预防　平素注意观察，如见眩晕，肢体麻木抽搐等，多为肝风欲动之象，应尽早采取积极治疗措施。

（韩新荣）

第十五节　水　肿

水肿是指体内水液潴留，泛溢肌肤，引起眼睑、头面、四肢、腹背水肿，甚至全身浮肿为主要临床特征的一类病证。

西医的急、慢性肾小球肾炎、肾病综合征、心力衰竭、内分泌失调及营养障碍等疾病所出现的水肿，可参考本节辨证论治。

【病因病机】

水肿的形成是全身气化功能障碍、水道失畅、水液内聚的表现，主要由风邪外袭、水湿内侵、饮食劳倦等病因，导致肺、脾、肾三脏功能失调而产生，其中与肾的关系最为密切。肺失通调，脾失转输，肾失气化，水液潴留，泛滥于肌肤为水肿的病机关键。

1. 风邪外袭，肺失宣通　肺为水之上源，外合皮毛。一旦风邪袭表，肺失宣降，营卫失和，通调失司，导致风遏水阻，风水相搏，水溢肌肤，而发为水肿。风为阳邪，其性轻扬，故水肿多起于面目，流溢于肌肤而致全身水肿。

2. 湿毒浸淫，内归脾肺　因肌肤痈疡疮毒治疗不当，热毒不得外散，疮毒内归脾肺，导致水液代谢失常，水液内停，郁遏肌肤，而成水肿。

3. 水湿浸渍，脾为湿困　久居潮湿之处，或冒雨涉水，水气内侵，困遏于脾，脾土受困，不能运化水液而发为水肿。

4. 饮食劳倦，伤及脾胃　饮食不节，或劳倦过度，损伤脾气。脾失健运，水湿内停，泛溢肌肤，发为水肿。

5. 湿热内盛，三焦壅滞　湿热日久，或湿郁而化热，中焦脾胃升降失司，三焦壅滞，水道不通，则成水肿。

6. 瘀血内停，水瘀交阻　水湿阻遏气机，气滞不行；或水湿日久，损伤阳气；或湿郁化热，损伤脉络等皆可导致血行不畅，瘀血内停，导致水瘀交阻，形成的水肿常缠绵难治。

7. 房劳过度，内伤肾元　房劳过度，生育不节等，导致肾精亏耗，肾气不足，不能化气行水，水液内停，形成水肿。水肿日久，久病及肾，可致肾阳衰微，表现为水肿迁延不愈，腰以下肿甚，按之凹陷不起，故《诸病源候论》曰："水气独归于肾。"

【辨证论治】

水肿的辨证，首辨阴水阳水。阳水多由感受风邪、水湿浸渍、肌肤疮疡或湿热内盛引起。阳水多见表、热、实证，发病较急，病程较短。水肿多由上而起，继则遍及全身，水肿处皮肤紧绷光亮，按之凹陷不起，常兼见口渴、烦热、小便赤涩、大便秘结等证。阴水多因脾肾亏虚，气化不利所致，或由阳水转化而来。阴水多见里、虚、寒证，发病常较缓，病程较长。水肿多由下而上，继则遍及全身，水肿处皮肤松弛，按之凹陷不易恢复，常兼见面色少华、小便短少、大便稀溏、神疲气怯等证。阴水与阳水虽有区别，但在一定程度上可相互转化或兼挟。如阳水日久，正气渐衰可转为阴水，阴水者感受外邪，水肿加剧，标证可居主导地位。其次应辨病变脏腑，辨别病变在肺、在脾、在肾，或多脏共病。最后，对于虚实夹杂、多脏病变者，应辨清标本主次。

治疗上以发汗、利小便、泻下逐水为基本原则。阳水多以祛邪为主，常用发汗、利小便、攻逐等法，其中上半身肿甚者以发汗为主，下半身肿甚者以利小便为主。阴水多以扶正为主，常用温阳、益气、健脾、温肾等法，兼以利水消肿。若水肿日久或兼瘀血者，宜配合活血化瘀之品。在治疗时应慎用攻逐，以免伤正。一般而言，阳水易消，阴水难治。由于疮毒内侵及营养失调所致水肿，治疗得当，可望治愈。

（一）阳水

1. 风水泛滥

【证侯】多由眼睑先肿，继则遍及四肢及全身，来势迅速，肢节酸楚、小便不利，多有恶寒、发热等表证。偏于风寒者，常见恶寒、咳喘，舌苔薄白，脉浮紧；偏于风热者，常见咽喉红肿疼痛，舌质红，脉浮滑数。如水肿较甚，则可见沉脉。

【证侯分析】风邪袭表，肺气宣肃，不能通调水道，风遏水阻，风水相搏，泛溢肌肤，故小便不利，水肿；风为阳邪，其性轻扬上行，善行数变，故水肿起于颜面，迅速遍及全身。外邪袭表，肺气失宣，卫阳被遏，营卫不合，故恶寒、发热，肢节酸楚、咳喘；风邪兼热，热毒内蕴，则咽喉红肿疼痛。脉浮为风水在表之象；若水肿日久不愈，阳气被遏，则见沉脉。

【治法】疏风解表，宣肺行水。

【方药】越婢加术汤加减。属风热偏盛者，可重用生石膏，加金银花、连翘、板蓝根、鱼腥草、射干等；若风寒偏盛者，去石膏，重用麻黄，加羌活、桂枝、防风、苏叶发汗祛风；若喘咳甚者，加杏仁、茯苓、桑白皮；若汗出恶风，卫阳已虚，复感外邪者，可用防己黄芪汤补气固表利水；若表证渐解而水肿不退者，可按水湿浸渍论治。

2. 湿毒浸淫

【证侯】眼睑浮肿，继则延及全身。小便不利，尿少色赤。身发疮痍，甚则溃烂。恶风发热。舌红，苔薄黄，脉浮数或滑数。

【证侯分析】疮毒内归于肺，肺失通调，三焦气化不利，水湿内停，故眼睑头面浮肿、小便不利；疮毒内归于脾，则肢体浮肿；卫表失和，故恶风发热；尿少色赤、舌红苔黄、脉滑数，为湿毒内侵之证；脉浮数为风毒在表之证。

【治法】清热解毒，宣肺利水。

【方药】麻黄连翘赤小豆汤合五味消毒饮加减。脓毒甚者，重用蒲公英、紫花地丁清热解毒；脓毒内陷者，加生黄芪脱毒排脓；湿盛而糜烂者，加苦参、土茯苓；风盛瘙痒者，加白藓皮、地肤子、赤芍凉血祛风；大便不通，加生大黄、芒硝以通腑泄毒；血尿者，酌加凉血止血之品；若以血尿、浮肿为主症，疮毒症状不明显者，可用小蓟饮子加减。

3. 水湿浸渍

【证侯】起病缓慢，病程较长。全身水肿，按之虽散不能速聚，以下肢明显。小便短少，身体困重，胸闷纳呆，泛恶。苔腻，脉沉缓。

【证侯分析】水湿壅盛，寒湿伤及脾阳，不能运化水湿，水泛肌肤，则全身浮肿，按之没指；水湿内聚，三焦决渎失司，膀胱气化失常，故小便短少；脾为湿困，气机升降不利，故身重神疲、胸闷、纳呆泛恶，湿性黏腻，故苔白腻、脉沉缓，病程较长，缠绵难愈。

【治法】健脾化湿，通阳利水。

【方药】五皮饮合胃苓汤加减。若肿甚而喘者，可加麻黄、杏仁、葶苈子宣肺泻水平喘；肿甚而大便溏薄者，可加黄芪、桂枝、补骨脂、附子益气、温肾、助阳；若脘腹痞胀严重者，加干姜、厚朴、白蔻仁温脾化浊，行气宽中；汗出恶风者，加生黄芪、防风固表祛风。

4. 湿热壅盛

【证侯】全身浮肿，皮肤绷急光亮。胸脘痞闷，烦热口渴，小便短赤，大便干结。舌红，苔黄腻，脉沉数或濡数。

【证侯分析】水湿郁而化热，湿热壅于肌肤经脉之间，故全身浮肿、皮肤绷紧光亮；湿热壅滞，中焦气机升降失常，故胸脘痞闷；热邪耗伤津液，故烦渴、尿赤、便干；苔黄腻，脉濡数均为湿热之证。

【治法】分利湿热。

【方药】疏凿饮子加减。脘腹痞满，大便秘结者，加生大黄通腑逐水，或合用己椒苈黄丸以助攻泻之力；肿势严重，胸闷喘促，倚息不得卧者，加葶苈子、桑白皮、杏仁泻肺行水；若湿热日久，化燥伤阴，症见发热、咽干、口渴、心烦，大便干结者，可用猪苓汤滋阴利水；尿痛、尿血者，可酌加凉血止血之品，如大小蓟、白茅根等。

（二）阴水

1. 脾阳虚衰

【证侯】身肿，腰以下为甚，按之凹陷不易恢复。腹胀，纳减，便溏。面色不华，神疲肢倦，小便短少。舌质淡，苔白腻或白滑，脉沉缓或沉弱。

【证侯分析】脾阳虚衰，运化失司，气不化水，水湿泛滥，故身肿，腰以下为甚，按之凹陷不起，小便短少；脾失运化则脘闷纳减，腹胀便溏；脾虚气血生化乏源，则神疲乏力，面色无华；舌质淡，苔白腻，脉沉缓为脾虚湿盛之征。

【治法】温运脾阳，行水利湿。

【方药】实脾饮加减。湿邪偏盛，腹胀胸闷甚者，可合平胃散；气虚甚者，可加人参、黄芪以健脾益气；若小便短少，可加桂枝、泽泻，以化气行水。若脾胃虚弱，精微不化，见轻度浮肿，晨起头面较甚，动久则下肢肿胀，面色萎黄，倦怠无力，大便如常或溏泻，小便不少，舌淡，脉缓弱者，可用参苓白术散加黄芪、桂枝以益气健脾，行气运湿。并注意营养，多食瘦肉、黄豆、花生等蛋白类食物。

2. 肾阳衰微

【证侯】水肿反复消长不已，面浮身肿，腰以下为甚，按之凹陷不易恢复。尿量减少或反多，腰部酸重，四肢不温，畏寒神疲，面色苍白或灰滞，甚者心悸，气促。舌淡胖，苔白，脉沉细或沉迟无力。

【证候分析】肾阳虚衰，阳不化气，水寒内聚，故水肿腰以下为甚；腰为肾之府，肾阳虚而水气内盛，故腰痛酸重；肾阳不足，膀胱气化不利则尿少，下元不固则多尿；肾阳亏虚，温养失司，则四肢不温，畏寒神疲，面色灰滞或苍白；水气上凌心肺，则心悸、气促；舌淡胖，苔白，脉沉细或沉迟无力，均为阳气虚衰、水湿内盛之证。

【治法】温肾助阳，化气利水。

【方药】济生肾气丸合真武汤加减。

肢冷神疲等虚寒症状突出者，可加巴戟天、葫芦巴温肾壮阳；小便清长量多，去泽泻、车前子，加菟丝子、补骨脂温肾固元；若心阳被遏，瘀血内阻，出现心悸、唇绀、脉虚或结代，宜重用附子，再加桂枝、炙甘草、丹参以温阳化瘀；若水邪凌肺，见喘促、汗出、脉虚浮而数，加蛤蚧、五味子、山萸肉、牡蛎、龙骨，以防喘脱之变。

本证缠绵日久，正气衰败，复感外邪，症见发热恶寒，肿势加剧，小便短少时，可急则治标，按风水论治，但应扶正与祛邪并用，不可过用表药，以越婢汤为主，酌加党参、菟丝子等补气温肾之药。病至后期，阳损及阴，可导致肾阴亏虚，症见水肿反复发作，腰酸遗精，口燥咽干，五心烦热，舌红，脉细数等，治宜滋补肾阴为主，兼利水湿，但滋阴不宜过于凉腻，可用左归丸加泽泻、茯苓等。若肾阴久亏，水不涵木，肝肾阴虚，肝阳上亢，症见面色潮红，头晕头痛，耳鸣目眩，少寐多梦，腰酸遗精，步履飘浮无力，或肢体震颤等，治当育阴潜阳，用左归丸加珍珠母、龙骨、牡蛎、鳖甲等重镇潜阳之品。肾阳衰微证往往与脾阳虚衰证同时出现，因此健脾与温肾两法常同时应用。

3. 血瘀水阻

【证候】身体浮肿，缠绵不退，肿势轻重不一。皮肤晦暗、黧黑、粗糙，或有瘀斑。或肢体麻木疼痛，腰部刺痛。或伴血尿，或妇女经色黯红，经少闭经。舌紫暗或瘀斑瘀点，脉沉细涩。

【证候分析】水停湿阻，三焦气化失司，气滞日久致瘀；湿性黏滞，水湿不运，故肿势缠绵；气滞血瘀，失于濡养，故皮肤晦暗粗糙或肢体麻木疼痛；妇女经色黯红有紫块，经少闭经，舌紫暗或瘀斑瘀点，脉沉细涩皆血瘀之象。

【治法】活血利水。

【方药】桃红四物汤合五苓散加减。如血瘀水盛，肺气上逆，出现全身肿甚，气喘烦闷，小便不利者，可加葶苈子、川椒目、泽兰以逐瘀泻肺；如脾肾亏虚，见腰膝酸软，神疲乏力者，可合用济生肾气丸以温补脾肾，利水肿；阳虚者，可配黄芪、附子益气温阳以助化行水之功。水肿日久，其治疗常配合活血化瘀法，取血行水亦行之意，临床上常合用益母草、泽兰、桃仁、红花等药，以加强利尿消肿的效果。

【常用中成药】

根据不同证型，可分别选用雷公藤多苷片、附桂理中丸、金匮肾气丸等、金水宝胶囊等。

【针灸治疗】

（一）阳水

【治法】宣肺、解表、利小便。取肺、脾经穴为主。表邪退后，可参考阴水治法。

【主穴】列缺、合谷、偏历、阴陵泉、委阳。

【操作】针用平补平泻法。

（二）阴水

【治法】温补脾肾，利水消肿。取足太阴、少阴经穴为主。

【主穴】脾俞、肾俞、水分、复溜、关元、三阴交。

【操作】用补法，并用灸法。

【预防与调护】

1. 避免外邪　外感风邪是水肿发生与复发的重要因素，病人应注意保暖；感冒流行季节，外出戴口罩，避免去公共场所；居室宜注意空气流通，必要时进行空气消毒。水湿外侵是造成水肿发生的原因之一，宜避免生活环境潮湿、冒雨涉水，或湿衣久穿不脱等。

2. 调摄饮食　水肿初期或肿势重者，应吃无盐饮食，肿势渐退或轻者可予低盐饮食（每日食盐量3～4克）。忌食辛辣、烟酒等刺激性食品。若因营养障碍致肿者，不必过于强调忌盐，应调摄饮食，加强营养。

3. 注意摄生　患者应起居有时，预防感冒，避免过度劳累。宜调摄情志，节制房事。长期水肿病人卫表多虚，应参加体育锻炼，或常服玉屏风散等，提高机体抗病能力。

4. 皮肤护理　水肿患者宜保持皮肤清洁，避免抓破皮肤。对长期卧床者，皮肤可外涂滑石粉，经常保持干燥，并定时翻身，防止褥疮发生。

第十六节　淋　证

淋证是指以小便频数短涩、淋沥刺痛、欲出未尽、小腹拘急，或痛引腰腹，或尿有砂石为主要临床表现的一类病证。临床将淋证分为“石淋、气淋、热淋、血淋、膏淋、劳淋”六种。

西医学中的泌尿系统的疾病，如泌尿系感染、结石、肿瘤及前列腺疾病、乳糜尿等疾病出现以小便淋沥涩痛为主要症候时，可参考本节辨证论治。

【病因病机】

本证多由外感湿热，饮食不节、情志失调，禀赋不足或劳伤久病，引起膀胱湿热、脾肾亏虚、肝气郁滞，致肾与膀胱气化失司，水道不利而引起。

1. 湿热蕴结　下阴不洁，秽浊湿热之邪上犯膀胱，或过食肥甘厚味、辛辣烈酒，致使湿热内生，下注膀胱，或心火下移小肠，热迫膀胱，致使湿热蕴结膀胱，水道不利，发为淋证。湿热火毒传入膀胱，小便灼热刺痛，发为热淋；湿热久蕴，煎熬尿液，尿中杂质结为砂石，发为石淋；热盛灼伤血络，迫血妄行，发为血淋；湿热蕴结于下，气化不利，无以分清泌浊，脂液不循常道，下流膀胱致尿液色白混浊，如脂如膏，发为膏淋。

2. 肾气亏虚　先天禀赋不足，或后天摄养不慎，如房室不节、生育不节、砂石内聚等因素，导致肾气亏虚，致膀胱气化不利，发为淋证；肾气亏虚，下元不固，脂液下泄至尿液者，发为膏淋。若肾阴亏虚，阴虚火旺，虚火灼络，则发为血淋。

3. 脾气虚弱　素体脾虚，或劳累过度，思虑伤脾，或久淋不愈，湿热伤脾，导致脾气虚弱。脾气虚弱，中气不足，气虚下陷者，则为气淋虚证；遇劳即发者，则为劳淋。

4. 肝气郁滞　情志不遂，肝气郁结，气滞不宣或气郁化火，气火互结，郁于膀胱，致膀胱气化失职，发为气淋实证。

【辨证论治】

淋证是临床常见病证，以小便频数、淋沥涩痛为主要表现。临床辨证首先应别六淋。热淋起病多急，尿灼热色黄刺痛，或伴有发热，腰痛拒按；石淋以尿夹砂石为主症，或排尿时突然中断，尿道窘迫疼痛，或腰痛如绞，牵引小腹；血淋为尿血而痛；气淋少腹胀满，小便艰涩疼痛，尿有余沥；膏淋证见小便浑浊如米泔水或滑腻如膏脂；劳淋遇劳即发，小便赤涩、疼痛不甚，但淋沥不尽。淋证辨证还应辨虚实。实证以湿热下注膀胱及肝郁气滞为主，虚证以脾肾亏虚为主。

淋证的治疗实证重在清热利湿，行气通淋；虚证重在健脾益肾，补气通淋。淋证日久，往往虚实错杂，治疗时应分清标本缓急。

1. 热淋

【证候】小便频数，灼热刺痛，淋沥不畅，尿色黄浊，少腹拘急胀痛，或有腰痛，恶寒发热，头身疼痛，口苦，大便秘结，苔黄腻，脉濡数。

【证候分析】湿热蕴结膀胱，膀胱气化失司，气机不畅，水道不利，故小便黄赤，小便频数，灼热刺痛，淋沥不畅，少腹拘急胀痛；湿热蕴蒸，故尿色黄赤。腰为肾之府，湿热之邪犯于肾和膀胱，故腰痛；湿热上犯少阳，故见发热，恶寒，口苦欲呕；湿热蕴结大肠，故大便秘结。舌苔黄腻，脉象濡数，乃为湿热之证。

【治法】清热泻火，利水通淋。

【方药】八正散加减。常加用金银花、连翘、黄柏、牛膝等以助清热泻火利湿之力。大便秘结者，重用生大黄、加枳实以泻热通便；小腹胀痛甚者，加川楝子、乌药以行气止痛；寒热、口苦、呕恶者，可加用黄芩、柴胡以和解少阳；湿热伤阴，去大黄，加生地、知母、白茅根以养阴清热；热毒弥漫三焦，当急则治标，用黄连解毒汤合五味消毒饮以清热泻火解毒。

2. 石淋

【证候】尿中时夹砂石，排尿涩痛，或排尿突然中断，尿道窘迫疼痛，少腹拘急，腰腹绞痛难忍，尿中带血。舌苔黄腻，脉弦或数。病久可伴见面色少华，少气乏力，舌淡，边有齿印，脉细弱；或腰腹隐痛，手足心热，舌红少苔，脉细数。

【证候分析】湿热蕴结，煎熬尿液，结为砂石，随尿下行，瘀阻不畅，故小便艰涩，涩痛窘迫，尿中夹有砂石；砂石阻塞尿路，腰腹绞痛难忍；砂石阻于尿道，排尿突然中断疼痛；砂石损伤脉络，故见尿中带血。舌苔黄腻，脉象弦数，乃为下焦湿热之象。久病气阴亏耗，面色少华，少气乏力，舌淡，边有齿印，脉细弱为气虚之证，腰腹隐痛，手足心热，舌红少苔，脉细数为阴虚之象。

【治法】清热利湿，排石通淋。

【方药】石苇散加减。应用时一般加金钱草、海金沙、鸡内金、川牛膝、川楝子、大黄、乌药等以清热利湿，化石通淋，行气止痛；兼发热者，加金银花、连翘、蒲公英、黄芩、黄柏、柴胡等以清热泻火；兼血尿者，加大小蓟、白茅根以凉血止血；腹部绞痛者，加延胡索、白芍、甘草以缓急止痛。

3. 血淋

【证候】实证见尿色深红，甚则夹有血块，小便热涩刺痛，频数急迫；或尿路疼痛急剧，痛引脐腹；或见心烦，舌红，苔黄，脉象滑数。虚证见尿色淡红，尿涩滞疼痛不甚，或伴腰膝酸软，神疲乏力，舌质淡红，少苔，脉细数。

【证候分析】实证因湿热下注膀胱，或心火下移小肠，热迫膀胱，致其气化失司，水道不利，气机失畅，故小便频数急迫，灼热涩痛；热伤血络，故尿中带血；瘀热互结，壅塞尿道，致小便夹有血块，疼痛急剧；心火亢盛，则心烦；舌红，舌黄，脉滑数，均为实热之象。虚证因病久伤阴，肾阴亏损，虚火亢盛，灼伤阴络，故见尿色淡红，排尿涩痛不甚；腰膝酸软、神疲乏力、舌红少苔，脉细数，均为肾阴不足、虚火内盛之象。

【治法】实证宜清热凉血，止血通淋；虚证宜滋阴清热，止血通淋。

【方药】实证用小蓟饮子加减；虚证用知柏地黄丸加减。实证小蓟饮子可重用小蓟至30g；瘀血者，加三七、桃仁、牛膝化瘀止血；兼大便秘结者，加大黄以泻火通便；血多疼痛者，可加服三七、琥珀粉，以化瘀通淋止血。虚证者，若尿血较重，加白茅根、小蓟、淡竹叶等以凉血止血；肾阴亏耗严重者，加熟地、麦冬、鳖甲、旱莲草、枸杞子、女贞子滋补肾阴；若久病脾虚，用归脾汤加仙鹤草、泽泻、滑石益气养血通淋。

4. 膏淋

【证候】实证见小便混浊，乳白或如米泔水，或置之沉淀如絮状，上有浮油如脂，或夹有黏腻凝块之物，尿道热涩疼痛，舌红，苔黄腻，脉滑数。虚证见病久不愈，反复发作，淋出如脂，涩痛不甚，形体消瘦，腰膝酸软，头昏无力。舌淡，苔腻，脉细弱无力。

【证候分析】实证为湿热下注，蕴结膀胱，不能分清泌浊，脂液失其常道，与尿液混出，故小便混浊如米泔水，或夹有黏腻凝块之物；湿热蕴结，膀胱气化不利，故尿道热涩疼痛；舌红，苔黄腻，脉滑数为湿热内蕴之象。虚证病情日久，肾气受损，下元不固，脂液下泄，故淋出如膏脂；形瘦无力，腰膝酸软，头昏无力，舌淡，脉细弱无力，均为肾气不足之象。

【治法】实证宜清利湿热通淋，分利清浊；虚证宜补肾固摄通淋。

【方药】实证用程氏萆薢分清饮加减；虚证用膏淋汤加减。

实证若小便涩痛不畅者，加通草、龙胆草、滑石、乌药、青皮以清热行气通淋；血尿者，加大蓟、小蓟、藕节、白茅根以凉血止血；虚证者脾肾两虚，中气下陷者，配用补中益气汤；偏于肾阴虚者，配用六味地黄丸或七味都气丸；偏于肾阳虚者，用金匮肾气丸加减。

5. 劳淋

【证候】小便赤涩不甚，但淋沥不止，遇劳即发，缠绵难愈。伴腰膝酸软，疲惫乏力。舌质淡，脉虚弱。

【证候分析】诸淋日久，耗伤正气，脾肾受损，故小便淋沥不止，缠绵难愈；遇劳则正气更损，故遇劳即发；脾肾两虚，筋骨失养，故腰膝酸软，疲惫乏力。舌质淡，脉象虚弱，乃为脾肾两虚之象。

【治法】健脾益肾

【方药】无比山药丸加减。若少腹坠胀、小便点滴而出，为脾虚气陷，可合用补中益气汤以益气升陷；若畏寒怯冷、四肢欠温、脉沉细者，为肾阳虚衰，可合用右归丸以温补肾阳；若面色潮红、五心烦热、舌质红、脉细数者，为肾阴亏虚，可合用知柏地黄丸以滋阴降火。

6. 气淋

【证候】实证见小便涩滞，胸胁少腹满痛，舌苔薄白，脉沉弦；虚证见少腹坠胀，尿有余沥，面色淡白无华。舌质淡，脉虚弱无力。

【证候分析】实证为肝失条达，肝郁气滞，膀胱气化不利，故小便涩滞，少腹胀痛；肝气郁结，故脉象沉弦。虚证为病久不愈，耗伤脾气，中气下陷则少腹坠胀；气虚摄纳失司，故尿有余沥；面色淡白无华，舌质淡，脉虚无力，均为脾气虚之象。

【治法】实证宜理气疏导，通淋利尿；虚证宜健脾益气，升阳通淋。

【方药】实证用沉香散加减；虚证用补中益气汤加减。

实证若胸胁胀闷，急躁易怒较重者，加柴胡、川楝子、青皮、乌药、小茴香等以疏通肝气解郁；日久气滞血瘀者，加红花、赤芍以活血化瘀。虚证血虚肾亏者，可用八珍汤倍茯苓加杜仲、枸杞、怀牛膝，益气养血，脾肾双补。

【常用中成药】

根据不同证型，可酌情选用五淋化石丹、石淋通、八正合剂、补中益气丸、六味地黄丸、知柏地黄丸、肾气丸等药治疗。

【针灸治疗】

【治法】以疏利膀胱气血、利尿定痛为主。

【主穴】膀胱俞、中极、阴陵泉、行间、太溪

【配穴】如少腹痛满加曲泉；血尿加三阴交、血海；小便混浊如膏加肾俞、照海；尿中夹有砂石加委阳、然谷；正气大损、遇劳则发者去行间加灸百会、气海。

【操作】针用泻法或平补平泻。

【预防与调护】

（1）注意保持外阴清洁，经常清洗阴部，内裤勤洗勤换。妇女在月经期、妊娠期、产后更应注意外阴卫生，以免虚体受邪。

（2）生活要有规律，起居有常，节制房事，必要时禁止房事，注意休息，勿过劳。保持心情舒畅，以提高机体抗病能力。

（3）养成良好的饮食起居习惯。不憋尿，多饮白开水，每 2～3 小时排尿 1 次；饮食宜清淡，多食蔬菜水果，忌食肥甘厚味及辛辣刺激性食物，不吸烟，不饮酒。

（4）避免不必要的导尿及泌尿道器械操作，以防外邪带入膀胱。

（5）积极治疗消渴、肺痨等肾虚疾患，也可减少淋证发生。

第十七节　腰　痛

腰痛指各种原因导致腰部气血运行不畅，或失于濡养引起以腰部疼痛为主要症状的一类病证。腰为肾之府，肾与腰痛的关系最为密切。

腰部脉络绌急而致一侧或两侧疼痛为本病证的证候特征。西医学的腰肌劳损、肾与膀胱疾病、风湿病、类风湿病、腰椎骨质增生、腰椎间盘病变等以腰痛为主要症状时，可参照本节辨证论治。

【病因病机】

腰痛病因有内伤、外感与外伤，基本病机为筋脉痹阻，腰府失养。

1. 外邪侵袭　居处潮湿，或坐卧寒湿之地，或汗出当风，或冒雨着凉，或暑夏贪

凉，风、寒、湿邪乘虚侵入，阻滞经脉，气血运行不畅而发为腰痛；感受湿热之邪，寒邪郁久化热或湿蕴生热，湿热阻遏经络，而为腰痛。

2. **肾亏体虚** 先天禀赋不足，或久病体虚，或年老体衰，或劳伤过度，致肾精亏虚，腰府失养，而发为腰痛。

3. **气滞血瘀** 跌仆闪挫，损伤腰部经脉气血，或久病，气血运行不畅，导致腰部经络气血阻滞不通，均可使瘀血留着而发生腰痛。

【辨证论治】

腰痛辨证首先应辨虚实。实证者，多起病较急，腰痛明显；虚证者，多起病隐匿，腰部酸痛，病程缠绵，常伴有肾虚症状。慢性腰痛常虚实并见，一般以肾精不足、气血亏虚为本，邪气内阻、经络壅滞为标。

腰痛治疗当分标本虚实。实证者，治宜祛邪通络，根据寒湿、湿热及瘀血的不同，而分别以散寒除湿、清泻湿热、活血化瘀等法论治；虚证治宜补肾固本为主，兼顾肝脾。临床还需注意虚实并见的情况，宜辨主次轻重，标本兼顾。

1. 寒湿腰痛

【证候】腰部冷痛重着，转侧不利，痛处喜温，寒冷和阴雨天加重。舌质淡苔白腻，脉沉而迟缓。

【证候分析】寒湿之邪侵袭腰部，寒湿闭阻，阻碍气血，经脉不利，故腰部冷痛重着，转侧不利。湿为阴邪，得阳运始化，故痛处喜温，寒冷和阴雨天加重。舌质淡苔白腻，脉沉而迟缓，均为寒湿停聚之象。

【治法】散寒行湿，温经通络。

【方药】甘姜苓术汤加减。若寒邪偏胜，腰部冷痛较甚，四肢不温，加制附子、细辛以温阳散寒；若湿邪偏胜，腰痛重着，苔厚腻，可加苍术、薏苡仁化湿通络；腰痛日久不愈，累伤肾阳者，改用独活寄生汤。

2. 湿热腰痛

【证候】腰部重着疼痛，痛处伴有热感，暑湿阴雨天气症状加重。身体困重，尿色黄赤。舌红苔黄腻，脉濡数或弦数。

【证候分析】湿热壅遏于腰部，经气不畅，筋脉失舒，腰部重着疼痛，痛处伴有热感。热天或雨天热湿，故疼痛加重，湿热下注膀胱，故小便短赤。舌红苔黄腻，脉濡数，均为湿热之象。

【治法】清热利湿，舒筋止痛。

【方药】四妙丸加减。临床多加土茯苓、木瓜以加强渗湿舒筋之效。若尿色黄赤较重，舌质红，脉弦数，加栀子、泽泻、木通以助清利湿热；兼有风象而见咽喉肿痛、脉浮数者，加柴胡、黄芩、僵蚕以发散风邪；湿热蕴久，耗伤阴津，加二至丸以滋阴补肾。

3. 瘀血腰痛

【证候】腰痛如刺，痛有定处，痛处拒按，日轻夜重，部分病人有外伤史，舌质紫暗，或有瘀斑，脉涩。

【证候分析】瘀血阻滞，经脉痹阻，气血运行通畅，不通则痛，故腰痛如刺而痛有定处，痛处拒按。疼痛日轻夜重，舌质紫暗，或有瘀斑，脉涩，均为瘀血内停之征。

【治法】活血化瘀，通络止痛。

【方药】身痛逐瘀汤加减。临床常加乳香、鸡血藤以加强化瘀之力。若兼有风湿，肢体困重、疼痛阴雨天加重者，加独活、秦艽、狗脊祛风胜湿；腰痛日久肾虚者，加杜仲、川续断、桑寄生以强壮腰肾；由外伤引起者，加乳香、青皮等以行气活络止痛。

4. 肾虚腰痛

（1）肾阴虚

【证候】腰部隐隐作痛，酸软无力，缠绵不愈，遇劳更甚，卧则减轻，心烦失眠，口燥咽干，面色潮红，手足心热。舌红少苔，脉弦细数。

【证候分析】肾阴不足，则腰脊失养，故腰部隐隐作痛，酸软无力，缠绵不愈；劳则耗气，故遇劳更甚，卧则减轻；阴虚虚火上炎，津液不足，故心烦失眠，口燥咽干，面色潮红，手足心热。舌质红少苔，脉弦细数，均为阴虚有热之征。

【治法】滋补肾阴，濡养筋脉。

【方药】左归丸加减。肾阴不足，常有肝阴不足、肝火偏亢，可酌情选用知柏地黄丸或大补阴丸加减化裁；腰痛日久不愈，阴阳俱虚，阴虚内热者，可选用杜仲丸。

（2）肾阳虚

【证候】腰部隐隐作痛，酸软无力，缠绵不愈，遇劳更甚，卧则减轻，局部发凉，反复发作，少腹拘急，手足不温。舌质淡，脉沉细。

【证候分析】肾阳不足，不能温煦筋脉，则腰脊失养，故隐隐作痛，酸软无力，缠绵不愈，劳则气耗，故遇劳更甚，卧则减轻；阳虚不能煦筋，则局部发凉，少腹拘急，手足不温。舌淡，脉沉细，均为阳虚有寒之象。

【治法】补肾壮阳，温煦经脉。

【方药】右归丸加减。肾虚及脾，脾气亏虚甚或下陷者，酌加党参、黄芪、升麻、柴胡、白术等补气升提，助肾升举。

【常用中成药】

根据不同证型，可酌情选用小活络丹、活络效灵丹、强筋壮骨丸、壮腰健肾丸、八正合剂、六味地黄丸、知柏地黄丸、附桂八味丸、肾气丸等药。

【针灸治疗】

【治法】活血通经。以局部阿是穴及足太阳经穴为主。

【主穴】阿是穴、大肠俞、委中。

【配穴】寒湿腰痛者，加腰阳关；瘀血腰痛者，加膈俞；肾虚腰痛者，加肾俞、命门、志室。

【操作】主穴均采用泻法。寒湿腰痛者加艾灸；瘀血腰痛者加刺络拔罐；肾虚腰痛者配穴用补法，肾阳虚腰痛者加用灸法。

【预防与调护】

1. 避免感受外邪 避免坐卧湿地，暑季湿热郁蒸时，避免贪冷喜凉。涉水冒雨或汗出后即应擦身换衣，或服用生姜茶等，以发散风寒湿邪。

2. 避免腰部损伤 注意在日常生活中要保持正确的坐、卧、行姿势，不可强力举重、负重久行等，避免腰部跌仆闪挫。

3. 劳逸适度 节制房事、避免过劳使肾精亏损，肾阳虚衰。

4. 及时治疗调养 急性腰痛，应及时治疗，愈后注意休息调养，以巩固疗效。慢性腰痛还应注意腰部保暖，或加用腰托固护；进行腰部按摩和有助于腰痛康复的医疗体育活动。另外，治疗时应考虑原发疾病的治疗，切忌腰痛治腰，以免贻误病情。

第十八节 消 渴

消渴是以多饮、多食、多尿、消瘦、乏力，或尿有甜味为特征的一种疾病。一般根据“三多”症状的偏重，将消渴分为上、中、下三消。

消渴病主要是指西医学的糖尿病。尿崩症因具有多尿、烦渴的临床特点，与消渴病有某些相似之处，可参考本节辨证论治。

【病因病机】

消渴病主要因为禀赋不足、饮食失节、情志失调、劳欲过度等因素，导致肺、胃、肾三脏阴津亏损，燥热偏胜。

1. 禀赋不足 先天禀赋不足是引起消渴病重要的内在因素，尤以阴虚体质最易罹患。

2. 饮食不节 长期过食肥甘、醇酒厚味，损伤脾胃，脾胃运化失司，积热内蕴，化燥伤津，消谷耗液，发为消渴。

3. 情志失调 各种精神刺激超出了人体调节的限度，导致气机郁结，气郁化火，消灼肺、胃、肾之阴津而发为消渴。

4. 劳欲过度 房事不节，劳欲过度，损耗肾精，阴精不足，虚火内生，肾虚肺燥胃热，发为消渴。

【辨证论治】

消渴的辨证，一要辨病位：消渴有上、中、下三消之分，病机有肺燥、胃热，肾虚之别。通常对以肺燥为主，多饮症状相对突出者，称为上消；以胃热为主，多食症状相对突出者，称为中消；以肾虚为主，多尿症状相对突出者，称为下消。二要辨标本：消渴以阴虚为本，燥热为标，两者互为因果。一般初病多以燥热为主，病程较长者燥热与阴虚兼见，日久则以阴虚为主，长期不愈，阴损及阳，可出现气阴两伤或阴阳俱虚。第三要辨本症与并发症：易发生诸多并发症为消渴的临床特点之一，常发生痈疽、眼疾、心脑病证等兼证。

治疗以清热润燥，养阴生津为基本原则。发生血脉瘀滞及阴损及阳病变者，或并发痈疽、眼疾、劳嗽等并发症，还应针对具体病情，选用清热、解毒、活血、健脾、补阳等治法。

（一）上消

1. 肺热津伤证

【证候】烦渴引饮，口舌干燥，尿频量多，烦热多汗，舌边尖红，苔薄黄，脉洪数。

【证候分析】肺热伤津，故口干舌燥，烦渴多饮；肺脏燥热，津液失布，直趋于下，故尿频量多；舌边尖红，苔薄黄，脉洪数，均为内热炽盛之象。

【治法】清热润肺，生津止渴。

【方药】消渴方加减。临床常加葛根、麦冬以加强生津止渴之力。若烦渴，小便频数，而脉数乏力者，为气阴两伤，可选用玉泉丸或二冬汤。

（二）中消

2. 胃热炽盛证

【证候】多食易饥，口渴多饮，尿多，形体消瘦，大便干燥，或秘结不通，苔黄，脉滑实有力。

【证候分析】胃火内炽，胃热消谷，故多食易饥；热盛伤津，故大便干燥；津伤无以充养肌肉，故形体消瘦。苔黄，脉滑实有力，均为胃热炽盛之象。

【治法】清胃泻火，养阴增液。

【方药】玉女煎加减。临床常加黄连、栀子清热泻火。大便秘结，可先用增液承气汤润燥通腑。病程较久或过用寒凉，而致脾胃气虚者，治宜健脾益气、生津止渴，可用七味白术散。

（三）下消

3. 肾阴亏虚证

【证候】尿频量多，混浊如脂膏，或尿甜，口渴多饮，口干唇燥，腰膝酸软，乏力，头晕耳鸣，或皮肤干燥，瘙痒，五心烦热，舌红少苔，脉细数。

【证候分析】肾阴亏虚，肾失固摄，无以约束小便，故尿频量多，水谷精微下注，则小便混浊如脂膏，有甜味；口干唇燥，五心烦热，舌红，脉细数，均为肾阴亏虚，虚火妄动之象。

【治法】滋阴固肾

【方药】六味地黄丸加减。阴虚火旺明显者，可加知母，黄柏以滋阴泻火；尿量多而混浊重者，加益智仁，桑螵蛸等益肾缩尿；气阴两虚，气短乏力者，可加党参，黄芪等益气。

4. 阴阳两虚

【证候】小便频数，混浊如膏，甚至饮一溲一，面容黧黑，耳轮干枯，腰膝酸软，畏寒肢冷，阳痿不举或月经不调，舌淡苔白，脉沉细无力。

【证候分析】阴损及阳，肾阳衰微，肾失固摄，约束无权，故小便频数，混浊如膏，饮一溲一；水谷精微随尿液下注，无以薰肤充身，肾主骨，开窍于耳，腰为肾之腑，肾虚故耳轮焦干，腰膝酸软；残留之浊阴未能排出，故面色黧黑不荣；命门火衰，故见形寒畏冷，阳痿不举或月经不调。舌淡苔白，脉沉细无力，均为阴阳俱虚之象。

【治法】滋阴温阳，补肾固涩。

【方药】金匮肾气丸加减。尿频量多而混浊者，加益智仁、桑螵蛸、覆盆子、金樱子等补肾固摄；体倦气短乏力者，可加党参、黄芪补益正气；阳痿加巴戟天、淫羊藿、肉苁蓉等补肾壮阳。

消渴容易发生多种兼证，肝肾精血不足，不能上承耳目所致白内障、雀盲、耳聋，宜滋补肝肾、益精补血，可用杞菊地黄丸或明目地黄丸，可合羊肝丸；燥热灼津，络脉瘀阻，蕴毒成脓而发疮毒痈疽者，治宜清热解毒、消散痈肿，可用五味消毒饮。并发肺痨、水肿、中风等，可参考有关章节辨证沦治。另外，消渴常伴有瘀血病变，各型患者治疗时均可酌加活血化瘀的方药。

【常用中成药】

根据不同证型，可酌情选用消渴丸、玉泉丸、知柏地黄丸、金匮肾气丸、缩泉丸等药。

【针灸治疗】

【治法】清热润燥，养阴生津。以背俞穴、足少阴经及足太阴经穴为主。

【主穴】胃俞、肺俞、脾俞、肾俞、三阴交、太溪。

【配穴】上消者，加太渊、少府；中消者，加内庭、地机；下消者，加复溜、太冲。多食善饥者，加合谷、中脘、上巨虚、丰隆；烦渴者，加廉泉、承浆或金津、玉液；多尿、盗汗者，加关元；阴阳两虚者，加关元、命门。

【操作】主穴用毫针补法或平补平泻法。注意严格消毒。

【预防与调护】

1. 节制饮食 饮食宜清淡，应严格限制糖类的摄入，宜以适量米、麦、杂粮，配以蔬菜、豆类、瘦肉、鸡蛋等，定时定量进餐。

2. 注意生活调摄　生活起居要有规律，避免过劳，戒烟酒、浓茶及咖啡等。

3. 调畅情志　保持情志平和，避免七情内伤。

第十九节　遗　精

遗精是指不因性生活而精液频繁遗泄的病证。其中因梦而遗精者称“梦遗”，无梦而遗精，甚至清醒时精液自出者称“滑精”。成年未婚男子，或婚后夫妻分居者，偶有遗精，1 个月遗精 3 次以下，并无不适感觉或其他症状者，为溢精，不属于病态。

西医学的神经衰弱、前列腺炎、精囊炎、包皮过长、包茎等引起的遗精，可参考本节辨证论治。

【病因病机】

本病的发生，多由先天不足、劳神过度、欲念不遂、饮食不节、房室不节、湿热侵袭等诸多因素，导致阴虚火旺、湿热内蕴、心脾气虚、肾精亏虚等，扰动精室或精关不固引起。遗精的病位主要在肾、心，并与脾、肝密切相关。

1. 阴虚火旺　劳心过度，心阴被灼，心阳独亢，心肾不交，水亏火旺，扰动精室而遗精；或心有妄想，所欲不遂，令心动神摇，心肝火旺，扰动精室而遗精。

2. 肾虚不藏　早婚多育，或房事不节，导致肾精亏耗。偏阴虚者，阴虚火旺，扰动精室，使封藏失职；肾气虚者，固摄失司，精关失约而出现自遗。此外，先天禀赋不足，致下元虚惫，精关不固而出现滑泄。

3. 湿热内蕴　饮食不节，醇酒厚味，损伤脾胃，湿热内生，扰动精室，或郁于肝胆，迫精下泄均可致遗精。

【辨证论治】

遗精辨证，首先应辨虚实。初起以实证为多，日久以虚证为多。实证以心肝火旺，湿热下注为主；虚证则以肾虚不固，劳伤心脾者为主。其次，需审查脏腑病位。用心过度，邪念妄想，失眠多梦，心悸心烦，因梦而遗者，多责于心；腰酸膝软，眩晕耳鸣，无梦滑泄者，多为肾病。临床还须结合患者的健康情况、病程、脉症表现等，才能正确辨证。

遗精的治疗，实证以清泄为主，虚证以补涩为主。虚实夹杂者，应虚实兼顾。久病夹瘀者，可佐以活血通络。根据脏腑阴阳不同，分别给予补肾固精、益气摄精、温补肾阳、滋养肾阴、滋阴降火等治法。

1. 心肝火旺

【证候】少寐多梦，有梦遗精，伴有心悸、心中烦热，头晕目眩，精神不振，小溲短赤，舌红苔薄黄，脉弦数。

【证候分析】心有妄想，君火妄动，相火随之，心肝火旺，扰动精室，故有梦遗精；神不守舍，故少寐多梦，心中烦热；火热耗伤心血，血不养心，故心悸，血不上荣，故头晕目眩，精神不振；心火下移小肠，故小便短赤。舌红苔薄黄，脉弦数，均为心肝火旺之象。

【治法】清心泄肝

【方药】黄连清心饮合三才封髓丹加减。前方清心泄火兼养心安神，用于心火偏亢者。临床可加山栀仁、竹叶以助清心之力；心肾不交，火灼心阴较重者，可用天王补心丹加石菖蒲、莲子心以滋阴安神。后方清心滋肾、承制相火，用于相火妄动，水火不济之遗精。若久遗伤肾，阴虚火旺者，可用知柏地黄丸或大补阴丸，以滋阴泄火。若梦遗日久，心神不宁或心悸易惊，可予安神定志丸以宁心安神。

2. 肾虚不藏

【证候】多为无梦而遗，甚则遗精频作或滑泄不禁，头昏目眩耳鸣，腰膝酸软，舌淡、脉沉细，或舌质红、脉细数。

【证候分析】肾元虚衰，封藏失职，精关不固，故遗精、滑精；肾虚不能上荣，则头昏目眩耳鸣；腰为肾之府，肾虚于下，故腰膝酸软。舌淡、脉沉细，为偏阳虚之征；舌质红、脉细数，为偏阴虚之象。

【治法】补肾固精

【方药】金锁固精丸加减。若以肾阳虚为主，症见久遗滑泄，阳痿早泄，阴部有冷感者，可加鹿角霜、肉桂等以温肾止遗；若以肾阴虚为主，症见五心烦热、盗汗、身体消瘦者，酌加熟地黄、枸杞子、龟板、阿胶等以滋养肾阴。当久病肾中阴阳两虚者，可合用右归丸以温润固本。

3. 湿热下注

【证候】遗精时作，或尿时出精，心烦少眠，小便黄赤，灼热不畅，口苦而腻，舌质红，苔黄腻，脉濡数。

【证候分析】湿热蕴滞，下扰精室，故遗精时作或尿时出精；热扰心神，故心烦少眠；湿热上蒸，故口苦而腻；湿热下注，故小便黄赤，灼热不畅。舌质红，苔黄腻，脉濡数，均为湿热内蕴之征。

【治法】清热利湿

【方药】程氏萆薢分清饮加减。湿热下注肝经，阴囊湿痒、口苦胁痛者，可用龙胆泻肝汤以清热利湿。湿重胸腹脘闷、头晕肢困、纳差者，可用苍术二陈汤加黄柏、升麻、柴胡等以升清化湿。

【常用中成药】

根据不同证型，可酌情选用可酌情选用金锁固精丸、知柏地黄丸、龙胆泻肝丸、归脾丸、补中益气丸等药治疗。

【针灸治疗】

【治法】梦遗治以交通心肾，滑精治以益肾固摄。以任脉、足太阴及背俞穴为主。

【主穴】关元、大赫、三阴交、志室。

【配穴】心肾不交者，加心俞、神门、太溪、内关；湿热下注者，加阴陵泉；肾精亏损者，加肾俞、太溪、足三里；头昏者，加百会；失眠者，加神门、厉兑；自汗者，加阴郄、足三里；少气者，加灸肺俞。

【操作】主穴用毫针补法。

【预防与调护】

1. **调摄精神**　排除杂念，不接触黄色书刊、影像等。对于心有妄想，所欲不遂者，尤为重要。

2. **劳逸结合**　避免用脑、劳力过度，积极参加各种文体活动。

3. **注意生活起居**　节制性欲，戒除手淫，夜晚进食不宜过饱，被褥不宜过重，衬裤不宜过紧，养成侧卧习惯。

4. **饮食调护**　少食醇酒厚味及辛辣刺激性食品。

第二十节　痹　证

痹证是指外邪侵犯人体，致使气血凝滞，经络痹阻，引起以肢体关节疼痛、活动不利为主要表现的病证。临床上痹证具有进行性加重或反复发作、缠绵难愈的特点。

西医学的风湿性关节炎、类风湿性关节炎、强直性脊柱炎、骨性关节炎、坐骨神经痛、痛风等疾病，若以肢体关节疼痛为主要临床表现时，可参考本节辨证论治。

【病因病机】

痹证的发生主要是由于正气不足，感受风寒湿邪所致。其病机根本是邪气痹阻经脉，病变多累及肢体筋骨、肌肉、关节，甚则影响脏腑。

1. **外邪侵袭**　主要是风、寒、湿、热之邪侵袭。诸气相杂，阻滞经络，使气血运行不畅，经络痹阻不通。

2. **正气不足**　正气不足是痹病的内在因素。素体虚弱，或劳逸不当、久病体虚，腠理空疏，营卫不固，易于感邪；感邪后正气不足，无力驱邪外出，病势易缠绵不愈。

此外，饮食失宜，恣食甘肥厚腻海腥，导致脾运失健，湿热痰浊内生：或外伤损及肢体筋脉，气血经脉痹阻，亦与痹证发生相关。

【辨证论治】

在痹证辨证中，一要辨病邪偏胜。风湿寒或热邪合并侵犯人体，但病邪有所偏盛，临床表现有所不同。风性善行而数变，若风邪偏重，则痹痛游走不定，称为行痹；寒性收引、凝滞，主痛，若寒邪偏重，疼痛剧烈，为痛痹；湿性黏滞、重浊，若湿邪偏重，痹痛沉重且肿胀，为着痹；若外感风湿热邪，或风寒湿邪郁久化热，壅于经络，痹阻气血经脉，关节红肿而痛，为热痹；若风寒湿痹或热痹经久不愈，反复发作，内舍脏腑，损及肝肾，血滞成瘀，津液凝聚，痰瘀互结，闭阻经络，可出现关节肿胀畸形、屈伸不利，为顽痹、久痹。本节主要介绍临床常见的行痹、痛痹、着痹和热痹。

痹症的治疗以祛邪通络，活血止痛为主。

1. 行痹（风痹）

【证候】肢体关节疼痛，上下左右关节游走不定，以上肢多见，恶风或恶寒喜暖为多，亦可轻微热痛，初期常伴有发热、恶寒等表证。舌苔薄白，脉浮紧。

【证候分析】风邪兼夹寒湿，客于经络筋脉关节，闭阻气血，不通则痛，故肢体关节疼痛；风性善行而数变，风邪偏盛，故疼痛上下左右关节游走不定；外邪入侵，正邪相争，故发热，恶寒。舌苔薄白，脉浮紧，均为风寒在表之象。

【治法】祛风通络，散寒除湿。

【方药】蠲痹汤加减。一般加防风、威灵仙等以祛风湿，通经络；若兼发热恶寒等表证者，加麻黄、荆芥以散寒解表。

2. 痛痹（寒痹）

【证候】肢体关节疼痛剧烈，痛处多固定，遇寒痛甚，得温痛减，痛处皮色不红有冷感，甚则关节屈伸不利。舌苔薄白，脉象沉迟弦紧。

【证候分析】风寒湿邪侵犯人体而以寒邪为重，痹阻经络，寒性凝滞主痛，故肢体关节疼痛较剧；遇寒则血益凝涩，得热则气血运行较为通畅，因而遇寒痛甚，得温痛减；寒性收引，故关节屈伸不利；寒为阴邪，故局部皮色不红有冷感。舌苔薄白、脉象沉迟弦紧，为寒痛之象。

【治法】温经散寒，祛风除湿。

【方药】乌头汤。若肩肘疼痛较重者，加羌活、片姜黄等以走上肢散寒止痛；若膝踝关节疼痛为重者，加独活、牛膝以走下肢祛寒止痛；若疼痛以腰部为重者，加杜仲、桑寄生以补肝肾，强筋骨。

3. 着痹（湿痹）

【证候】肢体关节重着、酸楚、疼痛，痛有定处，肌肤麻木不仁，甚则关节肿胀，活动不便，阴雨天加重。舌苔白腻，脉濡缓。

【证候分析】感受风寒湿邪而以湿邪为重，湿为阴邪，重浊黏滞，故肢体关节重着酸痛，痛有定处，活动不便；湿邪留滞，阻闭气血，经络失和，故肌肤麻木不仁；湿邪壅滞不行，故关节肿胀；阴雨天湿气加重，故关节痛重。舌苔白腻，脉象濡缓，均为湿邪偏盛之象。

【治法】祛风散寒，除湿通络。

【方药】薏苡仁汤加减。

若肌肤麻木不仁，关节肿胀较重者，重用薏苡仁，加防己、木瓜、海桐皮等，以祛湿邪；若痹证日久不愈者，可重用桑寄生、杜仲、怀牛膝以补肝肾强筋骨。

4. 热痹

【证候】肢体关节红肿灼热，肿胀疼痛，痛不可触，得凉则痛稍减，屈伸不利，多伴有发热口渴，烦躁不安，小便短赤等。舌质红，舌苔黄腻或黄燥，脉滑数。

【证候分析】风湿热邪壅滞经脉，气血闭阻不通而痛，湿盛热盛则肿，故局部红肿灼热而痛，痛不可触，屈伸不利；热者得寒，火热暂轻，故得凉则痛稍减；热盛伤津，故发热口渴，小便短赤，热扰心神故烦躁不安。舌苔黄腻，脉象滑数，均为湿热之象。

【治法】清热除湿，祛风通络。

【方药】白虎加桂枝汤加减。临床一般加金银花、连翘、黄柏、薏苡仁等以清热除湿，祛风通络；关节红肿有瘀斑者，加丹皮、生地等以清热燥湿，凉血化瘀。湿热胜者也可选用宣痹汤加减治疗。热痹化火伤津，可用犀角散加减。

【常用中成药】

根据不同证型，可酌情选用大活络丸、小活络丹、壮骨关节丸、雷公藤多苷片等药。

【针灸治疗】

【治法】通痹止痛。以病痛局部腧穴、阿是穴为主，结合循经选穴。

【主穴】阿是穴。肩部取肩髎、肩髃、肩臑、肩井；肘臂取曲池、合谷、天井、外关、尺泽；腕部取阳池、外关、阳溪、腕骨；背脊取夹脊、膈俞、肾俞、水沟、身柱、腰阳关；髀部取环跳、居髎、悬钟；股部取秩边、承扶、血海、阳陵泉；膝部取犊鼻、梁丘、阳陵泉、膝阳关；踝部取申脉、照海、昆仑、解溪、丘墟。

【配穴】行痹加膈俞、血海；痛痹加肾俞、关元；着痹加足三里、商丘；热痹加大椎、曲池。

【操作】行痹、热痹用毫针泻法浅刺；痛痹多灸，深刺留针，如疼痛剧烈的可隔姜灸；着痹针灸并施或兼有温针和拔罐等法。

【预防与调护】

1. 避免感受外邪　改善阴冷、潮湿等不良的工作、生活环境。注意防寒保暖，尽量避免冒雨涉水。受凉受潮后及时预防和治疗，如立即擦身换衣，服用姜汤、午时茶等。

2. 增强机体抗邪能力　锻炼身体，增强体质，提高人体正气抗邪能力。

3. 生活调护　保护病变肢体，防止跌扑损伤；视病情适当对患处进行热熨、冷敷等；鼓励和帮助患者对病变肢体进行功能锻炼。

4. 调摄饮食 宜食易消化而富有营养的食物，忌食生冷或辛辣刺激性食物。

第二十一节 月经不调

月经，又名“月事”、“经水”、“月信”，是女子周期性胞宫出血的生理现象。一般始于14岁左右，终于49岁左右。正常月经周期，一般为每月一至（28天左右），经期为3~5天，多不逾7天，总量约50~80ml，色暗红，开始色较浅，中间色深，最后色淡红，无块无臭，不清不稠。亦有身无病而惯常月经2月一至者，是谓“并月”；3月一至者，名谓“居经”。但由于禀赋和体质差异，以及年龄、气候、地区、生活等条件不同，月经有时也会存在个体差异。

月经不调是指月经在周期、持续时间、经量、经色、经质等方面发生异常，是妇科常见病。临床上常见的病证有月经先期、月经后期、月经先后无定期、月经过多、月经过少等。其异常皆有虚实寒热之辨，并须结合经色、经质和全身表现进行辨证论治。

（一）月经先期

月经先期，是指月经周期提前7天以上，甚至10余日一行者称为“月经先期”。又称“月经超前”，“经早”、“经水不及期”。若仅提前3~5天而无明显症状者，或偶有提前一次，均不作病论。

本病相当于西医学排卵型功能失调性子宫出血病的黄体不健和盆腔炎症所致的子宫出血。月经先期伴月经过多可进一步发展为崩漏，应及时进行治疗。

【病因病机】

主要机理是冲任不固，经血失于制约，月经提前而至。常见的证型有气虚和血热。

1. 气虚

（1）脾气虚：素体虚弱，或劳倦过度，或思虑过度，或饮食失节，损伤脾气，脾伤则中气虚弱，统摄无权，冲任不固，不能统摄经血，故月经提前而至。

（2）肾气虚：房劳多产，或病延日久，脾病及肾，肾气虚弱，肾虚则冲任不固，不能制约经血，遂致月经提前而至。

2. 血热

（1）阴虚血热：素体阴虚，或久病阴亏，或失血伤阴，耗损精血，或思虑过度，营阴暗耗，水亏火旺，虚热内生，热扰冲任，冲任不固，不能制约经血，遂致月经提前而至。

（2）阳盛血热：素体阳盛，或过食辛燥助阳之品，或感受热邪，热伏冲任，迫血妄行，遂致月经提前而至。

（3）肝郁化热：素性抑郁，郁久化热，或郁怒伤肝，木火妄动，热伤冲任，迫血妄行，遂致月经提前而至。

【辨证论治】

月经先期辨证主要辨属气虚或血热。根据周期的提前及经量、经色、经质的情况，结合形、气、色、脉，辨其属热、属虚。一般以周期提前或兼量多，色淡，质清稀，唇舌淡，脉弱的属气虚；周期提前或兼量多，色紫红或深红，质稠，舌质红，脉数的属血热，脉虚而数者为虚热。

本病治疗以养营安血为大法，根据不同证型，或补脾固肾益气，或清热泻火，或滋阴清热。

1. 脾气虚证

【证候】经期提前，或兼量多，色淡质稀，神疲肢倦，气短懒言，小腹空坠，纳少便溏，舌淡红，苔薄白，脉细弱。

【证候分析】脾气虚弱，统摄无权，冲任不固，故月经提前而至，量多；脾虚化源不足，不能奉心化赤，则经色淡而质稀；脾虚中气不足，故神疲肢倦，气短懒言，小腹空坠；运化失职，则纳少便溏。舌淡红，苔薄白，脉细弱，也为脾虚中阳不振之征。

【治法】补脾益气，固冲调经。

【方药】补中益气汤加减。若月经过多者，去当归，重用黄芪、党参以益气摄血；经行期间去当归，酌加艾叶、阿胶、乌贼骨以止血固摄；便溏者，酌加山药、砂仁、薏苡仁以扶脾止泻。若心脾两虚者，症见月经提前，心悸怔忡，失眠多梦，四肢倦怠，舌淡苔薄，脉细弱，治宜养心健脾，固冲调经，可用归脾汤。

2. 肾气虚证

【证候】经期提前，量少，色淡黯，质清稀，腰酸腿软，头晕耳鸣，小便频数，面色晦黯或有黯斑，舌淡黯，苔薄白，脉沉细。

【证候分析】“冲任之本在肾”，肾气不足，冲任不固，故月经提前；肾虚精血不足，故量少，经色淡黯，质稀；腰为肾之外府，肾主骨，肾虚故腰酸腿软；肾虚精血不足，髓海失养，故头晕耳鸣；肾虚则气化失常，故小便频数；肾虚则肾水之色上泛，故面色晦黯或有黯斑。舌淡黯，脉沉细，也为肾虚之征。

【治法】补肾益气，固冲调经。

【方药】固阴煎加减。若腰痛甚者，酌加续断、杜仲补肾而止腰痛；夜尿频数者，酌加益智仁、补骨脂、金樱子固肾缩小便。

3. 阴虚血热证

【证候】经期提前，量少或量多，色红质稠，两颧潮红，手足心热，咽干口燥，舌红，苔少，脉细数。

【证候分析】阴虚内热，热扰血海，迫血流行，故月经提前；水亏火旺，冲任不足，血海满溢不多，故经血量少；血为热灼，故经色红而质稠；虚热上浮，故两颧潮红；阴虚内热，故手足心热；阴虚津少，故咽干口燥。舌红，苔少，脉细数，也为阴虚血热之征。

【治法】养阴清热，凉血调经。

【方药】两地汤加减。若月经量少者，酌加山药、枸杞子、何首乌滋肾以生精血；手足心热甚者，酌加白薇、生龟板育阴潜阳以清虚热。

4. 阳盛血热证

【证候】经期提前，量多，色紫红，质稠，心胸烦闷，口干，渴喜冷饮，大便燥结，小便短赤，面色红赤，舌红，苔黄，脉滑数。

【证候分析】邪热伏于冲任，迫血妄行，故月经提前，量多；血为热灼，故经色紫红，质稠；热扰心肝二经，故心胸烦闷；热邪伤津，故口干，大便燥结，小便短赤。面色红赤，舌红，苔黄，脉滑数，为热盛于里之征。

【治法】清热降火，凉血调经。

【方药】清经散加减。若月经过多者，去茯苓，酌加地榆、茜草根以凉血止血；若经行腹痛，经血夹瘀块者，酌加炒蒲黄、三七以化瘀止血。

5. 肝郁化热证

【证候】经期提前，量多或少，经色紫红，质稠有块，经前乳房、胸胁、少腹胀痛，烦躁易怒，口苦咽干，舌红，苔黄，脉弦数。

【证候分析】肝郁化热，迫血妄行，故月经提前；肝郁疏泄失调，故月经量多或少；血为热灼，故经色紫红，质稠有块；气滞于肝经，故经前乳房、胸胁、少腹胀痛；烦躁易怒；口苦咽干。舌红，苔黄，脉弦数，为肝郁化热之象。

【治法】清肝解郁，凉血调经。

【方药】丹栀逍遥散加减。若月经过多者，经时去当归，酌加牡蛎、茜草、炒地榆以固冲止血；经行不畅，夹有血块者，酌加泽兰、益母草以活血化瘀；经行乳房胀痛甚者，酌加瓜蒌、王不留行、郁金以解郁行滞止痛。

【常用中成药】

根据不同证型，可酌情选用加味逍遥丸、乌鸡白凤丸、固经丸等药治疗。

【针灸治疗】

【治法】清热调经。以任脉、足太阴经穴为主。

【主穴】关元、三阴交、血海。

【配穴】实热证者，加太冲或行间；虚热证者，加太溪；气虚证者，加足三里、脾俞；月经过多者，加隐白；腰骶疼痛者，加肾俞、次髎。

【操作】关元、三阴交用平补平泻法，血海用泻法。气虚者针后加灸或用温针灸。

【预防与调护】

（1）保持心情舒畅，避免情志过极，五志化火引起热扰冲任而经行先期。

（2）饮食节制，勿过食辛辣肥甘等助热生湿之品，以免损伤脾胃，影响摄血功能。

（3）经前、经期不宜过度劳累、紧张或剧烈运动，以防脾肾方虚而失于统摄，封藏。

（二）月经后期

月经周期后延7天以上，甚至40～50日一至，称之为月经后期，又称“经迟”、“经水过期”。月经后期如伴经量过少，常可发展为闭经。

【病因病机】

主要发病机理是虚者营血不足、阳气虚衰，以致血源不足，血海不能按时满溢，实者或因邪气阻滞或因寒凝血瘀，遂致月经后期。常见的分型有肾虚、血虚、血寒、气滞和痰湿。

1. 肾虚　先天禀赋不足，或房事不节，房劳多产，损伤肾气，肾虚冲任不足，血海不能按时满溢，遂致经行错后。

2. 血虚　长期慢性失血，或产多乳众，病后体虚，数伤于血，饮食减少，化源不足，营血衰少，冲任不足，血海不能按时满溢，遂致经行错后。

3. 血寒　素体阳虚，或久病伤阳，阳虚阴盛，脏腑失于温煦，影响血的生化运行，气虚血少，冲任不足，血海不能按时满溢，可致经行错后；经行产后，感受寒邪，或过食寒凉，寒搏于血，血为寒凝，胞脉不畅，血行迟滞，血海不能按时满溢，可致经行错后。

4. 气滞　素多忧思抑郁，情志不遂，气不宣达，血为气滞，气血运行迟滞，冲任不畅，血海不能按时满溢，遂致经行错后。

5. 痰湿　素体肥胖，痰湿内盛，或劳逸过度，饮食不节，损伤脾气，脾失健运，痰湿内生，痰湿下注冲任，壅滞胞脉，气血运行缓慢，血海不能按时满溢，遂致经行错后。

【辨证论治】

本病应从经色、经量、经质及全身证候进行辨证。一般以后期、量少、色黯有块，小腹冷痛拒按为血寒。量少，色黯淡，质清稀，小腹冷痛，喜温喜按为虚寒。量少色淡，质地稀薄为血虚。后期，量少或正常，色黯红或有小块，小腹胀满而痛，属气滞。

治疗原则应以调整月经周期为主。治法应据其虚实，或温经养血，或活血行滞。

1. 肾虚型

【证候】经期延后，量少，色淡黯，质清稀，头晕耳鸣，带下清稀，腰膝酸软，面色晦黯或有黯斑，舌淡，苔薄白，脉沉细。

【证候分析】肾虚精亏血少，冲任不足，血海不能按时满溢，故经行延后，量少，色淡黯，质清稀；肾主骨生髓通于脑，腰为肾之府，肾虚则头晕耳鸣，腰膝酸软；肾虚气不化水，带脉失约，故带下清稀；肾五色主黑，肾虚则肾色上泛，故面色晦黯或有黯斑。舌淡，苔薄白，脉沉细，均为肾虚精亏之征。

【治法】补肾益气，养血调经。

【方药】大补元煎。若月经量少者，酌加丹参、川芎、紫河车、肉苁蓉等养精血以行经；若月经延后日久者，酌加肉桂、牛膝以温经活血，引血下行。

2. **血虚型**

【证侯】月经后期，量少色淡红，无块，小腹空痛，身体瘦弱，面色苍白或萎黄，头晕眼花，心悸失眠，唇舌色淡，脉细弱。

【证侯分析】营血亏虚，导致冲任血虚，血海不能如时满溢，故月经后期，量少色淡；血虚胞脉失养，则小腹空痛；血虚机体失养，则身体瘦弱；血虚不能上荣于面，故面色萎黄，唇舌色淡；血不养心，故心悸失眠；血虚头目失养，故头晕眼花；血不充脉，故脉细弱。

【治法】养血补血，益气调经。

【方药】人参养荣汤加减。若月经过少者，可去五味子，加丹参、鸡血藤养血行血；小腹隐痛者，重用白芍，加阿胶、香附养血理气止痛。

3. **虚寒型**

【证侯】月经后期，量少色暗淡，质清稀，小腹冷痛，喜暖喜按，形寒肢冷，腰膝冷痛，神疲乏力，小便清长，大便溏薄，面色苍白，舌淡胖嫩，脉弱无力。

【证侯分析】阳虚不能温煦脏腑，气血生化无源，冲任亏虚，血海不能按时满溢，则月经错后，量少，色淡黯，质清稀；胞脉失于温养，血行迟涩，则小腹冷痛，喜暖喜按；肾阳不足，外府失养，则腰酸无力；膀胱失于温煦，气化失常，则小便清长；肾阳虚，不能温煦脾阳，健运失常，清气不升，则大便溏薄。舌淡胖嫩，脉弱无力，均为阳虚内寒之征。

【治法】温补肾阳，暖宫调经。

【方药】艾附暖宫丸加减。若阳虚寒盛，腹痛较剧者，加巴戟天、补骨脂温肾助阳；气虚甚者，加人参、白术益气扶正。

4. **气滞型**

【证侯】月经后期，量少色暗有块，经行不畅，小腹胀痛，胸胁胀满，善太息，兼乳房胀痛，舌质偏红苔薄，脉弦或弦涩。

【证侯分析】忧思郁怒，肝失疏泄，气机郁结，血为气滞，而致气滞血瘀，故月经后期量少，色暗有块，行而不畅；肝郁气滞，故胸胁、乳房及小腹胀痛；肝气不舒，则精神抑郁，胸闷不舒，善太息；气血瘀滞，脉道不利，故脉涩或弦。

【治法】行气解郁，活血调经。

【方药】乌药汤加减。若小腹胀痛甚者，加丹皮、元胡、莪术行气活血止痛；气郁化火，加丹皮、栀子凉血清热；乳房胀痛明显者，加郁金、王不留行、川楝子解郁通络；月经量少者，加丹参、白芍、鸡血藤养血活血通络。

5. **实寒型**

【证侯】经期后延，量少色暗红，有血块，小腹冷痛拒按，得暖则舒得寒加剧，面色发青，或畏寒肢冷，舌紫暗或有瘀斑，脉沉紧或沉涩或沉迟。

【证侯分析】外感寒邪，寒性凝滞，寒客胞中，气血凝滞，运行不畅，冲任受阻，故月经错后量少，色暗红，有血块，小腹冷痛；得热瘀滞有减，故得温痛减；寒邪伤阳，故畏寒肢冷；舌紫暗或有瘀斑，脉沉紧或沉涩或沉迟，皆为寒凝之象。

【治法】温经散寒，活血调经。

【方药】温经汤加减。若寒凝血滞较重，腹痛剧烈，拒按，可加小茴香、五灵脂、元胡、蒲黄散寒活血，行滞止痛；月经量少者，加丹参、鸡血藤养血活血调经。

【常用中成药】

根据不同证型，可酌情选用逍遥丸、乌鸡白凤丸、养血调经膏、艾附暖宫丸、宁坤养血丸、坤顺丸等药治疗。

【针灸治疗】

【治法】温经散寒，和血调经。以任脉、足太阴、足阳明经穴为主。

【主穴】气海、三阴交、归来。

【配穴】寒实证者，加足三里；虚寒证者，加命门、腰阳关。血虚证加灸脾俞、膈俞、足三里；气滞证加灸行间、太冲。

【操作】主穴用毫针补法。可用灸法。

【预防与调护】

（1）注意经期卫生，避免受寒、淋雨、涉水及过食生冷；避免过劳与房事。

（2）计划生育，节制房事，避免计划外妊娠及流产；劳逸结合，饮食适度，增强体质；保持平和心态。

（三）月经先后无定期

月经不按周期来潮，时提前时错后在 7 天以上，并且连续出现 3 次以上者，称为月经先后无定期，亦称“经乱”、“月经衍期”、“经水先后无定期”。本病早在宋代《圣济总录》即有“经水无定”之说。

本病相当于西医学排卵性功能失调性子宫出血。若初见周期紊乱，并伴有经量过多或经期延长，则可发展为崩漏。初潮不久或临近绝经者，如无其他不适，可不作本病论。

【病因病机】

1. 肝郁 情志抑郁，忿怒伤肝，肝失条达，疏泄不利。肝气郁结，气滞则血凝，冲任不畅，疏泄不及则月经错后；若肝气横逆，血随气行，则疏泄太过，而月经先期而至。

2. 肾虚 素体肾气不足或年少肾气未充；或房室不节、孕产过多，损伤肾气；或久病失养，肾气虚衰。从而导致肾气亏损，封藏失司，气血失调，血海蓄溢失常，故而病发月经先后无定期。

【辨证论治】

本病辨证应参照月经的量、色、质及全身证候进行分析。若经量或多或少，经色黯红，有血块，少腹胀甚连及胸胁，当属肝郁；若经量中等或少，色淡质清稀，腰膝酸软，或眩晕耳鸣者，当属肾虚。

治法以疏肝补肾、调理气血、冲任为主，使气血调顺、冲任安和，则月经自调。

1. 肝郁

【证侯】月经先后无定期，经量或多或少，色紫红，经行不畅或有块，经前乳房或少腹胀痛，经来痛减，精神抑郁，心烦易怒，时胸闷太息，两胁不适，舌质偏红苔薄黄，脉弦或弦数。

【证侯分析】郁怒伤肝，肝失疏泄，血海蓄溢无度，故月经先后无定期，经量或多或少；气血郁滞，经行不畅，故经色紫红，有血块；气机不利，经脉受阻，则肝脉循行之处，如胸胁、少腹、乳房胀痛，并兼胸闷不舒，善太息；舌质偏红，苔薄黄，脉弦均为肝气郁滞之象。

【治法】疏肝理气调经。

【方药】逍遥散加减。随症加减：若肝郁化热，经量多色红质稠者，加丹皮、山栀、茜草炭，去炮姜；若脘闷纳呆者，加陈皮、厚朴、神曲；小腹、乳房胀痛甚者，加青皮、川楝子。

2. 肾虚

【证侯】月经周期时先时后，量少色淡质清，带下清稀量多，头晕耳鸣，腰膝酸软，小腹空痛，夜尿频多，舌淡苔白，脉沉细弱。

【证侯分析】肾气虚衰，肾失封藏，开阖不利，血海蓄溢无度，故月经先后无定期；肾气不足，阴阳两虚，阴不足则经色淡、质清稀；肾虚髓少，腰府、脑窍失于荣养，故腰膝酸软、眩晕耳鸣；气化失职，则夜尿频多；舌淡苔白，脉沉细弱，均为肾虚之征。

【治法】补肾调经。

【方药】固阴煎加减。随症加减：若经量或多或少，腰膝酸软，乳房胀痛者，为肝郁肾虚，治宜补肾疏肝，用定经汤。

【常用中成药】

根据不同证型，可酌情选用妇科得生丸、玉液金丸、逍遥丸、乌鸡白凤丸等药治疗。

【针灸治疗】

【主穴】关元、三阴交、归来、肝俞。

【配穴】肝郁者，加期门、太冲；肾虚者，加肾俞、太溪；胸胁胀痛者，加支沟、阳陵泉。

【操作】肝俞用毫针泻法，归来用平补平泻法，其余主穴用补法。

【方义】关元补肾培元，通调冲任。三阴交为足三阴经交会穴，能补脾胃、益肝肾、调气血。肝俞乃肝之背俞穴，有疏肝理气之作用。

【预防与调护】

（1）保持心情舒畅，避免或减少过分紧张、焦虑、激动、恼怒等情绪刺激，使气血通畅肝气条达。

（2）房事有节，劳逸结合，计划生育，病后早期治疗、防止肾气损伤。

第二十二节　痛　经

妇女经期或行经前后，出现周期性小腹疼痛或痛引腰骶，甚至痛而昏厥，即称痛经，又称“经行腹痛”。

西医学把痛经分为原发性痛经和继发性痛经，原发性痛经是指生殖器官无明显器质性病变者；继发性痛经是指生殖器官有明显器质性病变者，如子宫内膜异位症、盆腔炎、肿瘤等。功能性痛经容易痊愈，器质性病变导致的痛经病程较长，缠绵难愈。

【病因病机】

本病的主要发病机理是素体精亏血少，或邪气内伏，更值经期前后冲任二脉气血的生理变化急骤，血海由满而溢，冲任、胞宫生理变化急骤，加重了原有的虚损或阻滞，使虚者更虚，冲任、胞宫失于濡养，“不荣则痛”；或使实者更实，冲任、胞宫气血运行不畅，“不通则痛”，而导致痛经。病因主要有气血瘀滞、寒湿凝滞、湿热蕴结、气血亏虚及肝肾亏损。

1. 气血瘀滞　素性抑郁或怒气伤肝，气滞血瘀，血行不畅；或经期产后、余血内留，蓄而成瘀，气机受阻。每值经血下行之际，冲任、胞宫气血壅滞更甚，“不通则痛”，发为痛经。

2. 寒湿凝滞　经期产后，感受寒邪，或过食寒凉生冷，寒客冲任，阻碍气血运行。经前经期气血下注血海，寒湿之邪与血相博，血脉凝滞，“不通则痛”，发为痛经。

3. 湿热蕴结　素有湿热内蕴，或忿怒伤肝，肝郁化热，忧思伤脾，脾虚生湿，湿热相合下注，或经期产后，感受湿热之邪，缠绵日久，与血搏结，稽留于冲任、胞宫，以致气血凝滞不畅，经行之际，气血下注冲任，胞脉气血更加壅滞，“不通则痛”，故使痛经。

4. 气血亏虚 素体虚弱，气血不足，或大病久病，耗伤气血，或脾胃虚弱，化源不足；气血亏少。经行经后，血海愈发空虚，冲任、胞宫失于濡养，“不荣则痛”，而致痛经。

5. 肝肾亏损 房劳多产，损及肝肾，或禀赋素弱，肝肾不足，精亏血少。每值经血下行之后，经行血泄，胞脉愈虚，失于濡养，“不荣则痛”，故使痛经。

【辨证论治】

痛经的辨证，应当根据疼痛发生的时间、程度、性质、喜按或拒按，辨清寒、热、虚、实，在气在血。痛在经前、经期多属实，痛在经后多属虚；疼痛剧烈多属实，疼痛隐隐多属虚；痛甚于胀多为血瘀，胀甚于痛多为气滞；绞痛、冷痛、得热痛减多属寒，灼痛、得热痛增多属热；痛在两侧少腹病多在肝，痛连腰际病多在肾，疼痛拒按多属实，喜按多属虚。

本病的治疗原则是以调理冲任气血为主。治疗分两步，经期重在调血止痛以治标，及时缓解疼痛，平时宜辨证求因而治本。

1. 气滞血瘀

【证侯】经前或经期小腹胀痛拒按，或伴乳胁胀痛，经行量少不畅，色紫黑有块，块下痛减，舌质紫黯或有瘀点，脉沉弦或涩。

【证侯分析】肝主疏泄，喜条达，因情志抑郁或血瘀气结导致肝郁气滞，瘀滞冲任，气血不畅，经前经时，气血下注冲任，胞脉气血更加壅滞，“不通则痛”，故经行小腹胀痛拒按；气血凝滞，故经行量少不畅；气机阻滞，肝郁不疏，则胸胁、乳房胀痛；血块排出后胞宫气血暂可稍畅，故块下痛减。舌紫黯或有瘀点，脉弦或弦涩有力，也为气滞血瘀之征。

【治法】理气活血，祛瘀止痛。

【方药】膈下逐瘀汤加减。若肝郁化热者，见口苦，苔黄，经质黏稠者，上方加丹皮、夏枯草以祛瘀清肝；若痛甚而兼见恶心呕吐者，上方加半夏、生姜、吴茱萸以和胃降逆止呕。若兼口苦，苔黄，月经时间延长，经色紫黯，经质稠黏者，为肝郁化热之象，并佐以清泄肝热，上方加栀子、黄柏、益母草。若兼前后二阴坠胀者加川楝子、姜黄、柴胡；食少者加炒白术、茯苓、陈皮。兼寒者小腹冷痛，酌加艾叶、小茴香。

2. 寒湿凝滞

【证侯】经前或经行小腹冷痛，得热则痛减，经量少，色紫黯有块。伴形寒肢冷，小便清长，舌黯，苔白腻，脉细或沉紧。

【证侯分析】寒客冲任，血为寒凝，阻滞经血，损伤阳气，气血运行不畅。经行之际，气血下行，冲任阻滞更甚，故经期小腹冷痛；得热则寒湿阴邪稍散，血行暂畅，故得热痛减；寒凝血瘀，故经量少、色紫黯有块；寒湿之邪伤阳，阳气不足，温煦气化失职，故形寒肢冷，小便清长。舌黯，苔白，脉沉紧，为寒凝血瘀之征。

【治法】散寒除湿，温经止痛。

【方药】少腹逐瘀汤加减。痛甚而厥，证见手足不温或冷汗淋漓者，为寒邪凝闭阳气之象，宜于方中加附子、巴戟天，以温阳散寒。若经行期间，小腹绵绵而痛，喜暖喜按，月经量少，色淡质稀，畏寒肢冷，腰骶冷痛，面色淡白，舌淡，苔白，脉沉细而迟或细涩，为虚寒所致痛经。治宜温经养血止痛，方用大营煎加小茴香、补骨脂。

3. 湿热蕴结

【证候】经前或经期小腹疼痛拒按，或痛及腰骶，或感腹内灼热，经行量多质稠，色鲜红或紫红，有小血块，或伴胸胁胀痛。大便干结，小便短赤，平素带下量多，黄稠臭秽，舌红，苔黄腻，脉滑数。

【证候分析】郁怒忧思，损伤肝脾。加之湿热内蕴，下注冲任、胞宫，气机不利，瘀热内阻。经前经期，血海满盈，冲任、胞宫阻滞更甚，“不通则痛”，故小腹灼热，疼痛拒按；湿热流连，阻遏腰部经脉，故痛引腰骶；湿热伤于冲任，迫血妄行，故经量多，质稠；肝经湿热，气郁不达，故胸胁胀痛；郁热伤津，故大便干结，小便短赤；湿热损伤带脉，带脉失约，故带下黄稠。舌质红，苔黄腻，脉滑数，为肝郁湿热之象。

【治法】清热除湿，化瘀止痛。

【方药】清热调血汤加红藤、败酱草、薏苡仁。若月经过多或经期延长者，酌加槐花、马齿苋、地榆；带下量多者，酌加黄柏、茜草。

4. 气血亏虚

【证候】经期或经后小腹隐痛喜按，经行量少质稀，形寒体倦，头晕眼花，心悸气短，舌淡，苔薄，脉弦细。

【证候分析】素体气血亏虚，血海空乏，经行经后，营血下泄，冲任、胞宫气血愈亏。血虚荣养不足，“不荣则痛”，气虚运血无力，迟滞作痛，故小腹隐痛喜按；营血不足，血海满溢不多，故月经量少质稀；气血不能温养全身，故形寒神疲，心悸气短。舌淡，苔薄，脉弦细，均为气血亏虚之象。

【治法】补气养血，调经止痛。

【方药】圣愈汤加白芍、香附、延胡索。血虚肝郁，证见胁痛、乳胀、少腹胀痛者，上方加川楝子、柴胡、小茴香、台乌药。血虚甚，证见头晕、心悸、眠差者，加鸡血藤、大枣、酸枣仁。兼肾虚，证见腰腿酸软者，加菟丝子、续断、桑寄生。

5. 肝肾亏损

【证候】经期或经后小腹绵绵作痛，喜按，经行量少，色淡红，无块，腰膝酸软，头晕耳鸣，舌淡红，苔薄，脉弦细。

【证候分析】肝主藏血，肾藏精。素体亏虚、多产、房劳损及肝肾，精亏血少，冲任、胞宫失养，经行经后血海愈虚，不荣而痛，故小腹绵绵作痛，喜按；肝肾亏虚，血海不能满盈，故经行量少，色淡红，无块。肝肾精血不足，外不能濡养肾府则腰膝酸软，上不能荣养清窍则头晕耳鸣。舌淡红，苔薄，脉弦细，乃肝肾亏损之征。

【治法】补肾养肝，调经止痛。

【方药】调肝汤加减。若经量少者，酌加鹿角胶、熟地、枸杞子；气短乏力明显者，可加党参、黄芪以补气健脾；腹痛甚者，加延胡索、倍用白芍以行气活血，缓急止痛。腰骶酸痛剧者，酌加桑寄生、杜仲、狗脊。

6. 阳虚内寒

【证候】经期或经前小腹冷痛，喜温喜按，得热则舒，月经量少，色淡黯，腰膝酸冷，小便清长，舌淡黯，苔白润，脉沉。

【证候分析】素体肾阳不足，虚寒内生，冲任、胞宫失于温煦，虚寒滞血，经血迟滞，则经期经后小腹冷痛；因属虚寒，故喜温喜按；肾阳不足，冲任血海失于温煦，故经量少，色淡黯；肾阳不足，命门火衰，失于温养，故腰膝酸冷；不能温化膀胱，气化失常，则小便清长；舌淡胖，苔白润，脉沉皆为肾阳不足，阳虚内寒之征。

【治法】温经暖宫止痛。

【方药】温经汤加减。

【常用中成药】

根据不同证型，可酌情选用少腹逐瘀丸、内补养荣丸、田七痛经胶囊、痛经口服液等药治疗。

【针灸治疗】

（一）实证

【治法】行气散寒，通经止痛。以足太阴经穴及任脉穴为主。

【主穴】三阴交、中极、次髎。

【配穴】寒凝者，加归来；气滞者，加太冲；腹胀者，加天枢、气海；胁痛者，加阳陵泉、光明；胸闷者，加内关。

【操作】毫针泻法，寒邪甚者可用艾灸。

【方义】三阴交为足三阴经交会穴，可通经而止痛。中极为任脉穴位，可通调冲任之气，散寒行气。次髎为治疗痛经的经验穴。

（二）虚证

【治法】调补气血，温养冲任。以足太阴经、足阳明经穴为主。

【主穴】三阴交、足三里、气海。

【配穴】气血亏虚者，加脾俞、胃俞；肝肾不足者，加太溪、肝俞、肾俞；头晕耳鸣者，加悬钟。

【操作】毫刺补法，可加用灸法。

【预防与调护】

痛经患者应注意精神调养，切勿在痛前有畏惧感，饮食起居须有常，经期忌生冷或刺激性饮食。忌涉水、游泳。寒凉、滋腻药物慎用；经期绝对禁止性生活，以免发生盆腔炎或子宫内膜异位症。应劝导患者配合医嘱，坚持周期性治疗。

第二十三节　闭　经

女子年逾18周岁，月经尚未来潮，或月经来潮后又中断6个月以上者，称为“闭经”，前者称原发性闭经，后者称继发性闭经，古称“女子不月”、“月事不来”、“经水不通”、“经闭”等。妊娠期、哺乳期或更年期的月经停闭属生理现象，不作闭经论，有的少女初潮2年内偶尔出现月经停闭现象，可不予治疗。

本病属难治之症，病程较长，疗效较差，因此，必要时应采用多种方法综合治疗以提高疗效。因先天性生殖器官缺如，或后天器质性损伤致无月经者，因药物治疗难以奏效，不属本节讨论范围。西医学认为正常的月经有赖于大脑皮层、下丘脑、垂体、卵巢、子宫等功能的协调，其中任何环节发生病变，即可导致闭经。其他内分泌腺体如甲状腺、肾上腺皮质功能障碍，或某些精神因素、环境改变、寒冷、消耗性疾病、刮宫过深、放射线治疗等也能引起闭经。

【病因病机】

发病机理主要是冲任气血失调，有虚、实两个方面，虚者由于冲任亏败，源断其流；实者因邪气阻隔冲任，经血不通。导致闭经的病因复杂，有先天因素，也有后天获得，可由月经不调发展而来，也有因他病致闭经者。常见的分型有肾虚、脾虚、血虚、气滞血瘀、寒凝血瘀和痰湿阻滞。

1. **肾虚**　先天不足，少女肾气未充，精气未盛，或房劳多产，久病伤肾，以致肾精亏损，冲任气血不足，血海不能满溢，遂致月经停闭。

2. **脾虚**　饮食不节，思虑或劳累过度，损伤脾气，气血化生之源不足，冲任气血不充，血海不能满溢，遂致月经停闭。

3. **血虚**　素体血虚，或数伤于血，或大病久病，营血耗损，冲任血少，血海不能满溢，遂致月经停闭。

4. **气滞血瘀**　七情内伤，素性抑郁，或忿怒过度，气滞血瘀，瘀阻冲任，气血运行受阻，血海不能满溢，遂致月经停闭。

5. **寒凝血瘀**　经产之时，血室正开，过食生冷，或涉水感寒，寒邪乘虚客于冲任，血为寒凝成瘀，滞于冲任，气血运行阻隔，血海不能满溢，逐致月经停闭。

6. **痰湿阻滞**　素体肥胖，痰湿内盛，或脾失健运，痰湿内生，痰湿、脂膜壅塞冲任，气血运行受阻，血海不能满溢，遂致月经停闭。

【辨证论治】

在确诊闭经之后，尚须明确是经病还是他病所致，因他病致闭经者先治他病然后调经。辨证重在辨明虚实或虚实夹杂的不同情况。

治疗虚证者治以补肾滋肾，或补脾益气，或补血益阴，以滋养经血之源；实证者治以行气活血，或温经通脉，或祛邪行滞，以疏通冲任经脉。本病虚证多实证少，切忌妄行攻破之法，犯虚虚实实之戒。

1. 肾虚型

(1) 肾气虚证

【证候】月经初潮来迟，或月经后期量少，渐至闭经，头晕耳鸣，腰酸腿软，小便频数，性欲淡漠，舌淡红，苔薄白，脉沉细。

【证候分析】肾气不足，精血衰少，冲任气血不足，血海不能满溢，故月经初潮来迟，或后期量少，渐至停闭；肾虚不能化生精血，髓海、腰府失养，故头晕耳鸣，腰酸腿软；肾气虚阳气不足，故性欲淡漠；肾虚不能温化膀胱，故小便频数。舌淡红，苔薄白，脉沉细，也为肾气虚之征。

【治法】补肾益气，养血调经。

【方药】大补元煎加丹参、牛膝。若闭经日久，畏寒肢冷甚者，酌加菟丝子、肉桂、紫河车；夜尿频数者，酌加金樱子、覆盆子。

(2) 肾阴虚证

【证候】月经初潮来迟，或月经后期量少，渐至闭经，头晕耳鸣，腰膝酸软，或足跟痛，手足心热，甚则潮热盗汗，心烦少寐，颧红唇赤，舌红，苔少或无苔，脉细数。

【证候分析】肾阴不足，精血亏虚，冲任气血虚少，血海不能满溢，故月经初潮来迟，或后期量少，渐至停闭；精亏血少，上不能濡养空窍，故头晕耳鸣，下不能濡养外府，故腰膝酸软，或足跟痛；阴虚内热，故手足心热；热劫阴液外泄，故潮热盗汗；虚热内扰心神，则心烦少寐；虚热上浮，则颧红唇赤。舌红，少苔或无苔，脉细数，也为肾阴虚之征。

【治法】滋肾益阴，养血调经。

【方药】左归丸加减。若潮热盗汗者，酌加青蒿、鳖甲、地骨皮；心烦不寐者，酌加柏子仁、丹参、珍珠母；阴虚肺燥，咳嗽咯血者，酌加白及、仙鹤草。

(3) 肾阳虚证

【证候】月经初潮来迟，或月经后期量少，渐至闭经，头晕耳鸣，腰痛如折，畏寒肢冷，小便清长，夜尿多，大便溏薄，面色晦黯，或目眶黯黑，舌淡，苔白，脉沉弱。

【证候分析】肾阳虚衰，脏腑失于温养，精血化生之源不足，冲任气血不足，血海不能满溢，故月经初潮来迟，或后期量少，渐至停闭；肾阳虚衰，阳气不布，故形寒肢冷；肾阳虚，不足以温养髓海、外府，故头晕耳鸣，腰痛如折；肾阳虚膀胱气化失常，故小便清长，夜尿多；肾阳虚不能温运脾阳，运化失司，故大便溏薄；肾在色为黑，肾阳虚，故面色晦黯，目眶黯黑。舌淡，苔白，脉沉弱，也为肾阳虚之征。

【治法】温肾助阳，养血调经。

【方药】十补丸加减。

2. 脾虚型

【证候】月经停闭数月，肢倦神疲，食欲不振，脘腹胀闷，大便溏薄，面色淡黄，舌淡胖有齿痕，苔白腻，脉缓弱。

【证候分析】脾虚升化之源亏乏，冲任气血不足，血海不能满溢，故月经停闭数月；脾虚运化失职，湿浊内盛，故食欲不振，脘腹胀闷，大便溏薄；脾主四肢，脾虚中气不振，故肢倦神疲。舌淡胖，有齿痕，苔白腻，脉缓弱，也为脾虚之征。

【治法】健脾益气，养血调经。

【方药】参苓白术散加当归、牛膝。

3. 血虚型

【证候】月经停闭数月，头晕目花，心悸怔忡，少寐多梦，皮肤不润，面色萎黄，舌淡，苔少，脉细。

【证候分析】营血亏虚，冲任气血衰少，血海不能满溢，故月经停闭；血虚上不能濡养脑髓清窍，故头晕目花；血虚内不养心神，故心悸怔忡，少寐多梦；血虚外不荣肌肤，故皮肤不润，面色萎黄。舌淡，苔少，脉细，也为血虚之征。

【治法】补血养血，活血调经。

【方药】小营煎加鸡内金、鸡血藤。若血虚日久，渐至阴虚血枯经闭者，症见月经停闭，形体羸瘦，骨蒸潮热，或咳嗽唾血，两颧潮红，舌绛苔少，甚或无苔，脉细数。治宜滋肾养血，壮水制火，方用补肾地黄汤。

4. 气滞血瘀型

【证候】月经停闭数月，小腹胀痛拒按；精神抑郁，烦躁易怒，胸胁胀满，嗳气叹息，舌紫黯或有瘀点，脉沉弦或涩而有力。

【证候分析】气机郁滞，气滞血瘀，瘀阻冲任，血海不能满溢，故月经停闭；瘀阻胞脉，故小腹胀痛拒按；气机不畅，故精神抑郁，烦躁易怒，胸胁胀满，嗳气叹息。舌紫黯或有瘀点，脉沉弦或涩而有力，也为气滞血瘀之征。

【治法】行气活血，祛瘀通络。

【方药】膈下逐瘀汤。若烦躁、胁痛者，酌加柴胡、郁金、栀子；挟热而口干，便结，脉数者，酌加黄柏、知母、大黄。

5. 寒凝血瘀型

【证候】月经停闭数月，小腹冷痛拒按，得热则痛缓，形寒肢冷，面色青白，舌紫黯，苔白，脉沉紧。

【证候分析】寒邪客于冲任，与血相搏，血为寒凝致瘀，瘀阻冲任，气血不通，血海不能满溢，故经闭不行；寒客胞中，血行不畅，“不通则痛”，故小腹冷痛拒按，得热后血脉暂通，故腹痛得以缓解；寒伤阳气，阳气不达，故形寒肢冷，面色青白。舌紫黯，苔白，脉沉紧，也为寒凝血瘀之征。

【治法】温经散寒，活血调经。

【方药】温经汤。若小腹冷痛较剧者，酌加艾叶、小茴香、姜黄；四肢不温者，酌加制附子、仙灵脾。

6. 痰湿阻滞型

【证候】月经停闭数月，带下量多，色白质稠，形体肥胖，或面浮肢肿，神疲肢倦，头晕目眩，心悸气短，胸脘满闷，舌淡胖，苔白腻，脉滑。

【证候分析】痰湿阻于冲任，占住血海，经血不能满溢，故月经数月不行；痰湿下注，损伤带脉，故带下量多，色白质稠；痰湿内盛，故形体肥胖；痰湿困阻脾阳，运化不良，水湿泛溢肌肤，故面浮肢肿，神疲肢倦；痰湿停于心下，清阳不升，故头晕目眩，心悸气短，胸脘满闷。舌淡胖，苔白腻，脉滑，也为痰湿之征。

【治法】豁痰除湿，活血通经。

【方药】苍附导痰汤合佛手散。若痰湿郁久化热，带下色黄酌加黄连、黄柏。若痰湿内盛，胸脘满闷者加厚朴花、瓜蒌、枳壳。肢体浮肿明显者加益母草、泽兰。

【常用中成药】

根据不同证型，可酌情选用元胡止痛片、妇科得生丸、七制香附丸、田七痛经胶囊、痛经口服液、温经丸、艾附暖宫丸、少腹逐瘀丸、肾气丸、乌鸡白凤丸、八珍益母丸等药治疗。

【针灸治疗】

（一）血枯经闭

【治法】养血调经。以任脉、足阳明经穴为主。

【主穴】关元、足三里、归来。

【配穴】气血不足者，加气海、脾俞、胃俞；肝肾不足者，加肝俞、肾俞；潮热盗汗者，加太溪；心悸者，加内关；纳呆者，加中脘。

【操作】毫针补法，可施灸。

（二）血滞经闭

【治法】活血调经。以任脉、足太阴经、足阳明经穴为主。

【主穴】中极、三阴交、归来。

【配穴】气滞血瘀者，加合谷、血海、太冲；痰湿阻滞者，加阴陵泉、丰隆；寒凝者，加命门、腰阳关；胸胁胀满者，加内关。

【操作】毫针泻法，寒湿凝滞者可施灸法。

【预防与调护】

（1）本病有功能性或器质性疾病所致，又有生殖系统疾病或全身性疾病，或先天发育不全所致之分，效果各不一样。因此，必须进行认真检查，以明确发病原因，采取相应的治疗。尤其要注意早期妊娠的鉴别。

（2）应注意情绪调节，保持乐观豁达心态，加强体育锻炼，增强体质，劳逸结合及生活起居有规律。

第二十四节　崩　漏

妇女不在行经期间阴道突然大量出血，或淋漓不尽者，称为“崩漏”，前者称为“崩中”，后者称为“漏下”。若经期延长达2周以上者，亦属崩漏范畴，称为“经崩”或“经漏”。一般突然出血，来势急，血量多的叫崩；淋漓下血，来势缓，血量少的叫漏。崩与漏的出血情况虽不相同，但其发病机理是一致的，而且在疾病发展过程中常相互转化，如血崩日久，气血耗伤，可变成漏，久漏不止，病势日进，也能成崩，所以临床上常常崩漏并称。本病相当于西医学无排卵型功能失调性子宫出血病，生殖器炎症和某些生殖器肿瘤引起的不规则阴道出血亦可参照本病辨证治疗。

【病因病机】

主要病机是冲任损伤，不能制约经血。引起冲任不固的常见原因有肾虚、脾虚、血热和血瘀。

1. 肾虚　先天肾气不足，少女肾气稚弱，更年期肾气渐衰，或早婚多产，房事不节，损伤肾气，若耗伤精血，则肾阴虚损，阴虚内热，热伏冲任，迫血妄行，以致经血非时而下；或命门火衰，肾阳虚损，封藏失职，冲任不固，不能制约经血，亦致经血非时而下，遂成崩漏。

2. 脾虚　忧思过度，饮食劳倦，损伤脾气，中气下陷，冲任不固，血失统摄，非时而下，遂致崩漏。

3. 血热　素体阳盛，或情志不遂，肝郁化火，或感受热邪，或过食辛辣助阳之品，火热内盛，热伤冲任，迫血妄行，非时而下，遂致崩漏。

4. 血瘀　七情内伤，气滞血瘀，或感受寒、热之邪，寒凝或热灼致瘀，瘀阻冲任，血不循经，非时而下，发为崩漏。

【辨证论治】

1. 崩漏　以无周期性的阴道出血为辨证要点，临证时结合出血的量、色、质变化和全身证候辨明寒、热、虚、实。治疗应根据病情的缓急轻重、出血的久暂，采用“急则治其标，缓则治其本”的原则，灵活运用塞流、澄源、复旧三法。

2. 塞流　即是止血。崩漏以失血为主，止血乃是治疗本病的当务之急。具体运用止血方法时，还要注意崩与漏的不同点。治崩宜固摄升提，不宜辛温行血，以免失血过多导致阴竭阳脱；治漏宜养血行气，不可偏于固涩，以免血止成瘀。塞流之药可酌用十灰散、云南白药、紫地宁血散等。

3. 澄源 即是求因治本。崩漏是由多种原因引起的，针对引起崩漏的具体原因，采用补肾、健脾、清热、理气、化瘀等法，使崩漏得到根本上的治疗。塞流、澄源两法常常是同步进行的。

4. 复旧 即是调理善后。崩漏在血止之后，应理脾益肾以善其后。历代诸家都认为崩漏之后应调理脾胃，化生气血，使之康复。近代研究指出，补益肾气，重建月经周期，才能使崩漏得到彻底的治疗。“经水出诸肾”，肾气盛，月事才能以时下，对青春期、育龄期的虚证患者，补肾调经则更为重要。当然复旧也需兼顾澄源。

总之，塞流、澄源、复旧有分别，又有内在联系，必须结合具体病情灵活运用。

1. 肾虚型

（1）肾阴虚证

【证候】经血非时而下，出血量少或多，淋漓不断，血色鲜红，质稠，头晕耳鸣，腰酸膝软，手足心热，颧赤唇红，舌红，苔少，脉细数。

【证候分析】肾阴不足，虚火内炽，热伏冲任，迫血妄行，故经血非时而下，出血量少或多，淋漓不断；阴虚内热，故血色鲜红，质稠；肾阴不足，精血衰少，不能上荣空窍，故头晕耳鸣；精亏血少，不能濡养外府，故腰腿酸软；阴虚内热，则手足心热；虚热上浮，则颧赤唇红。舌红，苔少，脉细数，也为肾阴虚之征。

【治法】滋肾益阴，固冲止血。

【方药】左归丸加减。临床常去川牛膝，加旱莲草、炒地榆。若阴虚有热者，酌加生地、麦冬、地骨皮。本型也可选用育阴汤滋肾益阴，固冲止血。

（2）肾阳虚证

【证候】经血非时而下，出血量多，淋漓不尽，色淡质稀，腰痛如折，畏寒肢冷，小便清长，大便溏薄，面色晦黯，舌淡黯，苔薄白，脉沉弱。

【证候分析】肾阳虚衰，冲任不固，血失封藏，故经乱无期，经血量多，淋漓不断；肾阳不足，经血失于温煦，故色淡质稀；肾阳虚衰，外府失荣，故腰痛如折，畏寒肢冷；膀胱失于温化，故小便清长；肾阳虚不能上温脾土，则大便溏薄。面色晦黯，舌淡黯，苔薄白，脉沉弱，也为肾阳不足之征。

【治法】温肾助阳，固冲止血。

【方药】大补元煎。酌加补骨脂、鹿角胶、艾叶炭。

2. 脾虚型

【证候】经血非时而下，量多如崩，或淋漓不断，色淡质稀，神疲体倦，气短懒言，不思饮食，四肢不温，或面浮肢肿，面色淡黄，舌淡胖，苔薄白，脉缓弱。

【证候分析】脾气虚陷，冲任不固，血失统摄，故经血非时而下，量多如崩，或淋漓不断；脾虚气血化源不足，故经色淡而质稀；脾虚中气不足，故神疲体倦，气短懒言；脾主四肢，脾虚则四肢失于温养，故四肢不温；脾虚中阳不振，运化失职，则不思饮食；脾失运化，水湿内停，水湿泛溢肌肤，故面浮肢肿。面色淡黄，舌淡胖，苔薄白，脉缓弱，也为脾虚之象。

【治法】健脾益气，固冲止血。

【方药】固冲汤。若出血量多者，酌加人参、升麻；久漏不止者，酌加藕节、炒蒲黄。若阴道大量出血，兼肢冷汗出，昏仆不知人，脉微细欲绝者，为气随血脱之危候，急宜补气固脱，方用独参汤或生脉散。若有亡阳之候，治宜回阳固脱，方用参附汤。

3. 血热型

【证候】经血非时而下，量多如崩，或淋漓不断，血色深红，质稠，心烦少寐，渴喜冷饮，头晕面赤，舌红，苔黄，脉滑数。

【证候分析】热伤冲任，迫血妄行，故经血非时而下，量多如崩，或淋漓不断；血为热灼，故血色深红，质稠；邪热内炽，津液耗损，故口渴喜饮；热扰心神，故心烦少寐；邪热上扰，故头晕面赤。舌红，苔黄，脉滑数，为血热之象。

【治法】清热凉血，固冲止血。

【方药】清热固经汤。若肝郁化火者，兼见胸胁乳房胀痛，心烦易怒，时欲叹息，脉弦数等症，宜平肝清热止血，方用丹栀逍遥散加醋炒香附、蒲黄炭、血余炭以调气理血止血。

4. 血瘀型

【证候】经血非时而下，量多或少，淋漓不净，血色紫黯有块，小腹疼痛拒按，舌紫黯或有瘀点，脉涩或弦涩有力。

【证候分析】瘀滞冲任，血不循经，故经血非时而下，量多或少，淋漓不断；冲任阻滞，经血运行不畅，故血色紫黯有块，“不通则痛”，故小腹疼痛拒按。舌紫黯或有瘀点，脉涩或弦涩有力，也为血瘀之征。

【治法】活血祛瘀，固冲止血。

【方药】逐瘀止崩汤［当归、川芎、三七、没药、五灵脂、丹皮炭、炒丹参、炒艾叶、阿胶（蒲黄炒）、龙骨、牡蛎、乌贼骨］。

【常用中成药】

根据不同证型，可酌情选用云南白药、固经丸、益母草冲剂、人参归脾丸等药治疗。

【针灸治疗】

（一）实证

【治法】通调冲任，祛邪固经。以任脉、足太阴经穴为主。

【主穴】关元、公孙、三阴交、隐白。

【配穴】血热者，加血海；湿热者，加阴陵泉；气郁者，加太冲；血瘀者，加地机。

【操作】毫针泻法。

（二）虚证

【治法】调补冲任，益气固经。以任脉、足太阴经、足阳明经穴为主。

【主穴】气海、三阴交、足三里。

【配穴】脾气虚者，加百会、脾俞、胃俞；肾阳虚者，加肾俞、命门；肾阴虚者，加然谷、太溪；盗汗者，加阴郄；失眠者，加神门。

【操作】毫针补法，可施用灸法。

【预防与调护】

（1）绝经期妇女反复多次出血，需作妇科检查以明确诊断，排除癌性病变。

（2）大量出血，出现虚脱时应及时采取抢救措施。

第二十五节 缺 乳

产后乳汁分泌甚少，不能满足婴儿需要才称为“缺乳”亦称乳少。本证不仅可出现于产后，在哺乳期亦可出现。

【病因病机】

乳汁由气血化生，资于冲任，赖肝气疏泄与调节。素体脾胃虚弱，或孕期、产后调摄失宜，或产后思虑过度伤脾，则气血生化不足；孕妇年岁已高，气血渐衰，或产后失血过多，操劳过度，均可致气血不足；产后七情所伤，情志抑郁，肝失条达，气机不畅，乳络不通，乳汁运行受阻，也可导致少乳。从经络循行上讲，胃经过乳房，中医有“乳头属肝，乳房属胃”之说，因此，本病主要与肝、胃有关。

1. 气血虚弱 素体气血虚弱，复因产时失血耗气，气血亏虚，或脾胃虚弱，气血生化不足，以致气血虚弱无以化乳，则产后乳汁甚少或全无。

2. 肝郁气滞 素性抑郁，或产后七情所伤，肝失条达，气机不畅，气血失调，以致经脉涩滞，阻碍乳汁运行，因而缺乳。

【辨证论治】

缺乳有虚实两端。一般乳房柔软、乳汁清稀者，多为虚证；乳房胀硬而痛，乳汁浓稠者，多为实证。虚者补气养血，实者疏肝解郁，均宜佐以通乳之品。

1. 气血虚弱型

【证候】产后乳少，甚或全无，乳汁清稀，乳房柔软，无胀满感，神倦食少，面色无华，舌淡，苔少，脉细弱。

【证候分析】气血虚弱，乳汁化源不足，无乳可下，故乳少或全无；乳腺空虚，故乳房柔软，无胀满感；气血不足，阳气不振，脾失健运，故神倦食少；气虚血少，不能上荣，则面色无华。舌淡，苔少，脉细弱，为气血不足之征。

【治法】补气养血，佐以通乳。

【方药】通乳丹。若纳少便溏者，酌加炒白术、茯苓、山药以健脾止泻。

2. 肝气郁滞型

【证候】产后乳汁涩少，浓稠，或乳汁不下，乳房胀硬疼痛，情志抑郁，胸胁胀闷，食欲不振，或身有微热，舌质正常，苔薄黄，脉弦细或弦数。

【证候分析】情志不舒，肝气郁结，气机不畅，乳脉淤滞，致令乳汁不得出而乳汁涩少；乳汁淤积，则乳房胀硬、疼痛，乳汁浓稠；肝脉布胁肋，肝气郁滞，失于宣达，则胸胁胀闷；肝气不舒，则情志抑郁；木郁克土，脾失健运，则食欲不振；乳淤日久化热，则身有微热。舌质正常，苔薄黄，脉弦细或弦数，为肝郁气滞或化热之征。

【治法】疏肝解郁，活络通乳。

【方药】下乳涌泉散加减。

【常用中成药】

根据不同证型，可酌情选用逍遥丸、通乳颗粒、催乳丸、下乳涌泉散等药治疗。

【针灸治疗】

【治法】调理气血，疏通乳络。以足阳明经及任脉穴为主。

【主穴】乳根、膻中、少泽。

【配穴】气血不足者，加足三里、脾俞、胃俞；肝气郁结者，加太冲、内关；食少便溏者，加中脘、天枢；失血过多者，加肝俞、膈俞；胸胁胀满者，加期门；胃脘胀满者，加中脘、足三里。

【操作】少泽点刺出血，其余主穴用平补平泻法。

【预防与调护】

（1）应积极早期治疗，在乳少发生最迟不超过 1 周，及时治疗，缺乳时间越短疗效越好。

（2）哺乳期应心情舒畅，避免过度疲劳，保证充足睡眠，掌握正确哺乳方法，可多食高蛋白流质食物。

第二十六节　疳　积

疳证是由于各种因素，导致小儿脾胃受损，运化失健，脏腑失养，气液耗伤而形成的一种慢性病证。临床以形体消瘦，面黄发枯，精神萎靡或烦躁，饮食异常，大便不调为特征。积滞也称食积，是小儿内伤乳食，停积胃肠，脾运失司所引起的一种脾胃病证。临床以不思乳食，腹胀嗳腐，大便酸臭或便秘为特征。疳证和积滞常互为因果，疳证夹有积滞者，称为疳积。本病多见于5岁以下儿童。

西医学中营养不良、消化不良等病，出现疳积证候者，可参考本节辨证论治。

【病因病机】

疳积主要为喂养不当、疾病影响和先天禀赋不足等，引起食滞不通，脾胃虚损，津液消亡。病变部位总在脾胃。

1. 喂养不当 小儿脾常不足，易伤于乳食或喂养不当。乳食太过可致食积不化，损伤脾胃，不能运化水谷，四肢百骸失于濡养，渐至消瘦、虚弱、干瘪而积久成疳，而成疳积。乳食喂养不足，摄入不足，气血生化乏源，脏腑肌肤濡养不足，日久亦可成疳；疳证患儿脾胃虚弱，又易致积，而成疳积。

2. 疾病影响 小儿长期患病，病后失调，导致脾胃虚弱，化升不足，气血俱虚，津液内亏，四肢百骸失于濡养，久则成疳积。

3. 禀赋不足 先天禀赋不足，脾胃虚弱，生化乏源，气血不足，身体失于濡养，形成疳证。

【辨证论治】

疳积辨证应辨轻重虚实。本病多为虚实夹杂，初期以积滞为主，虚象较轻，症情尚浅；后期本虚标实，以虚为本，症情较重；晚期出现虚极之证，症情严重。目前临床上较为常见的为乳食内积和脾胃虚弱之证。

疳证的治疗以健脾护胃为本，以健运理脾、消食导滞为主。

1. 乳食内积

【证候】食欲不振，脘腹胀满，或有呕吐酸馊乳食，精神不振，或烦躁哭闹，面色萎黄少华，毛发稀疏，大便秽臭不爽，舌红苔腻，脉滑数。

【证候分析】乳食内积，气机郁滞，故脘腹胀满；中焦积滞，脾胃失和，则食欲不振，呕吐酸馊乳食；胃肠不适，则夜卧不安，烦躁哭闹；脾胃失健，化生气血不足，形体失于充养，故见精神不振，面色萎黄少华，毛发稀疏；食积化湿生热，则大便秽臭不爽。舌红苔腻，脉滑数为乳食内积之象。

【治法】消食导滞，和脾健运。

【方药】枳实导滞丸加减。腹胀较甚者，加青皮、厚朴行气消胀；嗳气，厌食，苔厚腻者，加苍术、陈皮、鸡内金等运脾燥湿，理气宽中，消食助运；能食善饥，烦躁易发脾气者，加胡黄连、决明子清火除烦。

2. 脾胃虚弱

【证候】面色萎黄无华，形体消瘦，饱胀食少，毛发稀疏，精神不振，大便溏薄或夹杂乳食残渣，舌淡，苔薄腻，脉细。

【证候分析】积滞内停，壅滞气机，脾胃为病，故饱胀食少；脾胃虚弱，气血生化乏源，故面色萎黄无华，形体消瘦，毛发稀疏，精神不振；脾阳不振，运化失司，大便溏薄或夹杂乳食残渣；舌淡，苔薄腻，脉细，均为脾胃虚弱之征。

【治法】健脾益气，消食导滞。

【方药】肥儿丸加减。食积较重者，加苍术、鸡内金运脾消积；腹胀疼痛者，加枳实、陈皮、木香行气止痛；性情急躁易怒，动作异常者，加决明子、钩藤、白芍清火柔肝；口干喜饮者，加石斛、沙参、麦冬养阴生津。

【常用中成药】

根据不同证型，可酌情选用健脾肥儿片、十全大补丸等药治疗。

【针灸治疗】

【治法】健脾益胃，消食导滞。以足阳明经、胃募穴及奇穴为主。

【主穴】中脘、足三里、四缝。

【配穴】食积者，加下脘、璇玑、腹结；虫积者，加天枢、百虫窠；重症疳积者，加灸神阙、气海、肺俞、膏肓、肾俞。

【操作】中脘用毫针平补平泻法，足三里用补法；四缝用三棱针点刺，出针后轻轻挤出液体。对婴幼儿可采取速刺不留针。

【预防与调护】

1. **合理喂养婴儿** 提倡母乳喂养，按时、合理添加辅食。纠正不良饮食习惯，注意营养平衡及饮食卫生。可根据病情需要配制相应食谱，以利疾病早日康复。

2. **防止疾病影响** 积极防治脾胃疾病和寄生虫病，及时矫治影响进食的先天性畸形如兔唇、腭裂等，做好病后调养和护理。

3. **定期测量患儿身高和体重** 观察病情变化。重症患儿做好皮肤、口腔、眼部护理，防止褥疮、口疳等并发症的发生。

第二十七节 痄 腮

痄腮是因感受时行温热疫毒之气或外感风温邪毒，壅阻少阳经脉，郁而不散，结于腮部引起的时行疾病。以发热、耳下腮部肿胀疼痛为临床主要特征。主要通过飞沫传播。发病年龄以学龄前后小儿为多，能在儿童群体中流行。绝大多数患者可获得终身免疫，也有少数反复发作者。

本病四季均可发病，以冬、春两季多见。民间亦有称为“鸬鹚瘟”、“蛤蟆瘟”。西医学称为流行性腮腺炎。

【病因病机】

痄腮是因为感受风温邪毒，主要病机为邪毒壅阻少阳经脉，与气血相搏，凝滞耳下腮部，故腮颊漫肿疼痛。足少阳胆经与足厥阴肝经相表里，肝经绕阴器、至小腹，邪毒内窜睾腹，则可出现睾丸肿胀、少腹疼痛等。热毒炽盛，内窜心肝可出现高热不退、抽搐、昏迷等。肝气乘脾，还可出现上腹疼痛、恶心呕吐等症。

【辨证论治】

痄腮的辨证要点主要是辨轻证、重证和变证。轻证发热不甚，腮部肿痛较轻，属温毒在表。重证发热高，腮肿坚硬，胀痛较剧，属热毒在里。若出现高热不退、神识昏迷、抽搐，或睾丸胀痛、少腹疼痛等并发症者，为变证。

痄腮的治疗，以清热解毒为主，佐以软坚散结。变证治疗则根据不同证候，以熄风开窍或清肝泻火等法治之。本病治疗在应用内服药的同时，常配合局部外治疗法，以利于散结消肿。

1. 温毒在表

【证候】轻微发热恶寒或无热，一侧或双侧腮部漫肿疼痛，张口咀嚼困难，伴有咽红疼痛、头痛，舌质红，苔薄白或薄黄，脉浮数。

【证候分析】感受风温邪毒，邪犯少阳，病尚在表，故见发热恶寒，头痛咽痛；邪毒壅阻少阳经脉，凝滞耳下，故腮部漫肿疼痛；局部经脉失和，机关不利，故张口咀嚼困难；舌质红，苔薄白或薄黄，脉浮数，均为温毒在表之象。

【治法】疏风清热，散结消肿。

【方药】银翘散加减。若咽喉肿痛较重，加马勃、玄参、鸭跖草等清热利咽；食欲不振、呕吐，加竹茹、陈皮清热和胃。

2. 热毒壅盛

【证候】壮热烦躁，腮部漫肿，坚硬拒按，疼痛较甚，咀嚼困难，头痛或呕吐，口渴引饮，咽红肿痛，尿少黄赤，舌质红，苔黄，脉象滑数。

【证候分析】温毒入里，热毒壅盛，故壮热烦躁；邪毒蕴结少阳之络，故腮部漫肿，坚硬拒按，咀嚼困难；邪热耗伤津液，故口渴引饮；热毒内扰脾胃，则纳呆，呕吐；邪热上熏咽喉，则咽红肿痛；舌红苔黄，脉滑数，均为温毒蕴结之象。

【治法】清热解毒，软坚散结。

【方药】普济消毒饮加减。高热烦躁，加生石膏、知母、寒水石清热泻火；腮肿较硬，加夏枯草、海藻、昆布软坚散结；大便秘结，加生大黄、芒硝通腑泄热；抽搐频繁者，加钩藤平肝熄风；神志昏迷者，加紫雪丹、至宝丹等清热镇惊，熄风开窍；睾丸肿痛，加龙胆草、山栀、川楝子、荔枝核等清肝经湿热、理气散结止痛。

另外，病变局部可外敷青黛散、紫金锭、如意金黄散等以增强清热消肿之效。

【常用中成药】

根据不同证型，可酌情选用小柴胡冲剂、清开灵冲剂等药治疗。

【针灸治疗】

针刺法取翳风、颊车、合谷，泻法，强刺激。发热者，加曲池、大椎；睾丸胀痛者，加血海、三阴交。每日1次。

【预防与调护】

1. **隔离患儿**　发现痄腮患儿应及时隔离治疗，至腮腺肿胀完全消退为止。

2. **观察和预防**　流行期间幼儿园及小学校要经常检查，有接触史及腮部肿痛的可疑患儿，要进行隔离密切观察，并给板蓝根15～30g煎服，或用板蓝根冲剂冲服，连服3～5天。

3. **生活起居护理**　发热期间应卧床休息；居室空气应流通，保持空气新鲜，定期消毒；注意防寒保暖，避免受凉，复感它邪。

4. **饮食护理**　饮食宜清淡，以流食、半流食为主，忌食辛辣、肥腻、坚硬及酸性的食品。注意口腔卫生，做好口腔护理。

5. **病情观察**　如出现神昏、抽搐、头痛及少腹剧痛等症，应及时报告医生，并给予特别护理，配合抢救措施。

【思考题】

1. 简述咳嗽、胃痛的分型论治。
2. 归纳泄泻各型证治及临床特征。
3. 水肿的基本治疗原则是什么？
4. 临床上淋证分几种？试述各型证候、治法和方剂。
5. 试述常见的行痹、痛痹、着痹的证候、治法和方剂。
6. 掌握月经不调常用方剂主要有哪些？
7. 试述心悸、胸痹、眩晕、痄腮、疳积临床特征。

（李江涛）

CHAPTER

附录一

常用中成药简表

方名	组成	功用	主治	用法	剂型
三黄片	大黄、盐酸檗碱、黄芩浸膏	清热解毒，泻火通便	三焦热盛，目赤肿痛，口鼻生疮，咽喉肿痛，牙龈出血，尿赤便秘，急性胃肠炎，痢疾	口服；1日2次，1次4片	糖衣片（袋）
八珍丸	党参、白术、茯苓、甘草、当归、白芍、川芎、熟地	补益气血	气血两虚，面色萎黄，食欲不振，月经过多	口服；1日2次，1次1丸	蜜丸（盒）
小活络丸	胆南星、制川乌、制草乌、地龙、乳香、没药	祛风除湿，活络通痹	风寒湿痹，肢体疼痛，麻木拘挛	口服；1日2次，1次1丸	蜜丸（盒）
保济丸	藿香、木香、苍术、白芷、厚朴、薄荷、菊花、神曲等	发散风寒，化湿和中	四时感冒，发热头痛，腹痛吐泻，消化不良	口服；1日3次，1次6g	小粒丸剂（瓶）
感冒退热冲剂	大青叶、板蓝根、连翘、草河车	清热解毒	感冒发热，上呼吸道感染，急性扁桃体炎，咽喉炎	开水冲服；1日3次，每次1~2袋	冲剂（袋）
藿香正气片（胶囊）	藿香油、紫苏油、木香、茯苓、陈皮、苍术、厚朴、半夏、生姜、甘草	发散风寒，化湿和中	伤风感冒，畏寒发热，食物积滞，头痛胸闷，吐泻腹胀	口服；1日3次，1次4片或4粒	片剂、胶囊剂（瓶）
板蓝根冲剂	板蓝根	清热解毒，凉血利咽，消肿	感冒，扁桃体炎，腮腺炎，咽喉肿痛，防治传染性肝炎	冲服；1日4次，1次10 g	冲剂（盒）
银黄片	金银花浸膏、黄芩苷	清热解毒	上呼吸道感染，急性扁桃体炎，急性咽炎，肺炎，疮疖脓肿等	口服；1日4次，1次2~4片	片剂（袋）

（续）

方名	组成	功用	主治	用法	剂型
双黄连口服液	金银花、连翘、黄芩等	辛凉解表，清热解毒	病毒和细菌感染引起的感冒，肺炎，气管炎，咽炎，扁桃体炎	口服；1日3次，1次2支，小儿酌减或遵医嘱	口服液（支）
清开灵注射液	牛黄、珍珠母、黄芩、金银花、栀子、板蓝根	清热解毒，化痰通络，醒神开窍	热病神昏，中风偏瘫，急慢性肝炎，上呼吸道感染，肺炎，高热	静脉滴注（10ml/支），1日2～4支；肌内注射（2 ml/支），1次1～2 ml	注射液（支）
急支糖浆	麻黄、鱼腥草、金荞麦、四季青、枳壳、前胡、紫菀、甘草	清热消炎，祛痰止咳	急性支气管炎，感冒后咳嗽，慢性支气管炎	口服；1日3～4次，1次20～30ml	糖浆（瓶）
海珠喘息定片	海珠粉、冰片、甘草、人中白、蝉蜕、防风等	祛痰，镇咳，安神	支气管哮喘，慢性气管炎和哮喘性支气管炎	口服；1日2～3次，1次2片	片剂（瓶）
安宫牛黄丸	牛黄、水牛角粉、麝香、珍珠、朱砂、雄黄、黄连、黄芩、栀子、郁金、冰片	清热解毒，镇惊开窍	热入心包，高热惊厥，神昏谵语	口服；1日1次，1次1丸	大蜜丸（盒）
伤湿止痛膏	水杨酸甲酯、薄荷脑、冰片、樟脑、芸香浸膏、颠茄流浸膏	祛风湿、活血止痛	风湿性关节炎，肌肉疼痛，关节肿痛	外用；贴于患处	片状橡胶膏（袋）
香砂养胃丸	白术、香附、砂仁、厚朴、藿香、半夏、橘皮、豆蔻、木香等	化湿理气	湿阻气滞所致胃脘胀满为特征的慢性胃炎，胃溃疡等	口服；1日2次，1次9g	小粒丸剂（瓶）
木香顺气丸	香附、乌药、陈皮、莱菔子、木香、神曲、山楂、槟榔等	顺气止痛，健胃化滞	气滞不舒所致消化不良，慢性肝炎，早期肝硬化，慢性胃炎，肠炎等	口服；1日2次，1次6～9g或1蜜丸	小粒丸剂、大粒蜜丸（瓶）
附子理中丸	附子、人参、白术、干姜、甘草	温中散寒	脾胃虚寒引起的脘腹疼痛及慢性胃肠炎	口服；1日2次，1次6～9g	小粒丸剂（瓶）
利胆排石片	金钱草、茵陈、黄芩、木香、郁金、枳实、大黄等	清热利湿，舒肝利胆，排石	总胆管结石，胆道感染，胆囊炎	口服；1日2次，1次8～16片	片剂，每片重0.25g
地奥心血康	（略）	调节心脏功能，改善心脏血流量	预防和治疗冠心病、心绞痛、心律失常、高血压、高血脂	口服；1日3次，1次1～2片	片剂（盒）

（续）

方名	组成	功用	主治	用法	剂型
复方丹参片	丹参浸膏、三七、冰片	活血化瘀，理气止痛	瘀血阻滞之冠心病、胸中憋闷、心绞痛	口服；1日3次，1次3~4片	片剂（瓶）
冠心苏合丸	苏合香、冰片、乳香、檀香、青木香	理气宽胸，止痛	气滞、寒郁痰阻所致心绞痛	嚼碎服；1日3次，1次1丸	大粒丸剂（瓶）
速效救心丸	川芎、冰片等	增加冠脉血流量，缓解心绞痛	冠心病，胸闷、憋气、心前区疼痛	口服；1日3次，1次4~6粒	丸剂（瓶）
银杏叶片	银杏叶	活血化瘀，通脉舒络	脑卒中之舌强语謇，半身不遂及血瘀引起的胸闷痛	口服；1日3次，1次1片	片剂（盒）
丹参注射液	丹参、降香	活血化瘀，理气止痛	胸痹绞痛、血瘀头痛、血瘀胁痛	肌注，每次2ml；每日1~2次；静滴，每次8~16ml，1日1次	针剂，每支1ml
正天丸	川芎、红花、当归、细辛、防风、独活、附子等	活血化瘀，祛风止痛	各种头痛，三叉神经痛，痛经等	口服；1日2~3次，1次6g	丸剂
六神丸	牛黄、冰片、珍珠、蟾酥、雄黄、麝香	清热解毒，消炎止痛	烂喉丹痧，咽喉肿痛，喉风喉痛，痈疡疔疮，无名肿毒等	口服；1日3次，温开水吞服，成人1次10粒，小儿酌减。外用适量	小粒丸剂（瓶）
片仔癀	麝香、牛黄、田七、蛇胆等	清热解毒，消肿止痛	热毒所致急慢性肝炎，扁桃体炎，痈疽疮疖，外伤所致瘀血肿痛及水火烫伤	口服；1日2~3次，成人1次0.6g，小儿酌减，外用适量	大粒丸剂、胶囊剂（盒）
醒消丸	雄黄、麝香、乳香、没药	解毒活血，消肿止痛	疮疖痈毒，瘰疬流注，乳腺炎，乳腺癌，无名肿毒	口服；1日2次，1次3g，小儿减半	小粒丸剂（瓶）
牛黄解毒片	生大黄、石膏、黄芩、桔梗、雄黄、甘草、冰片、牛黄	清热解毒	火热内盛，咽喉肿痛，牙龈肿痛，口舌生疮，目赤肿痛	口服；1日2~3次，1次3片	片剂（袋）
乌鸡白凤丸	乌骨鸡、鹿角胶、山药、人参、芡实、黄芪、牡蛎、鹿角霜、桑螵蛸等	补养气血，止带调经	月经不调，崩漏带下，气血两虚	口服；1日2次，1次1丸或1瓶	大蜜粒丸、小粒丸（盒、瓶）
痛经灵冲剂	丹参、五灵脂、桂枝、红花、香附、乌药、延胡索、蒲黄等	活血化瘀，温经止痛	寒凝血瘀，或气滞血瘀所致功能性痛经	冲服；每次经前3天开始服，1日2次，1次1袋	冲剂（袋）

（续）

方名	组成	功用	主治	用法	剂型
益母草膏	益母草	活血调经，祛瘀生新	月经不调，痛经，产后恶露不净等	口服；1日3次，1次1袋	冲剂（袋）
补中益气丸	炙黄芪、党参、炙甘草、白术、当归、升麻、柴胡、陈皮	补中益气，升阳举陷	脾胃虚弱、中气下陷证引起的体倦乏力，食少腹胀，久泻脱肛，子宫脱垂	口服；1日2～3次，1次6g	水丸（袋）
保和丸	山楂、六神曲、半夏、茯苓、陈皮、连翘、莱菔子、麦芽	消食，导滞，和胃	食积停滞，脘腹胀满，嗳腐吞酸，不欲饮食	口服；1日2次，1次1丸	蜜丸（盒）
龙牡壮骨冲剂	龙骨、龟甲、黄芪、牡蛎、白术、党参、五味子等	健脾益气，强筋壮骨	小儿消化不良，发育迟缓等营养不良症	冲服；1日3次，2岁以下1次1包，7岁以上1次2包	冲剂（袋）
大活络丹	蕲蛇、虎骨、全蝎、麝香、牛黄、天竺黄、附子、地龙、麻黄、威灵仙等	祛风止痛，除湿豁痰，舒筋活络	中风后遗症，四肢痿痹及风湿性关节疼痛等	开水化服；1日2次，1次1丸	蜜丸，每丸重3g
人参再造丸	麝香、人参、牛黄、天麻、三七、全蝎、琥珀、白附子等	祛风化痰，舒筋活血	中风，口眼歪斜，言语不清，半身不遂等	开水化服；1日2次，1次1丸	大蜜丸（瓶）
云南白药	（略）	祛瘀生新，止血止痛	跌打损伤，瘀血肿痛，外伤出血，吐血，衄血，咳血	口服；1日2～3次，1次0.2g，小儿酌减	散剂（瓶）
正红花油	冬青油、桂叶油、丁香油、香茅油、血竭、红花等	止血止痛，消炎消肿	心腹诸痛，风湿骨痛，扭伤瘀肿，烫伤，烧伤	外用，擦敷患处	油剂（瓶）
跌打丸	续断、三七、乳香、没药、血竭、土鳖虫、自然铜	活血祛瘀，消肿止痛	跌打损伤、腰部或筋骨扭伤等	口服；1日2～3次，1次1丸或3g。外用：用黄酒或醋调，敷患处	丸剂（盒）
生脉饮	人参、麦冬、五味子	益气复脉、养阴生津	气阴两亏、心悸气短、自汗脉微	口服；1日2次，1次6g	口服液（支）
加味逍遥丸	柴胡、当归、白芍、白术、茯苓、甘草、牡丹皮、栀子、薄荷	舒肝清热、健脾养血	肝郁血虚、肝脾不和、两胁胀痛、头晕目眩、月经不调	口服；1日2次，1次10ml	水丸（袋）
石斛夜光丸	熟地黄、枸杞子、石斛、人参、羚羊角、菊花、决明子，白蒺藜等	滋阴补肾，清肝明目	肝肾两亏，阴虚火旺，内障目暗，视物昏花	口服；1日2次，1次9g	小粒丸剂（瓶）

（续）

方名	组成	功用	主治	用法	剂型
龟龄集	鹿茸、海马、肉苁蓉、人参、熟地、杜仲、锁阳、麻雀脑、淫羊藿、急性子等	补肾壮阳	肾阳虚弱，阳痿遗精，腰膝冷痛，妇女崩漏，带下等	口服；1日1次，1次0.3g	散剂（瓶）
天王补心丹	人参、丹参、玄参、柏子仁、麦冬、朱砂、五味子等	滋阴养血，宁心安神	血虚头晕，心悸，失眠等	口服；1日2~3次，1次3~10g	小粒丸剂（瓶）
灵芝胶囊	灵芝	养心安神，补血益气，健脾养胃	气血两虚证及白细胞减少，肝炎后体弱者	口服；1日3次，1次4粒	胶囊（瓶）
十全大补丸	党参、白术、当归、熟地、黄芪、肉桂、甘草等	温补气血	气短心悸，头晕自汗，体倦乏力等气血两虚证	口服；1日3次，1次6~9g	小粒丸剂（瓶）
六味地黄丸（口服液）	熟地、山茱萸、山药、茯苓、泽泻、丹皮	滋补肝肾	肝肾阴虚所致腰膝酸软，头昏眼花，潮热盗汗，消渴等	口服；1日3次，1次6~9g或1支	小粒丸、口服液（瓶、支）
杞菊地黄丸（口服液）	枸杞子、菊花、熟地、山茱萸、山药、茯苓、泽泻、丹皮	滋养肝肾	肝肾两亏，眩晕耳鸣，羞明畏光，迎风流泪，视物昏花	口服；1日2次，1次6~9g或1支	小粒丸、口服液（瓶、支）
知柏地黄丸	知母、黄柏、熟地、山茱萸、山药、丹皮、泽泻、茯苓	滋阴泻火	阴虚内热，盗汗，遗精，咽喉疼痛等	口服；1日2次，1次10g	小粒丸剂（瓶）
人参归脾丸	人参、黄芪、当归、龙眼肉、木香、酸枣仁、远志等	健脾养心，益气	心脾两虚所致心悸怔忡，失眠健忘，崩漏，血小板减少性紫癜等	口服；1日2次，1次1丸	大蜜粒丸剂（盒）
附桂八味丸	熟地、山茱萸、山药、茯苓、丹皮、泽泻、附子、肉桂	温补肾阳	肾阳不足、腰膝冷痛、小便不利或尿多、便溏、水肿等	口服；1日2~3次，1次1.5~3g小儿酌减	小粒丸（瓶）
柴胡口服液	柴胡	退热解表	外感发热	口服；1日3次，1次10ml	口服液（支）
紫雪散	羚羊角、水牛角、升麻、芒硝、石膏、寒水石、玄参、麝香、丁香等	清热开窍，解毒镇痉	急性传染病或其他原因引起的高热烦躁、神志昏迷、四肢抽搐、小儿高热痉厥等	口服；1日1~2次，1次1.5~3g，小儿酌减	散剂（支）
坎离砂	麻黄、当归、附子、红花、桂枝、羌活、防风、独活、艾叶、铁砂等	祛风散寒，活血止痛	风湿性关节痛、腰腿疼痛、四肢麻木、腰部扭伤、腹部冷痛等	启封后稍加摩擦，待其发热后熨敷患处	粗散剂（袋）

（续）

方名	组成	功用	主治	用法	剂型
华佗再造丸	（略）	活血化瘀，化痰通络，行气止痛	瘀血或痰湿闭阻经络所致中风瘫痪、拘挛麻木、口眼歪斜、言语不清	口服；1日2次，每次8g，30天为1疗程	小粒丸（盒）
速效枣仁安神胶囊	（略）	养心安神，镇静	心神不安、失眠、多梦、惊悸	口服；1日1次，每次1粒，睡前服	胶囊（瓶）
紫金粉（紫金锭）	红大戟、山慈菇、千金子霜、麝香、雄黄、朱砂、五倍子	清瘟解毒，祛痰开窍	小儿流行性腮腺炎	醋调涂患处。内服，1次半至1锭，1日2次	散剂（锭）
肥儿丸	炒麦芽、胡黄连、肉豆蔻、使君子、六神曲、槟榔、木香	健胃、消积、杀虫	小儿虫积腹痛，疳积消化不良、腹胀腹泻，发热口臭，面黄肌瘦等	口服；1日2次，1次1粒	大蜜粒丸（瓶）
南通蛇药片	系民间蛇医秘方，由多种中草药加工而成	清热解毒，消肿止痛	专治毒蛇、毒虫咬伤	内服、外擦详见药品说明	片剂，每片重0.3g
元胡止痛片	延胡索、白芷	理气，活血，止痛	气滞血瘀的胃痛，胁痛，头痛，痛经	口服；1日3次，1次4~6片	糖衣片
五子衍宗丸	枸杞子、菟丝子、覆盆子、五味子、车前子	补肾益精	肾虚腰痛，尿后余沥，遗精早泄，阳痿不育	口服；1日2次，1次1丸	蜜丸（盒）
牛黄清心丸	牛黄、当归、川芎、甘草、山药、黄芪、苦杏仁、大豆黄卷、大枣、白术、茯苓、桔梗、防风、柴胡、阿胶、干姜、白芍、人参、六神曲、肉桂、麦冬、白蔹、蒲黄、麝香、冰片、水牛角浓缩粉、羚羊角、朱砂、雄黄	清心化痰，镇惊祛风	神志混乱，言语不清，痰涎壅盛，头晕目眩，癫痫惊风，痰迷心窍，痰火痰厥	口服；1日1次，1次1丸	蜜丸（盒）
六一散	滑石粉、甘草	清暑利湿	内服用于暑热身倦，口渴泄泻，小便黄少；外治痱子刺痒	调服或包煎服；1日1~2次，1次6~9g	散剂（瓶）

（续）

方名	组成	功用	主治	用法	剂型
龙胆泻肝丸	龙胆草、柴胡、黄芩、栀子、泽泻、木通、车前子、当归、地黄、炙甘草	清肝胆，利湿热	肝胆湿热、头晕目赤，耳鸣耳聋，尿赤涩痛，湿热带下	口服；1日2次，1次3～6g	水丸（袋）
四神丸	肉豆蔻、补骨脂、五味子、吴茱萸、大枣	温肾暖脾，涩肠止泻	命门火衰，脾胃虚寒、五更泄泻	口服；1日1～2次，1次9g	水丸（袋）
橘红丸	化橘红、陈皮、半夏、茯苓、甘草、桔梗、苦杏仁、紫苏子、紫菀、款冬花、瓜蒌皮、浙贝母、地黄、麦冬、石膏	清肺，化痰，止咳	咳嗽痰多，痰不易出，胸闷口干	口服；1日2次，1次2丸	蜜丸（盒）

CHAPTER 附录二

方剂索引

一画

一贯煎（《柳州医话》）：北沙参　麦冬　当归　生地　枸杞　川楝子

二画

二至丸（《医方集解》）：女贞子　旱莲草

二陈汤（《太平惠民和剂局方》）：半夏　茯苓　橘红　炙甘草

十灰散（《十药神书》）：大蓟　小蓟　白茅根　侧柏叶　荷叶　栀子　茜草根　大黄　棕榈皮　牡丹皮

十全大补汤（《太平惠民和剂局方》）：人参　肉桂　川芎　熟地黄　茯苓　白术　黄芪　当归　白芍　甘草

十枣汤（《伤寒论》）：大戟　芫花　甘遂　大枣

七味都气丹（（医方集解》）：熟地　山药　山茱萸　泽泻　牡丹皮　茯苓　五味子

人参养荣丸（汤）（《太平惠民和剂局方》）：人参　甘草　当归　白芍　熟地黄　肉桂　大枣　黄芪　白术　茯苓　五味子　远志　橘皮　生姜

八正散（《太平惠民和剂局方》）：车前子　瞿麦　萹蓄　滑石　栀子　甘草梢　木通　大黄　灯心

八珍汤（《正体类要》）：人参　白术　茯苓　甘草　当归　白芍　川芎　熟地　生姜　大枣

九一丹（《医宗金鉴》）：熟石膏　升丹

三画

三才封髓丹（《卫生宝鉴》）：天冬　熟地黄　人参　黄柏　砂仁　甘草

三拗汤（《太平惠民和剂局方》）：甘草　麻黄　杏仁

三子养亲汤（《韩氏医通》）：苏子　白芥子　莱菔子

下乳涌泉散（《清太医院配方》）：当归　川芎　花粉　白芍　生地　柴胡　青皮　漏芦　桔梗　木通　白芷　通草　穿山甲　甘草　王不留行

大柴胡汤（《伤寒论》）：柴胡　半夏　黄芩　枳实　白芍药　大黄　生姜　大枣

大补元煎（《景岳全书》）：人参　山药　熟地　杜仲　当归　山茱萸　枸杞子　炙甘草

大补阴丸（《丹溪心法》）：知母　黄柏　熟地　龟甲　猪脊髓

大定风珠（《温病条辨》）：白芍　阿胶　生龟甲　生地黄　火麻仁　五味子　生牡砺　麦冬　炙甘草　鸡子黄　生鳖甲

大承气汤（《伤寒论》）：大黄　厚朴　枳实　芒硝

大黄蛰虫丸（《金匮要略》）：熟大黄　土鳖虫　水蛭　虻虫　蛴螬　干漆　桃仁　炒苦杏仁　黄芩　地黄　白芍　甘草

大秦艽汤（《素问病机气宜保命集》）：秦艽　甘草　川芎　当归　白芍　细辛　羌活　防风　黄芩　石膏　白芷　白术　生地　熟地　茯苓　独活

大黄附子汤（《金匮要略》）：大黄　附子　细辛

千金苇茎汤（《备急千金要方》）：薏苡仁　冬瓜仁　桃仁　芦根

川芎茶调散（《太平惠民和剂局方》）：川芎　荆芥　白芷　羌活　甘草　细辛　防风　薄荷

小蓟饮子（《济生方》）：小蓟　蒲黄　藕节　生地黄　通草　滑石　淡竹叶　当归　栀子　甘草

小建中汤（《伤寒论》）：桂枝　芍药　生姜　大枣　甘草　饴糖

小升丹（《医宗金鉴》）：水银　白矾　火硝

小营煎（《景岳全书》）：当归　熟地　白芍　山药　枸杞　炙甘草

四画

天王补心丹（《摄生秘剖》）：生地黄　人参　丹参　元参　茯苓　五味子　远志　桔梗　当归　麦门冬　天门冬　柏子仁　酸枣仁　辰砂

天麻钩藤饮（《杂病证治新义》）：天麻　钩藤　石决明　川牛膝　桑寄生　杜仲　栀子　黄芩　益母草　茯神　夜交藤

五仁丸（《世医得效方》）：桃仁　杏仁　柏子仁　松子仁　郁李仁　橘皮

五皮饮（《三因极一病证方论》）：炙大腹皮　炙桑白皮　茯苓皮　生姜皮　陈皮

五苓散（《伤寒论》）：茯苓　猪苓　泽泻　白术　桂枝

五味消毒饮（《医宗金鉴》）：金银花　野菊花　蒲公英　紫花地丁　紫背天葵子

五磨饮子（《医方集解》）：乌药　沉香　槟榔　枳实　木香

止嗽散（《医学心悟》）：桔梗　荆芥　紫菀　百部　白前　甘草　陈皮

止痉散（验方）：全蝎　蜈蚣　天麻　僵蚕

内补丸（《女科切要》）：鹿茸　肉桂　黄芪　菟丝子　白蒺藜　沙蒺藜　肉苁蓉　桑螵蛸　熟附子　紫菀

少腹逐瘀汤（《医林改错》）：小茴香　干姜　延胡索　没药　当归　川芎　肉桂

赤芍 蒲黄 五灵脂

月华丸（《医学心悟》）：天冬 麦冬 生地 熟地 山药 百部 沙参 川贝阿胶 茯苓 獭肝 三七 菊花 桑叶

丹参饮（《时方歌括》）：丹参 檀香 砂仁

丹栀逍遥丸（《内科摘要》）：柴胡 当归 白芍 白术 茯苓 炙甘草 生姜薄荷 丹皮 栀子

双解汤（《医方集解》）：麻黄 防风 荆芥 薄荷 黄芩 栀子 连翘 石膏桔梗

乌头汤（《金匮要略》）：川乌 麻黄 芍药 黄芪 甘草

乌梅丸（《伤寒论》）：乌梅 细辛 干姜 黄连 当归 附子 蜀椒 桂枝 人参 黄柏

乌药散（《小儿药证直诀》）：乌药 白芍 香附 高良姜

乌头赤石脂汤（《金匮要略》）：蜀椒 乌头 炮附子 干姜 赤石脂

无比山药丸（《太平惠民和剂局方》）：山药 肉苁蓉 干地黄 山茱萸 茯神菟丝子 五味子 赤石脂 巴戟天 泽泻 杜仲 牛膝

六一散（《伤寒标本心法类证》）：滑石 甘草

六味地黄丸（《小儿药证直诀》）：熟地 山药 山茱萸 茯苓 泽泻 丹皮

六君子汤（《伤寒标本心法类萃》）：人参 炙甘草 茯苓 白术 陈皮 制半夏

六磨汤（《证治准绳》）：沉香 木香 槟榔 乌药 枳实 大黄

化肝煎（《景岳全书》）：青皮 陈皮 芍药 丹皮 栀子 泽泻 贝母

化痰通络汤（经验方）：半夏 茯苓 白术 胆南星 天竺黄 天麻 香附 丹参 大黄

中和汤（《鸡峰普济方》）：白术 橘皮 厚朴 人参 茯苓 甘草

五画

玉女煎（《景岳全书》）：石膏 熟地 麦冬 知母 牛膝

玉枢丹（《片玉心书》）：山慈菇 大戟 麝香 续随子 雄黄 朱砂 五倍子

玉露散（经验方）：芙蓉叶

玉屏风散（《丹溪心法》）：防风 黄芪 白术

正气天香散（《丹溪纂要》）：香附 陈皮 乌药 甘草 干姜 紫苏叶

甘麦大枣汤（《金匮要略》）：甘草 淮小麦 大枣

甘姜苓术汤（肾着汤）（《金匮要略》）：甘草 白术 干姜 茯苓

半硫丸（《太平惠民和剂局方》）：半夏 硫磺

艾附暖宫丸（《仁斋直指方论》）：艾叶 香附 吴茱萸 川芎 白芍 黄芪 续断 地黄 官桂 当归

左金丸（《丹溪心法》）：黄连 吴茱萸

左归丸（《景岳全书》）：熟地　山药　枸杞　川牛膝　山茱萸　鹿角胶　菟丝子　龟甲胶

右归丸（《景岳全书》）：熟地　山药　山茱萸　枸杞　鹿角胶　菟丝子　杜仲　当归　肉桂　制附子

石苇散（《太平惠民和剂局方》）：芍药　白术　滑石　冬葵子　瞿麦　石苇　木通　王不留行　当归　甘草

龙胆泻肝汤（《医方集解》）：龙胆草　黄芩　栀子　泽泻　木通　当归　车前子　生地　柴胡　甘草

四妙丸（《成方便读》）：黄柏　苍术　牛膝　薏苡仁

四妙散（《外科精要》）：炙黄芪　当归　金银花　炙甘草

四苓散（《丹溪心法》）：白术　茯苓　猪苓　泽泻

四物汤（《太平惠民和剂局方》）：当归　川芎　白芍　熟地黄

四逆汤（《伤寒论》）：附子　干姜　炙甘草

四神丸（《证治准绳》）：肉豆蔻　补骨脂　五味子　吴茱萸

四君子汤（《太平惠民和剂局方》）：人参　白术　茯苓　甘草

四妙勇安汤（《验方新编》）：玄参　银花　当归　甘草

归肾丸（《景岳全书》）：熟地　山药　山茱萸　茯苓　枸杞　当归　杜仲　菟丝子

归脾汤（《济生方》）：白术　茯神　黄芪　龙眼肉　酸枣仁　人参　木香　甘草　当归　远志

生化汤（《傅青主女科》）：当归　川芎　桃仁　干姜　甘草

生铁落饮（《医学心悟》）：天冬　麦冬　贝母　胆星　橘红　远志　石菖蒲　连翘　茯苓　玄参　钩藤　丹参　辰砂　生铁落

生脉散（《内外伤辨惑论》）：人参　麦冬　五味子

生肌散（经验方）：制炉甘石　滴乳石　滑石　血珀　朱砂　冰片

失笑散（《太平惠民和剂局方》）：五灵脂　蒲黄

仙方活命饮（《校注妇人良方》）：白芷　贝母　防风　赤芍　当归尾　甘草　皂角刺　穿山甲　天花粉　乳香　没药　金银花　陈皮

白术散（《全生指迷方》）：陈皮　大腹皮　茯苓　生姜　白术

白虎加人参汤（《伤寒论》）：石膏　知母　粳米　甘草　人参

白虎加桂枝汤（《伤寒论》）：石膏　知母　甘草　粳米　桂枝

白虎汤（《伤寒论》）：石膏　知母　甘草　粳米

白头翁汤（《伤寒论》）：白头翁　黄柏　黄连　秦皮

瓜蒌薤白白酒汤（《金匮要略》）：瓜蒌　薤白　白酒

瓜蒌薤白半夏汤（《金匮要略》）：瓜蒌　薤白　半夏　白酒

半夏白术天麻汤（《医学心悟》）：半夏　天麻　茯苓　橘红　白术　甘草　生姜　大枣

半夏厚朴汤（《金匮要略》）：半夏　厚朴　紫苏　茯苓　生姜

圣愈汤（《医宗金鉴》）：熟地　当归　川芎　人参　黄芪

六画

地榆散（《仁斋直指方论》）：地榆　黄连　茜草根　黄芩　茯神　栀子仁　薤白

地黄饮子（《医方集解》）：人参　黄芪　生地黄　熟地黄　天门冬　麦冬　泽泻　石斛　枇杷叶　炙甘草　枳壳

百合固金丸（《医方集解》）：熟地黄　生地黄　麦门冬　贝母　百合　当归　炒芍药　甘草　玄参　桔梗

舟车丸（《景岳全书》引刘河间）：甘遂　芫花　大戟　大黄　黑丑　木香　青皮　陈皮　轻粉　槟榔

当归四逆汤（《伤寒论》）：当归　桂枝　芍药　细辛　甘草　通草　大枣

当归芦荟丸（《宣明论方》）：当归　龙胆草　栀子　黄连　黄芩　黄柏　大黄　青黛　芦荟　木香　麝香

当归芍药散（《金匮要略》）：当归　芍药　茯苓　白术　泽泻　川芎

当归建中汤（《千金翼方》）：当归　桂枝　芍药　甘草　生姜　大枣　饴糖

至宝丹（《太平惠民和剂局方》）：水牛角　朱砂　雄黄　玳瑁　琥珀　麝香　冰片　金箔　银箔　牛黄　安息香

朱砂安神丸（《内外伤辨惑论》）：朱砂　黄连　炙甘草　当归　生地黄

血府逐瘀汤（《医林改错》）：桃仁　红花　当归　生地黄　川芎　赤芍　牛膝　桔梗　柴胡　枳壳　甘草

安宫牛黄丸（《温病条辨》）：牛黄　郁金　犀角（用水牛角代替）　黄连　朱砂　栀子　雄黄　黄芩　珍珠　冰片　麝香香　金箔衣

安神定志丸（《医学心悟》）：茯苓　茯神　人参　远志　石菖蒲　龙齿　朱砂衣

阳和汤（《外科全生集》）：熟地　白芥子　炮姜炭　麻黄　甘草　肉桂　鹿角胶

阳和解凝膏（《外科全生集》）：鲜牛蒡子根叶梗　鲜白凤仙梗　川芎　附子　桂枝　大黄　当归　肉桂　草乌　地龙　僵蚕　赤芍　白芷　白蔹　白芨　乳香　没药　续断　防风　荆芥　五灵脂　木香　香橼　陈皮　苏合油　麝香　菜油

芎芷石膏汤（《医宗金鉴》）：川芎　白芷　石膏　菊花　藁本　羌活

芍药甘草汤（《伤寒论》）：白芍药　炙甘草

芍药散（《素问病机气宜保命集》）：芍药　木香　槟榔　黄连　黄芩　当归　甘草　大黄　官桂

防风通圣散（《宣明论方》）：防风　荆芥　连翘　麻黄　薄荷　栀子　大黄　芒硝　石膏　黄芩　桔梗　甘草　滑石　川芎　当归　白芍

导赤散（《小儿药证直诀》）：生地　木通　生甘草梢　竹叶

华盖散（《太平惠民和剂局方》）：麻黄　紫苏　杏仁　橘红　桑白皮　茯苓　甘草

交泰丸（《韩氏医通》）： 黄连　肉桂

七画

杞菊地黄丸（《医级》）： 枸杞子　菊花　熟地黄　山茱萸　山药　泽泻　丹皮　茯苓

麦门冬汤（《金匮要略》）： 麦门冬　半夏　人参　甘草　粳米　大枣

苍附导痰丸（《叶天士女科全书》）： 苍术　香附　炒枳壳　陈皮　茯苓　甘草　胆南星　姜汁　神曲

苏合香丸（《太平惠民和剂局方》）： 白术　青木香　犀角（用水牛角代替）　炒香附　朱砂　诃子　檀香　安息香　沉香　麝香　丁香　荜茇　冰片　薰陆香　苏合香油

两地汤（《傅青主女科》）： 生地黄　玄参　白芍　麦门冬　地骨皮　阿胶

身痛逐瘀汤（《医林改错》）： 秦艽　川芎　桃仁　红花　甘草　羌活　没药　当归　五灵脂　香附　牛膝　地龙

羌活胜湿汤（《内外伤辨惑论》）： 羌活　独活　藁本　防风　甘草　川芎　蔓荆子

沙参麦冬汤（《温病条辨》）： 沙参　玉竹　生甘草　冬桑叶　生扁豆　花粉　麦冬

沉香散（《医宗必读》）： 沉香　石苇　滑石　当归　王不留行　瞿麦　冬葵子　赤芍药　白术　炙甘草

完带汤（《傅青主女科》）： 白术　山药　人参　白芍　车前子　苍术　甘草　陈皮　黑芥穗　柴胡

良附丸（《良方集腋》）： 高良姜　香附子

补中益气汤（《脾胃论》）： 黄芪　甘草　人参　当归　橘皮　升麻　柴胡　白术

补阳还五汤（《医林改错》）： 黄芪　当归　赤芍　地龙　川芎　红花　桃仁

补肺汤（《永类钤方》）： 人参　黄芪　熟地　五味子　紫菀　桑白皮

八画

青黛膏（经验方）： 青黛散　凡士林

青黛散（经验方）： 青黛　石膏　滑石　黄柏

苓桂术甘汤（《金匮要略》）： 茯苓　桂枝　白术　甘草

虎潜丸（《丹溪心法》）： 龟甲　黄柏　知母　熟地　白芍　锁阳　陈皮　虎骨　干姜

固阴煎（《景岳全书》）： 人参　熟地黄　炒山药　山茱萸　炒远志　炙甘草　五味子　菟丝子

固本止崩汤（《傅青主女科》）： 熟地黄　白术　人参　黄芪　当归　炮姜

固冲汤（《医学衷中参西录》）： 白术　黄芪　煅龙骨　煅牡蛎　山茱萸　白芍　海螵蛸　茜草根　棕榈炭　五倍子

知柏地黄丸（汤）（《医宗金鉴》）：熟地黄　山茱萸　干山药　泽泻　茯苓　丹皮　知母　黄柏

金黄散（《医宗金鉴》）：大黄　黄柏　姜黄　白芷　南星　陈皮　苍术　厚朴　甘草　天花粉

金匮肾气丸（《金匮要略》）：干地黄　山药　山茱萸　泽泻　茯苓　牡丹皮　桂枝　附子

金锁固精丸（《医方集解》）：沙苑　蒺藜　芡实　莲须　龙骨　牡蛎　莲肉

泻心汤（《金匮要略》）：大黄　黄芩　黄连

泻白散（《小儿药证直诀》）：桑白皮　地骨皮　生甘草　梗米

定经汤（《傅青主女科》）：柴胡　炒荆芥　当归　白芍　山药　茯苓　菟丝子　熟地

定喘汤（《摄生众妙方》）：白果　麻黄　桑白皮　款冬花　半夏　杏仁　苏子　黄芩　甘草

实脾饮（《济生方》）：附子　干姜　白术　甘草　厚朴　木香　草果　槟榔　木瓜　茯苓　生姜　大枣

参脉饮（《内外伤辨惑论》）：人参　麦门冬　五味子

参苏饮（《太平惠民和剂局方》）：人参　苏叶　葛根　前胡　法半夏　茯苓　橘红　甘草　桔梗　枳壳　木香　生姜　大枣

参附饮（汤）（《妇人大全良方》）：人参　熟附子

参苓白术散（《太平惠民和剂局方》）：莲子肉　薏苡仁　砂仁　炒桔梗　白扁豆　白茯苓　人参　甘草　白术　山药

参附龙牡救逆汤（验方）：人参　附子　龙骨　牡蛎　白芍　炙甘草

炙甘草汤（《伤寒论》）：炙甘草　人参　桂枝　生姜　阿胶　生地黄　麦冬　火麻仁　大枣

肥儿丸（《医宗金鉴》：人参　茯苓　白术　黄连　胡黄连　使君子　神曲　麦芽　山楂　芦荟　甘草

九画

荆防败毒散（《外科理例》）：荆芥　防风　羌活　独活　柴胡　前胡　川芎　枳壳　茯苓　桔梗　甘草

牵正散（《杨氏家藏方》）：白附子　僵蚕　全蝎

胃苓汤（《丹溪心法》）：苍术　厚朴　陈皮　甘　草　生姜　大枣　桂枝　白术　泽泻　茯苓　猪苓

香砂六君子汤（《时方歌括》）：木香　砂仁　陈　皮　半夏　党参　白术　茯苓　甘草

香苏散（《太平惠民合剂局方》）：香附　紫苏茎叶　陈皮　甘草

《活人》败毒散（《南阳活人书》）：人参　羌活　独活　前胡　柴胡　川芎　桔梗　茯苓　炙甘草　生姜

复元活血汤（《医学发明》）：柴胡　栝楼根　当归　红花　甘草　穿山甲　大黄　桃仁

济川煎（《景岳全书》）：当归　牛膝　肉苁蓉　泽泻　升麻　枳壳

《济生》肾气丸（《济生方》）：地黄　山药　山茱萸　丹皮　茯苓　泽泻　炮附子　桂枝　牛膝　车前子

保阴煎（《景岳全书》）：生地黄　熟地黄　芍药　山药　续断　黄芩　黄柏　甘草

保和丸（《丹溪心法》）：神曲　山楂　茯苓　半夏　陈皮　连翘　莱菔子

独活寄生汤（《备急千金要方》）：独活　桑寄生　秦艽　防风　细辛　当归　芍药　川芎　干地黄　杜仲　牛膝　人参　茯苓　甘草　桂心

养心汤（《证治准绳》）：黄芪　茯苓　茯神　当归　川芎　炙甘草　半夏曲　柏子仁　酸枣仁　远志　五味子　人参　肉桂

养精种玉汤（《傅青主女科》）：熟地　山茱萸　白芍　当归

养胃增液汤（经验方）：石斛　乌梅　北沙参　玉竹　甘草　白芍

举元煎（《景岳全书》）：人参　黄芪　炙甘草　升麻　白术

除湿胃苓汤（《医宗金鉴》）：苍术　厚朴　陈皮　茯苓　猪苓　泽泻　白术　滑石　栀子　木通　肉桂　甘草　灯心草

前列腺汤（经验方）：丹参　泽兰　赤芍　乳香　没药子　小茴香　白芷　王不留行　桃仁　青皮　红花　川楝子　败酱草　蒲公英

枳实薤白桂枝汤（《金匮要略》）：枳实　厚朴　薤白　桂枝　栝楼

枳实导滞丸（《内外伤辨惑论》）：大黄　枳实　神曲　茯苓　黄芩　黄连　白术　泽泻

逐瘀止崩汤（《安徽中医验方选集》）：当归　川芎　三七　没药　五灵脂　丹皮炭　炒丹参　炒艾叶　阿胶（蒲黄炒）　龙骨　牡蛎　乌贼骨

十画

真武汤（《伤寒论》）：炮附子　白术　茯苓　芍药　生姜

真人养脏汤（《证治准绳》）：诃子　罂粟壳　肉豆蔻　白术　人参　木香　官桂　炙甘草　生姜　大枣

胶艾汤（《金匮要略》）：当归　川芎　干地黄　白芍　艾叶　阿胶　甘草

桂枝汤（《伤寒论》）：桂枝　芍药　生姜　炙甘草　大枣

桂枝茯苓丸（《金匮要略》）：桂枝　茯苓　赤芍　丹皮　桃仁

桂枝甘草龙骨牡蛎汤（《伤寒论》）：桂枝　炙甘草　煅龙骨　煅牡蛎

桃红四物汤（《医宗金鉴》）：当归　川芎　白芍　熟地　桃仁　红花

涤痰汤（《济生方》）：制半夏　制南星　陈皮　枳实　茯苓　人参　石菖蒲　竹

茹　甘草　生姜

柴胡疏肝散（《景岳全书》）：柴胡　枳壳　芍药　甘草　香附　川芎

润肠丸（《沈氏尊生书》）：当归　生地　麻仁　桃仁　枳壳

逍遥散（《太平惠民和剂局方》）：柴胡　白术　白芍　当归　茯苓　炙甘草　薄荷　干姜

透脓散（《外科正宗》）：丹皮　赤芍　薄荷　甘草　黄连　白茅根　芦根　金汁　鲜竹叶

射干麻黄汤（《金匮要略》）：射干　麻黄　细辛　紫菀　半夏　五味子　生姜　大枣

消渴方（丸）（《丹溪心法》）：黄连　天花粉　人乳　藕汁　生地汁　姜汁　蜂蜜

调肝汤（《傅青主女科》）：山药　阿胶　当归　白芍　山茱萸　巴戟天　甘草

通乳丹（《傅青主女科》）：人参　黄芪　当归　麦冬　木通　桔梗　猪蹄

通脉四逆汤（《伤寒论》）：生附子　干姜　炙甘草　葱白

通窍活血汤（《医林改错》）：赤芍药　川芎　桃仁　红花　麝香　老葱　鲜姜　大枣

桑白皮汤（《景岳全书》：桑白皮　半夏　苏子　杏仁　贝母　黄芩　黄连　山栀

桑杏汤（《温病条辨》）：桑叶　杏仁　沙参　浙贝母　豆豉　栀子　梨皮

桑菊饮（《温病条辨》）：桑叶　菊花　连翘　薄荷　桔梗　杏仁　芦根　甘草

桑缥峭散（《本草衍义》）：桑螵蛸　远志　石菖蒲　龙骨　人参　茯神　当归　龟甲

资生健脾丸（《缪仲淳方》）：白术　薏苡仁　人参　桔梗　山楂　神曲　山药　麦芽　枳实　茯苓　黄连　白蔻仁　泽泻　枳壳　藿香　炙甘草　莲肉　扁豆

十一画

理中丸（《伤寒论》）：人参　白术　干姜　炙甘草

黄土汤（《金匮要略》）：灶心黄土　甘草　干地黄　白术　炮附子　阿胶　黄芩

黄芪汤（《金匮翼》）：黄芪　陈皮　火麻仁　白蜜

黄芪桂枝五物汤（《金匮要略》）：黄芪　芍药　桂枝　生姜　大枣

黄芪建中汤（《金匮要略》）：黄芪　白芍　桂枝　炙甘草　生姜　大枣　饴糖

黄连解毒汤（《外台秘要》）：黄连　黄芩　黄柏　栀子

黄连温胆汤（《千金方》）：半夏　陈皮　茯苓　甘草　枳实　竹茹　黄连　大枣

黄连上清丸（《古今医方集成》）：黄芩　黄连　黄柏　栀子　菊花　桔梗　薄荷　川芎　大黄　连翘　当归　葛根　玄参　花粉　姜黄

黄连清心饮（《沈氏尊生书》）：黄连　生地　当归　甘草　酸枣仁　茯神　远志　人参　莲子肉

银翘散（《温病条辨》）：金银花　连翘　桔梗　薄荷　牛蒡子　竹叶　荆芥穗

豆豉甘草　鲜芦根

麻子仁丸（《伤寒论》）：麻子仁　芍药　枳实　大黄　厚朴　杏仁

麻杏石甘汤（《伤寒论》）：麻黄　杏仁　石膏　炙甘草

麻黄汤（《伤寒论》）：麻黄　桂枝　杏仁　炙甘草

麻黄连翘赤小豆汤（《伤寒论》）：麻黄　连翘　杏仁　赤小豆　大枣　生梓　白皮　生姜　甘草

麻黄附子细辛汤（《伤寒论》）：麻黄　附子　细辛

猪苓汤（《伤寒论》）：猪苓　茯苓　泽泻　阿胶　滑石

旋覆花汤（《金匮要略》）：桔梗　桑白皮　大黄　鳖甲　柴胡　槟榔　旋覆花　甘草

清中汤（《医学心悟》）：香附　陈皮　黑山栀　金铃子　延胡索　甘草　川黄连

清瘟败毒散（《疫疹一得》）：生石膏　生地　栀子　桔梗　赤芍　鲜竹叶　犀角（用水牛角代替）　牡丹皮　玄参　知母　黄连　黄芩　连翘　甘草

清经散（《傅青主女科》）：丹皮　地骨皮　白芍　熟地　青蒿　茯苓　黄柏

清骨散（《证治准绳》）：银柴胡　胡黄连　秦艽　鳖甲　地骨皮　青蒿　知母　甘草

清胃散（《兰室秘藏》）：当归　生地　丹皮　升麻　黄连

清暑汤（《外科全生集》）：连翘　天花粉　赤芍　甘草　滑石　车前子　银花　泽泻　淡竹叶

清金化痰汤（《统旨方》）：黄芩　栀子　桔梗　麦冬　桑白皮　贝母　知母　瓜蒌仁　橘红　茯苓　甘草

清胃解毒汤（经验方）：升麻　黄连　丹皮　生地　黄芩　石膏

清经四物汤（《古今医鉴》）：生地　当归　白芍　川芎　黄柏　黄芩　黄连　知母　阿胶　艾叶　香附　甘草

清热固经汤（经验方）：地骨皮　生地　龟甲　牡蛎　阿胶　栀子　地榆　黄芩　藕节　棕榈炭　甘草

清热调血汤（《古今医鉴》）：当归　川芎　白芍　生地　黄连　香附　桃仁　红花　莪术　延胡索　丹皮

清燥救肺汤（《医门法律》）：桑叶　石膏　杏仁　甘草　麦冬　人参　阿胶　炒胡麻仁　炙枇杷叶

羚角钩藤汤（《重订通俗伤寒论》）：羚羊角　桑叶　川贝　生地黄　钩藤　菊花　白芍　生甘草　竹茹　茯苓

萆薢渗湿汤（《疡科心得集》）：萆薢　薏苡仁　赤茯苓　黄柏　丹皮　泽泻　通草　滑石

痛泻要方（《景岳全书》）：白术　白芍　防风　炒陈皮

十二画

越婢加术汤（《金匮要略》）：麻黄　石膏　甘草　大枣　生姜　白术

葛根芩连汤（《伤寒论》）：葛根　黄芩　黄连　炙甘草

葶苈大枣泻肺汤（《金匮要略》）：葶苈子　大枣

紫雪丹（《太平惠民和剂局方》）：滑石　石膏　寒水石　磁石　羚羊角　青木香　犀角（用水牛角代替）　沉香　丁香　升麻　玄参　甘草　朴硝　朱砂　麝香　黄金　硝石

程氏萆薢分清饮（《医学心悟》）：萆薢　车前子　茯苓　莲子心　菖蒲　黄柏　丹参　白术

痛泻要方（《丹溪心法》）：白术　白芍　炒陈皮　防风

普济消毒饮（《东垣试效方》）：黄芩　黄连　陈皮　甘草　玄参　连翘　板蓝根　马勃　牛蒡子　薄荷　僵蚕　升麻　柴胡　桔梗

温经汤（《金匮要略》）：吴茱萸　当归　川芎　芍药　人参　桂枝　阿胶　丹皮　生姜　甘草　半夏　麦冬

温胆汤（《备急千金要方》）：半夏　橘皮　甘草　枳实　竹茹　生姜　茯苓

温胞饮（《傅青主女科》）：巴戟天　补骨脂　菟丝子　肉桂　附子　杜仲　白术　山药　芡实　人参

滋水清肝饮（《医宗己任编》）：生地黄　山茱萸　茯苓　当归　山药　丹皮　泽泻　白芍　柴胡　栀子　酸枣仁

犀角地黄汤（《备急千金要方》）：犀角（用水牛角代替）生地黄　丹皮　芍药

犀黄丸（《外科全生集》）：犀黄　麝香　乳香　没药　黄米饭

疏凿饮子（《济生方》）：泽泻　赤小豆　商陆　羌活　大腹皮　椒目　木通　秦艽　槟榔　茯苓皮

十三画

槐角丸（《太平惠民和剂局方》）：槐角　地榆　黄芩　当归　炒枳壳　防风

解毒活血汤（《医林改错》）：连翘　葛根　柴胡　枳壳　当归　赤芍　生地　红花　桃仁　甘草

新加香薷饮（《温病条辨》）：香薷　鲜扁豆花　厚朴　金银花　连翘

暖肝煎（《景岳全书》）：肉桂　小茴香　茯苓　乌药　枸杞子　当归　沉香　生姜

解语丹（《妇人大全良方》）：白附子　石菖蒲　远志　天麻　全蝎　羌活　白僵蚕　南星　木香

十四画

蔡松汀难产方（经验方）：黄芪　当归　茯神　党参　龟甲　白芍　枸杞　川芎

毓麟珠（《景岳全书》）：鹿角霜　川芎　白芍　白术　茯苓　川椒　人参　当归　杜仲　甘草　菟丝子　熟地

膈下逐瘀汤（《医林改错》）：五灵脂　当归　川芎　桃仁　丹皮　赤芍　乌药　延胡索　甘草　香附　红花　枳壳

膏淋汤（《医学衷中参西录》）：生山药　生芡实　生龙骨　生牡蛎　大生地　潞党参　生杭芍

酸枣仁汤（《金匮要略》）：酸枣仁　甘草　知母　茯苓　川芎

十五画以上

镇肝熄风汤（《医学衷中参西录》）：怀牛膝　龙骨　生白芍　天冬　麦芽　代赭石　牡蛎　玄参　川楝子　茵陈蒿　甘草　龟甲

薏苡仁汤（《类证治裁》）：薏苡仁　川芎　当归　麻黄　桂枝　羌活　独活　防风　川乌　苍术　甘草　生姜

礞石滚痰丸（《养生主论》）：青礞石　沉香　大黄　黄芪　朴硝

黛蛤散（经验方）：青黛　海蛤壳

藿香正气散（《太平惠民和剂局方》）：藿香　紫苏　白芷　桔梗　白术　厚朴　半夏曲　大腹皮　茯苓　橘皮　甘草　大枣

鳖甲煎丸（《金匮要略》）：鳖甲　乌扇　黄芩　柴胡　鼠妇　干姜　大黄　芍药　桂枝　葶苈子　石苇　厚朴　丹皮　瞿麦　紫薇　半夏　人参　蟅虫　阿胶　蜂房　赤硝　蜣螂　桃仁

蠲痹汤（《医学心悟》）：羌活　独活　桂心　秦艽　当归　川芎　炙甘草　海风藤　桑枝　乳香　木香

（李高申）

CHAPTER
参考文献

1. 陈友香．中医学．第 3 版．北京：人民卫生出版社，2004.
2. 吴水盛．中医学．第 1 版．北京：北京大学医学出版社，2010.
3. 方家选，马荣华．中医学．第 2 版．西安：第四军医大学出版社，2011.
4. 程化奇．中医学．第 2 版．北京：人民卫生出版社，2001.
5. 李家邦．中医学．第 7 版．北京：人民卫生出版社，2008.
6. 孙广仁．中医基础理论．第 1 版．北京：中国中医药出版社，2002.
7. 姚军汉，吴水盛．中医学．第 1 版．北京：北京大学医学出版社，2010.
8. 郑守曾．中医学．第 5 版．北京：人民卫生出版社，2000.
9. 李佃贵．中医学．第 1 版．北京：人民卫生出版社，2003.
10. 吴敦序．中医基础理论．第 1 版．上海：上海科学技术出版社，1997.
11. 何晓晖．中医基础理论．第 2 版．北京：人民卫生出版社，2010.
12. 章涵，简亚平．中医学概论．第 1 版．郑州：郑州大学出版社，2012.
13. 梁丽英．中医学．第 1 版．西安：第四军医大学出版社，2011.
14. 简亚平．中医护理基本技术．第 1 版．北京：人民卫生出版社，2010.
15. 陈文松．中医护理学．第 1 版．北京：人民卫生出版社，2011.
16. 周永学．方剂学．北京：中国中医药出版社，2006.
17. 王义祁．方剂学．第 2 版．北京：人民卫生出版社，2009.
18. 朱文峰．中医诊断学．北京：中国中医药出版社，2002.
19. 高学敏．中药学．第 6 版．北京：中国中医药出版社，2007.
20. 皮明钧．中医学概论．第 1 版．长春：吉林科学技术出版社，2005.